Keluoenbing

Jichu Yanjiu yu Linchuang Shijian

克罗恩病

—— 基础研究与临床实践

主编　李明松　朱维铭　陈白莉

高等教育出版社·北京

图书在版编目（ＣＩＰ）数据

克罗恩病：基础研究与临床实践 / 李明松，朱维铭，
陈白莉主编 . -- 北京：高等教育出版社，2015.3

ISBN 978-7-04-041631-2

Ⅰ. ①克⋯ Ⅱ. ①李⋯②朱⋯③陈⋯ Ⅲ. ①克罗恩病 –
诊疗 Ⅳ. ① R574

中国版本图书馆 CIP 数据核字（2014）第 312723 号

策划编辑 李光跃 赵晓媛 责任编辑 李光跃 赵晓媛 封面设计 王 鹏
责任印制 朱学忠

出版发行	高等教育出版社	咨询电话	400-810-0598
社　　址	北京市西城区德外大街4号	网　　址	http://www.hep.edu.cn
邮政编码	100120		http://www.hep.com.cn
印　　刷	北京信彩瑞禾印刷厂	网上订购	http://www.landraco.com
开　　本	787mm×1092mm　1/16		http://www.landraco.com.cn
印　　张	31.25	版　　次	2015 年 3 月第 1 版
字　　数	510千字	印　　次	2015 年 3 月第 1 次印刷
购书热线	010-58581118	定　　价	228.00元

本书如有缺页、倒页、脱页等质量问题，请到所购图书销售部门联系调换
版权所有　侵权必究
物料号 41631-00

编写人员名单

名誉主编　杨云生　陈旻湖

顾　　问　胡品津　钱家鸣

主　　编　李明松　朱维铭　陈白莉

副 主 编　李初俊　周智洋　叶子茵　陈　烨

编　　者　（以姓氏笔画为序）

王志青　南方医科大学南方医院消化科

王新颖　南方医科大学南方医院消化科

韦　瑶　南京军区南京总医院普外科

毛　仁　中山大学附属第一医院影像科

毛凯晟　南方医科大学南方医院消化科

叶子茵　中山大学附属第一医院病理科

冯　婷　中山大学附属第一医院消化科

巩兰波　南方医科大学南方医院消化科

朱　薇　南方医科大学南方医院消化科

朱维铭　南京军区南京总医院普外科

任渝棠　南方医科大学南方医院消化科

刘海峰　武警总医院消化科

刘得超　中山大学附属第六医院放射科

许细广　南方医科大学南方医院消化科

李　钊　南方医科大学南方医院消化科

李初俊　中山大学附属第六医院消化科

李明松　南方医科大学南方医院消化科

李夏西　南方医科大学珠江医院重症医学科

李润华　南方医科大学南方医院消化科

吴嘉煖　南方医科大学南方医院消化科

陈白莉　中山大学附属第一医院消化科

陈　烨　南方医科大学南方医院消化科

张　强　南方医科大学南方医院消化科

郑浩轩　南方医科大学南方医院消化科

周智洋　中山大学附属第六医院放射科

饶佩斯　中山大学附属第一医院消化科

顾立立　南京军区南京总医院普外科

顾红祥　南方医科大学南方医院消化科

徐萍萍　中山大学附属第一医院消化科

殷　健　解放军总医院第一附属医院消化科

郭　文　南方医科大学南方医院消化科

龚　伟　南方医科大学南方医院消化科

学术秘书　李　钊　毛凯晟

主编简介

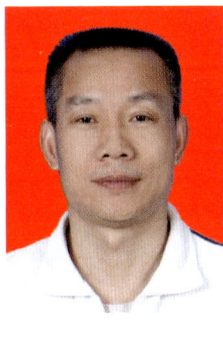

李明松　医学博士，德国肿瘤研究中心博士后，美国国立卫生研究院前研究员，南方医科大学南方医院消化科教授、主任医师。长期从事消化系统疾病诊疗，擅长内镜在消化系统疾病诊疗中的应用。2012 年组建并主持炎症性肠病专科门诊和专科病房，在炎症性肠病基础研究和临床实践领域积累了丰富的知识和经验。近年来与美国哈佛大学医学院、约翰霍普金斯大学医学院、耶鲁大学医学院等 8 所大学保持密切的科研合作，每年派出 2~3 名研究生在美国从事合作研究、发表 SCI 论文 2~3 篇。目前专注于抗炎症性肠病生物药物、抗肿瘤疫苗和分子靶向药物的研发和产业化。

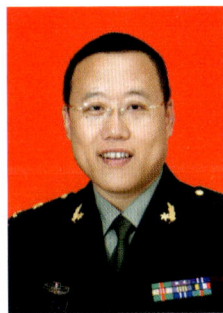

朱维铭　南京军区南京总医院普通外科副主任，南京总医院克罗恩病治疗中心主任，南京大学教授，博士研究生导师。中华医学会外科学分会胃肠学组委员，消化病分会 IBD 学组核心成员，江苏省医学会营养学组名誉组长，胃肠外科学组副组长，全军普通外科专业委员会常委。以第一、第二贡献者身份获得军队科技进步二等奖、江苏省科技进步一等奖、教育部科技进步一等奖共 5 项，国家科技进步一等奖"肠功能障碍的治疗"主要完成人之一。首届裘法祖普通外科医学青年奖获得者。

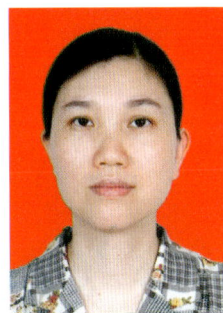

陈白莉　医学博士，中山大学附属第一医院消化科副主任医师。中国炎症性肠病青年俱乐部成员。广东省医学会消化病学分会炎症性肠病学组成员及秘书。广东省医师协会消化内镜学分会委员。主要从事消化内科临床工作 10 余年，对 IBD（CD、UC）及小肠疾病的诊断治疗有较丰富的经验。擅长小肠镜、胶囊内镜及超声内镜。近年主要研究方向为炎症性肠病，特别在炎症性肠病的生物制剂治疗方面做了大量的工作。主持及参与广东省自然科学基金或国家自然科学基金等研究项目 7 项，在国内外杂志上发表论文 30 余篇。

序　一

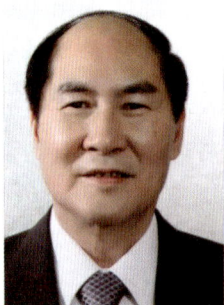

近几十年来，我国经济迅速发展，国人的生活环境和饮食结构随之发生了很大变化，国人的疾病谱也随之发生了明显的改变。以消化系统疾病为例，消化性溃疡、病毒性肝炎和肝硬化等常见病逐渐减少，而以往被视为我国少见病的炎症性肠病的发病率却在不知不觉中增加，逐渐成了消化系统疾病中的常见病。

我国在炎症性肠病的临床实践和研究方面，远比西方发达国家起步晚、基础差。面对这种变化，我国临床医师和研究工作者需要一个学习、实践、研究的向导，需要一个普及和提高的过程。近十多年来，炎症性肠病已成为我国研究的热点，许多医师和研究者为此付出了巨大的努力并做出了杰出的贡献。本书的作者们便是走在前列的佼佼者。他们是我国大型炎症性肠病诊疗中心的技术骨干，有深厚的理论基础、丰富的临床经验和很高的研究水平。他们花了大量心血，决心要出版一套指导临床实践和科学研究、兼顾普及和提高的炎症性肠病的专著。《溃疡性结肠炎——基础研究与临床实践》和《克罗恩病——基础研究与临床实践》两书终于出版了。我乐于为该套著作作序，一是要表达我对作者们学术水平的钦佩之意，二是想与读者们分享读书心得。

我浏览了全书并精读了部分章节，认为该书有如下特点：结构系统、内容全面；表述严谨、准确；既反映了世界水平的最新研究动向，又融入了作者们的临床体会和研究成果；文字简洁、图文并茂；兼具理论性和实用性。例如，病因学一章高度概括了目前基础研究的最新成果；病理学一章是我目前看过的国内有关炎症性肠病病理学诊断最详细、准确而实用的内容；内镜学一章选图准确，图片精美，注释清晰、准确；外科治疗一章浓缩了围手术期处理、手术适应证、手术时机和手术方式的选择等内容，既全面又不失简明，可供内、外科医师做治疗决策时互相沟通之参考。凡此种种，都体现出主编的匠心和作者们的认真与细心。

因临床之需，当前国内许多医师、学者学习和研究炎症性肠病的热情很高。相信这两本新书对他们必有帮助。诚意推荐之，是为序。

中山大学附属第六医院消化内科医学部主任

序　二

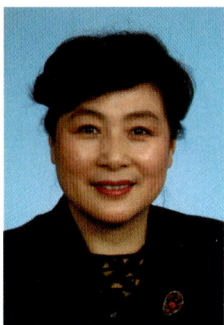

　　溃疡性结肠炎（UC）和克罗恩病（CD）的总称为炎症性肠病（IBD），它们以惊人的步伐将要成为我国消化系统常见病队列中的一员。长期以来，UC 和 CD 的基础与临床知识和经验主要来自 IBD 高发的欧洲和北美国家。这些知识和经验对我们了解与认识这类疾病是非常有价值的；但是，这些知识和经验毕竟是基于欧洲和北美人群，是否适合中国的患病人群呢？临床医生一直期待一本具有中国特色的研究和经验的书籍。

　　近日，有幸应李明松教授的邀请，为《溃疡性结肠炎——基础研究与临床实践》和《克罗恩病——基础研究与临床实践》撰写序言。在先睹为快之余，我认为我有足够的理由向大家推荐这套 IBD 专著。

　　首先，这套专著的作者是来自我国大型 IBD 诊疗中心的中青年技术骨干，他们是治疗 UC 和 CD 的第一线的医生和学者，在 IBD 的基础和临床领域均积累了丰富的理论知识和实践经验。

　　其次，这套专著基于目前全球有关 UC 和 CD 最新的基础和临床研究成果，最重要的是结合了他们自己丰富的理论知识和临床经验，从基础到临床，全面、系统地介绍了 UC 和 CD，尤其是书中病因学、病理学、内镜学、内科治疗、内镜治疗和外科治疗这几部分，内容丰富精彩，文字简明扼要，更有作者近年积累的大量典型的消化内镜、影像和组织病理学图片，清晰、准确地展示了 UC 和 CD 的特征和特点。对于广大临床医生、从事 IBD 科研的学者及研究生深入了解 UC 和 CD 是不可或缺的书籍。

　　作为本套专著的顾问，我和大家一样期待这套专著的问世，相信它们不仅有利于在我国普及 UC 和 CD 的基础知识和临床经验，而且对于提高我国 UC 和 CD 的基础和临床研究水平无疑也是有益的。

中国医师协会消化专业委员会会长
中华医学会消化病学会炎症性肠病学组组长
北京协和医院消化科主任

序 三

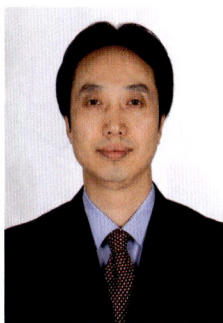

炎症性肠病是常见的消化疾病，其发病机制仍不清楚，诊断及治疗常不满意，掌握前沿进展、规范诊断和治疗对于临床处理这一难治性疾病非常重要。

我国克罗恩病比较少见，李明松教授等主编的《克罗恩病——基础研究与临床实践》较全面地回顾了克罗恩病的流行病学资料，表明该病在我国迅速增加，提醒我们对该病要重视起来。克罗恩病发病机制尽管不清，但近年的研究有许多进展，本书抓住重点进行阐述，对临床医生和研究者认识本病具有指导作用。克罗恩病被称为顽疾，是堪比肿瘤的难以对付的疾病，其诊断和鉴别诊断非常困难，治疗效果多不满意。本书系统总结了克罗恩病诊断和治疗的方法与进展，是一部以实用为目的的著作，对临床工作者有很好的参考价值。

我国克罗恩病专著有限，李明松教授等主编的这部克罗恩病新著内容全面、解析深入、数据丰富、论述有据，由多学科专家撰写，体现了很高的学术水平和实践经验。本人有幸先读，

深感受益，相信该书能提高广大读者对该病的认识和处理，对
我国克罗恩病的诊治发挥推动作用。

解放军总医院消化病中心主任、主任医师、教授

亚太消化内镜培训中心主任（北京）

亚太消化病学会常务理事

中华消化病学院院长

中华医学会消化病学分会主任委员

序　四

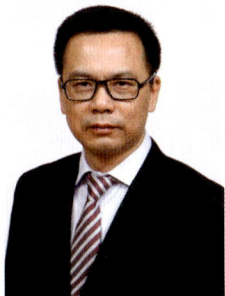

炎症性肠病已经成为消化内科常见的疾病之一。由于本病病因未明，病程迁延，累积并发症发生率高，部分病人可能致残，影响病人的生存质量，对患者家庭也是一个不小的负担。目前对本病的诊断缺乏特异方法，治疗上也没有一劳永逸的特殊措施，加上本病病程中易出现各种各样并发症，需要多学科合作才能给患者提供合理有效的诊疗方案。可以说，炎症性肠病是消化科最具挑战性的疾病之一。我国消化学界对炎症性肠病的重视只有最近几年的时间，虽然有的单位已经积累了不少的病例并取得了一定的临床经验，但与欧美卓越炎症性肠病诊疗中心的诊治水平尚有不小距离，很多基层医院的医生对本病的认识还处于初级阶段。可以说我国消化学界对炎症性肠病的诊治、研究及培训任重道远，我们需要理论与经验的积累。

李明松、朱维铭及陈白莉三位教授编写了《溃疡性结肠炎——基础研究与临床实践》和《克罗恩病——基础研究与临床实践》两本炎症性肠病专著，这两本专著的作者均为工作在炎症性肠病临床第一线的中青年骨干，近年来在溃疡性结肠炎和克罗恩病的基础和临床工作中做了大量的工作，积累了丰富的理论知识和临床经验，也经常参加国内外学术交流，掌握本领域最新的学术动态。两本专著全面、系统地阐述了溃疡性结肠炎和克罗恩病的流行病学、病因学、病理学、内镜学、影像学以及实验室检查技术和方法，并以此为基础，对溃疡性结肠炎和克罗恩病的诊断、鉴别诊断、内科治疗、内镜治疗、外科治疗、营养治疗和心理治疗进行了充分的探讨，同时，对溃疡性结肠炎和克罗恩病及其治疗与生育和机会性感染的相关性进行了深入的分析；此外，还对儿童溃疡性结肠炎和克罗恩病的特点以及溃疡性结肠炎和克罗恩病的预后、随访和肠道癌变的监测给予了详细的说明，并对提高溃疡性结肠炎和克罗恩病患者的生活质量提出了建设性的建议。作者收集了大量的消化内镜、影像及病理组织学图片，清晰、准确地展示了溃疡性结肠炎和克罗恩病的特征。

感谢作者们的盛情邀请为他们的专著作序，使得我能够对这两本专著先睹为快。我认为这是炎症性肠病领域两本不可多得的参考书，特向对溃疡性结肠炎和克罗恩病的基础和临床有兴趣的同仁们推荐，相信各位阅读之后定会受益匪浅。

中华医学会消化病学分会候任主任委员

中山大学附属第一医院消化科教授、首席专家

前　言

炎症性肠病（inflammatory bowel disease，IBD），包括克罗恩病（Crohn's disease，CD）和溃疡性结肠炎（ulcerative colitis，UC），原本在我国少见，但近 20 年来，由于饮食习惯、生活节奏以及环境的改变，我国 CD 和 UC 的发病率逐渐升高，目前已成为我国消化系统常见病。更重要的是，这两种疾病均为终身性疾病，并具有致残性，患者、家庭和社会均要长期承担巨大的经济负担。因此，CD 和 UC 不仅是一个医学难题，而且也是一个社会问题。

由于 CD 和 UC 在欧洲和北美高发，近一个世纪以来，欧美的临床医生和学者在 CD 和 UC 的基础研究和临床实践领域均开展了大量卓有成效的工作，积累了丰富的知识、方法、技术和经验，并建立了相应的管理体系，为全球 CD 和 UC 的基础研究和临床实践带来了曙光。

近 10 年来，随着 CD 和 UC 在我国的发展形势日趋严峻，我国医学界在 CD 和 UC 的基础研究和临床实践领域均逐步开展了大量开创性的工作。

南方医科大学南方医院消化科作为国家教育部重点学科、国家卫生和计划生育委员会重点专科，在全科大力支持和协作下，由李明松教授牵头，于 2012 年成立了 IBD 专科门诊和专科病房，对 CD 和 UC 实施了规范化和系统化的诊断和治疗，并开展了一系列基础和临床研究，尤其是将消化内镜及其相关的染色、放大和超声技术广泛应用于 IBD 的诊断和治疗。近 3 年来，共收治了近 3 000 人次 CD 和 UC 患者，除了个别患者外，绝大部分患者均治疗成功。

中山大学附属第一医院消化科在我国著名 IBD 专家陈旻湖院长的直接领导和参与下，以曾志荣主任、何瑶教授和陈白莉教授为代表的一大批中青年骨干对 IBD 的基础研究和临床实践开展了大量开拓性的工作，积累了丰富的理论知识和实践经验。

中山大学附属第六医院消化科在我国著名 IBD 专家胡品津教授的组织下，以高翔教授、李初俊教授、周智洋教授和吴小剑教授为核心，成立了基于多学科协作的 IBD 诊疗中心，多年来在国内率先开展了大量有关 IBD 的基础和临床研究，为 IBD 的诊断和治疗确立了典范。

南京军区南京总医院普通外科研究所作为国家的重点学科和重点实验室，在朱维铭教授的带领下，建立了 IBD 治疗中心，在 IBD 的手术治疗、围手术期治疗以及营养治疗领域进行了不懈的探索，为改善 IBD 患者的生活质量付出了巨大的努力，并取得了丰硕的成果。

但是，由于 CD 和 UC 的复杂性远远超出我们的想象，在 CD 和 UC 的基础研究和临床实践领域，我们仍然缺乏足够的知识、方法、技术、经验和相关的体系来满足目前日益增多的 CD 和 UC 患者的要求，而 CD 和 UC 患者对高品质生活的渴望正是我们的追求。

为此，作为长期战斗在抗 CD 和 UC 第一线的我们，在总结了自己多年有关 CD 和 UC 基础研究和临床实践经验的基础上，基于目前有关 CD 和 UC 的基础研究和临床实践的最新成果，集体编写了《克罗恩病——基础研究与临床实践》和《溃疡性结肠炎——基础研究与临床实践》。希望这两本书能够为我国 CD 和 UC 的基础研究和临床实践取得长足的进步助一臂之力，更重要的是有助于改善 CD 和 UC 患者的预后、提高 CD 和 UC 患者的生活质量。

本书在编写过程中，得到了众多 IBD 专家的指导和同行的帮助，在此深表谢意。尤其要感谢的是我国著名的 IBD 专家胡品津教授、钱家鸣教授、杨云生教授和陈旻湖教授对本书的编写给予了许多具体的指导和中肯的建议，并热情为本书作序；曾志荣主任花费了大量宝贵的时间对本套书进行了修改和校对；刘思德主任和智发朝所长为本套书的顺利出版和发行提供了强有力的支持。

尽管我们已竭尽全力，但毫无疑问，书中一定有不妥之处，恳请各位斧正。

2014 年 12 月 16 日

目 录 █ CONTENTS

第一章

概　　述

1904 年，波兰外科医师 Antoni Lesniowski 首次描述了以腹痛、腹泻和肠梗阻为主要症状，病变主要累及末端回肠的终末回肠炎（ileitis terminalis）。

1932 年，美国胃肠病学家 Burrill Bernard Crohn 描述了 32 例类似病例，并命名为末端回肠炎（terminal ileitis），后改为局限性回肠炎（regional ileitis）。

1973 年，世界卫生组织（WHO）将该病正式定名为 Crohn's disease（CD）。

CD 的中文名称曾为克隆病或克隆氏病，2002 年，中华医学会将 CD 的中文名称正式定名为克罗恩病（Crohn's disease，CD）。

由于 CD 和溃疡性结肠炎（ulcerative colitis，UC）均以肠道炎症性病变为主，CD 和 UC 也被合称为炎症性肠病（inflammatory bowel disease，IBD）。

CD 过去多见于西欧和北美等西方发达国家和地区，被认为与西方生活方式密切相关。随着生活方式的逐渐西化，亚洲的日本和韩国 CD 的发生率已明显升高，并逐步接近西欧和北美。改革开放前，我国 CD 的发生率非常低，但近 20 年来，我国（尤其是东南沿海地区）CD 的发生率明显升高，而且有继续升高的趋势，目前已成为消化系统常见病。

CD 多起病于 20 岁左右的青少年，在 50 岁左右有第二个高发期。

CD 的发生与易感基因和环境因素密切相关，但 CD 不是遗传性疾病，而且环境因素在 CD 发生中起到更为重要的作用。CD 相关的环境因素包括饮食、药物、吸烟、阑尾切除病史、环境污染、精神及心理异常等。因此，CD 的发生是具有易感基因的人群对不良的环境因素产生过激的免疫应答，从而导致以累及消化道为主的慢性炎症性损伤。

CD 的常见临床表现为腹痛、腹泻及肠梗阻，部分病人以肛周病变为首发和主要表现，常有肠外病变。CD 的临床检查主要包括消化内镜检查及活检标本的组织病理学检查、手术切除标本的组织病理学检查、影像学检查、实验室检查，其中消化道内镜及其相关的染色、放大和超声检查具有诊断和鉴别诊断价值，磁共振（MR）和 B 超检查对诊断肛周病变有重要价值，MR 肠道成像和 CT 肠道成像对诊断肠道狭窄、窦道、瘘管和腹腔脓肿有重要价值。任何可疑的 CD 患者都应进行全消化道内镜检查。

尽管 CD 的临床表现、消化内镜所见和病理学以及影像学检查有一定的特征性，但 CD 的诊断并无金标准，也不能仅依赖于某一项检查结果确诊，应基于临床表现、全消化内镜所见及相应的病理学检查和影像学检查做出综合判断。CD 的诊断有时需要通过试验性治疗和较长时间的随访才能确诊，而且常需要与肠结核和肠道淋巴瘤等疾病进行鉴别诊断。

青少年期起病、有肛周病变、有上消化道病变、病变范围广泛、首次治疗就需要激素的 CD 患者多预后不良。这类 CD 患者通常需要实施早期优化治疗方案，即在确诊为 CD 后立即予生物制剂联合免疫抑制剂治疗。早期优化治疗方案的作用是：快速获得深度缓解（包括临床缓解、生物学缓解和完全黏膜愈合）；达到持续的缓解，阻止和（或）减缓疾病进展，改变 CD 的自然病程，降低形成肠道狭窄和肛周瘘管的风险，避免肠道结构的损害和致残，维持肠道正常功能，降低手术率和缩短住院时间。早期优化治疗的基础是早期诊断。目前对 CD 的早期优化治疗的利弊仍有一些不同观点。

当 CD 由活动期进入缓解期后，治疗方案应立即由诱导缓解治疗转换为维持缓解治疗。CD 是否进入缓解期的客观依据是内镜下肠道黏膜是否愈合。维持缓解治疗和诱导缓解治疗同样重要。

由于 CD 患者常合并明显的营养不良，同时，营养治疗具有良好的诱导和维持缓解作用，尤其是对儿童及青少年 CD 患者，因此，营养治疗是 CD 治疗的核心内容之一，也是 CD 全部治疗的基础。

包括营养治疗和心理治疗在内的综合治疗常能明显增强治疗效果，改善 CD 患者生活质量，因而有重要临床价值。

CD 患者对治疗的依从性对疗效有明显的影响，甚至决定了治疗的成败。

CD 患者的院外治疗和生活管理对治疗的成败同样具有重要影响。

肛周病变在 CD 的诊断和治疗中具有特别重要的位置，不仅影响患者的生活质量，而且预后差，值得高度重视。

当 CD 患者有手术适应证时，应及时与外科医师进行有效的沟通。及时的外科手术治疗能够缓解病情、改善预后，甚至能够拯救生命。

由于 CD 诊断和治疗的复杂性和挑战性，应建立基于多学科协作的 IBD 诊疗中心，对 CD 患者进行系统性、规范化和个性化的诊断和治疗，能显著改善患者预后、提高患者生活质量。

迄今尚无有效方法治愈 CD，外科手术切除病变肠段后也可能复发。从病程来看，CD 的复发是不可避免的，而且大部分患者最终将发展到需要手术治疗。同时，由于慢性炎症的长期存在，CD 患者可能继发肠道癌症。因此，CD 为终身性、致残性疾病。

但是，随着对 CD 发生和发展机制的进一步了解、CD 治疗临床经验的逐渐丰富，以及新一代治疗 CD 的药物（尤其是新一代生物蛋白药物）的开发和应用，CD 的临床治疗已经显现出曙光。

（李明松）

第二章

流 行 病 学

CD 是一种以消化道病变为主的自身免疫性疾病，可累及从口腔至肛门的全消化道，以消化道节段性、全层性、炎症性病变为主要病理特征，常累及消化道以外的器官，如关节、皮肤及眼。CD 的流行病学特征在不同地域、不同人群中存在着较大的差异。了解不同地区 CD 患者的流行病学特点，对获取病因学线索及公共卫生决策有重要的意义。

本章按照发达国家、发展中国家（包含中等发达国家）和中国三个模块来介绍 CD 流行病学特征。

第一节 发达国家 CD 的流行病学

在世界不同地区，CD 的发病率及患病率存在一定差距。但是，不管是发达国家还是发展中国家，其发病率及患病率均呈逐年上升趋势。总体上，发达国家 CD 的发病率及患病率较发展中国家高，其中英国、北美及北欧国家的发病率及患病率尤为突出。

但近年来，西欧和北美等 CD 高发地区 CD 发病率及患病率的增高趋势逐渐平缓。

一、发病率及患病率

欧洲发达国家主要位于西欧与北欧，这些地区正是 CD 高发地区。虽然近年增长趋势有所减缓，但 CD 的发病率及患病率仍逐年增长。在西欧与北欧地区，虽然 CD 的发病率及患病率均较高，但不同国家的发病率仍有明显的差异，从最低的 0.5 人 /（10 万人·年）到高达 10.6 人 /（10 万人·年）。CD 的发病率以斯堪的纳维亚地区国家及英国最高，并且在欧洲呈南—北、东—西梯度递增的趋势，如北欧国家发病率为 6.3 人 /（10 万人·年），而南欧国家发病率仅为 3.6 人 /（10 万人·年），呈现出发病率与国家经济发达水平、地理气候及生活环境密切相关的特点，同时不排除因医疗水平差异导致的地区发病率差异。

在北美洲，加拿大一项调查将加拿大各州 CD 患者信息进行统计分析，得出 CD 的发病率及患病率分别为 13.4 人 /（10 万人·年）和 233.7 人 /（10 万人·年）。同样，美国 CD 患者临床数据也多来自个别州的独立研究，如明尼苏达州 CD 的发病率（1970—2000 年）为（3.1 ~ 9.4）人 /（10 万人·年），北加州的 CD 发病率为 6.3 人 /（10 万人·年），患病率为 100.3 人 /（10 万人·年）。2013 年美国一项针对全国退役军人调查显示 CD 的发病率（2001—2008 年）为（26 ~ 40）人 /（10 万人·年），而 2009 年美国 CD 患病率为 287 人 /（10 万人·年），较 1998 年升高了 1 倍。但是，由于上述研究纳入人群为退役军人，因此发病率及患病率会较总体高许多。可以看出，北美各州的发病率及患病率存在一定差异，这种现象可能归因于其经济水平、地理环境及人口种族的多样性。

亚洲发达国家以日本及韩国为代表。日本目前已有约 4 000 名 CD 患者在国家卫生部（即"厚生劳动省"）注册信息，但有些轻度至中度的 CD 患者因考虑隐私问题而未注册。因此，推测日本 CD 真实的发病率应比注册数据高 20% ~ 40%。日本的数据显示 CD 发病率由 1968 年的 0.60 人 /（10 万人·年）升高到 1998 年的 1.20 人 /（10 万人·年），增长了约 100 倍。韩国的 CD 发病率也由 1986—1990 年的 0.05 人 /（10 万人·年）上升至 2001—2005 年的 1.34 人 /（10 万人·年），增长了近 30 倍。可见亚洲发达国家的总发病率在逐年明显升高，但是仍远远低于西方发达国家。

在澳大利亚，CD 的发病率和患病率分别为 14 人 /（10 万人·年）和 34 人 /（10 万人·年），其中 17% 的 CD 患者有家族史，呈明显的家庭聚集现象。新西兰的 CD 发病率及患病率分别为（1.75 ~ 16.5）人 /（10 万人·年）及 155.2 人 /（10 万人·年）。由于澳大利亚和新西兰人口的绝大多数为西欧裔，其生活方式与西欧无异，因此，可以理解澳大利亚和新西兰

CD 发病率和患病率与西欧相近。

二、疾病特征

(一)发病年龄与性别

发达国家研究认为 CD 发病率呈双峰分布,在 20～39 岁达到第一个高峰,在 60～79 岁达到第二个小高峰。大多数西方发达国家的 CD 患者女性多于男性。美国、英国、丹麦、挪威及加拿大的研究发现 CD 患者以女性占主导(男:女为 1:1.46)。相反,亚洲的日本和韩国则表现为男性和女性患者相等或者男性多于女性患者的分布特点。

(二)病变位置

西方发达国家的 CD 病变部位多在结肠、回肠及回结肠,三者在患者中所占比例均一,而在的日本和韩国则多以回结肠型为主。

(三)死亡率

Jess 等对美国明尼苏达州的 314 例 CD 患者随访了 14 年,结果显示 17.8% 的 CD 患者死亡。死亡原因主要为穿孔、消化道出血、脓毒血症、结肠癌、原发性硬化性胆管炎(PSC)等。一项日本的 276 名 CD 人群队列研究报道了累积 5 年、10 年、15 年及 20 年的生存率,分别为 98.9%、98.1%、97.7% 及 94.9%。也有统计资料显示,斯堪的纳维亚地区、英国及美国的 CD 患者年龄标准化后死亡率(standard mortality rate,SMR)明显升高,而日本、意大利和澳大利亚的 SMR 提示 CD 患者的死亡率并不受影响。

(四)手术率

西方发达国家 CD 总的手术率为 70%～90%。北欧国家的 CD 确诊后 1 年、5 年及 10 年手术率分别为 14%、27% 和 38%。最近的一项韩国研究纳入了自 1991 年到 2007 年确诊的 CD 患者,1 年、5 年及 10 年的累计手术率分别为 15.5%、25.0% 和 32.8%,而日本的 CD 患者起病后 5 年、10 年及 15 年后的手术率分别为 37.6%、60.4% 和 74.2%,提示病程 10 年以上则手术率明显升高。

三、遗传因素

发达国家人口中基因的 CD 易感性也使其发病率和患病率位于世界前

列，阳性家族史的比例为 10%～20%。在发达国家中，多为高加索人，而 25% 的高加索人 CD 患者中能够检测到 *NOD2* 基因突变。*NOD2* 是 *NOD1/ APAF1* 基因家族的一员，位于染色体 16q12 位点。有研究表明，*NOD2* 基因突变的人群更易患 CD，其基因序列单核苷酸多态性（single nucleotide polymorphisms，SNP）与回肠型及合并肠狭窄的 CD 患者明显相关，其中有 3 个 SNP（*R702W*、*G908R*、*3020insC*）与欧美白种人 CD 显著相关。其他的研究报道也提出了肿瘤坏死因子（TNF）启动子区域多态性（6 号染色体，IBD3 位点）及 IBD5 危险单体型（染色体 5q31）分别在英国及加拿大 CD 患者人群中比例明显升高。但是，亚洲发达国家中包括日本及韩国并未发现 SNP 与 CD 发病率及患病率的相关性，相反，日本及韩国 *TNFSF15* 突变阳性的人群与 CD 的发生和发展具有相关性。

四、环境因素

与遗传因素相比，环境因素（如饮食习惯、地理环境、经济水平等）的改变对 CD 的发病率影响更显著。生活在经济发达地区或者国家的人群面对的风险因子更多、更复杂，如卫生条件、生活方式、环境污染等。阑尾切除术、吸烟及饮食是三大明确的 CD 相关的危险因子。

（一）阑尾切除术

研究表明，阑尾切除术后 1～4 年能升高患 CD 的风险。Kaplan 等的 meta 研究提示，阑尾切除术后 CD 的发病风险显著增加，而且在阑尾切除术后 1 年内最高，但 5 年后 CD 的发病风险则不再增加。

（二）吸烟

有荟萃分析提示吸烟者较不吸烟者罹患 CD 的概率高 2～5 倍。日本的研究表明吸烟的 CD 患者病变部位更容易累及回肠而不是结肠和回结肠，更容易发生穿孔和肠梗阻，并且吸烟加重病情，增加糖皮质激素（glucocorticosteroid，GCS）及免疫抑制剂的用量，同时增加疾病复发风险及直肠-阴道瘘的发生率。既往有吸烟史者患病的风险亦有增加，但目前正在吸烟者的危险性最大。

但是，阑尾切除率及吸烟率与某些发达国家 CD 发病率并无明确相关性，可能其他环境因素在 CD 的发生中起更重要的作用。

（三）饮食

饮食是 CD 相关的重要影响因子。世界各地的饮食习惯不同，一定程度上也影响了 CD 发病率的地域分布特点。有研究表明，西方发达国家高蛋白、高脂肪、高糖饮食是诱发 CD 发病的一个危险因素。国外许多研究均报道了糖类尤其是精制糖与 CD 的发生之间存在着明显的相关性。有动物实验证实了西式高脂肪饮食升高了小鼠患肠炎的风险。饮食对 CD 发病率及患病率的影响，除了肠道自身的免疫调节，还通过干扰肠道菌群的平衡进一步促进了 CD 的发生和进展，如副结核分枝杆菌、李斯特菌、沙眼衣原体、大肠埃希菌、巨细胞病毒（CMV）、酿酒酵母菌等均可能增加罹患 CD 的风险。由此可见，东方发达国家的饮食西方化也可能是近年来其 CD 发病率明显增长的一个重要原因。

（四）其他

围产期及儿童时期多种抗生素及口服避孕药的应用也被证明为 CD 的危险因素，但是具体机制尚不明确。

有研究指出，低发病率地区的人群（如亚洲）移居至高发病率地区（如英国）后，该人群的总发病率也随之升高。同时，城市经济发达程度也影响了发病率，如波多黎各的流行病学调查发现，乡村的 CD 患病率为 5.9 人 /（10 万人·年），远远少于城市的 41.4 人 /（10 万人·年）。可见，环境因素对 CD 发生和发展所起的作用可能远大于基因背景的影响。

五、总结

发达国家 CD 的发病率及患病率较发展中国家显著升高，并呈现出地域趋势，这种趋势变化与社会经济、国家文化、种族分布及环境因素息息相关，为未来的病因筛查及诊疗方案拟订提供了重要的参考。然而，我们目前仍缺乏有关发达国家与发展中国家流行病学差异原因的直接研究证据，需要加强国际间的学术合作及交流，才可能使全球 CD 患者获得更多的关注和更好的诊断及治疗。

第二节　发展中国家 CD 的流行病学

随着医学诊断技术及工业化的进步，发展中国家 CD 的发病率及患病率也在不断升高。由于发展中国家经济、社会及卫生条件的局限性，规范的疾病流行病学研究数据仍然缺乏。此节我们将主要讨论除中国以外的发展中国家的 CD 流行病学特征。

一、发病率及患病率

东欧国家主要以发展中国家为主，发病率及患病率皆较北欧及西欧国家低，但是，近 20 年来逐年增长速度惊人。东欧国家总体发病率及患病率分别为（0.3 ~ 11.1）人 /（10 万人·年）及（1.51 ~ 115.3）人 /（10 万人·年），其中爱沙尼亚、捷克、斯洛伐克、波斯尼亚及克罗地亚的发病率及患病率较其他东欧国家高。克罗地亚 20 世纪的研究报告指出 CD 的发病率和患病率分别为（0.34 ~ 0.7）人 /（10 万人·年）及 8.3 人 /（10 万人·年），而 21 世纪最新的研究表明 CD 发病率升高了 10 倍，达到 4.2 人 /（10 万人·年）。有文献指出东欧国家早期的低发病率可能与二战期间诊疗条件不成熟有关。亚洲中东地区的中等发达及发展中国家的研究资料较少，斯里兰卡、土耳其、科威特、黎巴嫩及沙特阿拉伯的发病率分别为 0.09 人 /（10 万人·年）、2.2 人 /（10 万人·年）、0.45 人 /（10 万人·年）、1.4 人 /（10 万人·年）、0.94 人 /（10 万人·年），其中土耳其较其他发展中国家高。南非地区的发病率（1975—1986 年）为（0.5 ~ 1.79）人 /（10 万人·年），较过去每年升高了 14.3%。

拉丁美洲的巴拿马及阿根廷 CD 的发病率及患病率极低。巴西最近的一项研究显示，CD 患者的发病率及患病率一直在持续增长，2001—2005 年的发病率和患病率为 3.5 人 /（10 万人·年）和 5.65 人 /（10 万人·年），皆较 10 年前升高了近 5 倍。

二、疾病特征

印度、波斯尼亚和黑塞哥维那、克罗地亚和土耳其的 CD 患者中，男性多于女性，而巴巴多斯则女性多于男性，可见在经济发达程度较差的地区，发病率和患病率较低，同时疾病也以女性患者居多。这种与发达国家的性别分布差异，不能排除是由于男性的社会性别优势，获得了较丰富的社会及医疗资源所致。

印度 CD 发病年龄的 2 个高峰分别为 20 ~ 30 岁及 50 ~ 70 岁，与西方发达国家一致；CD 患者发病部位多位于回结肠，占 40.4%，其次为小肠，占 25.6%；病程超过 20 年者近 3/4 的 CD 患者需行手术治疗；CD 的肠外表现以肛周病变为主，占 27.4%。但是，印度相当一部分的 CD 病人常因被误诊为肠结核而进行抗结核治疗。

东欧国家中波黑的 CD 发病率仅 2.3 人 /（10 万人·年），低发病率可能与早年的诊断条件不成熟有关；发病年龄峰值分别为 25~34 岁及 55~64 岁；发病位置以末端回肠为主，占 54.3%，其次为回结肠占 22.9%；其中非狭窄非穿透型占 67.1%，狭窄型占 21.4%，穿透型占 9.3%。

斯里兰卡 CD 的发病年龄亦呈双峰分布，分别为 20~29 岁和 60~69 岁，与西方国家一致；发病部位以大肠为主，占 80%；肠外病变以关节炎为主；家族史不明显。

沙特阿拉伯 CD 的发病率很低，仅为 0.94 人 /（10 万人·年）；发病年龄以 20~30 岁为主；发病部位以回结肠为主，占 78%；20 年后手术率为 75%；有近 94% 的 CD 患者在漫长的病程中合并肛周病变，20%~40% 病人合并瘘管。

在科威特，CD 男女患者比例相近；平均发病年龄为 22 岁；发病部位以回肠为主，占 56%，31% 为回结肠型（此数值的准确性与解剖位置的定位有关）；非狭窄非穿透型病变占 71%，穿透型 CD 患者比例较低。

在黎巴嫩，CD 的发病率为 5.5 人 /（10 万人·年），发病部位以回结肠及末端回肠为主，分别占 40.9% 及 38.6%。

总体上，发展中国家的发病年龄大致与西方国家一致；男性患者较女性患者多，发病部位以回结肠及回肠为主，与中国一致，而西方发达国家发病部位则无此特点。由于以上国家医疗及科研水平的限制，CD 相关死亡率的统计资料尚缺乏。

三、遗传及环境因素

发展中国家对遗传及环境因素的研究报告尚缺乏。近年斯里兰卡的一个调查报告显示仅 5.5% 的 CD 患者有家族史。其他国家的家族史不明显，研究较少。经济、文化及社会因素，健康卫生状况，饮食习惯及精神因素等都是相关的影响因子，特别是对中东和亚洲国家来说，生活方式西化在一定程度上促进了 CD 发病率和患病率的上升。

四、总结

发展中国家的流行病学各具特点，年龄分布、性别比例及发病部位与发达国家不同，因医疗及科研水平限制，发展中国家 CD 的流行病学特征需要更广泛、更规范且更细化的临床研究来提供更准确的数据。

第三节　中国 CD 的流行病学

CD 发病率有明显的地域差异已成共识。一般认为西欧和北美地区 CD 发病率较高，除日本和韩国以外的亚洲地区和拉丁美洲发病率较低。我国 CD 发病率及患病率低于欧美国家，同时也明显低于韩国和日本。但是，由于生活环境的改变，尤其是饮食结构和生活习惯的改变，近年呈现出明显升高趋势。

中国台湾地区 CD 的流行病学特征与韩国及日本相似，资料较少。本节仅涉及中国内地和香港地区 CD 的流行病学特征。

一、患病率和发病率

据报道，香港人群 CD 发病率从 1986—1989 年的 0.3 人 /（10 万人·年）增至 1999—2001 年的 1.0 人 /（10 万人·年），呈三倍增长。

对我国内地 1950 年至 2007 年 CD 住院患者进行的分析显示我国 CD 总体发病率及患病率分别为 0.848 人 /（10 万人·年）和 2.29 人 /（10 万人·年），大多数分布在我国东北部、东部和东南部经济发达地区。

较早的一项研究显示我国 CD 发病率逐年稳步增长，与 1989—1993 年比较，2004—2008 年间 CD 发病率增高了 8.5 倍。

李明松等尚未发表的临床资料显示自 2000 年至 2013 年的 13 年间，南方医院住院的 IBD 患者和 CD 患者人数分别升高 20 和 70 倍左右（图 2-1 和图 2-2）。

2013 年胡品津等在广东省中山市进行的一项 IBD 流行病学调查显示，年龄标准化后 IBD 的发病率为 3.14 人 /（10 万人·年），其中 CD 发病率为

1.09 人 /（10 万人·年），仍然明显低于欧美和发展中国家。

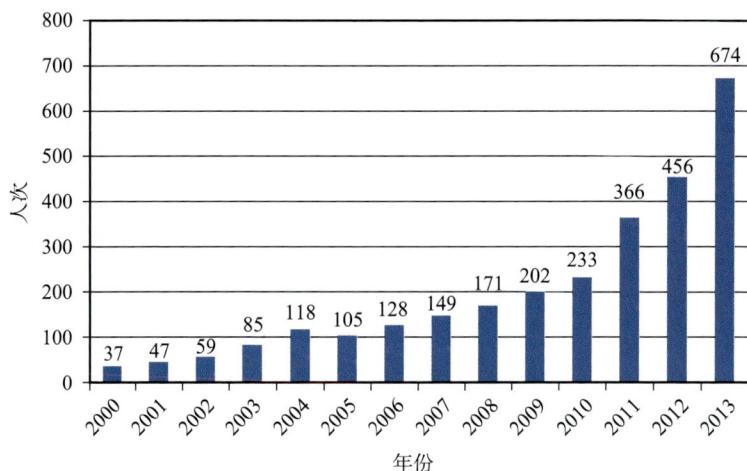

■ 图 2-1　2000 年至 2013 年南方医院消化科年住院 IBD 患者人次

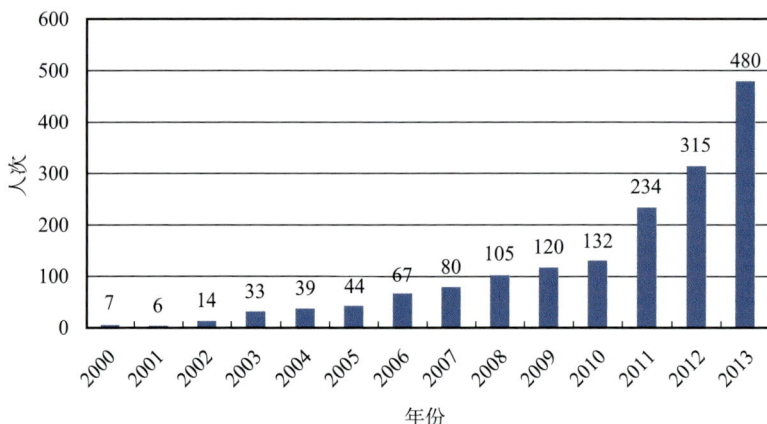

■ 图 2-2　2000 年至 2013 年南方医院消化科年住院 CD 患者人次

　　2014 钱家鸣等在黑龙江省大庆市进行的一项流行病学调查发现 27 例 IBD 患者中，25 例为 UC，2 例为 CD，年龄标准化后 IBD 的发病率为 1.77 人 /（10 万人·年），UC 的发病率为 1.64 人 /（10 万人·年），CD 的发病率为 0.13 人 /（10 万人·年）。

　　上述这些流行病学调查显示，中国 UC 和 CD 的发病率虽然明显升高，但仍明显低于欧美。此外，中国 CD 的发病率在南北不同的地域有明显的差异，中国南方 CD 的发生率稍高于 UC，但中国北方 CD 的发生率要明显低于 UC。

二、疾病特征

（一）发病年龄与性别

过去的少量流行病学资料显示中国 CD 发病高峰也呈双峰趋势，分别为 20 ~ 34 岁及 50 ~ 60 岁，与西方国家相似。

李明松等尚未发表的资料（图 2-3）显示，2003—2013 年住院接受手术治疗的 CD 患者 315 名，中位年龄为 28 岁（8 ~ 63 岁）；A1 型 25 例（7.9 %），A2 型 208 例（66.0 %），A3 型 82 例（26.0 %）；中位病程为 4 年（0 ~ 20 年）；男女比例为 228 例（72.4%）：87 例（27.6%）。

2013 年胡品津等在广东省中山市进行的一项 IBD 流行病学调查显示，17 例 CD 患者中，男女比例为 12：5，年龄位于 11 ~ 45 岁之间。表明中国男性 CD 发病率明显高于女性，而且发病年龄明显低于欧美国家。

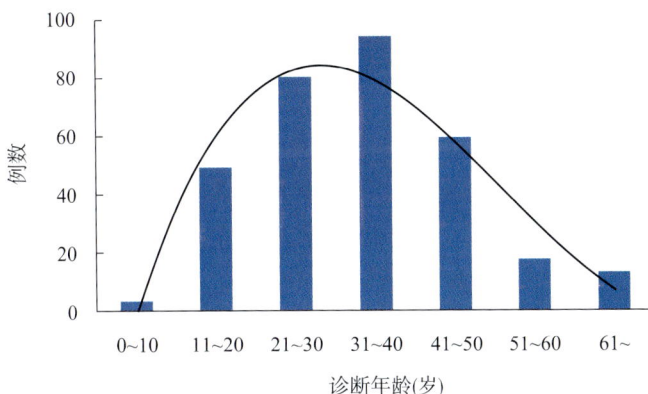

■ 图 2-3 南方医院 315 例接受手术治疗的 CD 患者年龄分布图

（二）病变部位

一项中国及美国的对比研究显示，中国 CD 患者累及小肠 62.53 %、空肠 18.45 %、回肠 76.26 %、回肠末端 49.31 %、回盲部 38.05 %、盲肠 24.85 %、结肠 45.86%、直肠合并肛周病变 10.24%，其中两个及两个以上部位累及率为 32.60%。

李明松等尚未发表的资料显示，2003—2013 年住院接受手术治疗的 CD 患者 315 名，回肠型 159 例（50.5%），结肠型 46 例（14.6%），回结肠型 110 例（34.9%），各型中累及上消化道的 CD 15 例（4.8%）；疾病行为中非狭窄非穿透型 177 例（56.2%），狭窄型 115 例（36.5%），穿透型 23 例（7.3%）；伴肛周病变 57 例（18.1%）。

2013 年胡品津等在广东省中山市进行的一项 IBD 流行病学调查显示，17 例 CD 患者中，病变部位为回肠末端型 4 例，结肠型 1 例，回结肠型 12 例（其中 3 例合并上消化道病变）；疾病行为是非狭窄非穿透型 11 例，狭窄型 4 例，穿透型 2 例。

提示中国 CD 以回结肠型最为常见，大部分表现为非狭窄非穿透型。

（三）死亡率

一项包含 515 例 CD 患者的全国多中心研究显示，1990—2003 年间 CD 患者的死亡率约为 1.4%，明显低于西方国家。

（四）手术率

汪建平等的研究显示，142 例 CD 患者中 92 例（64.8%）接受手术治疗，起病 5 年累计手术率为 52.0%，再手术率为 33.9%。

李明松尚未发表的资料显示，2003—2013 年住院 CD 患者 971 人次，接受手术治疗的 CD 患者 315 例，总手术率为 32.4%；从病程来看，接受手术治疗的 315 例 CD 患者第 1 年、5 年、10 年、20 年累积手术率分别为 12%、26%、46%、82%；其中首次接受手术治疗的 CD 患者 91 例（9.3%），手术原因分别为肠梗阻 52 例（57.1%）、瘘管 12 例（13.2%）、肠道大出血 11 例（12.1%）、回盲部包块 6 例（6.6%）、内科治疗无效的巨大溃疡 6 例（6.6%）及其他 4 例（4.4%），其中部分患者兼有 2 种原因；手术方式为急诊手术 13 例（14.3%），择期手术 78 例（85.7%）；切除部位分别为小肠 44 例（48.4%）、回肠末端及邻近结肠 42 例（46.2%）、结肠 5 例（5.5%）；术后随访了 55 例 CD 患者 1~8 年，手术复发率为 80.85%（38/55），经内科治疗后大部分获得缓解，内科治疗总有效率为 86.84%。

2013 年胡品津等在广东省中山市进行的一项 IBD 流行病学调查显示，17 例 CD 患者中有 3 例因肠道狭窄导致的肠梗阻而行外科手术治疗，手术率为 17.6%。

总体来看，我国 CD 患者手术治疗的主要原因为肠腔狭窄所致的肠梗阻，手术率偏低，而且在不同的医院手术率差别很大。

（五）肠外表现

2013 年胡品津等在广东省中山市进行的一项 IBD 流行病学调查显示，17 例 CD 患者中，10 例有肠外表现，其中 8 例有口腔溃疡，4 例有关节痛，1 例有强直性脊柱炎。

三、遗传因素

中国 CD 患者的家族聚集现象并不明显，有阳性家族史的比率很低，明显低于欧美国家。

高翔等发现 CD 患者仅 1.1%（1/89）有家族史。

李明松等尚未发表的资料显示，2003—2013 年住院接受手术治疗的 315 例 CD 患者中，仅 2 例患者（0.6%）有 CD 家族史。

2013 年胡品津等在广东省中山市进行的一项 IBD 流行病学调查显示，17 例 CD 患者中均无家族史。

中国的资料显示遗传因素在 CD 发病中的影响较小。

四、环境因素

（一）吸烟

李明松等尚未发表的资料显示，2003—2013 年住院接受手术治疗的 CD 患者 315 例中，仅 30 例（9.5%）有吸烟史。

2013 年胡品津等在广东省中山市进行的一项 IBD 流行病学调查显示，17 例 CD 患者中仅 2 例（11.7%）吸烟，其余 15 例均不吸烟。

上述资料表明我国 CD 的发生多见于不吸烟人群，吸烟与 CD 的相关性远不如西方发达国家密切。但是，这一现象可能没有考虑到中国有大量人群被迫吸入二手烟，也可能和研究的样本过小有关。

（二）饮食

已发表的关于 CD 发病率、患病率在地理分布上的差异和移民流行病学研究资料显示饮食习惯上的差异是其解释之一。

我国的报道认为多吃牛奶、蛋类、油炸食物可能是 CD 的危险因素。另外虽未发现多吃豆类、鱼类及水果有明显保护作用，但发现少吃或不吃豆类、鱼类、水果则可能与 CD 发病有一定关联。脂肪摄入量增加、单不饱和脂肪酸和多不饱和脂肪酸及鱼类的摄入会增加 CD 的发病风险。

（三）阑尾切除术

国外研究认为阑尾切除术后 CD 的发病风险显著增加。我国的一项纳入 51 例患者的病例对照研究并未发现阑尾切除术与 CD 发病有关。

南方医院李明松等尚未发表的资料显示，2003—2013 年住院接受手术治疗的 CD 患者 315 例，其中 22 例（7.0%）接受过阑尾切除术。

2013 年胡品津等在广东省中山市进行的一项 IBD 流行病学调查显示，17 例 CD 患者均无阑尾炎及阑尾切除术史。

（四）其他

我国有研究显示未经母乳喂养、幼儿期经常有胃肠和呼吸道感染（每年 > 3 次）、结核病、关节痛、精神压抑和经常服用非甾体抗炎药（nonsteroidal anti-inflammatory drugs，NSAIDS）与 CD 发病有关，可能为 CD 的危险因素。

五、总结

尽管对 CD 的研究历时多年，但其真正病因仍不明确。流行病学调查不仅为我们提供了发病率、患病率等信息，更重要的是提示了 CD 在种族、人群和地理分布等方面的差异，表明环境因素可显著影响疾病的发生、发展和预后。目前对 CD 的研究已成为我国消化界的一大热点和难点，更多大样本、多中心、设计合理的前瞻性流行病学研究将为认识和征服这一复杂疾病提供新的思路和方法。

（陈烨　许细广　李润华）

主要参考文献

［1］朱振华，曾志荣，彭侠彪，等. 广东省中山市炎症性肠病的发病率及临床特点 [J]. 中华消化杂志，2013，33（6）：390–393.

［2］Yang H，Li Y，Wu W，et al. The incidence of inflammatory bowel disease in Northern

China：a prospective population-based study[J]. PLoS One，2014，9（7）：e101296.

［3］ Ponder A，Long M D. A clinical review of recent findings in the epidemiology of inflammatory bowel disease[J]. Clin Epidemiol，2013，5：237–247.

［4］ Molodecky N A，Soon I S，Rabi D M，et al. Increasing incidence and prevalence of the inflammatory bowel diseases with time，based on systematic review[J]. Gastroenterology，2012，142（1）：46–54，e30.

［5］ Loftus C G，Loftus E J，Harmsen W S，et al. Update on the incidence and prevalence of Crohn's disease and ulcerative colitis in Olmsted County，Minnesota，1940–2000[J]. Inflamm Bowel Dis，2007，13（3）：254–261.

［6］ Herrinton L J，Liu L，Lewis J D，et al. Incidence and prevalence of inflammatory bowel disease in a Northern California managed care organization，1996–2002[J]. Am J Gastroenterol，2008，103（8）：1998–2006.

［7］ Hou J K，Kramer J R，Richardson P，et al. The incidence and prevalence of inflammatory bowel disease among U. S. veterans：a national cohort study[J]. Inflamm Bowel Dis，2013，19（5）：1059–1064.

［8］ Ye B D，Yang S K，Cho Y K，et al. Clinical features and long-term prognosis of Crohn's disease in Korea[J]. Scand J Gastroenterol，2010，45（10）：1178–1185.

［9］ Hovde O，Moum B A. Epidemiology and clinical course of Crohn's disease：results from observational studies[J]. World J Gastroenterol，2012，18（15）：1723–1731.

［10］ Ng S C. Epidemiology of inflammatory bowel disease：focus on Asia[J]. Best Pract Res Clin Gastroenterol，2014，28（3）：363–372.

［11］ Selinger C P，Andrews J，Dent O F，et al. Cause-specific mortality and 30-year relative survival of Crohn's disease and ulcerative colitis[J]. Inflamm Bowel Dis，2013，19（9）：1880–1888.

［12］ Tremelling M，Berzuini C，Massey D，et al. Contribution of TNFSF15 gene variants to Crohn's disease susceptibility confirmed in UK population[J]. Inflamm Bowel Dis，2008，14（6）：733–737.

［13］ Kaplan G G，Jackson T，Sands B E，et al. The risk of developing Crohn's disease after an appendectomy：a meta-analysis[J]. Am J Gastroenterol，2008，103（11）：2925–2931.

［14］ Leone V，Chang E B，Devkota S. Diet，microbes，and host genetics：the perfect storm in inflammatory bowel diseases[J]. J Gastroenterol，2013，48（3）：315–321.

［15］ Cornish J A，Tan E，Simillis C，et al. The risk of oral contraceptives in the etiology of inflammatory bowel disease：a meta-analysis[J]. Am J Gastroenterol，2008，103（9）：2394–2400.

［16］ Lovasz B D，Golovics P A，Vegh Z，et al. New trends in inflammatory bowel disease epidemiology and disease course in Eastern Europe[J]. Dig Liver Dis，2013，45（4）：269–276.

［17］ Zhao J，Ng S C，Lei Y，et al. First prospective，population-based inflammatory bowel disease incidence study in mainland of China：the emergence of "western" disease[J].

Inflamm Bowel Dis，2013，19（9）：1839-1845.

［18］Goel A，Dutta A K，Pulimood A B，et al. Clinical profile and predictors of disease behavior and surgery in Indian patients with Crohn's disease[J]. Indian J Gastroenterol，2013，32（3）：184-189.

［19］Pavlovic-Calic N，Salkic N N，Gegic A，et al. Crohn's disease in Tuzla region of Bosnia and Herzegovina：a 12-year study（1995-2006）[J]. Int J Colorectal Dis，2008，23（10）：957-964.

［20］Niriella M A，De Silva A P，Dayaratne A H，et al. Prevalence of inflammatory bowel disease in two districts of Sri Lanka：a hospital based survey[J]. BMC Gastroenterol，2010，10：32.

［21］Siddique I，Alazmi W，Al-Ali J，et al. Clinical epidemiology of Crohn's disease in Arabs based on the Montreal Classification[J]. Inflamm Bowel Dis，2012，18（9）：1689-1697.

［22］Abdul-Baki H，Elhajj I，El-Zahabi L M，et al. Clinical epidemiology of inflammatory bowel disease in Lebanon[J]. Inflamm Bowel Dis，2007，13（4）：475-480.

［23］Prideaux L，Kamm M A，De Cruz P P，et al. Inflammatory bowel disease in Asia：a systematic review[J]. J Gastroenterol Hepatol，2012，27（8）：1266-1280.

［24］Zheng J J，Zhu X S，Huangfu Z，et al. Prevalence and incidence rates of Crohn's disease in mainland China：a meta-analysis of 55 years of research[J]. J Dig Dis，2010，11（3）：161-166.

第三章

病 因 学

尽管对 CD 的研究已有 100 余年，但是，CD 确切的病因目前仍不清楚。然而，迄今大量资料表明 CD 的发生与易感基因、环境因素、肠道微生态以及肠道黏膜固有免疫系统和适应性免疫系统功能异常密切相关。

第一节 易 感 基 因

目前的理论认为 CD 的发病机制是在易感基因和环境因素共同作用下，肠道免疫系统和肠道菌群相互作用发生紊乱，产生持续的、不可逆的、过激的免疫应答，从而导致以肠道为主的免疫性损伤。近 20 年来，CD 相关的易感基因被逐步发现。

值得注意的是，尽管 CD 的发生与易感基因相关，但 CD 不是遗传性疾病。

一、CD 的家族聚集性

在 5%～20%的 IBD 患者中，存在 IBD 的阳性家族史，这一点在 CD 中更为显著，其中一级亲属患病危险度升高 10～15 倍。虽然 CD 患者中可能存在相同的生活环境，但是对收养小孩的研究并未发现其患 CD 的危险度升高。对于双胞胎的研究发现同卵双胞胎 CD 的共患病率为 35%，而异卵双胞胎的共患病率仅为 7%。在 80%的患病家族中，患者具有相同或者相似的患病类型。

IBD 的家族聚集性研究提示 CD 患者具有遗传易感性，很可能具有一大类相似的易感基因或致病基因参与了 CD 的发生和发展。

二、易感基因的筛查方法

易感基因最初的研究集中在调节炎症过程的靶基因，在 IBD 患者及种族匹配的健康对照中，研究其靶基因出现频率，当在 IBD 患者中基因的出现频率发生变化时，被认为存在连锁不平衡，也就是存在相关性基因。此方法称为非连锁分析，容易出现假阳性结果，尤其是当种族不匹配时。

另一种研究方法是连锁分析。在有阳性家族史的 IBD 患者中，进行基因组学的连锁分析。以基因多态性位点作为标志，在某染色体区域或者位点出现共遗传现象时，这些区域或位点被认为与 IBD 相关。相关的区域和位点一旦确定，就可以分析此位点上的致病基因。*NOD2* 基因就是通过这种方法发现的。

随着人类基因组计划的完成，使得进行全基因序列的相关研究（genome-wide association studies，GWAS）变得可能。GWAS 的主要方法是利用数十万个基因标志物来比较目标基因在患者及健康人中出现的频率，从而确定其相关的致病基因。这个研究在 CD 及 UC 中发现了很多全新的致病基因，其中一大部分涉及到固有免疫系统以及最新的免疫病理机制，如自噬现象。Luke Jostins 等最近在 Nature 上发表的 GWAS 研究发现 IBD 相关的基因位点共有 163 个，其中 110 个位点为 CD 及 UC 所共有，而 30 个位点是 CD 所特有的，23 个位点是 UC 所特有的（表 3-1）。本节就 CD 的重要相关基因进行阐述。

表 3-1 IBD 相关基因

染色体位置	受累的基因或位点	种族差异	相关的其他疾病
主要与 CD 相关			
16q12	*NOD2*	白种人多见，亚洲人未发现相关性	移植物抗宿主病
5q31	多个基因（*IBD5*）	亚洲人未发现相关性	银屑病，UC
9q32	*ZNF365*	未报道	未报道
10q21	多个基因	未报道	未报道
18p11	*PTPN2*	未报道	1 型糖尿病 麦胶肠病

染色体位置	受累的基因或位点	种族差异	相关的其他疾病
22q13	多个基因	未报道	未报道
自噬相关			
2q37	*ATG16L1*	亚洲人未发现相关性	未报道
5q33.1	*IRGM*	亚洲人未发现相关性	对结核分枝杆菌产生免疫
12q12	*LRRK2 MUC19*	未报道	帕金森病，麻风
主要与 UC 相关			
6p21	*MHC*	白种人和亚洲人都有相关性	CD
1q23	*FCGR2A*	与日本人 UC 有关	系统性红斑狼疮，1 型糖尿病
1p36	多个基因	与日本人 UC 有关	未报道
12q14	*INFγ*，*IL26*，*IL22*	未报道	未报道
与黏膜免疫相关			
7q22	多个基因，包括 *LAMB1*	未报道	未报道
20q13	多个基因，包括 *HNF4A*	未报道	未报道
与 CD 及 UC 均相关			
12q13，5q33，1p31，19p24 等	IL-23 信号通路相关基因	白种人和亚洲人都有相关性	银屑病，强直性脊柱炎，原发性硬化性胆管炎
1q32	多个基因，包括 *IL-10*	未报道	1 型糖尿病，系统性红斑狼疮
5p13	基因沙漠，临近 *PTGER4*	未报道	多发性硬化
9q32	*TNFSF8*，*TNSF15*	白种人和亚洲人都有相关性	麻风
9q34	多个基因，包括 *CARD9*	未报道	强直性脊柱炎

续表

染色体位置	受累的基因或位点	种族差异	相关的其他疾病
转录因子			
10q22	ZMIZ1	未报道	麦胶肠病，白癜风多发性硬化
10q24	NKX2-3	白种人和亚洲人都有相关性	未报道
15q22	SMAD3	未报道	哮喘

三、调节固有免疫中识别入侵微生物的基因 NOD2

NOD2 基因位于染色体 16q12，接受细菌细胞壁多肽聚糖－胞壁酰二肽的刺激，进而激活 NF-κB 及 MAPK 信号通路。NOD2 基因三种变异的方式 Arg702Trp、Gly908Arg 以及 Leu1007fsinsC 被发现与回肠型及回结肠型 CD 有关，而与结肠型 CD 无关。

欧洲的研究发现携带有上述 3 种致病基因杂合子的人群 CD 的患病率升高 2.4 倍，有纯合子或复合的杂合子的人群其患病率升高 17.1 倍，而且 NOD2 突变与回肠累及以及肠道狭窄有关。美国的相关研究发现美国黑人 NOD2 基因的突变相对少见，并且均为杂合子，占美国欧洲后裔的 20%，然而 CD 患病的危险度却是相似的（OR=4.1）。NOD2 与 CD 的相关性在亚洲人和撒哈拉沙漠以南的非洲人群中并未发现。

对突变和野生型 NOD2 基因功能的研究发现突变的基因对于胞壁酰二肽短期刺激的反应下降。植入突变的 NOD2 基因后，NF-κB 的激活增加。如果 CD 相关的 NOD2 突变为功能失活突变，那么 NOD2 基因敲除研究是研究其基因多态性功能的重要途径。NOD2 基因敲除的小鼠并没有自发产生回肠炎，表明其他的基因、环境因素或者发育因素参与了疾病的发生。可能的致病机制与细胞因子调控的异常、细胞内细菌杀伤的异常以及隐窝素表达的减低相关。隐窝素的减低也同 CD 患者肠道 α- 抵御素表达减低有关，尤其是在 NOD2 突变的 CD 患者中。

NOD2 的发现从基因层面上说明了 CD 来源于肠道对腔内细菌的免疫失调。

四、调节自噬系统的相关基因组

自噬系统降解损坏了细胞器及蛋白质，参与了内环境稳定，同时也参与了清除多种致病菌。

ATG16L1（autophagy 16-like 1）基因编码自噬体复合体，同 CD 关系密切。*ATG16L1* 在人体内分布广泛，包括小肠的帕内特细胞和吞噬细胞外分泌的包含抗菌肽的颗粒。含有亚等效 *ATG16L1* 突变基因的小鼠在肠道感染 *Noro* 病毒后，表现为帕内特细胞的异常、对肠道刺激反应的异常以及回肠对刺激的敏感性增高。虽然有报道提示 *ATG16L1* 同 *NOD2* 基因有功能上的交互作用，但是，对于 CD，*ATG16L1* 基因所起的作用是叠加作用，而非协同作用。

此外，GWAS 研究还发现了参与调节自噬的另外 2 个基因：*IGRM*（免疫相关鸟苷酸三磷酸酶）以及 *LRRK2*（亮氨酸重复序列激酶），这 2 个基因也与 CD 有关。与 CD 相关的 *IRGM* 基因多态性似乎是其基因表达的减少，包括 *IRGM* 基因启动子上游 1.6 kb 的一段 20 kb 的碱基缺失和最近发现的 4 个核苷酸的插入。

有趣的是，虽然这 2 种基因多态性在日本人中的出现频率比欧洲人高出了 7 倍，但在日本人中并未发现这 2 种基因多态性与 CD 相关。

以前发现 *LRRK2* 基因与帕金森病有关，但是 GWAS 研究发现其基因位点 12q12，同 CD 有关，并且临近 *MUC19*（黏蛋白 19）基因。*LRRK2* 缺陷的小鼠被发现转运自噬复合体至溶酶体受损，并且凋亡、炎症反应以及氧化损伤均有所增加。

因此，自噬的改变在 CD 的发病机制中发挥了重要的作用，自噬系统的异常可能是 CD 肉芽肿性炎症反应的基础。

五、淋巴细胞激活、生存以及增殖相关基因

（一）人类白细胞抗原基因

人类白细胞抗原（HLA）基因是基因复合体，包括 *HLA-I*、*HLA-II* 及 *HLA-III*，均位于 6p21.3。*HLA-I* 有 B、C、A 三个亚区，广泛分布于有核细胞，其作用是将抗原肽递呈给 CD8$^+$T 淋巴细胞。*HLA-II* 有 DP、DQ 及 DR 三个亚区，

其表达产物分布于抗原递呈细胞（APC）、胸腺上皮细胞以及活化的 T 淋巴细胞表面，其作用是将抗原肽递呈给 CD4⁺ T 淋巴细胞，启动免疫应答。*HLA-III* 表达补体成分及炎症因子。

在 IBD 中，*HLA* 多态性被发现主要与 UC 有关，但与 CD 也有关系，其可能的机制是调节宿主细胞及同病原体作用存在正常至异常的多样性。一项综合性的 Meta 分析发现，对于 *HLA-II* 基因，*DRB1*0410*（*OR*=3.9）、*DQB*0401*（*OR*=2.8）以及 *DRB1*0103*（*OR*=2.07）均与 CD 相关；对于 *HLA-I* 基因，*CW8* 和 *B21* 与 CD 相关（*OR*=3.4 及 2.3）。一项 GWAS 的 Meta 分析发现 *HLA* 基因组内一个 SNP *rs1799964* 与 CD 具有显著相关性（$P=4.0 *10^{-11}$），同时，*HLA* 基因组附近 21 个位点与 CD 也有显著相关性。

（二）激活 T 淋巴细胞的信号通路基因

T 淋巴细胞的激活除了依赖 HLA-II 的抗原递呈之外，还需要共刺激因子以及相关的信号通路。

染色体 21q22 中一个临近 *ICOSLG* 基因（可诱导 T 淋巴细胞共刺激配体）的区域能够促进 T 淋巴细胞增殖以及细胞因子分泌，这个区域基因的多态性也和 CD 有关。*PTPN22* 基因编码淋巴细胞特异性蛋白络氨酸磷酸酶，降低淋巴细胞对炎症反应的信号通路，其突变类型 *Arg620Trp* 增加了几种自身免疫性疾病的发生，如 I 型糖尿病、类风湿性关节炎、自身免疫性甲状腺炎以及系统性红斑狼疮。突变型 *Arg620Trp* 增加了 PTPN22 磷酸酶活性，抑制了 T 淋巴细胞和 B 淋巴细胞的激活，这个突变类型同 CD 有关。

另一个染色体区域 6q25，包含 T 淋巴细胞激活鸟苷酸三磷酸酶活化蛋白（TAGAP），也被发现同 CD 及其他自身免疫性疾病有关。TAGAP 的表达模式同 IL-2 的表达模式是类似的，而 IL-2 在 CD 的发生中起重要作用（见后文）。

（三）细胞因子相关基因

细胞因子及其受体调节 T 淋巴细胞的存活以及增殖。细胞因子及其受体的突变同 CD 的发生有关。

非常罕见的是一种常染色体隐性遗传病：IL-10 及其受体的基因突变可以导致婴儿严重的 CD。IL-10 受体是 IL-10RA（染色体位点为 11q21）以及 IL-10RB（染色体位点为 21q22）组合成的四聚体。每一个亚基的功能缺失均可以导致 CD。IL-10 能够抑制炎症因子的表达，并且能够增加抗炎症因子的表达。这一发现表明 IL-10 及 IL-10R 的功能缺失可以在无明显不良环境因素的刺激下导致 CD 的发生。

此外，CD 被发现和染色体 10q15 区域有关。这个区域包含基因 *IL-2RA*。IL-2RA 是炎症因子 IL-2 受体的 α 亚基。IL-2 控制 T 淋巴细胞的增殖，其调控作用非常复杂，取决于其受体的亲和力。IL-2RA 二聚体是低亲和力受体，而 α、β 及 γ 组成高亲和力受体。

最新的研究发现 IL-23 信号通路与 IBD 的发生也有关系。IL-23 的受体是一个异二聚体，由位于染色体 1p31 位点的 *IL-23R* 基因表达的亚基和位于染色体 10p13 位点的 *IL-12RB1* 基因表达的亚基构成。细胞因子 IL-23 也是一个异二聚体，由染色体 12q13 位点基因编码的 p19 和染色体 5q33 编码的 p40 构成。GWAS 研究发现 IBD 与位于染色体 1p31 位点上的 *IL-23R* 基因有关。这个基因的一个多态类型 *Arg381Gln* 在非犹太人人群中对于 CD 具有保护作用（*OR*=0.26）。

编码谷氨酸的基因的多态性在非犹太人 CD 患者群中出现的频率是 1.9%；而同种族的健康对照出现的频率是 7.0%。在欧洲人群中，7 个人就有 1 个人作为杂合子携带此保护基因。但是日本的一项队列研究并未发现 *IL-23R* 基因多态性同 CD 相关，提示不同的种族可能有不同的发病机制。

六、*IBD* 基因组相关基因

CD 被发现同位于染色体 5q31 区域的一段 250 kb 的基因区域有关。这个区域的基因丰富，其中基因 *SCL22A4* 的突变型 *Leu503Phe* 可能会增加 CD 的发生风险（*OR*=1.3）。然而，这个结果并未在其他研究中被证实。由于存在连锁不平衡的可能，基因突变型 *Leu503Phe* 可能会在统计上与这个区域中其他的基因突变相关，因此，还需要更多的研究来证实。

在德系犹太人（Ashkenazi）中，这个基因突变型出现的频率很高，然而与 IBD 无关，其结果与非犹太人的欧洲人种的研究结果相反。在基因突变型 *Leu503Phe* 出现频率更低的日本，也未发现其相关性。这可能与不同的种族中混杂了其他等位基因有关。

在儿童患者中，研究发现基因突变型 *Leu503Phe* 与 CD 的临床类型有关，如肛周病变、结肠受累、疾病的进展以及体重和身高。

七、前列环素受体基因 4

比利时的一项队列 GWAS 研究发现 CD 同染色体位点 5p13.1 有关。这个区域包含基因 *CARD6* 和补体 C6、C7、C9 以及前列环素受体基因 4（*PTGER4*）。*PTGER4* 缺陷的小鼠在右旋糖酐硫酸酯钠刺激后会出现较野生型小鼠更为严重的结肠炎。研究者比较了淋巴细胞系的 *PTGER4* SNP 和 mRNA 表达水平的关系，发现在染色体位点 5p13.1 区域里，有数个 SNP 同 *PTGER4* 的 mRNA 表达水平有关，其中一个 SNP 与 CD 密切相关，即提高了 *PTGER4* 的表达水平后 *PTGER4* 缺陷小鼠的结肠炎明显缓解。这些实验均证实了该基因区域能够调节 *PTGER4* 的表达，同 CD 相关。

八、和 CD 相关的其他基因

英国进行了一项包含 2 000 个 CD 患者的 GWAS 研究，发现了一系列与 CD 中度相关的基因，这些基因参与了细菌的细胞内处理以及 IL-23 信号通路。但中度相关性表明这些基因与 CD 的关系还不是很确切，其原因可能同染色体的连锁不平衡有关。

在与 CD 中度相关的基因中，有一个相关信号基因位于基因 *PTPN2* 中（一种位于 T 淋巴细胞内的蛋白酪氨酸磷酸酶）。一项研究提示 PTPN2 蛋白能够通过 STAT3 去磷酸化来调控 IL-6 的信号。IL-6 在 Th17 细胞分化中起了重要作用，同时，STAT3 的激活和磷酸化在 IL-23 信号通路中起到了信使作用。因此，*PTPN2* 基因可能参与 IL-23 信号通路。*IL-12B*（p40）基因区域与 CD 有中度但是达到显著性的相关性，这也提示 CD 的发生同 IL-23 信号通路有关。

染色体区域 10q24 也被发现同 CD 相关，这个区域包含基因 *NKX2-3*（NK2 转录因子相关，位点 3）。*NKX2-3* 基因缺陷的小鼠表现为肠黏膜组织结构以及肠系膜淋巴结结构的异常，提示这个基因的表达产物能够调控黏膜整合素细胞黏附分子 -1（*MAdCAM-1*）的表达。

在一些研究中，CD 相关的信号来源于基因间的区域以及跨越多个目标基因。比如多个队列研究发现 CD 同基因间区域 10q21 有关。这个区域包含调节侧翼基因 *ZNF365*（编码锌指蛋白）和 *EGR2*（编码早期生长响应因子

2）。另外一些研究报道了相关信号位于染色体 3p21 和 5q33，跨越了多个目标基因，包括 *MST1*（编码巨核细胞刺激因子 1）和前述的 *IRGM*（编码免疫相关 GTPase 蛋白 M 型）。*IRGM* 基因就是参与了自噬作用的调节。

第二节 环 境 因 素

同大多数自身免疫性疾病类似，CD 被认为是基因易感性、环境因素与肠道和机体全身免疫系统相互作用的结果。由于近 50 年内全球 CD 发病率较前明显增加，而基因的变化在如此短暂的时间内几乎可以忽略不计，提示环境因素在 CD 的发生中可能起更重要的作用。

与 CD 相关的环境因素分为高危因素和保护因素（图 3-1）。CD 的高危因素包括：吸烟、高脂肪和高蛋白饮食、药物、压力和紧张等精神心理因素、阑尾切除术。CD 的保护因素包括膳食纤维和维生素 D（VD）。

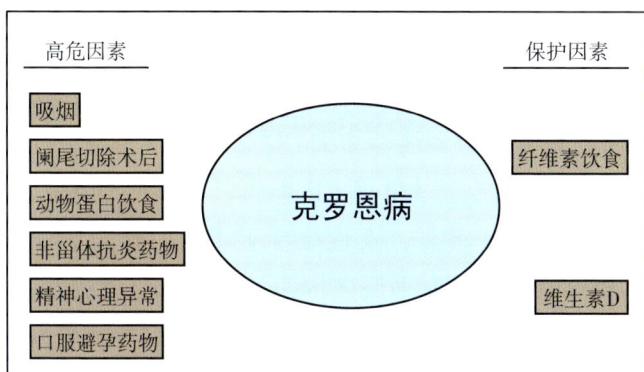

■ 图 3-1 CD 的高危因素和保护因素

一、CD 的高危因素

（一）吸烟

同 UC 不同，吸烟是 CD 发病的独立危险因素。吸烟同 CD 活动度以及难治性均密切相关。Somerville KW 等在 1984 年通过问卷调查首次发现吸烟同 CD 有关，CD 患者中吸烟者居多（*OR*=3.5），并且在明确 CD 诊断前 3 个月吸烟者所占比例更高（*OR*=4.8）。有趣的是，CD 和吸烟的关系在女性中的危险度（*OR*=8.2）明显高于在男性中的危险度（*OR*=2.4）。一项对比研究纳入了 339 对双胞胎，其中 89 对吸烟状态不同，23 对诊断也不同。研究发现，在这 23 对双胞胎中，其中吸烟者有 91% 患有 CD（*OR*=10.5）。一项纳入 9 例 CD 患者的荟萃分析提示吸烟对于 CD 的发病风险比 *OR*=1.76。

吸烟除了增加 CD 患病率外，也会影响疾病的自然病程。近期的一项队列研究纳入了 3 224 名 CD 患者，发现当前吸烟者 CD 患病率低于非吸烟者（7.9% 相对于 10.9%，*P* < 0.05），但是患有肛周 CD 则有所增加（22.5% 相对于 19.3%，*P* < 0.05）。此外，另有 2 项研究证实持续吸烟是疾病由单纯型 CD 进展为狭窄型或是穿透型的高危因素。一项回顾性研究纳入了 506 例 CD 患者，其初始诊断为非穿通非狭窄型，对于吸烟者，其进展为狭窄型或穿透型相对风险比非吸烟者更高（*OR*=2.02）。

吸烟对 CD 累及肠道范围的影响，研究结论不一。一些研究提示吸烟和回肠病变存在正相关关系，同结肠病变存在负相关关系。也有一些研究提示吸烟同病变部位无关。一项系统性综述提示这个不确定结论可能同各个研究对吸烟状态有不同的定义有关，建议吸烟状态采用"目前"，"既往"，"从不"来定义，从而减少研究的异质性。

另有一些研究证实了吸烟能够增加 CD 患者接受手术治疗的风险。一项长达 10 年的队列研究纳入了 174 例 CD 患者，发现吸烟者较非吸烟者接受手术治疗风险提高 29%，此外，女性接受手术的风险较男性更高（*OR*=4.2 相对于 1.5）。第二项队列研究采用多因素回归分析了 182 例 CD 患者临床、内镜及手术后复发的风险，发现肠道外症状、肠道广泛病变以及临床复发同吸烟存在相关性，其中吸烟者手术后复发相对危险度 *OR*=2.0。最后，一项对内镜球囊扩张治疗 CD 的回顾性研究提示吸烟者需要更多次的球囊扩张治疗或者外科手术治疗 CD 的肠道狭窄（*OR*=2.5）。

吸烟除了会影响 CD 的发生和进展外，还会影响对药物治疗的应答。一项研究发现非吸烟 CD 患者对于抗肿瘤坏死因子 –α（TNF–α）单克隆抗体英夫利西（infinixmab，IFX）治疗的缓解率为 73%，而吸烟者仅有 22%。然而对于伴有瘘管的患者，吸烟并不影响其结局。另一项研究前瞻性的评估了 74 例 CD 患者，受试者接受了单次的 IFX 治疗，4 周后观察治疗反应，发现吸烟者治疗反应差于非吸烟者（*OR*=0.22），单次 IFX 治疗的反应维持时间也较非吸烟者更短（*P*=0.003）。西班牙一项近期的队列研究纳入了 1 170 例患者，发现吸烟是需要免疫抑制剂和生物治疗的独立危险因素。

由于吸烟对于疾病发生、进展以及治疗应答均有不良影响，因此，戒烟对 CD 是有益的。一项研究纳入了 474 例 CD 患者，这些患者每日吸烟超过 2 支，研究者为这些患者提供了戒烟的咨询和尼古丁替代治疗后，其中有 59 例（12%）患者成功戒烟（经由尿丁宁检查证实），随访 2 年后对比戒烟失败者及从未吸烟者，发现在疾病复发方面，戒烟组中需要激素以及免疫抑制剂治疗者显著低于持续吸烟者，而与既往吸烟者和从未吸烟者相比并没有显著差异。

但是，CD 患者戒烟是困难而费时的。一项纳入 408 例吸烟 CD 患者的研究，提供了专业的戒烟意见和支持，1 年后戒烟成功率从最初的 31% 下降到 23%。一项更为深入的研究纳入了 CD 患者的吸烟的亲生兄妹，并且进行了高危基因检测，发现即使是同 CD 患者亲生兄妹进行沟通并告知其携带高危基因，告诫其戒烟，6 个月后成功率仅有 5%。一项 Cochrane 系统综述提示普通人群戒烟成功率仅有 2%～3%，而内科医师提供戒烟建议也仅仅能提高 1%～3% 的成功率。这些研究均表明戒烟是非常困难的。因此，CD 患者的戒烟需要多学科协作组来提供专业的戒烟建议以及尼古丁替代治疗。

有 2 项研究提示出生时的被动吸烟，能够增加儿童 CD 的发病率（*OR*=3.02 和 2.04）。但是，另外一项关于 IBD 流行病学的荟萃分析提示儿童时期的被动吸烟并不增加成年后 CD 的发病率。

（二）高脂肪和高蛋白饮食

研究发现：在欧洲及北美等发达国家，饮食以高脂肪、高蛋白和高糖为主，IBD 高发；在发展中国家，饮食以膳食纤维为主，IBD 低发；在中国发达地区，高脂肪、高蛋白和高糖饮食逐渐增多，IBD 发生率也同步逐渐升高，而在中国欠发达地区，饮食以膳食纤维为主，IBD 发生率较低；改革开放后中国高脂肪、高蛋白和高糖饮食逐渐增多，IBD 发生率明显升高，而在改革开放前中国饮食以膳食纤维为主，IBD 发生率低。因此，有人提出"西方饮食方式"在东方的逐渐流行，即高脂肪、高蛋白和低水果与蔬菜的摄入可能是 CD 在东方国家的发病率逐年升高的重要原因。

Sakamoto 等最早报道：高脂肪摄入同 CD 的患病率呈正相关。在校正了摄入能量、年龄、性别、地域、教育及吸烟差异后，总脂肪摄入是 CD 的高危因素（*OR*=2.86），其中单不饱和脂肪酸（monounsaturated fatty acid，MUFA）和多不饱和脂肪酸（polyunsaturated fatty acid，PUFA）同 CD 的发生密切相关（*OR*=2.49 和 2.31），尤其是 Omega-3 脂肪酸（*OR*=3.24）和 Omega-6 脂肪酸（*OR*=2.57）。

高脂肪、高蛋白饮食参与 CD 发生的机制涉及以下几个方面。

第一，改变肠道菌群。高脂肪、高蛋白饮食人群肠道菌群含低水平的普雷沃菌（Prevotella）和高水平的类杆菌（Bacteroides）；高膳食纤维饮食人群肠道菌群含高水平的普雷沃菌和低水平的类杆菌。普雷沃菌和类杆菌均属于人类正常菌群，但不是互相依存，而是有竞争性，更重要的是类杆菌有较强致病性，尤其是感染后产生较强的炎症反应。

第二，诱发变态反应。高脂肪、高蛋白和高糖饮食含有较多抗原，易于诱导变态反应；高膳食纤维饮食含抗原很少，通常不会产生变态反应。

第三，损伤肠道黏膜屏障。高脂肪、高蛋白饮食减少肠道黏膜黏液的分泌，增高肠道黏膜通透性，有利于抗原及病原体激活肠道免疫系统。

第四，增强炎症反应。高脂肪饮食中长链脂肪酸含量高，降低抗炎因子合成的共同通道 PPARγ 活性，导致肠道黏膜致炎因子增加、抗炎因子减少；高膳食纤维饮食人群中长链脂肪酸含量低，导致肠道黏膜抗炎因子增加、致炎因子减少。

但是，也有一些学者相似的研究并未发现高脂肪、高蛋白和高糖饮食与 CD 的高发有明确的相关性。

（三）药物

1. 避孕药

一些病例对照研究及队列研究提示口服避孕药的女性 CD 患病率增高。一项美国和英国的队列研究纳入了 80 000 例女性，发现 CD 患病率有增高的趋势，但是调整吸烟这一混杂因素后，口服避孕药同 CD 发病无关。然而，1995 年的一篇 Meta 分析纳入了 2 个队列研究及 7 个病例对照研究，在对吸烟进行校正后，口服避孕药的女性 CD 患病率增加（*OR*=1.4）。其他的一些病例对照研究没有被纳入 Meta 分析，也都提示口服避孕药同

CD 有关。

一些研究还提示 CD 的患病同长期口服避孕药或者高雌激素类药物存在剂量相关性。口服避孕药可能通过增强体液免疫功能和促进巨噬细胞增殖参与了 CD 的发生。

口服避孕药是否能够影响 CD 的病程还未有明确的定论。一项研究指出口服避孕药的女性 CD 患者有更高的复发风险，可能的原因是口服避孕药增加了肠道微血栓的风险，从而增加肠道的炎症反应。

但是，也有类似的研究并未发现口服避孕药能够增加 CD 的发病风险。

2. NSAIDS 类药物

研究表明长期大剂量服用 NSAIDS 类药物不仅增加 CD 发生率，而且会加重 CD 的活动度或者增加复发的风险。

NSAIDS 类药物参与 CD 发生和发展的原理可能是 NSAIDS 抑制了内源性前列腺素的生成，而内源性前列腺素可以抑制结肠炎的发生；NSAIDS 类药物损伤肠道黏膜，增加肠道黏膜的通透性。

3. 抗生素

大量研究表明，出生后 1 年内应用抗生素的儿童 IBD 发生率升高；接受 2 种以上抗生素治疗 2 年以上的成人 IBD 发生率升高，提示抗生素增加 CD 的发生。

抗生素增加 CD 发生的可能机理是改变肠道菌群，导致肠道内具有较强致炎能力的细菌过度增殖，进一步诱导过激免疫应答。

（四）阑尾切除术

迄今至少有 16 项研究涉及阑尾切除术对于 CD 的影响。大多数研究提示阑尾切除术同未来 CD 的发生有关。但是，许多研究结果并未达到统计学上的显著性，还有一些研究并未除外因为阑尾切除术而诊断的 CD（一些 CD 患者起病时症状类似急性阑尾炎，可能会因为误诊为阑尾炎而接受手术治疗）。Andersson 等在瑞典的一项 IBD 大样本队列研究提示切除阑尾后 CD 发病率会增加，然而 10 岁前接受阑尾切除术的患者，其 CD 的发病率并未见其增加；因为阑尾穿孔接受手术治疗的患者，假如之后患上 CD，其程度会更重，需要进行小肠切除术的风险升高 2 倍，而因为其他原因接受阑尾切除术的患者，假如之后患上 CD，其程度相对较轻。

阑尾切除术增加 CD 发病率的原因尚不明确，可能的机制是阑尾能够维持肠道正常的微生态和肠道黏膜屏障的结构和功能，调节肠道黏膜免疫，从而防止 CD 发生，而切除了阑尾后改变了肠道的微生态、肠道黏膜结构和功能，从而增加了发生 CD 的风险。

（五）紧张、压力及抑郁等精神心理因素

这类危险因素非常复杂，并且相互联系，分析较为困难。在过去的半个世纪内，这一系列的危险因素被认为是"西方的生活方式"，并且被认为同 CD 的发生和发展密切有关。

传统意义上，CD 更多见于高社会经济群体，即白领多于蓝领。有趣的是，户外工作者 CD 患病率较低，而室内工作人员 CD 患病率较高。因为白领和室内工作人员更容易出现紧张、压力及抑郁等精神心理异常。

精神心理异常在 CD 患者中常见，但是部分学者认为精神心理异常更多的是改变疾病的病程而非启动因素。精神心理异常能够改变疾病的病程也被临床观察到，同时也被 IBD 动物模型以及神经免疫反应模型结果所证实。疾病活动度的加重被认为同持续的而非短暂的精神心理异常有关。

精神心理异常参与 CD 发生和发展的确切机制并不十分明确，但被认为是通过脑 – 肠轴导致神经、内分泌及免疫因素相互作用产生过激反应的结果（图 3-2）。

第一，精神心理异常激活肥大细胞和自主神经系统（SNS）（图 3-3）。激活 SNS（迷走神经和交感神经）后，释放系列激素；激活肥大细胞，释放多种炎症介质；上述激素和炎症介质进一步调节肠黏膜结构和功能，增加肠黏膜的通透性，改变肠道微生态。

第二，精神心理异常抑制迷走神经功能。迷走神经通过胆碱能信号通路，抑制脂多糖（LPS）激活的免疫细胞表达 TNF-a 等促炎因子；迷走神经通过调节脾的免疫功能，抑制免疫应答（图 3-4）。抑制迷走神经功能则诱发或加重了炎症反应。

第三，精神心理异常调节前额叶 – 杏仁核复合体活性。紧张抑制脑前额叶皮质活动；增强杏仁核活性；抑制副交感神经功能，包括迷走神经；调节免疫细胞的活性；促进炎症因子的产生。

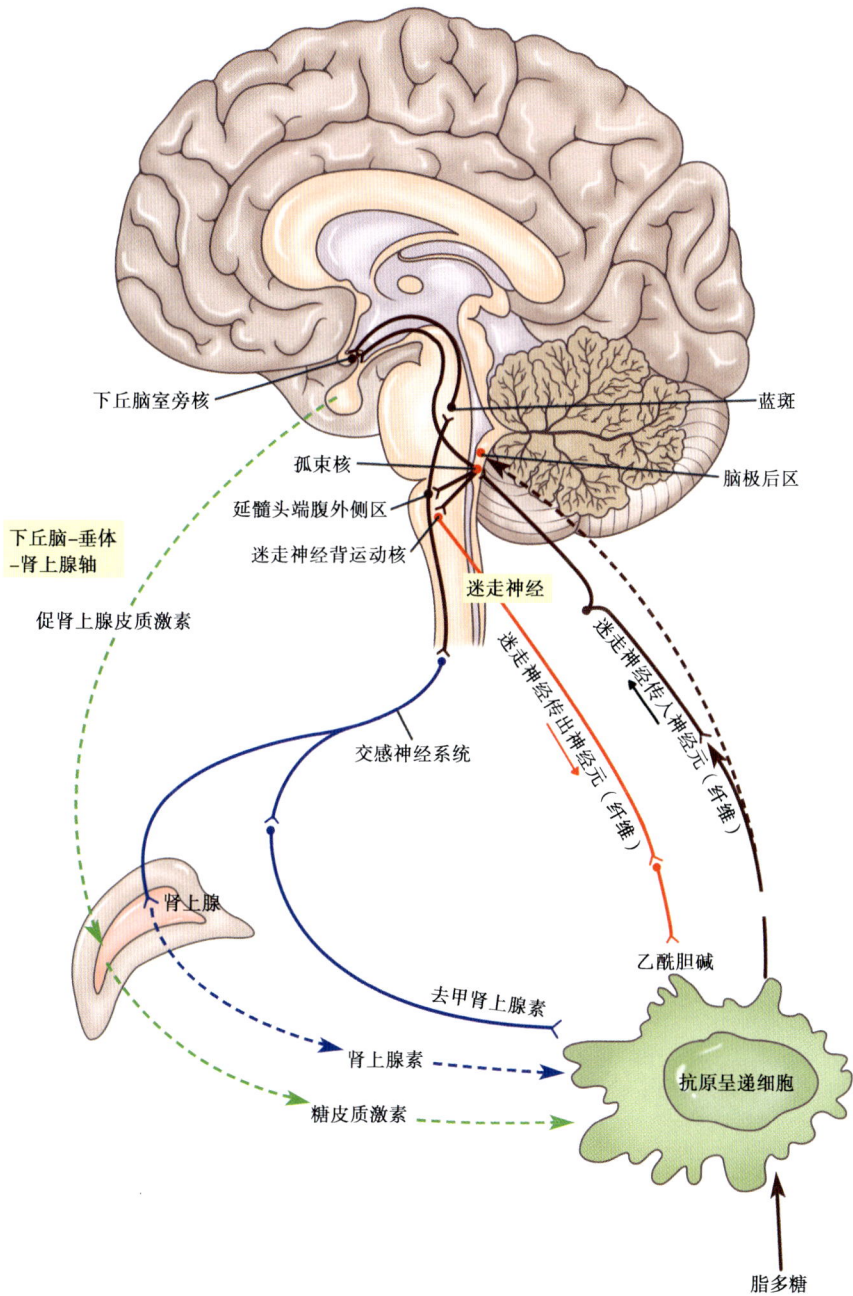

下丘脑室旁核

蓝斑

孤束核

脑极后区

延髓头端腹外侧区

迷走神经背运动核

迷走神经

下丘脑–垂体–肾上腺轴

促肾上腺皮质激素

迷走神经传出神经元（纤维）

迷走神经传入神经元（纤维）

交感神经系统

肾上腺

去甲肾上腺素

乙酰胆碱

抗原呈递细胞

肾上腺素

糖皮质激素

脂多糖

■ 图 3-2　脑–肠轴的解剖示意图

神经精神异常

中枢神经系统
·皮质激动系统
·下丘脑–垂体–肾上腺轴
·前额叶–杏仁核复合体
·早年精神应激
·抑郁状态

自主神经系统
·迷走神经系统
·交感神经系统

迷走神经

交感神经

心血管系统

肠道
·肠道通透性
·肥大细胞
·肠道微生态
·皮质激动系统

炎症性肠病

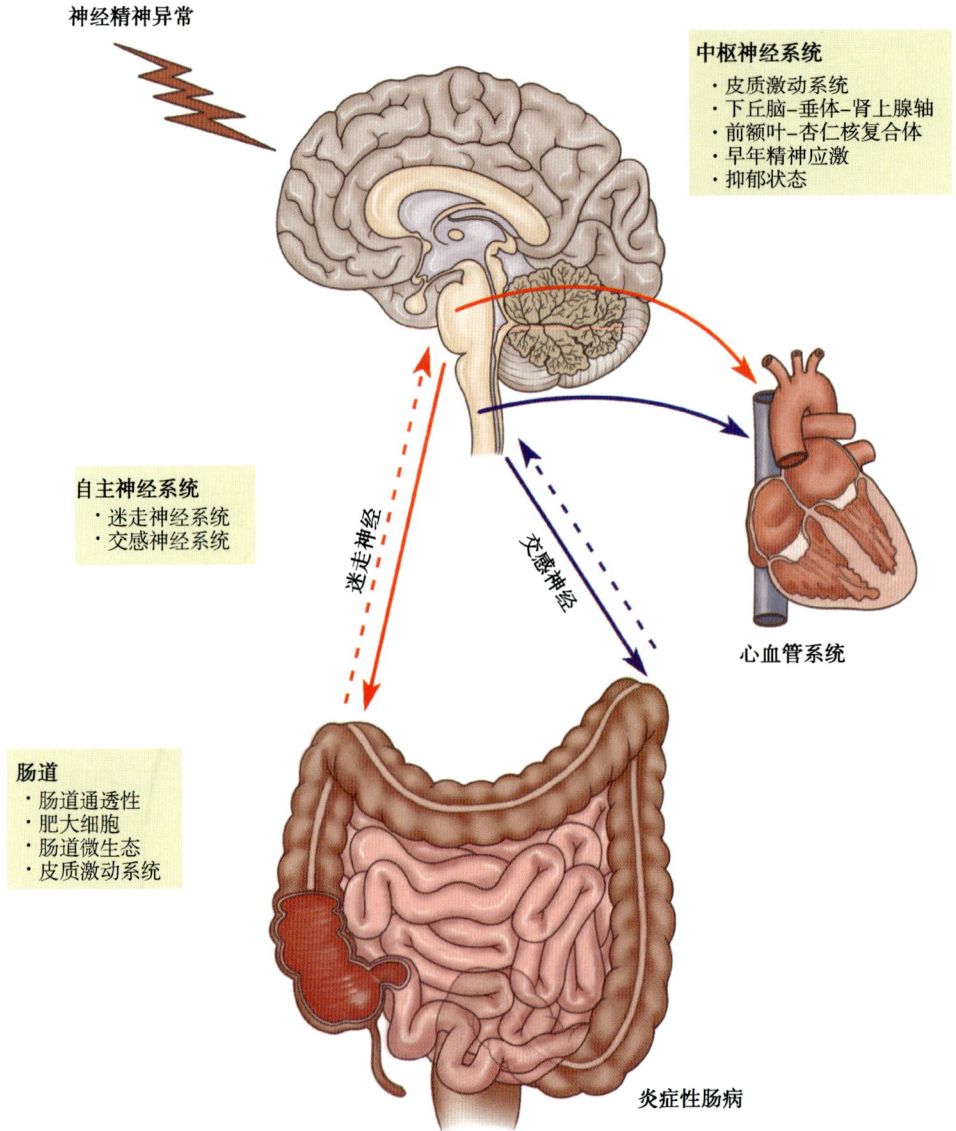

■ 图 3-3　精神心理异常对消化道内环境的影响示意图

A

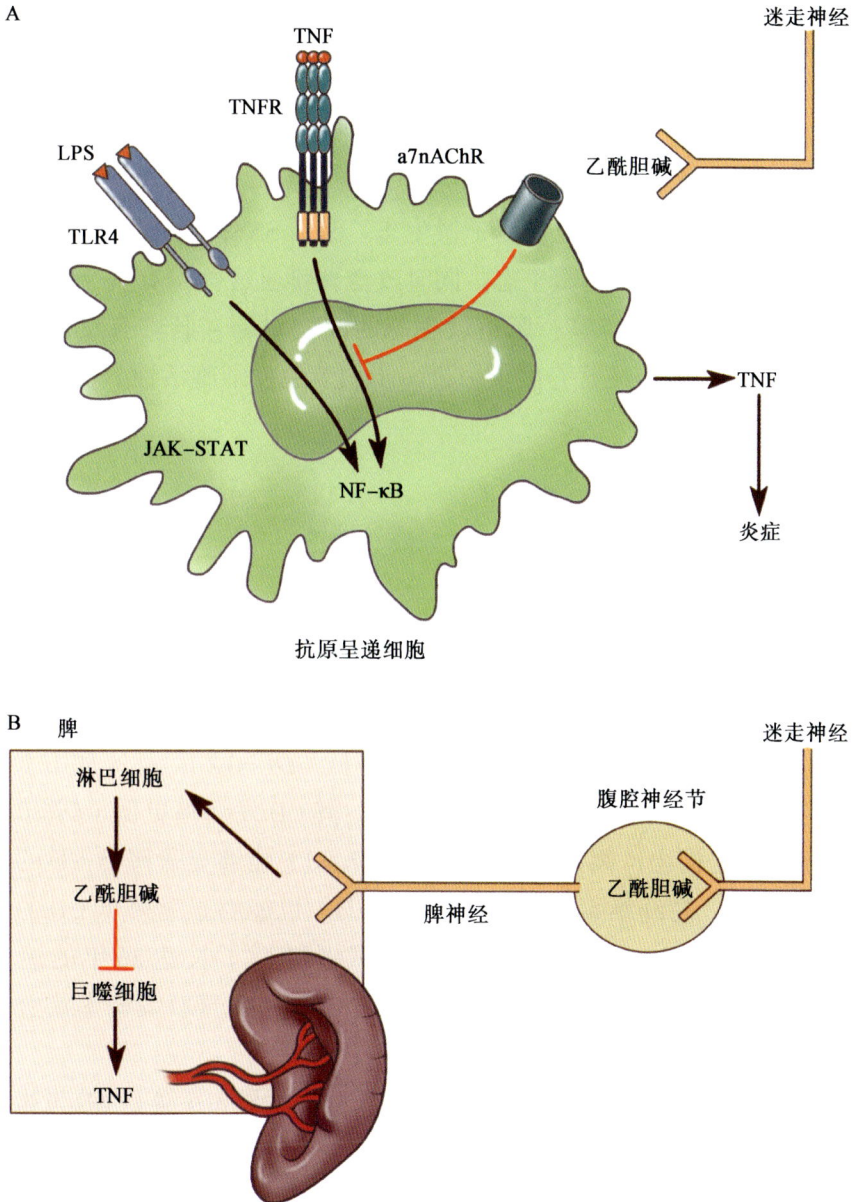

抗原呈递细胞

B

图 3-4 迷走神经的抗炎作用示意图

第四，精神心理异常抑制下丘脑-垂体-肾上腺轴活性。下丘脑-垂体-肾上腺轴活性的降低能够抑制抗炎因子的产生，促进致炎因子的产生。

第五，精神心理异常增强外周肾上腺皮质激素（CRF）系统活性。肠道存在大量 CRF 腺体；肠道免疫细胞表达丰富的 CRF 受体；激活免疫系统，产生大量的促炎因子和蛋白酶，导致肠道黏膜渗透性增加，有利于细菌突破黏膜屏障，产生过激免疫应答。

第六，精神心理异常改变肠道微生态。激活 SNS，通过释放儿茶酚胺，刺激细菌生长，改变肠道微生态，同时改变黏膜通透性，有利于细菌突破黏膜屏障，诱导免疫应答；肠道微生态的改变对脑-肠轴有反馈调节作用，调节脑起源的神经营养因子，进一步调节免疫细胞活性，诱导过激的免疫应答。

二、CD 的保护因素

（一）富含膳食纤维的水果和蔬菜

Gilat 等最早在 1987 年的研究中发现水果和蔬菜的摄入能够减少 CD 的发病（OR=0.65）。此后，Sakamot 和 Amre 等在对能量摄入、年龄、性别和 BMI 进行率的调整后，也发现同一规律。其中，食用水果每天超过 1 次与每周食用水果少于 1 次相比，CD 发病率更低（OR=0.2）；每日食用水果多于 4 次者与每日食用水果少于 1 次者相比，其 CD 发病率更低（OR=0.58）。Amre 等的研究指出，高蔬菜的摄入（>47 g/d）能够显著降低 CD 的发病率（OR=0.69），高纤维素的摄入（>22.1 g/d）也能够显著降低 CD 的发病率（OR=0.12）。Ashwin 等对 170 776 名受试者进行了长达 26 年的追踪随访，发现受试者平均每日摄入纤维素量超过 24.3 g 时，CD 发病率减少 40%（OR=0.59）。

因此，目前的主流观点认为富含膳食纤维的水果和蔬菜是 CD 发生的保护因素。

（二）VD

一系列的研究发现 CD 患者外周血 VD 水平与 CD 发生率呈负相关，补充 VD 有治疗作用，表明 VD 是 CD 的保护因素。

VD 可能通过调节 Tr 和 NK 细胞免疫活性参与 CD 的发生。

第三节　肠道微生态

CD 的动物实验模型表明肠道微生态在其发病中起到了重要的作用。临床上，第一次证实肠道微生态参与 CD 发病的临床试验是对 CD 患者的粪便进行转流，患者的症状获得缓解；而术后回肠末端再次暴露于粪便时，炎症则被加重。

CD 患者血清中可以查到针对微生物的抗体，如抗酿酒酵母抗体（ASCA），抗大肠埃希菌外膜孔道 C 抗体（OmpC）以及抗荧光假单胞菌 I2 抗体。这些抗体滴度同小肠狭窄、小肠穿孔以及外科手术治疗存在正相关。ASCA 存在于 50% ~ 60% 的 CD 患者，其产生的原因并不明确，这些抗体也有可能在具有共同抗原簇的其他微生物如白色念珠菌的刺激下产生。

一、CD 患者肠道微生态失衡

基于培养或非基于培养的黏膜和粪便的菌群研究均提示 CD 患者肠道共生细菌的多样性下降，而黏膜相关的细菌数量却有所增加。在 CD 活动期，可能是由于炎症的原因，肠道菌群的平衡就会出现改变，并向优势数量的菌种倾斜。CD 患者的肠道菌群中抗炎性质的菌群较少，而促进炎症反应的菌群更多。

数个宏基因组研究提示 CD 患者肠道脆弱拟杆菌门以及厚壁菌门数量均有所减少。脆弱拟杆菌数量的减少可能对肠道炎症具有促进作用，因为它作为肠道最主要的共生菌具有抗炎作用，能够保护实验动物感染肝螺旋杆菌后不会出现结肠炎。厚壁菌门中的普拉梭菌也具有抗炎作用，其数量在 CD 患者肠道中减少，并同术后复发存在相关。

肠杆菌属的数量在 CD 患者肠道中增加，尤其是大肠埃希菌，这一数量的增多出现在黏膜相关菌群而非粪便内的菌群。大肠埃希菌定植于 CD 患者的肠道也是以黏附于肠上皮细胞的菌种为主。甚至有学者提出普拉梭菌 / 大肠埃希菌比例可用来评估 CD 肠道微生态失衡的程度。除此之外，荧光原位杂交提示 30% 的 CD 患者肠道活检标本中，黏膜层被细菌穿透；而在正常人群这一比例仅为 3%，提示 CD 肠道微生态同肠道黏膜存在直接的密切作用。

其原因可能为在 CD 正常肠道活检的标本中发现分解黏液的细菌如活泼瘤胃球菌以及扭转瘤胃球菌有关。

CD 肠道微生态失衡可能有多种起源。

固有免疫和适应性免疫的调节异常可能会导致微生态失衡。在小鼠中，转录因子 T-bet 参与 Th1 细胞的发育，其缺失后会导致肠道菌群失衡，进而发生结肠炎。这些失衡后的细菌被转移至 T-bet 正常表达的免疫抑制小鼠中，可以导致后者结肠炎的产生。菌群失衡也可能来自于肠黏膜密集分布的噬菌体群，尤其是 CD 的肠黏膜。噬菌体可以直接造成菌群不稳定或者影响菌群表面的模式识别分子表达，从而造成菌群失衡。

CD 肠道的菌群失衡也可能来自于肠道致病菌的定植，或者是宿主介导的免疫反应，亦或是二者均有参与。肠道病原体激发了免疫反应，通过炎症破坏了正常菌群形成的肠道黏膜屏障，同时也破坏了肠道黏膜。鼠伤寒杆菌造成的宿主免疫反应改变了肠道菌群的组成，并利于自身的繁殖。除此之外，空肠枸橼酸杆菌和 DSS 造成结肠炎的对比研究提示空肠枸橼酸菌造成的非炎症性感染改变肠道菌群有限，而 DSS 造成的炎症反应可以促进肠杆菌繁殖，进一步形成肠道菌群失衡。

二、肠道致病菌在 CD 发病中的作用

基于 Koch 法则，寻找致病菌导致 CD 的研究并没有发现单一的一种致病菌会导致疾病的发生。考虑到 CD 是多因素疾病，修正后的 Koch 法则或许适用于带有基因易感性的 CD 患者。越来越多的证据支持在一些 CD 患者中，疾病的发生是对于持续的细胞内机会致病菌的感染而固有免疫应答失调造成。

（一）副结核鸟分枝杆菌感染

鸟分枝杆菌的亚种－副结核鸟分枝杆菌（*Mycobacterium avium paratuberculosis*，MAP）能够在反刍动物中导致肉芽肿性小肠和结肠炎症（Johne 病），进而导致腹泻和体重下降，因此认为该细菌可能是导致 CD 的细胞内致病菌。但是，进一步的研究发现 CD 同 MAP 的相关关系并不显著。许多研究者试图利用 PCR 在 CD 患者的血液或者结肠组织中发现 MAP 的插入序列 IS900 DNA，其结果并不一致。

近期 2 个研究均提示 MAP 与 *NOD2* 基因突变并无关系。一项 2 年的前瞻性研究利用三联根治 MAP 治疗（克拉霉素、利福布汀以及乙胺丁醇），其结果并未显示根除 MAP 对 CD 可以起到临床缓解的作用。然而，CD 患者肠道内存在 MAP 激活的 Th1 及 Th1/Th17 细胞，提示分枝杆菌在 CD 发病中起到一定的促进作用。MAP 能够在无菌的 *IL-10^{-/-}* 的小鼠中诱发试验性的结肠炎。MAP 虽然在一些情况下并不会导致 CD，但是对于细胞内杀伤功能有缺陷的患者如（*ATG16L1*、*IGRM* 或是 *NOD2*）可能会导致 CD 的发生。这个理论值得继续研究，因为功能性自噬能够限制细胞内的分枝杆菌如结核分枝杆菌的生长。

（二）肠道胞内菌感染

除了 MAP 外，一些肠杆菌在 CD 发病中可能起到了促进作用。

对小肠结肠炎耶尔森菌感染的患者进行随访研究，发现其患 CD 的风险较对照更高。利用 PCR 对 CD 患者手术切除标本进行分析，其小肠结肠炎耶尔森菌或者假结核耶尔森菌的 DNA 阳性率为 31%，甚至一些切除的淋巴结内也可以发现耶尔森菌 DNA。然而，另一项研究并未在 CD 标本中监测到耶尔森菌感染。因此，耶尔森菌在 CD 中的发病机制并不明确。*NOD2* 基因突变小鼠感染假结核耶尔森菌风险增加，说明耶尔森菌的暴露和肠道炎症反应的关系还需要进一步评估。

食源性的细菌感染可能是部分 CD 的起因。免疫细胞化学分析提示在 CD 患者的组织标本中发现李斯特单胞菌。但是，同耶尔森菌一样，PCR 或是抗原分析并未得出相同的结论。一项丹麦的人群队列研究提示非伤寒沙门菌及嗜热弯曲菌感染增加 CD 的发生，而且 CD 患者的弯曲菌感染率增加。

一些独立的研究发现 CD 患者中存在侵袭性大肠埃希菌感染，并且大肠埃希菌常常分布于黏膜内。同共生的大肠埃希菌相比，这类致病的大肠埃希菌获得了特殊的致病因子，进而能够适应新的微生态环境，并导致疾病的发生。CD 患者上皮内的大肠埃希菌同肠上皮细胞紧密黏附，并具有侵袭性。同 CD 紧密联系的大肠埃希菌被命名为 AIEC（黏附侵袭性大肠埃希菌，adherent-invasive *E. coli*）。AIEC 可在 36.4% 的 CD 患者回肠组织中检出，而在健康对照中检出率仅有 6%。AIEC 在 CD 患者中的高检出率提示肠道黏膜可能存在某种免疫缺陷来控制感染的扩散，比如帕内特细胞功能缺陷或者相应的抗菌肽分泌的减少。对 AIEC 感染控制的下降还可能来自自噬功能的缺陷，如 NOD2、ATG16L1 和 IRGM 基因的突变。

另一个宿主因素是回肠异常表达癌胚抗原相关细胞黏附因子 6（CEACAM6），这个现象存于回肠型 CD。AIEC 黏附于 CD 患者回肠上皮细胞的刷状缘，并且同 CEACAM6 的过度表达相关。大多数从 CD 患者回肠分离到的 AIEC 菌株表达突变的 1 型鞭毛，增加了 AIEC 与肠上皮细胞的黏附。CEACAM6 表达的增加还同 AIEC 感染导致的 IFN-γ 或者 TNF-α 的刺激有关。这个现象说明 AIEC 能够促进自身在 CD 患者肠道黏膜的定植，并刺激产生炎症因子，放大定植和炎症反应的循环链。转基因 CEABAC 小鼠的肠道能够过度表达 CEACAMs，这样的小鼠在感染 AIEC 菌株 LF82 后，较非致病的 K-12 E. coli 相比，发病率更高，结肠炎更严重，同时，内质网应急反应表达的糖蛋白 Gp96（为外膜转运所必须）在 CD 患者肠黏膜上皮的过度表达促进 AIEC 的侵袭。因此，AIEC 细菌可能会在 CD 患者肠上皮细胞内诱发内质网应激，并逐步成为主导。除此之外，复发的回肠型 CD，其淋巴滤泡的表面往往形成糜烂，也与 AIEC 感染有关。AIEC 表达长极化的菌毛，并与 Peyer 淋巴滤泡相互作用来促进细菌的跨膜移位。有趣的是，在 NOD2 基因敲除的小鼠中，其与 Peyer 淋巴滤泡作用的 AIEC 细菌数更多。

AIEC 同肠上皮细胞的共培养可以介导肠上皮细胞产生 IL-8 及 CCL20，进而介导多核白细胞及树突状细胞的迁移。AIEC 也能够破坏肠上皮细胞极性，使得细菌能够突破肠道屏障而进入肠道上皮。这些实验说明了微生物、肠道细胞屏障与 CD 的发病关系。AIEC 同样也能够在巨噬细胞内存活，并大量分裂繁殖，形成大量的吞噬溶酶体样的空泡结构。感染 AIEC 的巨噬细胞能够释放大量的 TNF-α，相互融合形成多核巨细胞，并在周围聚集淋巴细胞，形成肉芽肿。E. coli 感染形成肉芽肿性反应在动物多见，拳师犬的肉芽肿性结肠炎就发现存在 AIEC 感染。

肠道微生态失衡或者肠道致病菌感染同 CD 关系密切，但目前仍然不清楚肠道微生态失衡是 CD 发生的原因还是 CD 的结果，也未能发现导致 CD 的单一致病菌。

遗传易感的宿主其固有免疫杀灭细菌的能力、黏膜屏障功能以及免疫调节均存在缺陷，CD 相关的病原微生物能够在这类患者中促进 CD 的发生。

因此，除了发现宿主因素之外，还需要识别可能导致 CD 的病原体并去除感染，阻断毒力因子的表达或者改变其生物学行为来治疗 CD。肠道微生态改变的研究、基因表达的研究以及代谢谱的变化都有助于发现 CD 新的发病机制，并且寻找新的治疗方法。

第四节　肠道黏膜免疫

一、固有免疫系统在 CD 中的作用

虽然目前并未发现特殊的病原体能够导致 CD，但已有相当多的证据表明肠道内细菌诱发的固有免疫反应失衡是造成 CD 的原因。

固有免疫系统为机体阻挡病原微生物入侵的第一道防线，其主要作用是识别感染、激发免疫反应来清除病原体，并激活适应性免疫反应来记忆未来可能再次入侵的病原微生物。病原微生物和共生的肠道菌群识别的紊乱就会导致 CD 的发生。

肠道相关的固有免疫细胞包括树突状细胞、巨噬细胞、中性粒细胞以及肠上皮细胞。血管内皮细胞对于真正的病原体或者被识别的"病原体"起到募集炎症细胞的作用。固有免疫基因的多态性是 CD 的核心发病机制，影响 CD 的发病、CD 的并发症（如肿瘤）以及 CD 对药物治疗的应答。

在正常的肠道黏膜，细菌的侵袭能够诱发迅速的固有免疫反应，表现为炎症细胞因子的分泌、巨噬细胞的吞噬以及中性粒细胞的浸润，最终清除入侵的病原体。CD 可能来自于持续的对侵袭黏膜的微生物有缺陷的固有免疫反应。Marks 等报道在 CD 患者发现急性炎症反应的缺陷，他们通过在 CD 患者和健康对照回肠及直肠正常黏膜活检来诱发急性炎症反应，6 h 后再在同一区域进行活检，发现在 CD 患者肠道标本中，IL-8 的水平及中性粒细胞聚集的程度较健康对照有明显下降。这个研究提示如果发现原发的固有免疫缺陷，可以通过促进或恢复固有免疫来预防或者治疗 CD。

肠道固有免疫系统是对抗肠道病原体的屏障，同时肠道黏膜也要避免对肠道内共生细菌产生过度的免疫反应。

在高浓度的肠道菌群以及病原体相关分子模式（PAMPs）下，肠道固有

免疫需要得到精细的调控。首先，肠上皮表面是黏膜固有免疫系统的第一道防线。对病原体的识别是固有免疫细胞的重要功能，它们选择表达性的细菌识别受体 TLRs 和 NODs，在正常状态下，肠上皮细胞同肠腔内的微生物并不起免疫反应，因此能够阻止细菌的侵袭。在单层的肠上皮细胞之下，也有其他固有免疫细胞如巨噬细胞、树突状细胞和 B 淋巴细胞，它们都表达识别微生物的受体。一旦接受刺激，这些抗原递呈细胞（APCs）立即做出免疫反应。急性的炎症反应细胞包括中性粒细胞，会被分泌的趋化因子激活。固有免疫反应的信号会导致树突状细胞的成熟，从而介导适应性免疫的激活。固有免疫反应最后诱导调节 T 淋巴细胞（Treg）来抑制免疫反应，防止免疫应答过激。肠上皮的损失可能会使固有免疫细胞更多地接触到肠道内的微生物。因此，肠上皮的缺陷可以激活固有免疫系统，从而导致黏膜炎症发生。

黏膜固有免疫系统在病原体入侵后数分钟及数小时内发生应答，而适应性免疫则需要数天后才能逐渐通过基因重排产生应答。固有免疫系统使用基因编码的模式识别受体（PRRs）来识别 PAMPs。这些模式识别受体包括 Toll 样受体（TLRs）、核苷酸寡聚化域蛋白（NODs）、清道夫受体和细胞质 RNA 解旋酶家族（RIG-1，MDA5）。一些 PPRs 是跨膜蛋白，如 TLRs；另一些是细胞质内受体（NODs、RIG-1 和 MDA5）。

NODs（NOD1 和 NOD2）被认为是可以结合细胞内入侵的细菌，含有细胞凋亡蛋白酶集合域（CARDs），并激活 NF-κB。

RIG-1 和 MDA5 是 RNA 解旋酶，同样含有 CARDs，识别细胞内的 dsRNA，对 RNA 病毒复制做出应答，启动干扰素的合成。同时，RIG-1 和 MDA5 通过线粒体上的衔接分子 IPS-1 来激活 NF-κB 及 IRF3。这些细胞质 RNA 解旋酶表达在人类肠上皮细胞内，抑制病毒的复制，参与了固有免疫反应。这些不同家族的 PRRs 识别不同类型的 PAMP。PAMPs 有相似的结构域，也参与了微生物的重要结构的组成，包括细菌和真菌的细胞壁以及病毒的 dsRNA。

TLRs 是白介素 -1（IL-1）超家族的跨膜受体，识别 PAMPs。在一些情况下，TLRs 识别"损伤相关分子模式"，比如透明质酸，提示 TLRs 能够识别自身的和非自身的。对于 CD 而言，TLRs 和 NODs 被广泛的研究。传统上来讲，固有免疫细胞被认为是抗原递呈细胞，如巨噬细胞、树突状细胞以及中性粒细胞。近期发现肠上皮细胞和 T 淋巴细胞也表达功能性的 TLRs，不同的细胞表达的 TLRs 识别不同的 PAMPs。目前总共有 13 种 TLRs 在哺乳动物中被发现。第一个被发现的是 TLR4，识别脂多糖。其他的 TLRs 如 TLR2 单独或同 TLR1 及 TLR6 一起识别肽聚糖和脂阿拉伯甘露聚糖（TLR2）、三酰脂多肽（TLR1/2）、双酰脂多肽和脂磷壁酸（TLR2/6）。

鉴于肠道菌群的多样性，TLRs 必须要受控于精细的调控，来抑制不必要的免疫反应。如前面所述，固有免疫的遗传缺陷是 CD 的发病原因。对于 PAMPs 而言，共生的肠道菌群同致病菌并没有差异。考虑到肠道菌群的复杂性，TLR 信号的精细调节才能确保不发生不必要的免疫反应。TLR 信号对于维系肠道内环境的稳定具有重要作用。异常的 TLR 信号可能促进了固有免疫系统对肠道共生菌群的异常识别，从而启动了肠道的炎症反应。

几乎所有的 TLRs（TLR1–9）都表达于肠上皮细胞，也表达于其他肠道细胞。比如肠道上皮的内分泌细胞表达 TLR1、TLR2 及 TLR4。肠道上皮的内分泌细胞分泌神经肽包括羟色胺、生长抑素、胃动素及胆囊收缩素，提示病原体或 PAMPs 刺激这些细胞后会导致分泌性或动力性腹泻，从而清除肠道内容物。通常，TLRs 的信号通路存在交互作用，比如刺激肠上皮细胞的 TLR5 能够上调 TLR2 和 TLR4 的表达。然而激活 TLR2 及 TLR4 导致其他 TLR 信号的沉默，这归于 TLR 信号的抑制因子如 Tollip 表达的上调。

（一）TLRs 在 CD 中的作用

TLR4 是最早发现的 TLR，因此在 IBD 的发生中最受关注。*TLR4* 缺陷时（*C3H/Hej*，*TLR4* 基因敲除小鼠），动物无法识别 LPS，革兰阴性细菌导致的败血症往往非常严重并可导致死亡。人类 *TLR4* 功能的缺陷非常罕见，其信号通路因子如 *IRAK4* 的突变往往在儿童中造成复发的致命性感染。然而，TLR4 存在功能性的多态性。一项最新的 Meta 分析发现 *TLR4* 的基因多态性 *Asp299Gly* 同 CD 发生相关（*OR*=1.45）。

采用 PCR 或免疫组织化学染色，同外周循环多核细胞相比，人类结肠上皮细胞少量表达 TLR4，而小肠上皮细胞更多的表达有功能的 TLR4，提示 TLR4 在不同肠段的表达存在差异。免疫组织化学染色提示在 CD 中 TLR4 表达上调。从 CD 患者切除的小肠标本黏膜固有层中巨噬细胞对 LPS 的刺激反应下降，提示 TLR4 信号的功能性减低；然而 TLR4 在巨噬细胞中的表达却被代偿性的上调。MD-2 是分泌性的小分子，在介导 TLR4 识别 LPS 中发挥作用。IFN-γ 在肠上皮细胞中调节 MD-2 的表达。考虑到 CD 肠道上皮固有层的淋巴细胞表达 IFN-γ，MD-2 表达同时增加，TLR4 和 MD-2 的表达增加，可能会导致对 LPS 的异常反应，从而导致促炎因子的释放。在动物模型中，右旋糖酐硫酸酯钠介导的结肠炎，其 TLR4 及 MD-2 的表达是上调的。

TLR4 在人类的功能研究还局限于细胞系，尤其是从结肠肿瘤延伸的细胞系。大量关于 TLR4 功能的研究来源于动物。*TLR4* 功能缺陷的动物其结肠修复炎症的能力下降，其原因是 *Cox-2* 及 *PGE*$_2$ 的表达下降。鉴于 TLR4 在肠上皮细胞再生中的作用，TLR4 在结肠炎相关的肿瘤组织中表达上调，在结肠型 CD 中，TLR4 持久的高表达可能同结肠癌的发生相关。

固有免疫信号的缺陷能够保护结肠炎相关的肿瘤发生，而升高的 TLR 信号能够促进炎症及肿瘤的发生。单独免疫球蛋白 IL-1 受体相关分子（SIGIRR）是 TLR 信号的负调节因子。*SIGIRR*$^{-/-}$ 动物在右旋糖酐硫酸酯钠治疗后，能够促使结肠炎和结肠肿瘤的发生。在肠上皮细胞中重建了 SIGIRR 表达后，能够减少结肠炎和结肠肿瘤的发生，提示肠上皮 TLR 信号在肿瘤发生中的作用。

TLR4 促炎和促进组织修复的作用在肠道内存在平衡。刚地弓形虫能够在小鼠回肠造成回肠炎，而 *TLR4* 缺陷的小鼠，其回肠炎的反应较轻。虽然在人造动物模型中，*TLR4* 缺陷导致炎症反应下降，而在自然病原体的感染下，TLR4 对于清除病原体起到了重要作用。

TLR2 同 TLR1 和 TLR6 一同参与了革兰阳性细菌和真菌的识别。另外，它们还能识别致病性沙门菌的菌毛。同 CD 相关的分枝杆菌的抗原也能被 TLR2 复合体识别。同外周血单核细胞相比，TLR2 的表达在肠道里较少。在活动性 CD 患者中，其肠道黏膜固有层巨噬细胞和树突状细胞表达 TLR2 增加。从 CD 患者分离的树突状细胞，利用 TLR2 的配体进行刺激，可以导致 IL-12 及 IL-6 表达增加。至少在体内，TLR2 的表达是受多肽类调控的。*TLR2*$^{-/-}$ 小鼠在用葡聚糖硫酸钠（DSS）构建结肠炎模型时，出血的程度较野生型小鼠更重，提示 TLR2 在肠上皮修复方面的作用。

TLR5 是单个 CBir 的受体。虽然许多细菌具备鞭毛，只有致病性的细菌会释放单个 CBir 来激活 TLR5。沙门菌识别肠上皮细胞释放的磷脂，并在其细胞壁上合成单个的 CBir，提示宿主和肠腔内病原体共同进化来使对抗原的识别达到最大化而对共生细菌的免疫反应最小化。TLR5 表达在极性化的肠上皮细胞的基底膜侧。在炎症下，肠上皮细胞屏障被破坏，CBir 得以激活 TLR5。免疫组织化学检查提示在 CD 中，TLR5 的表达形式恒定，这种表达形式对于失调的炎症反应具有保护作用，因为 CBir 通常是在肠上皮细胞的顶部被发现。CD 患者中也发现存在抗共生细菌 CBir 的抗体。

近期的 16S rDNA 研究提示 CBir 是来自于厚壁菌门的毛螺菌。Gewirtz 发现 CD 患者表达更为宽泛的抗 CBir 抗体，*TLR5* 的突变可以避免这类抗体的产生。*TLR5* 缺陷的小鼠，25% 会出现自发的 IBD，虽然仅有部分小鼠进展为 IBD，但是也提示了 TLR5 相关的 CBir 识别机制缺陷也是 CD 的发病机制之一。对于清除或者保留腔内细菌，TLR5 具有重要的识别作用。

TLR7 和 TLR8 识别单链 RNA。这类 TLR 识别合成的 RNA 类似物，如咪唑喹啉。TLR7 和 TLR8 在种系发生上是相近的，TLR8 在小鼠中不具有生物活性。它们在肠道中的表达以及功能尚缺乏相关研究。在小鼠服用 TLR7 或者 TLR8 的配体，能导致肠上皮固有层中髓系的树突状细胞增多。

TLR3 识别 dsRNA，进而识别病毒的 PAMPs。利用合成的多聚核苷酸（模拟 dsRNA）刺激髓系的树突状细胞，可以激活 IFN-α 的表达。TLR3 的信号传导是唯一的。其他 TLRs 使用 MyD88 来启动下游信号传导，而 TLR3 通过 TRIF 启动信号传导，进而激活 IRF3。虽然部分 TRIF 的传导通路同 TLR4 重叠，TLR3 的信号通路在固有免疫调节中具有独特的作用。除此之外，*TLR3* 基因位于 4 号染色体临近 IBD 高危基因区域。*TLR3* 基因在活动性 CD 患者肠上皮细胞表达下降。有趣的是，使用多聚核苷酸刺激 TLR3 的 DSS 结肠炎模型小鼠，其结肠炎发生风险下降。这个结果表明，利用合成的 dsRNA 刺激黏膜 TLR3，可作为潜在治疗 CD 的方式。

TLR9 识别细菌甲基化 DNA（CpG）或者寡聚脱氧核苷酸（ODNs）。TLR9 表达于肠上皮帕内特细胞，在接受寡聚脱氧核苷酸的刺激后释放颗粒中的抵御素，对抗病原体。肠道益生菌在试验性的结肠炎中具有保护作用，有研究提示细菌的 DNA 而非活细菌具有保护作用。TLR9 的信号通路在肠道炎症反应中作用复杂。比如之前用 CpG-ODN 模拟细菌 DNA 处理过的小鼠，对于 DSS 诱导的结肠炎有抵抗作用。相反，对于 DSS 诱导结肠炎后，再用 CpG-ODN 治疗结肠炎会加重。*TLR9* 缺陷的小鼠对 DSS 诱导的结肠炎更为敏感，但是在进行过 4 次 DSS 诱导后，又表现为保护作用。这些结果提示 TLR9 在诱导（预防）以及强化（抑制）黏膜炎症方面存在不同的作用。研究者尝试了调节 TLR9 信号通路能否缓解结肠炎的鼠模型。利用腺病毒的寡核苷酸序列（AV-ODN）来拮抗细菌 DNA 的作用下，在慢性 DSS 诱导的结肠炎 *IL-10$^{-/-}$* 或 T 淋巴细胞适应性移植小鼠中，可以表现出抑制促炎症因子的表达，促进组织的修复。这个研究提示 TLR9 信号通路可用来治疗 CD，但是需要注意的是 TLR9 可能在 CD 不同的时相上表现出截然不同的作用。

同其他的上皮不同，肠道上皮并不是无菌的。肠道上皮需要维持生理和免疫的屏障来对抗肠腔内的细菌。共生细菌同黏膜屏障的相互作用是 CD 的重要的发病机制，CD 患者肠道屏障通透性增高，而肠道屏障通透性增高可能出现在 CD 症状之前。在 CD 一级无症状亲属中，肠道黏膜通透性也是升高的。TLRs 在增强肠道屏障功能上发挥重要作用。在肠上皮细胞中，TLR2 信号通过蛋白激酶 C 及 PI3 激酶来活化紧密连接蛋白 ZO-1，进一步提高黏膜的抗性。在 DDS 诱发的结肠炎模型中，TLR 信号通路的完整对于肠上皮细胞间紧密连接的破坏具有保护作用。肠上皮破坏的修复以及清除黏膜病原微生物具有重要作用。并且 LPS 可以通过 TLRs 诱导细胞产生热休克蛋白来对抗辐射损伤。因此，固有免疫系统的缺陷能够导致黏膜屏障功能缺陷，为 CD 的发生提供机会。

肠上皮细胞通过分泌趋化因子及细胞因子参与了黏膜固有层中分泌 IgA 的 B 淋巴细胞的转换和发育。除了经典的 T 淋巴细胞依赖的 B 淋巴细胞系转换，黏膜固有层 B 淋巴细胞能通过非 T 淋巴细胞依赖的途径，分泌非特异性的 IgA2 来控制共生的细菌。相对于全身分布的 IgA1 而言，IgA2 主要分布在远端结肠。细胞因子 A 增值诱导配体（APRIL）、TNF 家族的 B 淋巴细胞活化因子（BAFF）以及胸腺间质淋巴生成素（TSLP）在其中起到了非常重要的作用。利用 TLR 配体或者共生细菌刺激肠上皮细胞，可以促进 APRIL 的表达，提示 TLR 信号通路可以增加黏膜 IgA 的分泌。

抗细菌多肽是固有免疫系统另一个控制共生细菌的机制。肠上皮分泌保护素来控制肠隐窝中细菌的生长。保护素是由帕内特细胞或者肠上皮细胞分泌的抗菌多肽。位于肠隐窝中的帕内特细胞表达多种 TLRs。TLR4 及 TLR2 信号通路的激活可以刺激 β- 保护素 2 的分泌。因此，TLR 可能的作用是通过保护素控制肠道菌群，维持肠道菌群的稳定。TLR 通路的缺陷，可以降低清除上皮细胞表面细菌的能力。事实上，CD 患者肠上皮细菌数量显著增加，即使是在没有明显炎症的黏膜上。保护素表达的下降，也同 CD 的发生有关。HD-5、HD-6 和保护素 α 在回肠型 CD 中表达下降。除此之外，*NOD2* 基因的突变也能下调帕内特细胞表达 α 保护素。保护素 β 主要集中在结肠，其缺陷可能导致结肠型 CD 发生。

TLR 表达可能会影响肠道菌群。*TLR5*$^{-/-}$ 小鼠肠道菌群数量较野生型更多。相比之下，利用变性梯度凝胶电泳（DGGE）和荧光原位杂交（FISH）发现，*TLR2* 和 *TLR4* 的缺陷对肠道菌群并没有作用。此外，TLR 还参与了肠道相关淋巴组织的发育。虽然 *MyD88* 或 *TLR4* 缺陷的小鼠肠道较正常小鼠或 *TLR2*$^{-/-}$ 小鼠 Peyer 结更小，但这类缺陷在小鼠成年后得以纠正，可能的原因是固有免疫系统有其他的补偿机制或者是与肠道微生态的多样性有关。

（二）NODs 在 CD 中的作用

早在 2001 年，2 个研究小组同时报道了 NOD2 的基因多态性同 CD 的关系。NOD 的亮氨酸重复区域（LLR）提示这个区域可能为模式识别区域。NOD2 表达于单核细胞、巨噬细胞、T 淋巴细胞和 B 淋巴细胞、树突状细胞、帕内特细胞以及肠上皮细胞。细菌细胞壁的胞壁酰二肽（MDP）是 NOD2 的配体，MDP 通过 NOD2 激活 NF-κB 并产生促炎因子。肠上皮细胞表达的 NOD2 可以起到保护及抗菌的作用，尤其是沙门菌感染时，NOD2 的表达大大增加。当转入突变的 *NOD2* 基因后，这个保护作用消失。NOD2 常常表达于回肠的帕内特细胞，也能说明 *NOD2* 基因突变同 CD 常见的发病位置相吻合。

Hedl 等对比研究了 CD 患者和健康对照巨噬细胞 NOD2 信号通路，发现 MDP 激活 NOD2 导致 TLR2 及 TLR4 信号通路的抑制，这个作用在 *NOD2* 基因突变的纯合子中消失，TLR 活化的下调可能源于 IRAK-1 的激活。这个结果说明固有免疫存在交叉调节，既能够共同对抗病原体，也能抑制过强的免疫反应。

NOD2 在固有和适应性免疫中的作用在基因工程小鼠中得以证实。如前所述，$NOD2^{-/-}$ 小鼠并不会自发产生结肠炎，但是其帕内特细胞分泌隐窝素下降，在感染单胞李斯特菌后会出现播散性感染。携带 CD 相关的 $NOD2$ 突变类型 $3020insC$ 表现为经 MDP 刺激后 NF-κB 的活化增加，IL-1β 表达也增加。除此之外，这类老鼠对于 DSS 诱发的结肠炎更为敏感，表达的促炎因子也更多。NOD2 还参与了 IL-1β 表达的调节。与动物模型相比，携带 $NOD2$ 突变基因的 CD 患者，巨噬细胞对于 MDP 刺激后 IL-1β 表达下调，提示为无意义突变。

NODs 的另一作用是协助 TLRs 识别潜在病原体。比如，NOD2 配体 MDP 以及 TLR9 配体 CpG DNA 激活外周血单核细胞，可表现为协同增加细胞因子的分泌。在携带 $NOD2$ 的 CD 患者中，这种协同作用消失。NOD2 和 TLR 信号传导还可以激活树突状细胞分泌 IL-23，并激活 Th17 细胞的分化。虽然大多数研究提示 TLR 信号通路同 NOD2 存在正相关，也有一些研究证实 NOD2 能够抑制 TLR2 的信号通路，$NOD2$ 基因缺失同 TLR2 信号通路活化有关。

（三）固有免疫和适应性免疫在 CD 发病中的关系

在 CD 的发生机制中，固有免疫的缺陷在树突状细胞、巨噬细胞以及上皮细胞中最先体现，而 T 淋巴细胞和 B 淋巴细胞的活化可能是继发的，以代偿固有免疫功能的缺陷。这种作用一个最有力的实证就是 CD 患者中存在抗共生菌群的抗体如抗酿酒酵母抗体（ASCA）、抗 $E.\ coli$ 抗体（Omp-C）、抗荧光假单胞菌抗体（I2）以及抗梭菌 CBir 抗体。抗 CBir1 抗体被证实是小肠受累、内瘘形成以及纤维狭窄的独立危险因素。近期也有另一些抗糖链的抗体在 CD 患者中发现。这类病人表达抗昆布核糖的抗体（ALCA）以及壳生物素的抗体（ACCA）。Devlin 等发现 $NOD2$ 的突变可以导致抗微生物抗体表达增加，证实了固有免疫的缺陷可以导致对肠腔内菌群异常的免疫反应。

肠道黏膜对细菌的清除同固有免疫对共生菌群的耐受以及产生适应性免疫有关。$TLR4$ 缺陷或其适配分子 $MyD88$ 缺陷的小鼠清除黏膜内细菌的能力下降，在 DSS 诱发结肠炎后，细菌更容易移位到肠系膜淋巴结。CD 患者也表现出细菌可移位到更深的黏膜层。细菌对黏膜的侵袭性增加可能是因为固有免疫缺陷如突变或缺陷的 *NOD2* 功能所致，这也是激活适应性免疫反应的一条途径。

T 淋巴细胞对肠道共生菌群的异常应答也是 CD 的重要发病机制。黏膜免疫的稳态最终取决于效应 T 淋巴细胞以及调节 T 淋巴细胞间的平衡。效应细胞是从幼稚 T 淋巴细胞分化而来，可分为 3 个不同类型：Th1、Th2 以及 Th17 细胞，这 3 种 T 淋巴细胞分泌不同类型的细胞因子。T 淋巴细胞分化的方向受到树突状细胞的调节，并且是经由 TLRs 信号通路参与调节的。树突状细胞的 TLRs 识别 PAMPs，并递呈抗原，上调共刺激因子及细胞因子的表达，从而刺激抗原特异性的 CD4$^+$T 淋巴细胞分化、增殖以及存活。黏膜固有层中的树突状细胞其树突分支在小肠中连接肠上皮细胞，和末端回肠相比，空肠中这种连接更为丰富。病原体刺激可以增加树突状细胞的突触，肠上皮细胞的 TLR 信号通路也参与了这一过程。

IL-12 能够激活 Th1 细胞反应，是 CD 发生的重要机制。近期，在小鼠模型中发现，IL-23 也是 CD 的重要效应细胞因子。IL-23 属于 IL-12 相关细胞因子家族，参与了表达 IL-17 的 Th17 细胞的存活。CD 的肠道黏膜 IL-17 表达上调。IL-23 是一个异源双聚体蛋白，含有 p19 和 p40 亚基。IL-23 和 IL-12 共用 p40 亚基。IL-12 p35/p40 双聚体和 IL-23 p19/p40 双聚体都参与调节固有免疫反应。动物实验表明，p40 启动子的基础活动度主要分布于末端回肠，并且同树突状细胞高表达 IL-23 p19/p40 有关。在无菌的环境下，p40 启动子活性受抑制，提示肠道菌群能激活 IL-23 的表达。因此，IL-23 连接了肠道细菌和 T 淋巴细胞活化。在小鼠结肠炎模型中，IL-23 比 IL-12 更能促进炎症因子的表达。

在髓细胞系特异的 *Stat3* 突变的小鼠中发现，p40 的过度表达可以造成慢性的小肠结肠炎。在这个模型中，TLR4 识别肠道微生物组分，并刺激了异常的 IL-12 p40 亚基的表达，从而导致小肠结肠炎的发生。这个数据显示，固有免疫系统识别病原体，并导致适应性免疫反应的发生。CD 中异常的 T 淋巴细胞反应是继发于原发的固有免疫功能异常的，并且是由于遗传及环境因素双重作用所致。

其他支持固有免疫缺陷导致适应性免疫异常的证据来自于携带 *TLR4* 突变的 *C3H/HeJBir* 小鼠，在肠道内细菌存在下，出现自发性的结肠炎，该小鼠的 T 淋巴细胞对结肠的细菌抗原存在免疫反应，并且移植给免疫缺陷的小鼠也会导致结肠炎的发生。这个结果说明固有免疫缺陷可以通过活化病理性的 T 淋巴细胞来介导肠道的炎症反应。

多数 TLRs 表达于 CD4$^+$T 淋巴细胞，提示 TLRs 可能会绕过树突状细胞而直接调节 CD4$^+$T 淋巴细胞功能。比如 TLR2 就是 CD4$^+$T 淋巴细胞表面潜在的共刺激分子的受体，在 TCR 受到激活后参与调节 T 淋巴细胞增殖及 IFN-γ 的表达。TLR3 信号可以延长 CD4$^+$T 淋巴细胞的生存时间。TLR5 和 TLR7 被证实可以在记忆性的 CD4$^+$ T 淋巴细胞中增强 TCR 的刺激作用。这类 TLRs 也可以调节 Tregs 的增殖及抑制功能。小鼠 CD4$^+$CD45$^+$Rb^{high} 幼稚 T 淋巴细胞表达 TLR2、TLR3、TLR4 及 TLR5。$MyD88^{-/-}$ 小鼠的 T 淋巴细胞转移到免疫缺陷的小鼠，不会导致结肠炎的发生，其机制也在于 Th17 效应细胞分化的缺陷。因此，固有免疫信号可以通过调节细胞分化来调节适应性免疫。

（四）固有免疫在基因缺陷以及肠道菌群免疫异常中的作用机制

某种刺激性事件能够在遗传易感的患者中诱发 CD，肠道菌群或者病原体的感染是可能的诱发因素。病原体的感染可能会增加 CD 的发病风险，尤其是感染后的第一年。抗肠道菌群的抗体也普遍存在，但是，目前并不清楚肠道菌群如何诱发肠道炎症反应。

如前所述，肠道微生态失衡或者肠道中特殊的菌群可能参与了 CD 的启动。同 CD 稀少的非洲乡下相比较，CD 发病较高的区域，人群肠道中拟杆菌数量较高，而双歧杆菌数量较少。虽然某些细菌可以抑制炎症反应，但是在黏膜损伤后免疫系统清除或者耐受腔内细菌的机制是受到黏膜免疫调控。

同 UC 相比，基因缺陷在 CD 中的作用更大。如前所述，将近 1/3 的西方 CD 患者携带 3 种 NOD2/CARD15 突变基因的一种。突变基因的纯合型比杂合型患 CD 的风险提高 40 倍。携带 NOD2/CARD15 突变基因的表型是起病年轻、回肠受累以及纤维炎性狭窄。虽然 NOD2 基因突变并不增加成人 CD 患者的手术风险，但携带该基因的儿童 CD 患者自起病至第一次手术的时间缩短。然而，在中国、日本、韩国及美国黑人中，并未发现 NOD2 同 CD 相关。因此，应该还有其他缺陷基因参与固有免疫识别。这类基因的多态性可能导致结合细菌配体的能力下降，并因此改变了 NF-κB 的激活，进而导致促炎症因子表达的异常。

NF-κB1 基因编码 NF-κB p105/p50 异构体，其基因家族中的多态性是 CD 的独立危险因素。有趣的是，同 *NOD2/CARD15* 突变类似，突变的 *NF-κB1* 基因的启动子活性较低，提示固有免疫功能的缺陷在 CD 起病中的作用。NF-κB 基因缺陷的小鼠对致病菌导致的结肠炎高度敏感，提示 NF-κB 的反应能够抑制结肠炎的形成。

TLR 突变基因也是 CD 的致病因素。2 个常见的共分离的 TLR4 细胞外段错意突变（*Asp299Gly* 及 *Thr399lle*）能够导致对吸入的 LPS 反应下降。*TLR4 Asp299Gly* 突变在比利时的一项队列研究中同 CD 发生有关，但这个突变基因在苏格兰及爱尔兰人中并未发现其相关性。在希腊人群中，*TLR4* 以及 *NOD2* 突变基因同时存在，CD 患病率增加。一项最近的 Meta 分析了 *Asp299Gly* 及 *Thr399lle* 突变基因，研究发现仅 *Asp299Gly* 同 CD 发生有关（*OR*=1.45）。在 *TLR1*、*TLR2* 及 *TLR6* 突变型中，CD 累及肠道的范围会更广。在德国人中，*TLR9* 的启动子多态性 *-1237C* 同 CD 发病相关。在 *NOD2* 突变的患者中，NOD2 同 TLR9 的协同作用消失，提示固有免疫相关基因的多态性在 CD 中可能重叠存在。

IBD-5 相关有机物转运基因（*OCTN*）的突变可导致对细菌入侵时固有免疫相关基因启动子无法激活。*OCTN* 启动子 *G207C* 突变在杂合子中，CD 发病风险提高 2～2.5 倍，而在纯合子中，发病风险增加 4 倍。果蝇盘状大同源域（*DLG5*）编码细胞折叠蛋白，参与维持上皮稳定性，调控细胞生长。有趣的是，*DLG5* 参与了重要分子的转运。人类多重耐药基因 1（*MDR1*）产物 P 糖蛋白在小肠上皮高度表达，P 糖蛋白因此参与抵抗肠道细菌。*MDR1* 缺陷的小鼠在肠道细菌存在下，出现自发性的结肠炎。*C3435T* 和 *Ala893* 基因多态性导致蛋白表达下降，增加 CD 发病风险。

如前所述，IL-23 受体和自噬相关基因的多态性同 CD 发病相关。IL-23 受体多态性能够保护 CD 的发生和进展，但是具体的机制仍不明确。IL-23-IL-17 信号途径与其他蛋白的相互作用可能参与了这个保护作用。自噬相关基因比如 *ATG16L1* 及 *IRGM* 对于胞内细菌的清除具有重要作用，尤其是分枝杆菌。因此，自噬作用的缺陷，与 NOD2 通路类似，可以导致固有免疫缺陷。

最开始并不明确这类基因突变为何导致缺陷的固有免疫对肠道共生菌产生免疫反应。近期遗传学的进展揭示了这类基因的功能，对 CD 的发生机制有着更为深入的理解。然而，由于 CD 的发生并不是单因素，存在的挑战就是明确功能性基因之间的相互作用以及基因和环境的相互作用。

综上所述，胃肠道固有免疫系统是独特的，因为肠道存在多种异己的微生物。通过更好地理解固有免疫系统对共生细菌的反应，我们能够将 CD 的治疗靶向化。在这方面，动物研究提供了充足的信息。在过去 10 年内，出现了多种 IBD 模型，这些模型通过转基因或者基因敲除技术而具有特定的基因型，对肠腔内共生细菌产生免疫反应而产生慢性炎症。

虽然抗 TNF-α 单抗药物改善了 CD 患者的生活质量，但是存在失应答风险，并非完全因为产生了抗抗体，也由于产生炎症的机制出现了改变。可以想象，如果 CD 潜在的病理机制在于固有免疫系统，仅抑制 TNF 或其他促进炎症细胞因子的作用有限，改变 TLR 信号通路可以改善 CD 患者的肠道炎症，同时也能抑制结肠炎相关的肿瘤发生。

二、适应性免疫系统在 CD 中的作用

细胞因子和趋化因子网络与消化系统炎症反应关系密切。因为肠道是免疫系统和外界抗原隔离的屏障，在隔离屏障中，细胞因子起到了重要作用。细胞因子控制肠道炎症的直接证据是 *TGF-β* 或 *IL-10* 基因缺陷的小鼠会出现自发性的结肠炎，而促炎细胞因子 TNF-α 的单克隆抗体治疗在控制 CD 进展和复发上获得重大成功。细胞因子这个领域逐渐获得了更多的关注。但是，TNF-α 单克隆抗体仅仅具有 50% 的有效率，并且可能会逐渐出现失应答，其原因并不明确，可能是 CD 是一类异质性疾病，除了产生抗 TNF-α 抗体之外，可能其炎症反应并不仅仅依赖 TNF-α。同样，TNF-α 单克隆抗体失应答还可能与 TNF-α 单克隆抗体治疗导致免疫系统活化了另一条组织损伤途径有关。

由于细胞因子网络极其复杂，因此，难以推测针对哪种细胞因子的治疗对于患者是最有效的。动物实验可以从传统意义上来评估最优化的治疗方案，然而针对动物模型的治疗方法过于冗繁，并且可能存在发表偏差，比如结果阴性的治疗方案没有发表，或者动物试验中的阳性结果可能并不会为

患者带来帮助。更重要的是，在 2，4，6- 三硝基苯磺酸（TNBS）结肠炎小鼠模型中，难以明确细胞因子 IL-2、IL-6、IL-12、IL-16、IL-17、IL-21、IFN-γ、TNF-α、MIF、脂肪连接素、瘦素或者其他细胞因子中哪些对于 CD 的发生是真正重要的。

除此之外，CD 发生是否需要所有细胞因子参与，或者各个细胞因子的作用或轻或重？比如是否抗 TNF 效果较抗 IL-12 更为有效？事实上，目前并没有答案，因为动物模型的证据远多于人类的研究证据。

（一）CD4$^+$ T 淋巴细胞在 CD 中的作用

CD4$^+$ T 淋巴细胞在 CD 肠道炎症中具有重要的免疫作用，其在炎性组织中的存活受到细胞因子的调控。在 CD 的肠道炎性组织中，有较多活化的 CD4$^+$ T 淋巴细胞浸润。CD4$^+$ T 淋巴细胞在炎症肠道内聚集也是肠道内炎性微环境产生的趋化因子造成。有证据表明，在 CD 中，黏膜中 CD4$^+$ T 淋巴细胞的细胞周期增加。同正常人肠道 CD4$^+$ T 淋巴细胞相比，CD 患者肠道 CD4$^+$ T 淋巴细胞更多地表达磷酸化的 Rb 蛋白，促进细胞进入 S 期；更少表达磷酸化的 p53，减少对细胞增殖的抑制；并且对细胞凋亡存在抵抗。CD4$^+$ T 淋巴细胞的这些改变可能同细胞因子的激活有关。在动物模型中，拮抗 IL-6 可以增加凋亡，从而抑制黏膜炎症反应发生。通过通用的 γ 链受体亚基介导的信号通路的细胞因子如 IL-2、IL-4、IL-9、IL-13、IL-15 及 IL-21，能够调节黏膜 T 淋巴细胞存活，也解释了为何阻滞这类细胞因子能够在结肠炎模型中起到治疗作用。然而，不管背后的分子机制如何，在 CD 中，T 淋巴细胞对细胞凋亡存在抵抗，并且促进 CD4$^+$ T 淋巴细胞凋亡的临床药物试验发现可以有效地诱导 CD 的缓解。

（二）TGF-β 在肠道中的免疫调节作用

TGF-β1 缺陷的小鼠存在广泛的小肠结肠炎，并且在出生后不久死亡。T 淋巴细胞对 TGF-β 无反应的动物也会死于肠道炎症继发的消耗。因此，TGF-β 是重要的肠道炎症负性调节因子。肠道内有相当多的细胞分泌 TGF-β，尤其是调节性 T 淋巴细胞，参与炎症的预防，包括实验性的结肠炎。在 CD 的肠道内，TGF-β 在炎性肠道组织中高度表达，作用于 TGF 特异的 T 淋巴细胞。在动物实验中，肠道淋巴组织中的 Th3 细胞介导了这一调节反应，但是在 CD 患者中并未被证实。

（三）Smad 信号传导

TGF-β1 信号传导起始于配体依赖性的跨膜丝氨酸和苏氨酸激酶复合体，包括 Ⅰ 型（TGF-β1 RI）及 Ⅱ 型（TGF-β1 R Ⅱ）受体。结合 TGF-β1 后，R Ⅱ 亚基被自发的磷酸化激活，进一步磷酸化激活 RI 亚基。TGF-β1 信号从细胞膜传导至细胞核需要一系列 Smad 蛋白的参与。Smad 蛋白命名来自于与果蝇及隐杆线虫的 Sma 蛋白高度同源。到目前为止，共发现有 9 组不同的 Smad 基因分布于 3 个不同的功能区域，包括：信号传导受体激活的 Smad1、2、3、5、8 和 9；1 个单一的公共配体 Smad4；抑制性的 Smad6 和 7。活化的 TGF-β1 RI 亚基直接磷酸化 Smad2 和 3 羧基末端 SSXS 的苏氨酸。Smad2 和 Smad3 被活化后通过 Smad4 的介导传导至细胞核，Smad 蛋白组成的复合体参与目标基因的转录调控。抑制了 Smad3 的作用，从而降低了细胞对 TGF-β1 的反应。Smad3 基因突变的小鼠表现出 T 淋巴细胞弥漫性浸润以及胃肠道壁内脓肿形成，提示 Smad 3 参与 TGF-β1 介导的抗炎及免疫抑制作用重要的调解作用。抑制性的 Smad7 结合于配体激活的 TGF-β1 RI，影响 Smad2/3 的磷酸化。上调 Smad7 的表达可以抑制 TGF-β1 的信号传导。

（四）Smad 信号传导在 CD 中的作用

CD 患者肠道 Smad 信号传导存在缺陷。在 CD 肠道组织中和分离的黏膜 T 淋巴细胞中，Smad7 过度表达，Smad3 磷酸化水平降低。从 CD 患者肠道分离细胞利用反义的 Smad7 寡肽可以降低 Smad7 的表达，进而提高对外源性 TGF-β1 的反应性。TGF-β1 不能抑制 CD 患者肠道分离的黏膜固有层单个核细胞表达促炎因子。但是，利用反义 Smad7 寡肽可以恢复 TGF-β1 的信号通路并抑制细胞因子的表达。此外，在 CD 患者的肠道炎性黏膜组织中，抑制 Smad7 同样恢复磷酸化 Smad3，降低促炎因子的分泌。

在正常肠道中，TGF-β1 是 TNF-α 诱导 NF-κB 活化的潜在抑制因子。但是在炎性的肠道黏膜中，这个抑制作用消失，这同 Smad7 过度表达有关。利用反义寡肽，也能恢复 TGF-β1 对 NF-κB 的抑制作用。

（五）Smad7 信号传导在 CD 中的作用

因为 Smad7 在 TGF-β1 免疫调节中起到重要作用，因此，理解 Smad7 在 CD 发病中的调节作用有可能帮助设计新的治疗靶点。

细胞系的研究提示活化 NF-κB（比如 TNF-α 和 IL-1β）及 Stat1（如

IFN-γ 及 IL-7）信号通路能提高 Smad7 的表达。因此，在 CD 患者肠道中 Smad7 表达上调最初被认为是这 2 种信号通路持续激活的结果。然而，在 CD 肠上皮固有层单个核细胞（LPMC）中，抑制 IFN-γ/Stat 1 或 TNF-α/NF-κB 的活性，Smad7 的表达保持不变。TGF-β1 本身可以强力迅速诱导 Smad7 表达，形成 TGF-β1/Smad 信号通路负反馈。但是，TGF-β1 并不是 CD 中 Smad7 表达升高的原因，并且在高水平 Smad7 表达下，Smad3 的表达受到抑制。此外，定量研究发现，在 CD 及健康对照的肠道中 Smad7 RNA 水平并没有差别，因此，Smad 7 的调控更多处于转录后水平。

Smad7 一个重要的转录后调控机制就是对蛋白酶的抵抗。Smad7 的稳定性是赖氨酸残基的乙酰化或泛素化平衡的结果。赖氨酸残基的乙酰化可以拮抗泛素化，从而抵抗蛋白酶的降解。体外和体内研究发现，在健康对照中 Smad7 泛素化及降解受到调控。此外，蛋白酶活性的抑制剂在健康对照组 LPMC 中能提高 Smad7 的表达，提示在正常肠道中 Smad7 泛素化后被蛋白酶降解，而 CD 肠道中这一过程被抑制。

在 CD 肠道中，Smad7 被高度的乙酰化。转录共同激活因子 p300 同 Smad7 相互作用，并促进赖氨酸残基的乙酰化。p300 在 CD 肠道组织中存在高表达，p300 同 Smad7 被认为是功能相关的，因为利用 p300 反义 RNA 在 CD 肠道 LPMC 中沉默 p300 表达后，Smad7 乙酰化程度降低，表达下降。因此，p300 介导的 Smad7 乙酰化与 CD 肠道中 Smad7 蛋白高表达有关，控制 CD 肠道中 p300 的表达可以起到控制 TGF-β1 信号通路，从而限制肠道炎症活动。

Smad7 蛋白也受到其他分子的调控，比如 Smurf1、Smurf2、Arkadia 及 Jun 活化域结合蛋白 1（Jab1）-COP9 信号通路能增加 Smad7 的泛素化。然而，这些分子在肠道水平调控 Smad7 表达的具体机制尚未明确。

利用 p300 抑制剂治疗 CD 是合理的。抑制 p300 能够降低 Smad7 乙酰化水平，增加其降解率，从而增加 TGF-β 对炎症反应的抑制作用。合成的 p300 抑制剂的作用尚未在 CD 患者证实。Diferuloylmethane 是姜黄素的主要成分，也是食品添加剂，药理上能够抑制淋巴细胞增殖、抑制 NF-κB 活性，在低剂量时，能够抑制 p300。在小鼠 TNBS 结肠炎模型中，p300 抑制剂具有保护作用。一个小型开放性的临床试验证实口服姜黄素胶囊对 CD 及 UC

具有治疗作用，并且能够维持缓解。这个作用可能是姜黄素抑制 Smad7 乙酰化介导的。

（六）IL-21 对于 Th1 细胞活化的作用

在 CD 肠道炎症反应中，T 淋巴细胞的持续存活、细胞因子的持续产生造成了肠道的炎症。通常来说，IL-12 或 IL-23 能够刺激 Th1 细胞对炎症的反应。除了其他的细胞因子，如 IL-2、IL-6、IL-15 以及 IL-18 外，IL-21 也参与了 Th1 对炎症刺激的反应。

IL-21 由活化的 $CD4^+$T 淋巴细胞及 NKT 淋巴细胞产生，其受体是异构二聚体，由 IL-21R 及通用 γ 链组成。IL-21 能够增强 $CD4^+$ 和 $CD8^+$T 淋巴细胞的增殖，调控其细胞因子分泌，促进 B 淋巴细胞向浆细胞分化，增强 NK 细胞杀伤活性。同其他经由通用 γ 链作用的细胞因子类似，IL-21 激活 JAK 家族蛋白络氨酸激酶 JAK1 及 JAK3，并活化中间传导分子，激活转录因子 Stat1、Stat3、Stat4 和 Stat5。

在 CD 患者炎症肠道活检标本中发现 IL-21 过度表达。其中，浸润肠道的 $CD4^+$ T 淋巴细胞是产生 IL-21 的主要来源。外源性抗原刺激产生的 IL-12 能够刺激 IL-21 的产生，利用抗体封闭 CD 肠道培养的 LPMC 表达的 IL-21 活性，能够进一步降低 p-Stat4、T-bet 以及 IFN-γ 的表达。这些结果都提示，在 CD 中 IL-21 可能参与了免疫的正反馈，维持和扩大 Th1 细胞的免疫反应。

（七）IL-21 控制肠道上皮细胞产生 T 淋巴细胞趋化因子 MIP-3α

肠道上皮细胞在炎症的放大和维持中发挥了重要作用。肠道上皮细胞产生细胞因子，调节黏膜淋巴细胞的生存及活性。肠道上皮细胞同样参与产生趋化因子，来募集循环中的炎症细胞。同样，肠道上皮细胞也受到炎症细胞释放的细胞因子的反馈性影响。

在 CD 患者中，结肠上皮细胞 IL-21R 以及通用 γ 链表达增加。IL-21R 也在结肠上皮细胞系中表达，这些细胞系在离体状态下，经 IL-21 刺激后趋化因子巨噬细胞炎性蛋白 MIP-3α 表达增加。在 CD 患者肠道上皮细胞中，MIP-3α 表达增加，并且参与黏膜募集表达 α4β7 的 T 淋巴细胞。体外 T 淋巴细胞迁徙实验提示 MIP-3α 参与 IL-21 介导的淋巴细胞趋化及迁徙。利用抗 MIP-3α 抗体，可以减弱 IL-21 条件培养基刺激下的结肠细胞趋化 $CD3^+$T

淋巴细胞的能力。拮抗 CD 患者肠道黏膜培养细胞分泌的内源性 IL-21，可以降低 MIP-3α 表达，抑制淋巴细胞的趋化。对于结肠上皮细胞表达 MIP-3α 信号通路的研究提示，IL-21 通过激活 ERK1/2 激酶来调控 MIP-3α 表达，拮抗 ERK1/2 激酶抑制了 MIP-3α 表达。

IL-21 的作用提示，在 CD 肠道黏膜中，免疫细胞和非免疫细胞存在相互作用。

（八）IL-21 促进肠道成纤维细胞表达基质金属蛋白酶

CD 的肠道炎性反应可能会导致并发症发生，如出血、穿孔及瘘管，并且持久存在的炎性反应可能导致损伤修复机制的失调，进而导致过度的纤维沉积及纤维性狭窄发生。黏膜固有层的肌成纤维细胞和成纤维细胞参与了这一病理反应。这类细胞分泌胶原、促纤维因子以及在促炎性细胞因子作用下，分泌大量的基质金属蛋白酶（MMPs）。MMP 属于中性内肽酶，能够降解多种细胞外基质成分。这类酶通常以无活性的酶原产生，在细胞外基质中激活，受到组织特异性抑制因子（TIMPs）的调控。MMP 和 TIMP 的平衡被打破，见于 CD 的组织损伤及黏膜重构。在体外，T 淋巴细胞和巨噬细胞分泌细胞因子，能够刺激成纤维细胞产生 MMP 及胶原，提示这是一种炎性反应的过程。

肠道成纤维细胞表达 IL-21R，这类细胞在受到 IL-21 刺激后分泌大量的 MMP-1、-2、-3 以及 -9，但是并不分泌 TIMPs。中和内源性的 IL-21 能显著降低 CD 肠道分离的 LPMC 悬液对于成纤维细胞分泌 MMP 的诱导作用。IL-21 在转录和翻译水平并不增加 MMP 的表达，而是促进细胞对 MMP 的分泌。

IL-21R 对肠道成纤维细胞的促进作用还处于推测阶段，然而 TNF-α 以及 IL-1β 能够增加成纤维细胞表达 IL-21R，提示 IL-21 信号通路在炎性反应中被强化。IL-21 及 TNF-α 可能存在协同作用。

虽然在 CD 患者肠道标本中，IL-21 存在高表达，但是其在肠道纤维狭窄中的作用仍然未知。在其他一些炎性纤维化的模型研究中，发现 IL-21 在炎性纤维化中可能存在一定的作用。比如，*IL-21R* 基因缺失的小鼠，在感染曼氏血吸虫后，肝纤维化较野生型减少 50%。利用可溶性 IL-21R 融合蛋白中和 IL-21R 的信号通路，同样可以减少野生型小鼠感染曼氏血吸虫后的肝纤维化程度。

（九）Th17 细胞连接了 TGF-β 及 IL-21 的作用

IL-17 在数十年前被发现有数个异构体（IL-17A-F）。有证据表明，具有促炎作用的 CD4+ 细胞更倾向于分泌 IL-17，并且这类细胞参与了多种自身免疫性疾病的发生，并且也有证据提示这类细胞参与了肠道炎症反应。比如在 CD 中，IL-17 和产生 IL-17 的 T 淋巴细胞增加。IL-17R 基因敲除的小鼠对 TNBS 诱导的结肠炎具有保护作用，IL-17R 融合蛋白能够减弱 TNBS 诱发的结肠炎模型。

激活 Th17 的细胞因子种类多样。在小鼠中，TGF-β1 能够诱导幼稚 CD4+T 淋巴细胞向 FoxP3+ Treg 细胞分化，进而 IL-6 能够诱导细胞转化为促炎的 Th17 细胞。IL-6 也能够直接刺激细胞产生 IL-21，这见于 T 淋巴细胞自分泌调节，形成 Th17 细胞。*IL-21* 缺陷的小鼠无法产生 Th17 细胞。维甲酸在小鼠中也起到促进 Th17 细胞生成的作用，这和人不同，因为 TGF-β 抑制 Th17 细胞的产生，并且其产生过程更依赖于 IL-23 及 IL-β1。

进一步的研究需要证实 IL-17 和 Th17 细胞在 CD 肠道中的作用，以及探讨是否能作为新的治疗靶点。在人类 CD4+T 淋巴细胞中，IL-21 能够拮抗 TGF-β 介导的 Treg 细胞分化，即使在 TGF-β 存在下，IL-21 也能够直接诱导 Th17 的分化。这一研究结果提示 IL-21 在肠道免疫中的另一方面作用，以及 TGF-β 的免疫抑制作用机理（诱导 Treg 细胞生成）。

综上所述，肠道炎症的产生是为了清除感染的病原体。在清除病原体之前，促炎反应被上调，而抗炎反应受到抑制。CD 的难点在于其免疫系统将肠道内共生细菌视为病原体，因此，恰当的策略在于识别维持过激炎症反应的重要分子，阻断其作用，恢复黏膜免疫稳态。

三、细胞因子和趋化因子在 CD 中的作用

消化道包含了机体最大数量的免疫细胞，同时也是最大的微生物库。虽然肠道微生物同黏膜免疫细胞间的作用失调是 CD 的机制，但是，黏膜免疫中复杂的调控网络维持着免疫反应或是免疫耐受间的平衡，即肠道免疫稳态。

免疫耐受是维持肠道免疫稳态的关键因素，打破了免疫稳态后将发生 IBD，包括 CD。

免疫反应的调节对于维持肠道内环境稳态至关重要，其依赖于细胞间直接的或间接的交流。免疫细胞间非直接接触的交流依赖于细胞因子和趋化因子。这类小分子为多种免疫或非免疫细胞分泌，同时也能向多种细胞传递信号。在 CD 中，研究细胞因子和趋化因子能够提供免疫调节异常的整体观念，同时也为 CD 的治疗提供靶点。

细胞因子是一大类小分子的糖蛋白，结合特异性的受体。这类蛋白通过旁分泌或自分泌的方式进行作用，极少通过全身作用。趋化因子是细胞因子的一个亚家族，能够募集循环白细胞并刺激其迁移到特定的组织。细胞因子参与了基础免疫过程，包括淋巴器官发生，以及免疫细胞分化、发育和定位。

基于其生物化学作用，细胞因子包括 9 个家族：促血细胞生成（1 型细胞因子）、干扰素（2 型细胞因子）、IL-12、IL-17、IL-10、TNF、IL-1、TGF-β 以及趋化因子。趋化因子又被分为 4 组：C、CC、CXC 以及 CX3C 家族。

（一）促炎症性细胞因子

如前所述，肠道免疫稳态可被视为促炎反应和抗炎反应间的平衡。这类免疫反应非常复杂，并且存在相互作用。在 CD 中存在 Th1 细胞因子的异常，而 UC 中存在 Th2 细胞因子的异常。新发现的 Th17 也参与 IBD 的发病。本部分主要讨论 CD 相关的细胞因子。

1. Th1 细胞因子

（1）IL-12

IL-12 是由 p40 和 p35 亚基形成的二元异构体。IL-12 和另一种新发现的属于 IL-12 家族的细胞因子 IL-23 共用 p40 亚基。在微生物的刺激作用下，由抗原递呈细胞分泌 IL-12，包括单核细胞、巨噬细胞以及树突状细胞。IL-12 结合于 IL-12R，IL-12R 包含 β1 及 β2 亚基。IL-12 受体的活化能够促进 NK 细胞及 T 淋巴细胞产生 IFN-γ 以及 TNF-α。IL-12 同时也是 Th1 细胞的生长因子以及稳定 IFN-γ 的产生。

IL-12 在数个 IBD 模型中表达增加，比如 DSS 诱导的结肠炎、*Cαi2* 缺陷小鼠、*IL-2* 缺陷小鼠、*TNF* 缺陷小鼠以及 *IL-10* 缺陷小鼠。在 *IL-2* 缺陷小鼠中，腹腔注射三硝基苯 - 钥孔虫戚血蓝蛋白（TNP-KLH）可以诱发结肠炎，但是，同时注射抗 p40 的抗体可以阻断这一过程。与此类似，抗 p40 抗体也能够阻断 TNBS 以及 DSS 诱发的结肠炎或者是肝螺旋杆菌感染 *IL-10* 缺陷小鼠造成结肠炎。抗 p40 抗体也能够阻断移植 *Tgε26* 小鼠骨髓的小鼠发生结肠炎。*TNF* 缺陷小鼠因为在 *TNF* 基因中特异性的删除富含 AU 区域导致 TNF 过度表达，在 *IL-12p40* 缺陷的环境下生长，不会形成结肠炎。因为 p40 为 IL-12 及 IL-23 所共有，一些阻断后的效应可能反馈性地阻断 IL-23 的作用，需要将各自特异性的亚基如 p35 及 p19 作为靶点进行研究。

IL-12 受体信号通路激活 STAT4，是 Th1 反应的重要环节。为了明确 STAT 4 在诱导结肠炎发生中的作用，Simpson 等将 *STAT4* 缺陷的小鼠骨髓转移至野生型 *Tgε26* 小鼠，发现其发生结肠炎的风险更低。因为 IL-23 信号通路也是通过 STAT4。但 IL-12 依赖的 STAT4 信号途径的具体作用机制仍然不明确。

在 CD 中，早期的研究发现 IL-12 在肠道中高表达。基于临床前试验的结果，有 2 个临床研究利用抗 IL-12 p40 单抗治疗 CD 的结果发布。在接受抗 IL-12 p40 单抗治疗的患者组中，其临床缓解率更高，提示抗 IL-12 p40 单抗治疗可能有效。

（2）IL-18

IL-18 是 IL-1 家族中的细胞因子（也被称为 IL-1-F4）。IL-18 以无活性前体产生，需要天门冬氨酸酶 -1 来激活。天门冬氨酸酶 -1 也是以酶原形式产生（pro-caspase-1），通过 LPS 刺激的 TLR4 信号通路及 Fas-FasL 通路来激活其表达。

IL-18 由一系列细胞分泌，包括巨噬细胞、树突状细胞及肠上皮细胞。IL-18 受体和 LTR 及 IL-1R 类似。有研究表明，IL-18 既能激活固有免疫系统也能激活适应性免疫系统。IL-18 最初被发现是 IFN-γ 诱导因子（IGIF）。事实上，IL-18 和 IL-12 存在协同作用，刺激 T 淋巴细胞产生 IFN-γ，这个作用是非 TCR 依赖的。因为 IL-18 还能促进 IL-1β、TNF-α 以及 IL-2 分泌，从而也能进一步刺激 IFN-γ 产生，所以 IL-18 被认为是 Th1 刺激因子。

近年发现 IL-18 还能刺激嗜碱性粒细胞及肥大细胞，进而促进 Th2 反应。IL-18 还能作用于 NK 细胞及 CD8[+]T 淋巴细胞，增加其细胞毒性作用，并且通过 B 淋巴细胞来促进 IFN-γ 及 IgG2a 的产生。IL-18 还能抑制 IgE 的产生。

在 CD 中，也有证据表明 IL-18 参与 CD 的发生和发展。利用 CD4$^+$CD62L$^+$T 淋巴细胞转移至 SCID 小鼠可以复制结肠炎模型，其中发现肠上皮细胞表达 IL-18 增加。在结肠炎的动物模型中，结肠镜下注入表达 IL-18 反义 mRNA 腺病毒可以降低黏膜 IL-18 的产生，并促进内镜黏膜愈合和组织学评分的改善，这个发现同黏膜 IFN-γ 表达下降也存在相关性。在小鼠 TNBS 结肠炎模型中，IL-18 表达增加。因为 IL-18 主要由巨噬细胞产生，利用抗 Mac1 抗体及核糖体抑制因子皂草素阻断巨噬细胞功能，同抗 IL-18 单抗一样，能够改善动物模型中体重下降、促进黏膜修复以及降低 IFN-γ 的产生。这个发现也能解释在 *IL-18* 基因缺陷小鼠对 TNBS 诱发结肠炎具有抵抗作用。IL-18 结合蛋白（IL-18bp.Fc）对于 DSS 诱导的结肠炎模型同样具有保护作用（C57BL/6）。

IL-18 的致病作用还体现在同时向小鼠注射 IL-18 及 IL-12 会导致体重下降、腹泻、出血性结肠炎、脾大、脂肪肝以及胸腺萎缩。IL-18 和 IL-12 存在协同作用，因为单独注射其中一种细胞因子则不会出现如上变化。

在 CD 患者中，IL-18 在固有层中表达水平增加。利用 IL-18 反义寡核苷酸处理 CD 患者肠道分离的 LPMCs，其 INF-γ 产生下降。目前没有公开发表的关于中和 IL-18 治疗 CD 的临床研究。

（3）INF-γ

INF-γ 是第 2 类干扰素家族成员，主要由 Th1 细胞和 NK 细胞分泌，是潜在的巨噬细胞活化因子，有助于清除细胞内的病原体。IFN-γ 可以诱导 B 淋巴细胞转换为 IgG2a 分泌。一旦同其受体结合，IFN-γ 激活 STAT1，诱导转录因子 T-bet 表达，促进 Th1 细胞分化。IFN-γ 还能通过抑制转录因子 GATA-3（Th2 调节因子）以及抑制 IL-4 信号通路来拮抗 Th2 分化。

在 Th1 相关小鼠结肠炎模型中，IFN-γ 表达增加。然而，在某些情况下，IFN-γ 表达增加和 Th2 细胞因子同时存在，比如 *TCR-α* 缺陷的小鼠、*WASP* 缺陷小鼠以及口服 DSS 制造的结肠炎模型。

中和 IFN-γ 可以阻断小鼠模型结肠炎的进展。抗 IFN-γ 抗体可以保护 CD45RB 抑制小鼠、*IL-10* 缺陷小鼠、急性 DSS 结肠炎小鼠、抗 CD40 治疗的 *RAG-1* 缺陷小鼠出现结肠炎。*TNF* 缺陷小鼠在 *IFN* 缺陷的环境下喂养可以阻断结肠炎的进展。

IFN-γ 和 IL-12 存在直接关系。在小鼠 IBD 模型中，中和 IL-12 后 IFN-γ 水平降低。中和 IL-12 的作用效应并非总是因为阻断了 T 淋巴细胞特异的 IFN-γ 分泌，比如虽然中和了 SCID 或 Tgε26 小鼠模型的 IL-12，在利用 *IFN-γ* 缺陷的 T 淋巴细胞进行免疫重建后，还是出现持续的消耗性疾病。在 SCID 移植模型中，可能的原因是非 T 淋巴细胞分泌的 IFN-γ，而利用抗体中和 IFN-γ 后可以阻断结肠炎的进展。

在 CD 患者中，结肠活检标本 IFN-γ 表达增加，而 UC 活检标本 IFN-γ 水平正常。有趣的是，早期 CD 肠道组织中 IL-4 表达增加，而 IFN-γ 水平正常。在慢性 CD 肠道组织中 IL-4 表达正常，而 IFN-γ 表达增加。目前有一篇公开发表的人源化抗 IFN-γ 单抗（Fontolizumab）的随机对照研究，Fontolizumab 耐受性良好。虽然接受 1 次注射后 28 天时给药组和安慰剂组反应没有统计学差异，但接受第 2 次注射后，疗效存在显著差异。

（4）TNF-α

TNF-α（也叫恶液质素）最先是在感染性休克导致肿瘤坏死中发现，是一个相对分子质量为 2.6×10^4 的跨膜蛋白，具有一个跨膜的末端肽链，接受金属蛋白酶 -TNF-α 转换酶的切割后变成相对分子质量为 1.7×10^4 的三聚体可溶蛋白。TNF-α 作用于 2 个不同的受体：1 型 TNF-α 受体（p55）以及 2 型 TNF-α 受体（p75）。TNF-α 主要是由巨噬细胞及淋巴细胞产生，同时也由其他多种细胞产生。TNF-α 激活巨噬细胞，增强其吞噬能力及产生氧自由基的能力。TNF-α 还能诱导细胞凋亡及 T 淋巴细胞增殖，造成体重下降和骨质吸收。TNF-α 作用于肠上皮细胞，促进分泌 TNF-α 及 IL-8，上调 IgA 转移体 pIgR 表达。TNF-α 还能妨碍肠上皮细胞增殖，抑制肠上皮细胞表达组织修复的多肽，并且通过慢性刺激导致细胞死亡。

在多个 IBD 小鼠模型中，TNF-α 表达上调。TNF-α 在调控肠道免疫稳态中的重要作用在于删除 *TNF-α* 基因 3'UTR 区域 AU 富集区域可以出现类似 CD 的回肠炎。删除的这段序列可以导致 mRNA 稳定性增加，TNF-α 表达增加。在这个模型中，髓系细胞及 T 淋巴细胞均参与发病，因为条件性的删除任何一种细胞内的 AU 富集区域均可导致回肠炎发生。

TNF-α 致病作用还体现在 *Samp1/Yit* 小鼠及 CD40 激动剂处理的 *RAG-1* 基因缺陷小鼠中利用抗 TNF-α 单抗中和 TNF-α，可以显著减少结肠炎的发生。TNF-α 信号通路中 TNFR1 可能起了较重要作用，因为利用抗 CD3ε 处理的 *TNFR1* 基因缺陷的小鼠，也可以减少结肠炎的发生。另一方面，*TNFR1/RAG-2* 基因缺陷的小鼠较 *RAG* 基因缺陷小鼠利用 DSS 诱导后更易形成结肠炎。这些缺陷在移植野生型小鼠骨髓后得以纠正，提示骨髓来源的细胞中 TNF 信号传导途径可能对 DSS 诱导的结肠炎具有保护作用。

有多个研究提示在 CD 患者肠道中 TNF-α 表达增加，而在 UC 中不明确，因为既有发现表达增加，也有发现表达水平正常。

Targan 等的研究证实了抗 TNF-α 单抗在 CD 中的治疗作用，随后又有一系列的临床研究证实其有效性。

目前有 3 种美国 FDA 批准商业化的 TNF-α 单抗制剂用于 CD 治疗：IFX（人鼠嵌合抗体，静脉使用，第一个被证实对 CD 有效的制剂）；Adalimumab（ADA，完全人源化的抗体）以及 Certolizumab（Peg 化的抗 TNF-α 的 Fab 片段）。后两种制剂都需要皮下注射，和 IFX 一样，在 CD 的诱导缓解和维持治疗中均被证实有效。这些制剂耐受性良好，是目前 CD 最主要的生物治疗药物。

（5）IL-2

IL-2 最开始以 T 淋巴细胞生长因子被发现，由 T 淋巴细胞分泌，作用 T 淋巴细胞受体，进而产生增殖及向效应 T 淋巴细胞功能分化。其他种类的细胞如树突状细胞、NK 细胞及 NK T 淋巴细胞也产生 IL-2，但是其生物相关性并不明确。IL-2 信号通过 IL-2R 作用。IL-2R 包括 3 个亚基，IL-2Rα（CD25）、IL-2Rβ（CD122）及共用 γ 链。IL-2 结合 IL-2R 后回募集 JAK3 至共用 γ 链、JAK1 至 IL-2Rβ 以及 Shc 后传导信号。

虽然 T 淋巴细胞的体外增殖是 IL-2 依赖的，在体内 IL-2 及 IL-2R 信号通路对于 T 淋巴细胞的存活是非必需的，但是对自体的耐受却是重要的。敲除 *IL-2Rα* 及 *IL-2Rβ* 基因均可以导致淋巴增殖性疾病以及自身免疫性疾病。在这类自身免疫性疾病的小鼠模型中，一部分是因为自然状态下调节性 T 淋巴细胞功能缺陷（nTreg 细胞）。这类细胞表达 IL-2Rα（CD25）以及翼状 / 叉头转录因子 Foxp3。IL-2 在体内调节 nTreg 细胞的生长和竞争性适应，以及在体外调节其免疫抑制功能。将野生型 CD4$^+$CD25$^+$ 细胞转移至 *IL-2Rα* 缺陷小鼠可以缓解自身免疫性疾病，提示 nTreg 细胞功能缺陷是导致这类小鼠自身免疫性疾病的原因。

IL-2 及 *IL-2Rα* 缺陷小鼠均可能导致严重的结肠炎，其 Th1 相关的促炎症因子如 IL-1β、IL-6、TNF-α、IFN-γ 以及抗炎细胞因子 IL-10 表达均有增加。肠上皮细胞在进展为结肠炎之前被发现 TGF-β、IL-15 及 CD14 表达增加。CD4$^+$T 淋巴细胞是 *IL-2* 缺陷小鼠进展为结肠炎所必需，而 *IL-2/MHC-Ⅱ* 双重缺陷的小鼠反而免于结肠炎。*IL-2* 缺陷小鼠在 *PKC-θ* 缺陷的环境下喂养，其 CD4$^+$T 淋巴细胞活化程度下降，从而免于进展为结肠炎。肠道菌群是进展为结肠炎所必需，*IL-2* 缺陷小鼠在无菌环境下生长，并未进展为结肠炎。然而，通过 *MyD88* 介导的 TLR 信号通路对于结肠炎诱导并非必需。

许多研究发现，CD 患者结肠 IL-2 mRNA 表达上升，而 UC 表达水平无差异。另一项 2 例的病例报道也支持 IL-2 在 CD 中的致病作用，即向 CD 患者注射 IL-2 治疗时反而加重了症状。目前没有发表的文献支持利用抗 IL-2 抗体能够治疗 CD。

（6）IL-1β

IL-1β 同时被认为是内源性的致热源，是主要的发热反应介导因子。这个促炎症因子主要是由巨噬细胞及单核细胞分泌，同时也由其他免疫细胞如 B 和 T 淋巴细胞分泌。IL-1β 的转录可被 TLR、TNF-α 及 IL-1β 信号通路激活。IL-1β 最初以非活性的相对分子质量 3.5×10^4 的前体（pro-IL-1β）合成，而后被天门冬氨酶 -1（caspase-1，也被称为 IL-1β 转换酶 ICE）切割变为具有活性的 17kDa 的蛋白。天门冬氨酶 -1 最初也是非活性的前体（pro-caspase-1），其活化依赖于一种巨大蛋白复合物（NALP3 炎症蛋白组）的切割。

IL-1 受体有 2 种：IL-1RI（激活细胞）以及 IL-1RII（负性调控 IL-1 信号通路）。在结合了配体后，IL-R1I 结合 IL-1RAcP（IL-1R 连接蛋白），形成异二聚体，进而募集其他的介导分子如 MyD88、IRAK、TRAF6，并激活 NF-κB、AP-1、JNK 以及 MAPK 信号通路。IL-1β 能够诱导血管内皮细胞分泌 IL-6，进而刺激肝产生各种急性炎症蛋白，如 C 反应蛋白（C-reaction protein，CRP）。IL-1β 直接或间接通过 IL-6 作用于骨髓，刺激中性粒细胞以及血小板的迁徙，在肠道，促进白细胞结合于血管内皮。

第一个证实 IL-1β 在 IBD 中的作用是在兔免疫复合物结肠炎模型中。在这个模型中，向兔结肠内灌入甲醛后注射免疫复合物（人类白蛋白及兔血清）造成结肠炎模型，随着结肠炎的进展，IL-1β 水平也随之上升。重要的是，在注射 IL-1 受体拮抗剂 IL-1RA 后，结肠炎的进展受抑制。在一系列 Th1 结肠炎小鼠模型以及 *TCR-α* 缺陷小鼠模型中，IL-1β 表达均升高。在正常小鼠中，注射 IL-1β 后可以在肠道诱导 IL-1β 及 IL-6 表达。利用抗 IL-1β 抗体及重组小鼠 *IL-1R* 可以拮抗 IL-1β 功能，对 DSS 结肠炎模型小鼠具有保护作用。

Siegmund 等利用 DSS 刺激 *ICE* 缺陷小鼠，惊喜的是即使在慢性 DSS 暴露下，结肠炎也无法形成。这个保护作用同样见于利用 IL-1RA 及 ICE 拮抗剂 pralnacasan 的 DSS 结肠炎模型。在 *TCR-α* 缺陷小鼠结肠炎模型中，抗 IL-1β 抗体可以减少黏膜 T 淋巴细胞浸润以及上皮细胞增生。

最近发现 *ATG16L1* 基因，一种同自噬有关的 CD 基因，同 IL-1β 合成有关。*ATG16L1* 基因缺陷的小鼠利用 LPS 刺激后高表达 ICE 以及 IL-1β。IL-1β 表达上调增加了 DSS 诱导结肠炎的风险，提示细胞因子在 Th1 介导的结肠炎起了重要作用。同样，利用 NOD2 配体胞壁酸二肽刺激携带 CD 缺陷基因 *NOD2 2939iC* 的小鼠，其巨噬细胞表达 IL-1β 上调。同 *ATG16L1* 基因缺陷小鼠一样，*NOD2*（*2939iC*）基因缺陷小鼠也对 DSS 诱导的结肠炎易感。

在 CD 患者病变肠道中，IL-1β 表达上调，提示 IL-1β 可能是重要的致病因子。IL-1β 的分泌局限在病变肠道的黏膜固有层免疫细胞。从 CD 患者分离的巨噬细胞发现 ICE 基因表达增加，同 IL-1β 表达平行。刺激从 CD 患者分离的外周血巨噬细胞，其 IL-1β 分泌增加，尤其是在疾病的活动期。CD 患者血清 IL-1RA 水平升高，同疾病的活动度相平行，在 CD 患者病变肠道中 IL-1RA 和 IL-1 平衡失调，在复发的 CD 患者粪便中，IL-1β 水平升高。

虽然 IL-1β 在 CD 致病作用中研究较多，但是目前没有公开发表的中和 IL-1β 治疗 CD 文献。然而，有一例个案报道提示注射 IL-1RA 类似物 Anakinra 后 CD 加重。在其他自身免疫性疾病中（类风湿性关节炎、痛风、Muckle-Wells 综合征），利用 IL-1β 拮抗剂治疗获得良好应答。因此，需要更多的研究来探讨 IL-1β 在 CD 中的作用及其机制。

（7）IL-6

IL-6 由单核细胞、巨噬细胞、中性粒细胞、Th1、Th17 以及 B 淋巴细胞分泌。IL-6 参与了急性炎症反应过程，并且刺激肝产生急性期蛋白。IL-6 能够诱导浆细胞分化，并且是骨髓细胞的增殖因子。

IL-6 结合于其受体 IL-6R 的一条相对分子质量 8×10^4 配体结合链，也称作 CD126。IL-6R 还有一条相对分子质量 1.3×10^5 的信号传导链 gp130。IL-6R 表达于肝细胞、中性粒细胞、单核巨噬细胞以及部分淋巴细胞。相比之下，gp130 表达广泛，同其他细胞因子受体也有交叉。通过 IL-6R-gp130 复合物传导的信号激活 JAK/STAT3。除此之外，IL-6R 还存在可溶性分子形式，来自于 *IL-6R* 基因表达产物的剪切以及 IL-6R 细胞外部分的蛋白酶切割。这类分子又叫 sIL-6R，同 IL-6R 类似，但是缺乏跨膜区域，能够结合 IL-6 并激活表达 gp130 的细胞。同样也存在可溶性的 gp130（sgp130），为 IL-6 的自然拮抗因子，同其细胞膜的异构体相竞争。

在过去的几年，IL-6 被发现参与 Th17 细胞的生成。小鼠的研究提示 IL-6 在体外与 TGF-β 协同，诱导 Th17 细胞的分化。除此之外，TGF-β 还能单独促进转录因子 Foxp3 的表达，并产生可诱导的 T 调节细胞（iTregs）。

有趣的是，人类 Th17 和 Treg 细胞的诱导分化同小鼠不同。在人类，IL-1β 和 IL-6 协同刺激 Th17 分化，这一过程被 TGF-β 拮抗。

IL-6 相关的免疫信号异常在多种自身免疫性疾病中发现，包括 CD。在炎症反应早期，IL-6 由中性粒细胞分泌，并通过趋化因子（CXCL1、-5、-6、-8 和 CCL2、-8 及 CX3CL1）及黏附因子（ICAM-1、VCAM-1 及 CD62L）刺激单核巨噬细胞以及募集淋巴细胞。IL-6 及 sIL-6R 信号传导调节 T 淋巴细胞及中性粒细胞凋亡。*IL-6* 基因缺陷小鼠的中心粒细胞对凋亡抵抗，并且组织中有更多的中心粒细胞和淋巴细胞浸润。

虽然 IL-6 促进中性粒细胞凋亡，但是促进 T 淋巴细胞生存。体外实验表明 IL-6 能够维持 Bcl-2 的表达及 T 淋巴细胞存活。因为 IL-6 参与早期中性粒细胞浸润以及后期的单核 - 淋巴细胞的募集之间的转换，IL-6 在固有免疫及适应性免疫起到了桥梁作用。

在多种免疫相关小鼠结肠炎模型中，IL-6 表达水平升高。*IL-6* 基因缺陷小鼠在接受 DSS 刺激后，结肠炎发生受到抑制。通过抗 IL-6 抗体或可溶性 gp130-Fc 融合蛋白中和 IL-6，可以在 CD45RB 移植小鼠模型、TNBS 结肠炎模型以及 *IL-10* 基因缺陷小鼠模型中预防结肠炎的发生。

IL-6 还可以调节 Th2 相关的炎症反应。将 *TCRα* 基因缺陷小鼠放置于 *IL-6* 缺乏的环境下喂养，其结肠上皮细胞增殖减慢，NF-κB 活化减少，2 型 TNF 受体低表达。然而，IL-6R 激活 STAT3 对于肠道炎症具有保护作用。敲

除 *STAT3* 基因后，可以自发形成小肠结肠炎。相反的是，STAT3 还有促进炎症作用，STAT3 过度表达的小鼠对于 DSS 诱导的结肠炎模型更易感。这类涉及 IL-6 的研究存在争议，因为 STAT3 还被其他细胞因子信号通路如 IL-23 所共用。

在 CD 患者肠道中，IL-6 表达上调；CD 患者血清 IL-6 水平较 UC 高。相反的是，IL-6R 在 CD 肠道 LPMCs 中表达降低，但 STAT3 表达水平却升高。在 CD 中，这个矛盾可以用 sIL-6R 表达上调解释，并且进一步活化 STAT3 的表达。IL-6 和 IL-6R 血清浓度同疾病活动度有关。非活动期 CD 的 IL-6 及 IL-6R 表达降低，sgp130 表达上调。重要的是，CD 患者肠道固有层分离的 T 淋巴细胞对凋亡抵抗，如果阻滞 IL-6 信号传导，可启动凋亡。这个发现提示 IL-6 在发病中起着重要作用。

中和 IL-6 的临床试验在一些类风湿性关节炎及 CD 中取得成功。在一项安慰剂对照的前瞻性研究中，注射抗 IL-6R 抗体可以成功的诱导缓解及维持缓解 CD。

（8）TNF-α 类似因子 1（TL1A）

TL1A 在筛查血管内皮细胞 TNF-α 类似因子时被发现。TL1A 是一个膜结合蛋白或是经过处理后形成可溶性蛋白。最初的试验提示 TL1A 的表达仅仅局限于血管内皮细胞，后来发现肾及前列腺也有表达。TL1A 的表达受到 TNF 及 IL-1α 的激活。

TL1A 结合死亡受体 3（DR3）以及 TNF 受体 6（TR6），进一步激活 NF-κB 信号通路。在活化的 T 淋巴细胞中，跨膜 DR3 表达增加。TL1A 为 CD11c^{hi}/MHC II$^+$ 细胞高表达，但是同样高表达于 CD11c^{lo}/MHC II$^-$ 细胞，提示肠道树突状细胞可能是 TL1A 的主要来源。当 LPMCs 受到 IL-12 及 IL-23 刺激时，TL1A 的刺激可以促进 IFN-γ 及 IL-17 的表达。人类外周血分离的单个核细胞及单个核细胞来源的树突状细胞的 FCγR 受到刺激后，TL1A 表达上调，但是受到 TLR 激动剂刺激后，TL1A 表达不变。TL1A 刺激时，活化的 T 淋巴细胞对 IL-2 反应性增加，并分泌大量的 INF-γ 及 GM-CSF。TL1A 与 IL-12 及 IL-18 协同诱导 DR3 表达，并刺激 CD4$^+$、CD8$^+$ 及 NK 细胞分泌 INF-γ。TL1A 和 IL-2 及 IL-12 能共同促进记忆 CD4$^+$CD45$^+$RB^{lo}T 淋巴细胞增殖。TL1A 的靶细胞倾向于表达 CCR9 的肠道 T 淋巴细胞，在接受 TL1A 刺激后分泌 IFN-γ。

在小鼠，TL1A 和 DR3 都在 *TNF* 小鼠、*Samp1YIT* 小鼠、DSS 肠炎模型小鼠以及 *Gαi2* 缺陷小鼠模型发炎的回肠表达增高。利用抗 TL1A 抗体处理 DSS 结肠炎模型小鼠，可减少结肠炎的发生。同样的实验结果也在 *Gαi2* 缺陷小鼠模型中得到证实。在 CD 患者中，不管是受累及肠道还是非受累及肠道，均有 TL1A 表达。虽然早期的研究并未发现 TL1A 表达于免疫细胞中，从 CD 患者肠道中分离的 LPMCs 存在 TL1A 高表达。在活动性炎症肠道组织中表达较非活动性炎症肠道组织表达更高。DR3 也在 CD 患者肠道中分离的 LPMCs 中存在高表达，利用 TL1A 刺激后同样能分泌 IFN-γ。关于中和 TL1A 的作用的临床试验还未有公开发表文献。

2. Th17 细胞因子

（1）IL-23

IL-23 是一个异二聚体，包括一个独特的 p19 亚基以及一个同 IL-12 共享的 p40 亚基。IL-23 主要是由活化的树突状细胞分泌，并且诱导记忆性 T 淋巴细胞扩增。IL-23 的刺激促进 IL-17A 及 IL-17F 的分泌，能够诱导幼稚细胞分化为 Th17 细胞。在体外，人类和小鼠不同。在小鼠中，联合 TGF-β 及 IL-6 能够促进 Th17 细胞的分化、维持及扩增；而在人类中，需要联合 IL-1β 及 IL-6 信号。体内试验提示，*IL-23R* 基因缺陷小鼠，其 Th17 细胞的终末分化受到抑制，提示 IL-23 参与了 Th17 的终末分化。IL-23 结合的受体 IL-23R 也是一个异二聚体，由同 IL-12R 共用的亚基 IL-12Rβ1 以及独特的可被诱导产生的亚基 IL-23Rα 构成。IL-23 信号传导激活 STAT3 和 STAT4，而这个 2 个转录因子也由 IL-6 和 IL-12 激活。

IL-23 对于免疫的稳定性非常重要。表达 p19 的转基因小鼠能够抑制多个器官的免疫反应包括肠道。IL-23 在肠道起着生理作用，在回肠末端的树突状细胞存在 IL-23 的基础分泌。其中一个可能的作用是保护机体免受细胞外细菌的侵犯。*IL-23* 基因缺陷小鼠对于一些细胞外细菌如鼠柠檬酸杆菌及肺炎克雷白杆菌易感。

在肝螺旋杆菌感染的 *RAG-2* 基因缺陷小鼠中，Hue 等发现 IL-12p35 及 IL-23p19 表达增加。IL-23p19 表达升高的同时，独特的亚基 IL-12p35 表达水平也相应增高。利用抗 p19 抗体中和 IL-23p19 功能，可以抑制肝螺旋

杆菌感染的 *RAG-2* 基因缺陷小鼠分泌炎性细胞因子及结肠炎的发生。在 CD45⁺RB 移植模型中，*p19/RAG-2* 及 *p40/RAG-2* 双基因缺陷小鼠均可免于结肠炎的发生，而在 *p35/RAG-2* 双基因缺陷小鼠未观察到这一现象。双基因缺陷的保护作用在移植野生型的 CD4⁺CD45⁺RB^hi 细胞后，保护作用消失。

在 *IL-10* 基因缺陷小鼠中，结肠炎的进展依赖于 IL-23 而非 IL-12。*IL-10/p19* 双基因缺陷小鼠可以避免结肠炎的发生，而 *IL-10/p35* 双基因缺陷小鼠却未观察到保护作用。在 *IL-10* 基因缺陷小鼠中注入 IL-23 可加重结肠炎发生。*IL-10/p19* 双基因缺陷小鼠对于结肠炎的保护作用并不依赖于 IFN-γ 分泌的减少，相反，IFN-γ 的分泌较 *IL-10* 单基因缺陷小鼠分泌更多。

在 *C3H/HeJBir* IBD 小鼠模型中，向 *C3H/HeSnJ* SCID 小鼠移植盲肠细菌特异性抗原（CBA）特异性的 *C3H/HeJBir*（*C3Bir*）CD4⁺T 淋巴细胞，可以诱发结肠炎。利用这个模型，Elson 等发现在移植 CBA 特异的 T 淋巴细胞后，IL-12、IL-23、IL-17 及 IFN-γ 表达增加。在体外利用 CBA 刺激的抗原递呈细胞同 CBA 特异的 T 淋巴细胞共同培养，发现是 IL-23 而不是 IL-12 刺激 IL-17 产生。

为了研究 IL-23/IL-17 细胞因子轴在结肠炎发生中的作用，在向 SCID 小鼠移植 CD4⁺T 淋巴细胞同时注入抗 IL-23p19 抗体，可避免结肠炎的发生，同时，促炎细胞因子分泌降低。在同样的模型中，抗 IL-23p19 抗体可以诱导结肠炎缓解。

抗 CD40 激动型抗体处理的 *RAG-1* 基因缺陷小鼠可自发产生严重的系统炎症反应和肠道炎症反应以及 IL-12p40 和 IL-23p19 高水平表达。有趣的是，p19 控制肠道炎症而 p35 控制系统性炎症。利用抗 CD40 激动型抗体处理的 *p35/RAG-2* 双基因缺陷小鼠仅能产生严重的结肠炎，而血清细胞因子水平（如 TNF-α、MCP-1 及 IL-6）正常，且并未出现消耗性症状。然而，利用抗 CD40 激动型抗体处理的 *p19/RAG-2* 双基因缺陷小鼠，并未能诱导结肠炎的产生，而是出现体重下降及血清细胞因子水平增加。同期望的一样，*p40/RAG-2* 双基因缺陷小鼠利用抗 CD40 激动型抗体刺激后并未发生结肠黏膜和系统的炎症反应。另外一项研究评估了抗 IL-23R 抗体在 DSS 结肠炎模型中的治疗作用，发现中和 IL-23R 在 DSS 急性暴露后并不具有保护作用，但是可以降低促炎因子的分泌，降低结肠炎严重程度。

在人类，从 CD 患者肠道分离的 LPMCs 分泌高水平的 IL-23 和 IL-12。体外利用抗 IL-12p40 抗体可以减少 IL-23 和 IL-12 的产生，但是仍然无法分辨抗 IL-12p40 抗体的作用是依赖于 IL-12 还是 IL-23。GWAS 研究提示 *IL-23R* 的基因多态性以及下游信号分子如 *JAK2* 及 *STAT3* 突变是 CD 的高危因素。目前还为没有公开发布的研究来证实中和 IL-23 在 CD 中的治疗作用。

（2）IL-17

IL-17 家族有 6 种分子：IL-17A、IL-17B、IL-17C、IL-17D、IL-17E 以及 IL-17F。在经典研究中所指的 IL-17 是 IL-17A。IL-17A 结合 IL-17RA 并传导信号。

IL-17 由 Th17 细胞、CD8$^+$ T 细胞、NK 细胞、γδT 淋巴细胞以及中性粒细胞分泌。IL-17 的表达是由 Th17 特异的转录因子 RORγt 诱导。Th17 细胞同时分泌 IL-17F，在 IL-17 家族中同 IL-17A 同源性最强。IL-17D 及 IL-17E 也被称为 IL-27 及 IL-25。有趣的是，10% 的肠道黏膜固有层淋巴细胞表达 RORγt，提示 Th17 细胞在正常肠道中起着生理性作用。

注射抗 IL-17A 单抗，DSS 结肠炎模型小鼠更容易进展为结肠炎。IL-17 也能增加黏膜屏障功能，体外用 IL-17 处理后，肠上皮细胞之间紧密连接增加。

IL-17 及 Th17 细胞在 IBD 小鼠模型中被分离，但是其具体作用还需要进一步研究，Hue 等发现结肠感染肝螺旋杆菌的 *RAG-2* 基因缺陷小鼠 IL-17 表达增加，抗 p19 抗体治疗可以降低结肠炎严重程度，并且降低 IL-17 表达。CD4$^+$CD45$^+$RB^{hi}T 淋巴细胞移植重建的 *RAG-2* 基因缺陷小鼠的结肠炎与 IL-17 的高表达有关，在 *IL-23* 缺陷情况下，IL-17 表达受到抑制。有趣的是，产生 IL-17 的细胞仍然可在 CD45RB^{hi}T 淋巴细胞移植重建的 *p40/RAG-2*、*p35/RAG-2* 以及 *p19/RAG-2* 双基因缺陷缺陷小鼠中产生，提示 IL-17 的表达并不完全依赖 IL-23。

在 *RAG-2* 以及 *p35/RAG-2* 基因缺陷小鼠中仍然可以发现较多 IFN-γ/IL-17 双阳性细胞。在 *IL-10* 基因缺陷小鼠中，IL-17 在结肠内表达增加，利用抗 IL-17 抗体对于结肠炎的保护作用较小，除非同时阻滞 IL-6。在 *C3H/HeJBir* IBD 小鼠模型中，移植 CBA 特异的 Th17 细胞至 *C3H/HeSnJ* SCID 小鼠模型，可以成功地复制出结肠炎模型，但是 IL-17 在这个结肠炎模型中的作用并不明确，因为 Th17 还产生其他促炎因子，如 IL-6、IL-1β、TNF-α、IL-21 及 IL-22，参与结肠炎的发生。

在人类，CD 患者受累肠道可分离出 IL-17 和 Th17 细胞。在另一项研究中，受累肠道较非受累肠道 IL-17F 转录更活跃。

CD 患者受累肠道还存在大量的 IFN-γ/IL-17 双阳性细胞。这类细胞（被称作 Th1/Th17）同时具备 Th1 及 Th17 细胞的功能，因为他们表达 T-bet、RORγt、IL-12Rβ2 以及 IL-23R。Th17 和 Th1/Th17 细胞表达 CCR6，但只有 Th17 细胞对 CCL20（CCR6 配体）存在反应。Th1/Th17 细胞在受到 IL-12 刺激后能够降低 RORγt 的表达，提高 T-bet 表达，导致 IFN-γ 分泌增加。这些数据提示 Th1 和 Th17 细胞存在相当程度的重叠。目前尚未有公开发表的中和 IL-17 治疗 CD 的研究。

（二）抗炎细胞因子

1. IL-10

IL-10 最先被发现由 Th2 细胞分泌，能拮抗 Th1 细胞分泌的促炎症因子。除了 Th2 细胞外，Th1 细胞、B 淋巴细胞、肥大细胞、嗜酸性粒细胞、巨噬细胞、树突状细胞以及其他类型的 T 淋巴细胞如 CD8+T 淋巴细胞、CD4+CD25+Foxp3+Treg 细胞和 Tr1 细胞均可以分泌 IL-10。

IL-10 具有免疫抑制的作用，能够抑制抗原递呈细胞如巨噬细胞和树突状细胞。IL-10 可以增强 B 淋巴细胞表达 MHC-II 类分子，促进 IgA 分泌以及强化 CD8+ T 和 NK 细胞细胞毒性。IL-10 结合于其同源的受体（IFN 受体家族），包括 IL-10R1（结合配体）以及 IL-10R2（信号传导）。在结合了 IL-10 后，IL-10R 激活络氨酸激酶 JAK1 和 JAK2 以及 Tyk2，进一步活化 STAT3、STAT1 以及 STAT5。

IL-10 在维持肠道免疫稳态中起了重要作用。*IL-10* 基因缺陷小鼠能够出现自发的结肠炎，这一过程同 Tr1 细胞（产 IL-10 调节 T 淋巴细胞）的缺失有关，同时也依赖于细菌信号。*MyD88* 依赖的信号传导对于结肠炎的发生也是重要的，因为 *IL-10/MyD88* 双基因缺陷小鼠不会出现结肠炎。Tr1 细胞可以通过在体外利用 IL-10 刺激幼稚多克隆 T 淋巴细胞分化产生。Tr1 细胞可以抑制 SCID 小鼠移植 CD45+RBhi 细胞后发生结肠炎，这种作用是 IL-10 特异性的，因为注射重组的 IL-10 也可以阻止移植后结肠炎的发生。*IL-10* 基因缺陷的 CD45RB^{lo} 细胞不能阻止移植 CD45$^+$RB^{hi} 细胞后发生结肠炎。

IL-10 的作用同样也在其他 Th1 结肠炎模型中被证实，如 *IL-2* 基因缺陷小鼠及 *C3H/Hej* 小鼠。这些实验模型中结肠 IL-10 分泌增加，提示 IL-10 参与了肠道的免疫调节。但是，Tr1 细胞是否在其中起到保护作用仍然不明确。在正常生理条件下，结肠黏膜固有层大约有 1/3 的 CD4$^+$ 细胞产生 IL-10，具有免疫抑制作用。但是，这些细胞是否为外周分化形成（如细菌信号刺激）或是来自胸腺仍然未知。

虽然在小肠黏膜固有层可以发现 Foxp3$^-$ 及 Foxp3$^+$ 产生 IL-10 的 CD4$^+$ 细胞，结肠黏膜固有层发现的 CD4$^+$IL-10$^+$ 细胞均表达 Foxp3。其他关于信号传导的研究证实 IL-10 对于 IBD 具有保护作用。巨噬细胞 *STAT3* 基因缺陷小鼠可以出现自发性结肠炎，对于 IL-10 的治疗无应答，导致 Th1 细胞反应失调，并产生大量的促炎症因子。

除了 T 淋巴细胞来源的 IL-10，产生 IL-10 的 B 淋巴细胞在 *TCR-α* 基因缺陷小鼠中也起着保护作用。Mizoguchi 等报告 MHC-I 类样分子 CD1 d 在 *TCR-α* 基因缺陷小鼠的受累结肠分离的 B 淋巴细胞表达上调。*TCR-α/CD1 d* 双基因缺陷小鼠对结肠炎更为易感。*TCR-α* 基因缺陷小鼠中分离的 CD1 d$^+$B 淋巴细胞能够产生 IL-10，移植至 *TCR-α/Igμ* 双基因缺陷小鼠（缺乏 B 淋巴细胞）后，可以避免结肠炎的发生。这个作用在注入抗 IL-10 抗体后消失，提示 IL-10 参与了保护作用。而移植 *TCR-α/CD1 d* 双基因缺陷小鼠的 B 淋巴细胞至 *TCR-α/Igμ* 双基因缺陷小鼠后并未出现保护作用。

因为 IL-10 对结肠炎具有保护作用，IL-10 对 CD 具有潜在的治疗作用。在 TNBS 结肠炎模型小鼠中，注射编码 *IL-10* 的腺病毒可以显著降低结肠炎的严重程度。有趣的是，口服产 IL-10 的肠道益生菌株（乳酸杆菌）也能减少 *IL-10* 基因缺陷小鼠产生结肠炎的严重程度。

在 CD 患者中，矛盾的是受累肠道 IL-10 的表达上调。一些研究提示在 CD 患者中输入重组的 IL-10 可以起到诱导缓解的作用。进一步的研究发现利用基因工程制造的分泌 IL-10 的口服乳酸杆菌，在 1 期临床药物试验中被证实对 CD 安全有效。

2. TGF-β

TGF-β 是一类细胞因子，包括 TGF-β1、TGF-β2 及 TGF-β3，参与细胞

分裂、生长、移动以及细胞外基质的产生。他们参与了许多生理过程，包括胚胎发育、组织重建、伤口愈合以及免疫调节。

TGF-β 由 T 淋巴细胞、B 淋巴细胞、NK 细胞、树突状细胞、巨噬细胞、肥大细胞、中性粒细胞以及其他非免疫细胞产生。在正常肠道中，TGF-β 含量较高，参与上皮细胞分化及 IgA 抗体转换。通过服用髓磷脂蛋白可以诱导产生 TGF-β1 T 淋巴细胞克隆。这类细胞也被称为 Th3 细胞。

TGF-β 参与了肠道的免疫稳态调节。Gorelik 等发现结肠炎模型小鼠中 T 淋巴细胞 TGF-β 受体表达增加。在 *IL-2* 基因缺陷小鼠中，应用抗 TGF-β1 抗体可使结肠炎加重。肠道上皮表达负性突变的 TGF-β II 型受体的小鼠，对于 DSS 造成结肠炎更为易感。这些实验提示分泌 TGF-β1 的上皮细胞及适应性免疫细胞均参与了免疫调节。

因为 Th3 细胞并没有特异的细胞标记，一类实验试图证实 Th3 和 $CD4^+CD25^+Foxp3^+Treg$ 细胞是否存在重叠。在 $CD45^+RB^{hi}$ 细胞移植 SCID 小鼠结肠炎模型中，移植来自 *TGF-β* 基因缺陷小鼠的 $CD4^+CD25^+$ 细胞对于结肠炎并不具有保护作用。在同样的模型中，移植 $CD4^+CD45^+RB^{lo}$ 细胞的保护作用在使用抗 TGF-β 中和抗体后消失。体外实验证实，TGF-β 可以在外周诱导 $CD4^+Foxp3^+$ 细胞分化，而 TGF-β 和 IL-6 协同诱导 Th17 细胞分化。在肠道固有层中，TGF-β 通过表达整合素 $α^{e7}β$（CD103）的树突状细胞诱导 Foxp3 的表达。在 *CD103* 基因缺陷 SCID 结肠炎模型小鼠中，移植野生型 $CD4^+CD25^+$ 细胞不能控制结肠炎发生。$CD103^+$ 树突状细胞可以诱导 $CD4^+$ 细胞表达肠道归巢趋化因子受体 CCR9。维生素 A（VA）代谢物维甲酸同 TGF-β 协同诱导外周 T 淋巴细胞表达 Foxp3，并抑制 Th17 细胞分化。

在活动性 CD 患者肠道中，TGF-β 表达增加。虽然 CD 患者肠道黏膜表达 TGF-β 增加，但是，肠道上皮细胞特异性的 TGF-β 的表达同健康对照无差异。同样，肠道 TGF-βI 型和 II 型受体的表达也增高。早期纤维化时，成纤维细胞表达这 2 种受体增加，而晚期纤维化时，这 2 种受体表达消失。CD 患者狭窄肠道表达 TGF-β1 也增加。

TGF-β1 下游信号通路也参与 CD 的发生。Smad7 和 TGF-β1 下游抑制信号分子在 CD 患者肠道标本中表达增加，同时 Smad3 的磷酸化下降。通过反义 RNA 抑制 Smad7 作用后，Smad3 磷酸化程度下降，从而抑制促炎症因子如 TNF-α 及 IFN-γ 分泌。

目前还没有公开发表的临床试验证实 TGF-β1 在 CD 的治疗作用。

3. IL-22

IL-22 属于 IL-10 细胞因子家族，由 Th17 细胞分泌，进而激活 NK 细胞、NK T 淋巴细胞、CD8⁺T 淋巴细胞以及 γδT 淋巴细胞。IL-22 通过异二聚体的受体 IL-22R1 以及 IL-10R2 来激活 STAT3。IL-22 能够刺激肝产生急性期蛋白以及淀粉样物质。在消化道，小肠及结肠表达 IL-22R1。肠上皮细胞对 IL-22 的刺激存在反应。IL-22 在 T 淋巴细胞介导的小鼠肝炎模型中存在保护作用，而在皮肤银屑病中，则起到了促进炎症的作用。

目前在 IBD 领域有两项相关研究。Sugimoto 等发现在 *TCR-α* 基因缺陷小鼠模型中，野生型 CD4⁺CD45⁺RB^hi 细胞移植到 SCID 小鼠模型以及 DSS 小鼠模型中，受累结肠 IL-22 表达增高。利用局部基因转移系统，将 IL-22 注射在 *TCR-α* 基因缺陷小鼠发炎结肠中，可以诱导结肠炎缓解，并诱导黏液相关蛋白表达上调。利用抗 IL-22 抗体可以在 DSS 小鼠中加重结肠炎，并导致体重下降。在 *RAG-2* 基因缺陷小鼠中移植野生型 CD4⁺CD45⁺RB^hi 细胞后 IL-22 表达上调。而在 *IL-22/RAG-2* 双基因缺陷小鼠移植野生型 CD4⁺CD45⁺RB^hi 细胞后结肠炎反而加重。因为在 *RAG-2* 基因缺陷小鼠中 NK 细胞是 IL-22 唯一的来源，而在这个模型中 NK 细胞趋化因子 CXCL9、CXCL10 以及 CXCL11 表达增加，同组织学中 NK 细胞的聚集相吻合。*IL-22* 基因缺陷小鼠对于 DSS 诱发的结肠炎易感，提示 IL-22 对于结肠炎小鼠模型具有保护作用。

IL-22 在 CD 患者中的作用未知。在 CD 患者受累肠道中，IL-22 存在高表达。IL-22 由 CD4⁺T 淋巴细胞分泌，并诱导炎症因子的基因转录。这个作用需要依赖 NF-κB 以及 MAPK 信号通路，当 IL-17 或 IL-19 存在时，这个作用被强化。IL-22 的血清水平同 CD 的活动度相关。在携带突变 *IL-23R* 基因的 CD 患者中，IL-22 的血清水平升高。

4. IL-11

IL-11 是一个多向性的细胞因子，由骨髓的间质细胞分泌，刺激血小板、B 淋巴细胞以及髓系细胞的分化及增值。IL-11 具有抗炎作用，活化的单核 - 巨噬细胞在暴露于 IL-11 时，其 IL-12p35 及 IL-12p40 表达下降。IL-11 还能上调 Th2 细胞因子，抑制 Th1 细胞因子（如 IFN-γ）分泌。注射重组的 IL-11 能够抑制 T 淋巴细胞介导的小鼠肝炎模型的进展。在肠道中，IL-11R 表达于肠上皮细胞，受到配体激活后影响肠上皮的修复。

在 TNBS 结肠炎以及 *HLA-B27* 小鼠模型以及 *HLA-B27* 基因移植模型中，注射重组 IL-11 可以促进炎症缓解。在后一个模型中，基因分析发现，结肠炎的缓解同 *IFN-γ*、*TNF-α*、*IL-1β* 以及 *IL-12p40 RNA* 表达下调有关。

在人类，注射重组 IL-11 可以缓解一系列自身免疫性疾病。rIL-11 在银屑病皮肤病损中，可以降低促炎因子 iNOS、IFN-γ、IL-8、IL-12、TNF-α 以及 IL-1β 的表达。有 2 项独立的临床研究评估了 rIL-11 在 CD 中的治疗作用。在第一项随机对照研究中，每周皮下注射 $15\mu g\ kg^{-1}$ 的 rIL-11 可以安全的诱导缓解轻度至中度 CD。在第二项随机对照研究中，rIL-11 的作用逊于泼尼松。

5. IL-35

IL-35 是细胞因子 IL-12 家族的新成员，由 IL-12p35 以及 EB 病毒诱导的基因表达物 3（EBI-3）构成异二聚体。IL-35 仅由 Forxp3$^+$ 调节 T 淋巴细胞分泌。*EBI-3* 及 *IL-12p35* 基因缺陷的 Treg 细胞在体外无法抑制 T 淋巴细胞分裂，并且在移植了野生型 T 淋巴细胞的 *RAG-2* 基因缺陷小鼠结肠炎模型中不具备保护作用。重组的 IL-35 在体外可以抑制 T 淋巴细胞分裂，利用逆转录病毒转移 *IL-35* 基因至效应 T 淋巴细胞后，可以起到抑制免疫的功能。

在 CD 患者的受累肠道中，IL-12p35 表达增加。目前还没有研究在 CD 患者中评估 EBI-3 及 IL-35 的作用。

（三）趋化因子

趋化因子是一类相对分子质量为 $(8\sim12)\times10^3$ 的小分子细胞因子，能够募集及促进循环中白细胞的迁移，在调节淋巴组织的分化方面具有重要作用。趋化因子可以是组成性分泌，也可以是炎症反应所诱导。目前共有大约 50 种已知的趋化因子以及 20 种已知的受体。一种趋化因子可以作用于数个不同的受体，而一种受体可能结合数个不同的趋化因子。

趋化因子因其半胱氨酸残基而分为 4 类：包含临近 2 个半胱氨酸的 CC 家族；夹杂一个其他氨基酸的 CXC 家族；夹杂 3 个其他氨基酸的 CX3C 家族；只含有 1 个半胱氨酸残基的 C 家族。

趋化因子的分泌由氧自由基及钙离子内流所诱导，这一过程由钙离子通道 TRPM2 所介导。趋化因子受体是 G 蛋白偶联受体，激活后促进钙离子内流，并活化数个下游信号通路如 PI3 激酶通路。

1. 趋化因子 CC 家族

（1）CCL2（MCP-1）及 CCR2

CCR2 和其配体 MCP-1、MCP-2、MCP-3 及 MCP-4 参与了单核细胞、树突状细胞以及记忆 T 淋巴细胞的募集。在肠道中，MCP-1 由肠上皮细胞分泌。肠道 MCP-1 的表达受 Th2 细胞因子 IL-4、IL-13 及 IL-10 的刺激而下调，受 Th1 细胞因子 TNF-α 及 IFN-γ 的刺激而上调。MCP-1 参与了结肠炎的发生。在小鼠结肠壁注射编码 *MCP-1* 的腺病毒可以导致肠壁胶原沉积及纤维化，上调 TGF-β 的表达。*MCP-1* 基因缺陷的小鼠对半抗原诱导的结肠炎存在抵抗，并且炎症因子 IL-1β、IL-12p40 及 IFN-γ 的表达下调。*CCR2* 基因缺陷小鼠接受 DSS 刺激后，结肠炎组织学评分更低，黏膜溃疡更少。细胞因子受体拮抗剂 TAK-779 拮抗 CCR2、CCR5 以及 CXCR3 作用，能够保护 DSS 诱导的结肠炎，提示 CCR2 参与肠道炎症细胞的募集。CCR2 及其配体对于肠道炎症反应是必需的。

在 CD 患者肠道中，MCP-1、MCP-2 及 MCP-3 表达上调，CCR2⁺CD4⁺T 淋巴细胞被发现募集至 CD 患者的小肠。

（2）CCL3（MIP-1α）、CCL4（MIP-1β）、CCL5（RANTES）及 CCR5

CCR5 和其配体参与 T 淋巴细胞和单核细胞的募集。CCR5 在 HIV 感染中被广泛研究，是 HIV 进入巨噬细胞的共受体。

在 TNBS 小鼠结肠炎模型中，CCL3 表达上调，同大量中性粒细胞浸润存在正相关，并且这一过程可以被 CCL3 中和抗体所中和。在注入 CCL3 后，TNBS 结肠炎加重，结肠内浸润细胞数增加，TNF-α 及 IFN-γ 表达上调。

同样，TNF-α 及 IFN-γ 可以诱导 CCL5 表达，其受体 CCR1 及 CCR5 在小鼠 TNBS 模型中表达也相应增加，并且受累肠道出现大量的单核 – 巨噬细胞聚集。利用 CCR1 及 CCR5 拮抗剂可以抑制结肠炎的发生。在 *MDR1α* 基因缺陷小鼠中，CCL5 表达同 MIP-2/CXCL2、KC/CXCL1、MIP-1α/CCL3、MCP-1/CCL2 增高一致。*CCR5* 缺陷小鼠能抵抗 DSS 诱发的结肠炎，其 CD4⁺T 淋巴细胞和 NK 细胞浸润增加，但 Th2 细胞因子 IL-4、IL-5 及 IL-10 表达增加。

CCL4 及 CCL5 在 CD 患者受累肠道中表达增加。有趣的是，CD 患者肠道的非干酪样肉芽肿表达 CCL5，四周围绕表达 CCR5 及 CXCR3 的 CD4$^+$T 淋巴细胞，这个现象在 CD 患者及健康对照的淋巴滤泡中均未发现。

（3）CCL20（MIP-3α）及 CCR6

CCL20 介导 T 淋巴细胞、B 淋巴细胞及树突状细胞的迁移。在肠道中，CCL20 由肠道上皮细胞分泌，TNF-α、IL-1α 或肠道内病原体可以刺激其表达。在人类 CD 患者中，受累肠道表达 CCL20 蛋白及 mRNA 增加。

CCR6 基因缺陷小鼠对 DDS 诱发的结肠炎抵抗，而对 TNBS 诱发的结肠炎易感。另一方面，中和 CCL20 可以缓解 TNBS 诱发的结肠炎。因此，虽然 CCR6 对于 TNBS 结肠炎模型具有保护作用，但其配体仍然具有促炎作用。CCR6 的保护作用可能在于其在固有免疫反应中的作用，因为 *CCR6* 基因缺陷小鼠对于 DSS 诱发的结肠炎易感。

活体显微分析提示阻断 T 淋巴细胞和 B 淋巴细胞的 CCR6 可以降低其对黏膜和黏膜下微血管的黏附作用。利用 *CCR6-GFP* 转基因小鼠，Salazar-Gonzalez 等发现 Peyer 淋巴结中的树突状细胞大部分表达 CCR6，并进一步证实这类细胞被募集到上皮固有层，并在暴露鼠伤寒杆菌后激活病原特异性的 CD4$^+$T 淋巴细胞。

CCR6 可以调节 Th17 细胞肠道募集。*CCR6* 基因缺陷的 T 淋巴细胞无法募集 Th17 细胞，移植至 SCID 小鼠后可以促进结肠炎的生产，其受累肠道 Th1 细胞增多，而 Th17 以及 Foxp3$^+$T 淋巴细胞减少。TGF-β 可以诱导 CCR6 的表达，而 IL-2 确能抑制其表达。

（4）CCL25（胸腺表达的趋化因子，TECK）及 CCR9

胸腺及小肠上皮细胞组成性表达 CCL25，而结肠上皮细胞不表达 CCL25。与 CCL25 结合的 CCR9 表达于 T 淋巴细胞及 IgA$^+$ 浆细胞。CCR9 还被肠系膜淋巴结整合素 α4β7$^+$T 淋巴细胞选择性表达。在体内中和 CCL25 后，小肠抗原递呈 T 淋巴细胞的募集减少。在小肠中，CCR9 被 αβ 及 γδ CD8αα$^+$ 上皮内淋巴细胞所表达，这类细胞对 CCL25 做出迁移应答。*CCR9* 基因缺陷小鼠 γδ 上皮内淋巴细胞数量显著减少。注入抗 CCL25 抗体后，αβ 及 γδ CD8αα$^+$ 肠道上皮内淋巴细胞数下降，提示 CCL25-CCR9 是这类细胞募集所必需。

黏膜相关淋巴组织及 Peyer 小结的树突状细胞可以诱导 T 淋巴细胞表达 CCR9 及 α4β7 整合素，这一过程也被 VA 代谢物维甲酸所诱导。具有归巢能力的树突状细胞表达整合素 α^e（CD103）。这类细胞可能来自上皮固有层，因为 *CCR7* 基因缺陷小鼠，在上皮固有层中数量保留，而黏膜层中数量下降。在维持肠道免疫平衡中，CD103[+] 树突状细胞起着重要的免疫耐受作用。CD4[+]CD25[+] Treg 细胞并不能阻止 *CD103/RAG-2* 双基因缺陷小鼠移植后 CD4[+]CD45[+]RB[hi] 细胞后出现结肠炎。进一步研究提示 TGF-β 以及维甲酸可以通过 CD103[+] 树突状细胞诱导 Foxp3[+] 细胞生成。CD103[+] 树突状细胞可以诱导 T 淋巴细胞表达 CCR9，并诱导 Foxp3[+]T 淋巴细胞生成。

在 CD 患者受累小肠中，CCR9[+]T 淋巴细胞数量减少，而循环血 CCR9[+]T 淋巴细胞数量增加。这类细胞呈现活化状态，并且能够分泌大量的促炎细胞因子 IFN-γ 及 IL-17。加入 TL1a 可以增加促炎细胞因子的分泌。这些研究都支持 CCR9[+]T 淋巴细胞参与了 CD 发生，但是其作用是病理还是保护仍然不明确。

2. 趋化因子 CXC 家族

（1）CXCL5 及 CXCR2

CXCL5 又称上皮细胞起源的中性粒细胞活化肽 -78（ENA-78），是潜在的中性粒细胞趋化因子，由肠道上皮细胞受到 LPS 及促炎细胞因子 IL-1β 和 TNF-α 刺激后分泌。ENA-78 同 CXCL-8 序列同源。同 ENA-78 一样，CXCL-8 也能结合 CXCR2。ENA-78 存在于 CD 患者受累结肠中。

（2）CXCL8

CXCL8 又称 IL-8，也是中性粒细胞趋化因子，由巨噬细胞、成纤维细胞、上皮细胞、肝细胞以及内皮细胞分泌。同 ENA-78 一样，上皮细胞受 IL-1β 和 TNF-α 刺激后分泌 IL-8。胞壁酸二肽刺激 NOD2 后也能促进 IL-8 也能促进 IL-8 表达，而在 CD 致病基因 *NOD2 Leu1007fsinsC* 突变中，这个诱导作用丧失。

在 CD 患者受累肠道中，IL-8 的表达上调，并且同组织学严重程度呈正相关。从 CD 患者肠道分离的 PBMCs 表达 IL-8 下降。

（3）CXCL12（SDF-1）及 CXCR4

CXCL12 和其受体 CXCR4 组织表达广泛，在胚胎发育阶段参与原始细胞的迁移。*CXCL12⁻* 和 *CXCR4⁻* 小鼠在胚胎发育时死亡。CXCR4 还被认为是 HIV 进入 T 淋巴细胞的辅助因子，同样也参与了肿瘤转移及血细胞生成。

在小肠，CXCL12 由肠上皮细胞及微血管表达，同时表达其受体 CXCR4，提示旁分泌或者自分泌刺激。在 DSS 结肠炎模型的晚期，CXCL12 表达增加，并且似乎由邻近内皮细胞的网状细胞分泌，其增多程度同 $CD4^+$ 及 $CD8^+$T 淋巴细胞平行。CXCL12/CXCR4 信号途径似乎参与了结肠炎的起始阶段，因为 CXCR4 拮抗剂 TF14016 可以减缓结肠炎的发生。有趣的是，使用 CXCR4 拮抗剂可以降低黏膜淋巴细胞分泌促炎症因子，但是并不影响 IL-10 表达或者 $Foxp3^+$T 淋巴细胞募集。在 *IL-10* 基因缺陷小鼠中，也能观察到拮抗 CXCR4 的作用。在 CD 患者受累肠道中 CXCR4 表达未见增高。

（4）CX3CL1（fractalkine）和 CX_3CR1

CX3CL1 是 CX3C 趋化因子家族，以 I 型跨膜蛋白的结构合成，也可以通过蛋白酶切割产生可溶性分子。CX3CL1 由内皮细胞和肠上皮细胞分泌，IL-1β 刺激可以增加其表达，并促使从细胞膜上分离。在回肠末端，树突状细胞的突触可以直接延伸至上皮细胞，并采集肠腔内的抗原。采用 CX_3CR1-GFP 转基因技术，Niess 等证明了 $CX_3CR1^{GFP/+}$ 小鼠末端回肠多数上皮固有层树突状细胞表达 GFP 及 CX_3CR1，并且能够采集肠腔内抗原。重要的是，CX_3CR1 对于这类树突状细胞的生成具有重要作用，因为不表达 CX_3CR1 的小鼠其黏膜固有层树突状细胞显著减少，导致吞噬共生或致病性细菌能力下降，进一步导致免疫应答失调。

在活动性 CD 患者受累肠道中，CX3CL1 表达增加。一项研究提示在 CD 患者受累肠道的微血管内皮细胞表达 CX3CL1，并且受到 TNF-α 及 IFN γ 刺激的调节。在活动性 CD 患者分离的循环 T 淋巴细胞和上皮固有层分离的 T 淋巴细胞均含有更多 CX_3CR1^+ 细胞。CX3CL1-CX_3CR1 信号通路可以通过刺激 $β_1$ 整合素表达来诱导白细胞吸附。

综上所述，在 CD 发病过程中，参与的细胞因子和趋化因子非常复杂且具有较大的异质性。细胞因子和趋化因子的表达受到多种因素影响，包括病程、疾病活动度以及治疗方式。细胞因子和趋化因子均有多样作用，他们具有促炎和抗炎作用，能够影响肠道屏障的完整性，影响固有免疫以及适应性免疫反应。因为这些分子参与了诸多重要的免疫反应，这些分子可以作为未来药物的重要靶点。

随着对 CD 发生和发展机制的深入了解，细胞因子和趋化因子的芯片分析变得可能。因此细胞因子和趋化因子之间存在相互作用，作用于其中一种细胞因子可能会对其他细胞因子作用造成影响。抗 TNF-α 单抗的治疗证实了以细胞因子为靶点的治疗是可行、安全而且有效的。以其他细胞因子和趋化因子靶点研发新一代生物药物，将可能为 CD 提供新的有效的治疗方法。

（李明松　朱薇　任渝棠）

主要参考文献

［1］Owyang C，Wu G D. The gut microbiome in health and disease[J]. Gastroenterology，2014，146（6）：1433-1436.

［2］Albenberg L G，Wu G D. Diet and the intestinal microbiome：associations，functions，and implications for health and disease[J]. Gastroenterology，2014，146（6）：1564-1572.

［3］Ponder A，Long M D. A clinical review of recent findings in the epidemiology of inflammatory bowel disease[J]. Clin Epidemiol，2013，5：237-247.

［4］Boeing H，Bechthold A，Bub A，et al. Critical review：vegetables and fruit in the prevention of chronic diseases[J]. Eur J Nutr，2012，51（6）：637-663.

［5］Wu G D，Bushmanc F D，Lewis J D. Diet，the human gut microbiota，and IBD[J]. Anaerobe，2013，24：117-120.

［6］Cohen A B，Lee D，Long M D，et al. Dietary patterns and self-reported associations of diet with symptoms of inflammatory bowel disease[J]. Dig Dis Sci，2013，58（5）：1322-1328.

［7］Hou J K，Abraham B，El-Serag H. Dietary intake and risk of developing inflammatory bowel disease：a systematic review of the literature[J]. Am J Gastroenterol，2011，106（4）：563-573.

［8］Albenberg L G，Lewis J D，Wu G D. Food and the gut microbiota in inflammatory bowel diseases：a critical connection[J]. Curr Opin Gastroenterol，2012，28（4）：314-320.

［9］Bonaz B L，Bernstein C N. Brain-gut interactions in inflammatory bowel disease[J]. Gastroenterology，2013，144（1）：36-49.

［10］Noomen C G，Hommes D W，Fidder H H. Update on genetics in inflammatory disease[J]. Best Pract Res Clin Gastroenterol，2009，23（2）：233-243.

［11］Cho J H，Brant S R. Recent insights into the genetics of inflammatory bowel disease[J]. Gastroenterology，2011，140（6）：1704-1712.

［12］Duerr R H. Genome-wide association studies herald a new era of rapid discoveries in inflammatory bowel disease research[J]. Gastroenterology，2007，132（5）：2045-2049.

［13］Jostins L，Ripke S，Weersma R K，et al. Host-microbe interactions have shaped the genetic architecture of inflammatory bowel disease[J]. Nature，2012，491（7422）：119–124.

［14］Chassaing B，Darfeuille-Michaud A. The commensal microbiota and enteropathogens in the pathogenesis of inflammatory bowel diseases[J]. Gastroenterology，2011，140（6）：1720–1728.

［15］Ashwin N A. Environmental risk factors for inflammatory bowel disease[J]. Gastroenterology & Hepatology，2013，9（6）：367–374.

［16］Baker P I，Love D R，Ferguson L R. Role of gut microbiota in Crohn's disease[J]. Expert Rev Gastroenterol Hepatol，2009，3（5）：535–46.

［17］Stephan R T，Fergus S，Loren C K. Inflammatory bowel disease-translating basic science into clinical practice[M]. Chichester：Wiley-Blackwell，2010.

第四章

病 理 学

CD 是一种发病原因不明的炎症性疾病，可发生于消化道任何部位，但以末段回肠和右半结肠多见，病变呈节段性分布，累及肠壁全层。CD 的形态学改变复杂多样，但所有改变均缺乏特异性，没有任何一种改变恒定出现，也没有任何一种改变的出现可确定或否定 CD 的诊断。因此，目前国际上对 CD 病理诊断无金标准，诊断需要综合临床表现、内镜所见、组织学改变、影像学改变等资料。本章分别介绍内镜下活检标本及手术切除标本的病理形态学特点及诊断中应该注意的问题。

第一节　内镜下活检标本

CD 的病理改变复杂多样，但所有改变均缺乏特异性，而 CD 的特征性改变存在于肠壁全层，内镜下活检标本仅能观察到黏膜层和浅表黏膜下层的形态，故 CD 内镜下活检标本的病理诊断往往难度较大。

一、内镜下活检标本诊断要求临床医师和病理医师充分合作

要提高内镜下活检标本诊断 CD 的准确性，对临床医师和病理医师都提出较高的要求。临床医师和病理医师应相互沟通，充分交流合作。

（一）病理医师应专门训练，增强对 CD 形态学改变的认识，明确诊断标准

CD 的形态学改变复杂，但没有任何一种改变具有诊断特异性，而这些改变都可以或多或少地出现于其他疾病中，病理医师诊断时应能做到敏感察

觉各种形态学改变的出现与否，明确对诊断最有价值的证据。

（二）病理医师应了解相关的临床资料，多与临床医师交流

非肿瘤性疾病的形态改变往往没有特异性，不同的疾病形态相似，很多非肿瘤性疾病的准确病理诊断实际上比肿瘤性疾病更难，更需要密切结合临床。相同的病理学形态，临床表现可能完全不一样，如衣原体、沙门菌等感染性肠炎，也可以出现肉芽肿，形态上与 CD 相似，但临床过程很容易区分是否为感染性肠炎，若单从病理学改变来作出诊断，而完全不考虑临床情况，诊断很可能与真实情况相距甚远。

对于胃肠道内镜下活检的非肿瘤性疾病标本，临床医师已不能满足于得到"黏膜慢性炎，未见肿瘤"的病理报告，而希望从活检组织中获取更多的信息为临床诊断、治疗提供依据。故病理医师应多与临床医师相互交流，了解每个病例的临床表现和初步诊断，学会从临床角度出发，才能提高 CD 的病理诊断准确性，提供更为丰富的信息为临床所用。

（三）内镜医师应规范内镜下取材标准，为病理医师提供充足组织

内镜下取材标本对病理诊断有至关重要的作用，取材不恰当，往往影响病理诊断的准确性。标本完全为溃疡、肉芽组织，标本体积太小，钳取标本过浅等情况，都会导致送检组织完全没有诊断价值，无法提供任何有用信息。CD 内镜和组织形态上的改变都具有节段性的特点，需要多段多点取材，方能全面观察、评估病变性质及类型。因此，内镜医师应统一内镜下取材规范，包括病变的取材部位、取材数量、取材深度等。

（四）临床医师应明确病理学活检的作用与局限性

CD 形态学改变在不同部位具有不同特点，表现轻重不一，并非每一例标本都能观察到典型的形态学特征而明确诊断，取材标本不合格，也往往影响病理诊断的有效性和准确性，故不能强求每一例内镜下活检都能明确诊断。

病理活检可为临床提供明确信息的是：有无异型增生、有无肿瘤存在。有些特殊感染，可通过特殊染色、免疫组化等技术检测病原体，如抗酸染色可显示结核杆菌，免疫组化可显示 CMV 感染等。

（五）临床医师应为病理医师提供充分的临床信息

由于非肿瘤性疾病病理改变的非特异性，很多疾病在形态上与 IBD 相似或有重叠，没有充分的临床和内镜资料会给病理诊断带来极大的困难。病

程处于不同阶段，病变形态会有改变。初诊患者活检，一般病变比较有特征性，易于诊断。药物治疗使病变修复、正常化，病变往往缺乏特异性，病理诊断难度更大。因此，临床医师应在标本送检单中提供充足的临床信息，包括临床病史、内镜下所见、初步考虑的诊断和鉴别诊断疾病、治疗经过及对治疗的反应等，以供病理医师参考。

（六）定期临床病理影像多学科讨论对提高诊断准确性非常重要

临床信息是诊断的基础，却缺乏形态学这一最直接的证据；病理形态是疾病最直观的改变，却由于内镜下活检仅能取到肠壁浅表组织，故观察局限；影像检查如 CT、MR 等，可全面观察小肠、结肠病变情况，却无法提供病变直接形态改变。三方面的信息相互结合，各自发挥优势，可全面提供病变信息，显著提高诊断准确性。IBD 的诊疗需要多学科专家团队合作，由消化内科、胃肠外科、病理科、影像科医师组成，诊断需要综合临床病史、实验室检查、内镜表现、组织学改变和影像学改变等多方面信息。多学科讨论会使各专业的医师相互交流、相互理解，促进各学科的发展。

二、内镜下活检标本取材及处理的要求

为明确诊断而做的活检，应在药物治疗开始前进行，因为药物可引起形态学改变，影响诊断的准确性。活检标本取材的部位、数量、大小、深度等对病理诊断至关重要，取材不佳的标本往往无法提供有效的形态学信息，因此，内镜下活检取材及组织处理需要有统一规范。

（一）活检数量

CD 形态学改变具有节段性、局灶性的特点，内镜下活检需要多段、多点黏膜取材，方能充分提供病变信息，提高诊断效率。单一部位取材，或只在病变处取材，都不能显示病变分布的特点。

初次诊断 CD，需要在结肠（包括直肠）取 5 个部位活检，同时在回肠取材活检，每个部位至少取 2 块组织，包括外观有病变处与非病变处，均需取材送检。随访病例可适当减少取材数量。术后怀疑复发病例，应在新回肠末段取材。行回肠储袋肛管吻合术患者怀疑 CD 复发应在输入祥取材。

（二）取材的要求：大小、深度

活检取材尽可能大而深，需要达黏膜下层，以充分显示黏膜全层改变及

黏膜下层浅层改变。活检组织过小或仅仅在黏膜表面取材，常常只能观察到慢性炎症细胞浸润的非特异性改变，却无法提供更多的诊断信息，如有无腺体结构的改变、有无基底浆细胞增多、炎症细胞浸润随组织深度的变化及黏膜下层的改变等。

（三）活检标本的处理

取出活检组织后，应立刻放入标本瓶中，不同部位取的组织应分开装瓶，注明取材部位。标本瓶中应预先装有足够量的中性福尔马林固定液。组织包埋应注意方向性，切片方向应与黏膜表面垂直，黏膜与黏膜下层位于切片同一水平面上。包埋方向不正确，可能形成隐窝变形的假象，也会损失黏膜下层的形态信息。连续切片 4～6 片，或多个组织平面切片，有利于观察病变的不连续性和提高肉芽肿的检出率。有时腺体或血管边缘形态上为小团胞质红染的细胞聚集，难以与肉芽肿鉴别，连续切片可在不同平面观察，明确是否为真正的肉芽肿。隐窝溶解性肉芽肿是由于隐窝破裂引起的肉芽肿反应，不能作为诊断 CD 的证据，连续切片可帮助辨认破裂隐窝。

三、活检标本诊断步骤

CD 病理改变多样化，需要全面观察组织各种结构的改变，建议建立一套系统性诊断步骤，逐个结构进行观察，才不会遗漏任何重要的信息。系统性诊断步骤应包括观察上皮的改变、黏膜固有层的改变、黏膜肌层、黏膜下层的改变等（表 4-1）。提示慢性病变的改变包括：隐窝结构的不规则、显著的隐窝分支和萎缩、肠上皮绒毛状转化、帕内特细胞化生或幽门腺化生、淋巴滤泡增生和基底浆细胞增生等。

表 4-1　CD 内镜下活检组织诊断的系统性观察

系统性观察内容
组织结构改变
隐窝方向（有无变形）
隐窝长度
隐窝基底到黏膜肌层的距离
隐窝间的距离

续表

系统性观察内容
隐窝分支
黏膜表面绒毛状转化
上皮改变
黏蛋白含量（杯状细胞数量）
帕内特细胞化生或幽门腺化生
上皮内淋巴细胞浸润或嗜酸性粒细胞浸润
隐窝炎
内分泌细胞增生
特殊病原体感染
（黏膜固有层及黏膜下层）炎症
炎症细胞浸润
炎症性质：急性或慢性
炎症分布：连续性或节段性
弥漫性或局灶性
表浅或基底部
隐窝内或固有层内
局限黏膜层内或累及黏膜下层，黏膜层及黏膜下层炎症细胞密度的区别
肉芽肿，肉芽肿部位、数量、大小，有无多核巨细胞、坏死
黏膜下层
纤维化
神经组织增生及神经节细胞增生

注：炎症分布，连续性 / 节段性指不同部位见炎症分布，弥漫性 / 局灶性指同一部位内炎症分布，采用不同用词区分比较的重点。

四、CD 内镜下活检标本的形态特征

（一）斑片状或局灶性炎症细胞浸润

炎症细胞浸润不均一性是 CD 最常见的形态学改变，指黏膜固有层浸润的炎症细胞密度不均一，且不局限于表浅固有层。节段性炎症（segmental inflammation）指炎症分布不连续，不同部位炎症细胞数量不等。斑片状炎症

（patch inflammation）指在背景炎症细胞数量不同程度增加的基础上，局部炎症细胞数量明显增多。局灶性炎症（focal inflammation）指正常炎症细胞密度的背景下，局灶炎症细胞数量增多（图 4-1）。应该注意的是，正常淋巴滤泡，特别是原始滤泡，不应被认为是斑片状或局灶性炎症。炎症细胞浸润的分布评估包括不同部位之间、同一活检部位不同组织之间及同一活检组织内的比较。多段、多点活检可全面评估炎症分布的不均一性，对鉴别 CD 和 UC 有重要意义。

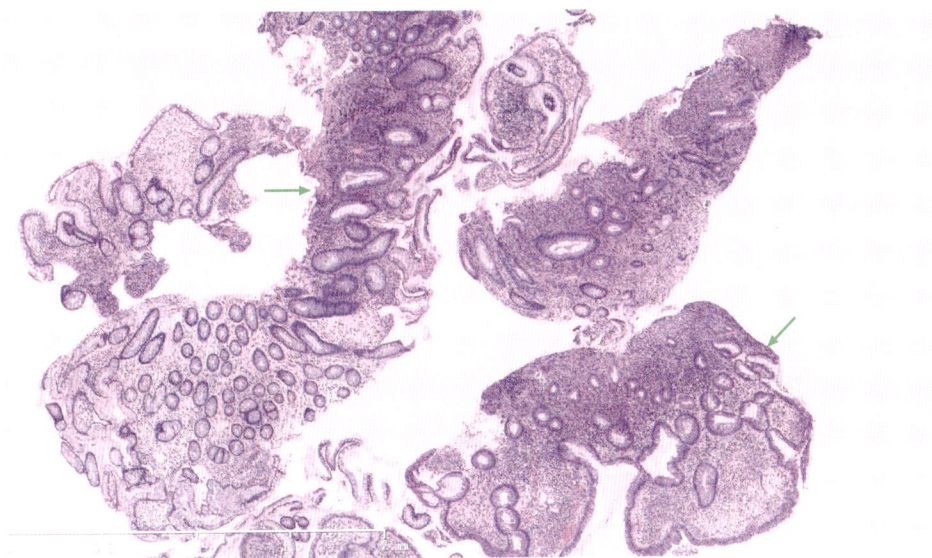

■ 图 4-1　局灶性炎症

临床诊断 CD，内镜活检标本病理学检查见黏膜固有层炎症细胞呈局灶性浸润，伴局灶性隐窝变形

　　浸润的炎症细胞主要为淋巴细胞和浆细胞等慢性炎症细胞，浸润细胞密度下重上轻，以黏膜层底部和黏膜下层为重，伴或不伴中性粒细胞浸润。基底浆细胞增多（basal plamacytosis）是最早出现且具有特异性的 IBD 特征。正常肠黏膜固有层内浆细胞分布具有梯度变化，浆细胞主要位于黏膜固有层上 1/3，随着深度增加，浆细胞数量逐渐减少。正常情况下，仅盲肠和升结肠可在黏膜基底出现浆细胞，而不出现浆细胞梯度变化。基底浆细胞增多指黏膜基底浆细胞数量明显增多，失去正常的浆细胞分布梯度，浆细胞聚集于

隐窝旁或隐窝下方，隐窝底与黏膜肌层距离增宽，两者之间有较厚的浆细胞浸润带（图4-2）。新发或治疗后病例可无明显基底浆细胞增多。黏膜下层炎症细胞浸润比黏膜层更为密集，形成不成比例的黏膜下层炎症细胞浸润（disproportionate submucosal inflammation）（图4-3）。肠表面上皮下嗜酸性粒细胞和组织细胞增多是CD最早出现但非特异性的改变。

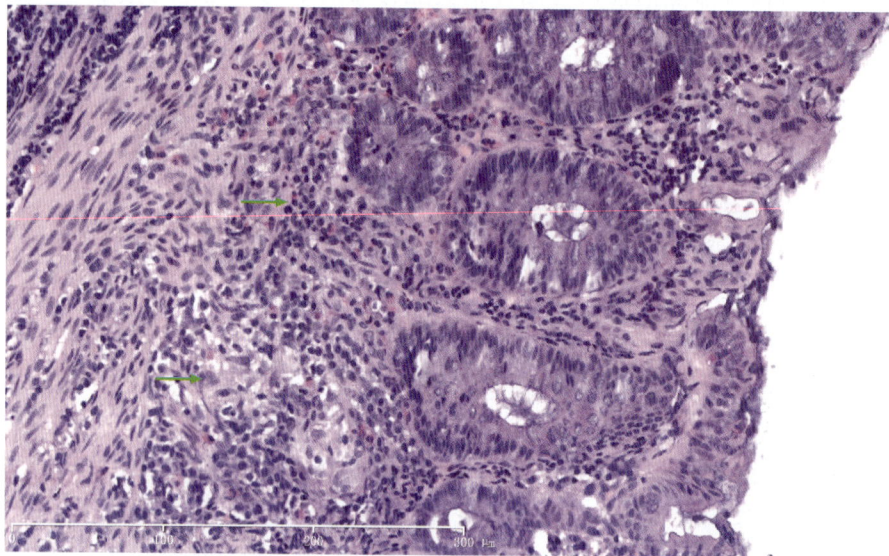

■ 图 4-2　基底浆细胞增多及肉芽肿
临床诊断CD，内镜活检标本病理学检查见基底浆细胞增多，隐窝基底与黏膜肌层距离增宽，其间为浆细胞浸润带，并可见肉芽肿形成

　　黏膜层和黏膜下层常见淋巴细胞增生、聚集，形成淋巴滤泡，伴或不伴生发中心形成。末段回肠可出现淋巴滤泡增生，形成多发性息肉。正常情况下也可出现黏膜内或穿过黏膜肌层的淋巴滤泡，故很难区分病理性的淋巴滤泡增生。

（二）肉芽肿

　　肉芽肿是形态学上诊断CD的重要条件，指5个以上上皮样组织细胞聚集形成的结节，一般边界不清，中央多无坏死灶或核碎片。肉芽肿可位于黏膜层与黏膜下层，以前者多见。肉芽肿体积一般较小，直径多在0.4 mm以下，极少数病例可见直径超过1 mm的肉芽肿。肉芽肿数量少，一块活检

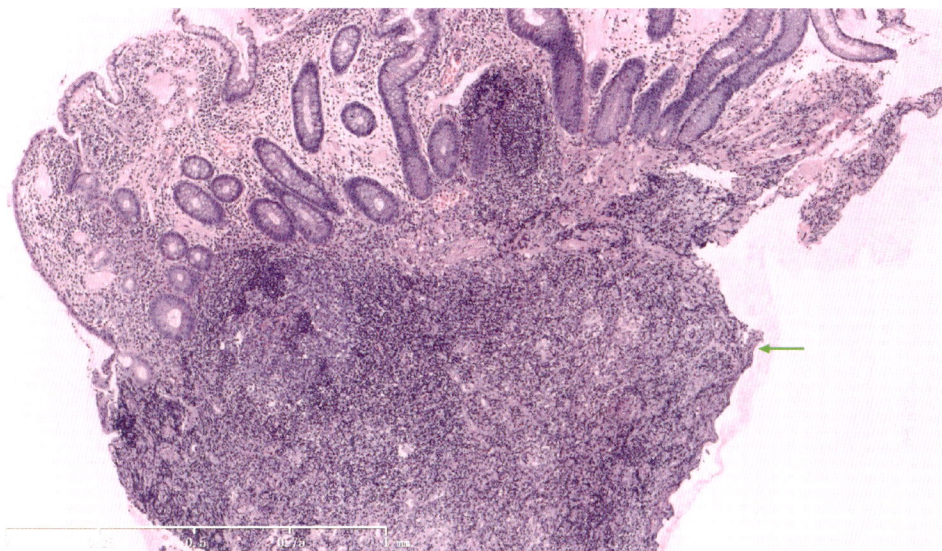

■ 图 4-3 不成比例黏膜下层炎症细胞浸润

临床诊断CD，内镜活检标本病理学检查见不成比例的黏膜下层炎症细胞浸润，黏膜下层炎症细胞浸润比黏膜层更为密集

组织中很少超过 2 个且极少融合。构成肉芽肿的上皮样组织细胞一般排列较疏松，胞质丰富、淡染，核多呈椭圆形或短梭形，核膜薄而不光滑，稍扭曲，核染色质细，含 1～2 个小核仁（图 4-4、图 4-5）。肉芽肿周边可围绕小淋巴细胞呈袖套状。仅有数个上皮样组织细胞的肉芽肿称为微肉芽肿（microgranuloma）（图 4-6），体积非常小，很容易忽略，需要仔细观察。偶可见单独出现的多核巨细胞，但并非特征性改变。肉芽肿与 CD 活动性没有相关性，也不影响术后复发率。

活检组织中肉芽肿的检出率文献报道差异很大，结肠镜活检标本检出率为 15%～36%。笔者回顾 52 例临床诊断 CD 的活检病例，其中 67% 的病例检出肉芽肿。内镜医师取材的数量与准确性、多切面观察、病理医师对肉芽肿形态的敏感性等都影响肉芽肿的检出率。

值得注意的是，隐窝炎症引起破裂，黏液外溢形成反应性肉芽肿，称为隐窝溶解性肉芽肿（cryptolytic granuloma）（图 4-7）。该肉芽肿包绕隐窝破裂处，其内常可见异物巨细胞。这种肉芽肿并非 CD 特征性改变，可出现于任何引起隐窝破坏的情况，不能作为诊断 CD 的证据。溃疡或脓肿灶内的异物肉芽肿、化脓性肉芽肿均不能作为诊断 CD 的特征性肉芽肿。

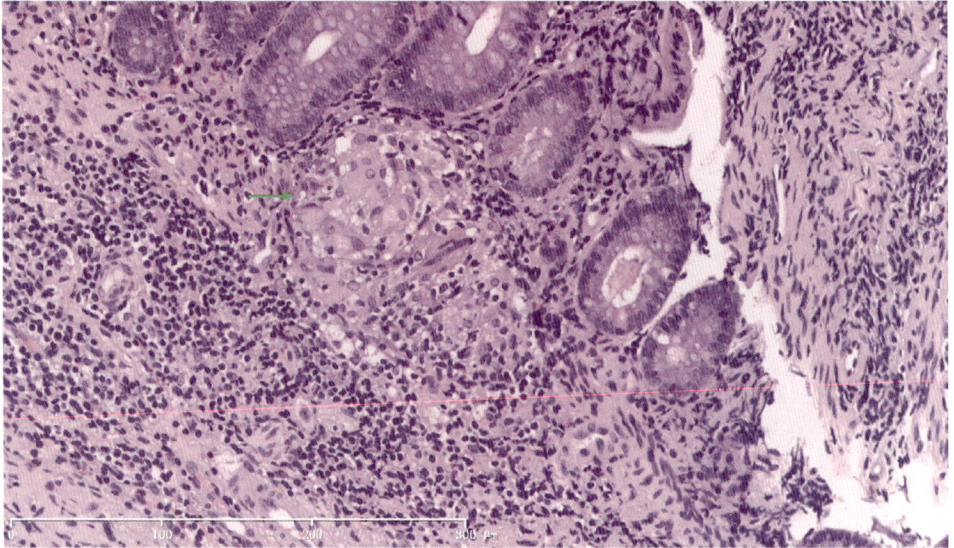

■ 图 4-4　肉芽肿（一）

临床诊断CD，内镜活检标本病理学检查见肉芽肿，由排列较疏松的上皮样组织细胞构成，胞质丰富、淡染，核多呈椭圆形或短梭形，核膜细而不光滑，稍扭曲，核染色质细

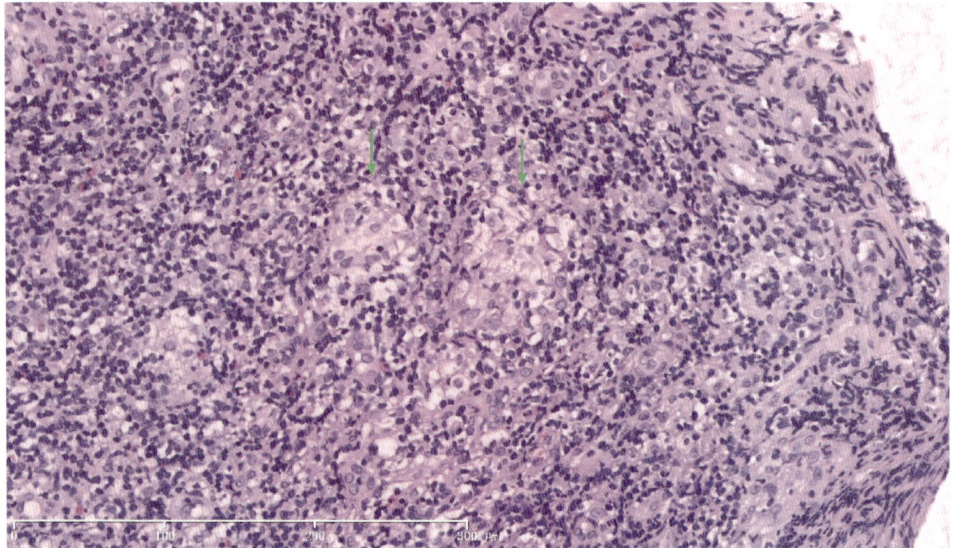

■ 图 4-5　肉芽肿（二）

临床诊断CD，内镜活检标本病理学检查见位于肉芽组织中的肉芽肿

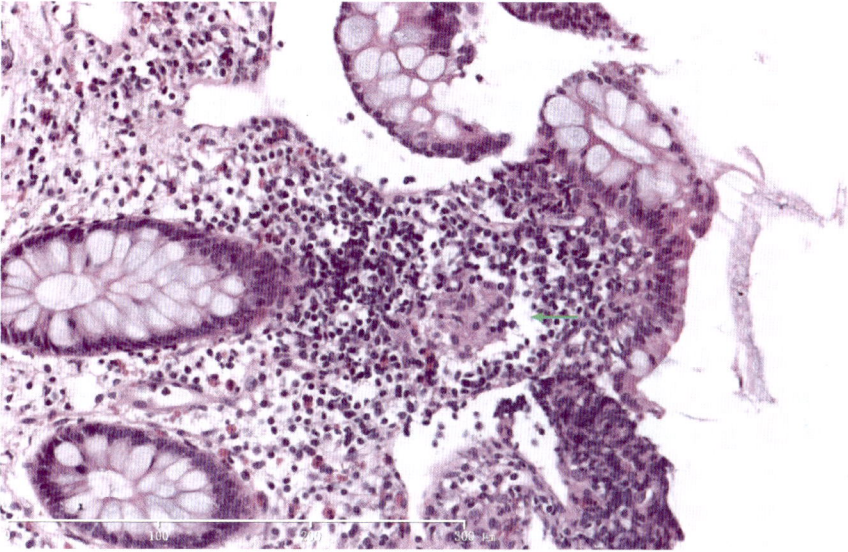

■ 图 4-6　微肉芽肿

临床诊断CD，内镜活检标本病理学检查见微肉芽肿，仅有数个上皮样组织细胞构成的肉芽肿

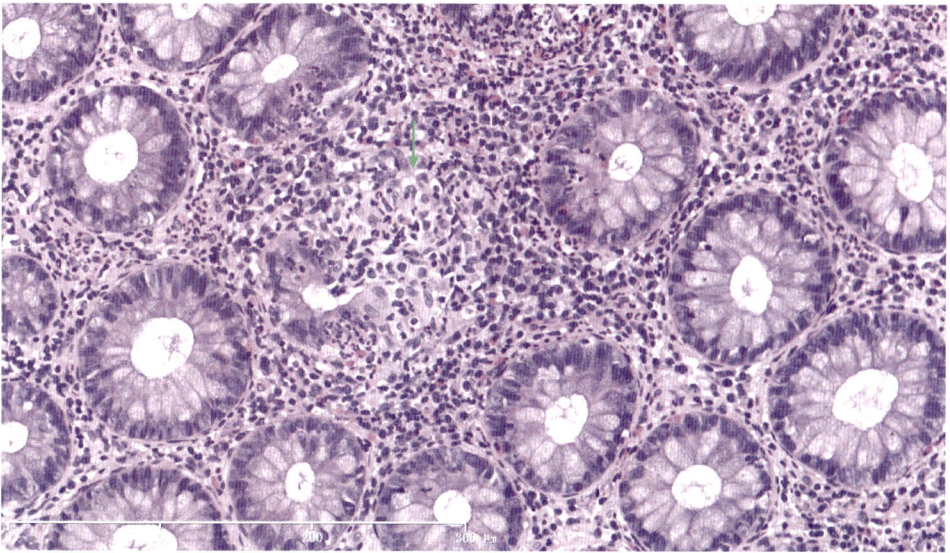

■ 图 4-7　隐窝溶解性肉芽肿

临床诊断CD，内镜活检标本病理学检查见隐窝溶解性肉芽肿，隐窝破裂，黏液外溢形成反应性肉芽肿，包绕隐窝破裂处

（三）隐窝形态不规则

隐窝形态不规则指隐窝扭曲变形（包括非平行排列隐窝、大小不等或囊状扩张的隐窝），隐窝分支和隐窝缩短。在包埋方向良好的黏膜活检组织中出现 2 个以上的分支隐窝可认为异常。CD 的隐窝形态不规则，呈局灶性、节段性分布，在局灶性或斑片状炎症基础上超过 10% 的隐窝出现上述异常改变（图 4-1，图 4-8）。新发或治疗后病例，隐窝形态可无明显改变。但应该注意的是，正常直肠黏膜可出现不规则或缩短的隐窝，另外，淋巴滤泡旁的黏膜也不能作为评估隐窝结构的可靠依据。

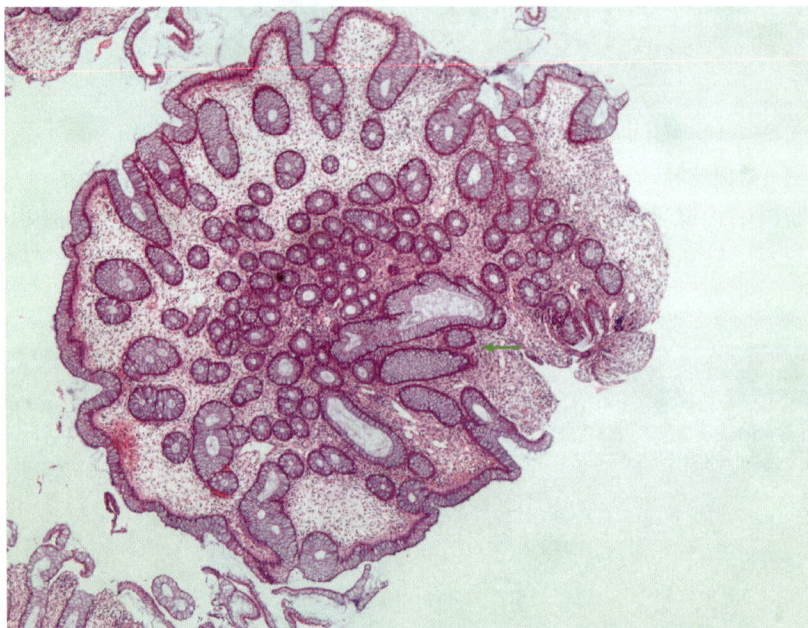

■ 图 4-8 局灶性隐窝变形

临床诊断 CD，内镜活检标本病理学检查见局灶性隐窝变形，形成非平行排列隐窝、大小不等或囊状扩张的隐窝

（四）溃疡

溃疡可位于小肠和结肠，包括阿弗他溃疡和裂隙状溃疡。阿弗他溃疡（aphthous ulcer），又称为口疮样溃疡，部位浅表，贴近集合淋巴小结，是 CD 的早期特点，甚至在炎症细胞浸润黏膜固有层之前出现。肠上皮 M 细胞接受抗原刺激，引起其下方淋巴滤泡增生，同时肉芽肿形成，继而形成浅表溃疡。

随着病变发展，溃疡逐渐增大，最终溃疡表面可由单层立方修复上皮被覆，溃疡灶内隐窝数量减少。发生于小肠的溃疡修复后绒毛变平，失去正常绒毛结构。

裂隙状溃疡（fissure），典型的裂隙状溃疡狭长、边界清楚，如刀切状，与肠管长轴形成一定角度，从黏膜层一直延伸至肠壁深层，只有在手术切除标本才能全面观察裂隙状溃疡的形态。内镜下活检标本仅能观察到黏膜层及表浅黏膜下层，不能明确是否有裂隙状溃疡的存在，但有时活检组织体积比较大，可见溃疡沿裂隙往下延伸的趋势，提示有可能为裂隙状溃疡，或早期裂隙状溃疡。

（五）神经组织增生

CD 常伴自主神经丛增生，内镜下活检标本常见黏膜下层神经组织增生，神经束体积增大，有时呈丛状神经瘤样增生，增生的神经束内可见神经节细胞数量增多（图 4-9）。增生的神经组织可伴淋巴细胞、浆细胞等慢性炎症细胞浸润，形成神经周围炎。

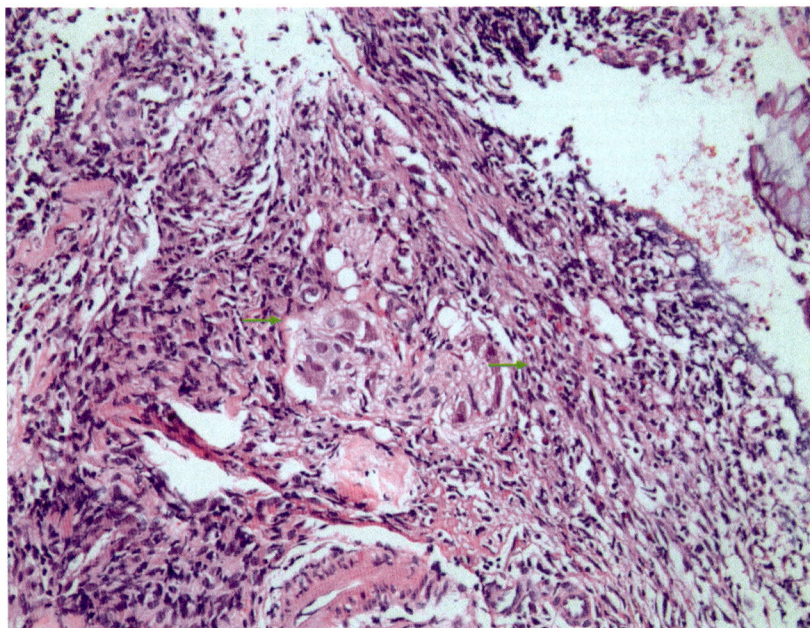

■ 图 4-9　神经组织增生及神经节细胞
临床诊断 CD，内镜活检标本病理学检查见神经组织及神经节细胞增生

（六）黏膜化生

慢性病程患者可出现幽门腺化生，最常见于回肠。腺体细胞类似幽门腺或 Brunner 腺体，与 Brunner 腺体不同的是，化生的幽门腺一般不延伸至黏膜肌层以下。化生的幽门腺多在溃疡边缘黏膜内，呈单个腺体或簇状聚集，一般比幽门腺或 Brunner 腺分布稀疏。腺上皮呈柱状，胞质透亮，含不清楚的中性黏蛋白颗粒，细胞呈核卵圆形或圆形，位于细胞基底（图 4-10）。幽门腺化生提示黏膜慢性炎症，常与黏膜溃疡和修复有关。结肠黏膜可出现帕内特细胞化生，出现于左半结肠更有意义。小肠则表现为帕内特细胞数量增多。

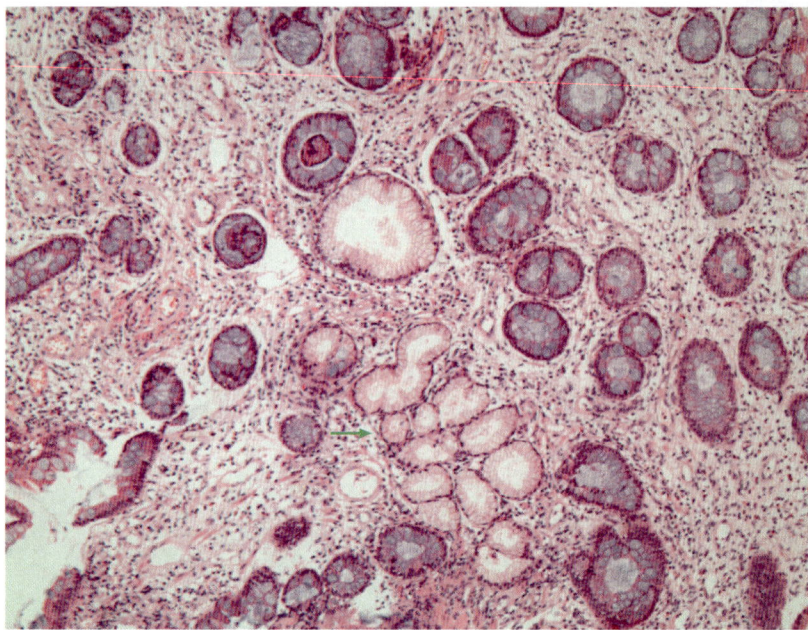

■ 图 4-10 幽门腺化生
临床诊断CD，内镜活检标本病理学检查见回肠黏膜幽门腺化生

（七）小肠不规则绒毛结构

小肠绒毛变形或萎缩，伴幽门腺化生，最常见于回肠，提示病变的慢性过程。

（八）淋巴管扩张

黏膜下层淋巴管扩张，常伴间质水肿和淋巴组织增生，病变后期间质水肿被纤维组织取代，形成广泛纤维化。

（九）纤维组织增生

慢性病程患者肠壁纤维组织增生，内镜下可见肠管狭窄，活检见黏膜下层纤维组织增生，与增生的黏膜肌层混杂。

五、病变活动性

UC 已经建立内镜下活检标本评估疾病活动性的评分标准，但在 CD 则没有明确的评估方法。形态学上病变活动性的指标是中性粒细胞浸润引起上皮破坏，形成隐窝炎、隐窝脓肿或黏膜上皮糜烂。黏膜固有层中性粒细胞浸润一般不作为组织学上病变活动性判断的标准。CD 病变节段性分布，可能造成取样误差，影响活动性评估的准确性。活检组织中未见活动性证据，不代表患者没有活动性病变。CD 内镜下活检标本评估 CD 活动性应从回肠到结肠多段多点取材，方能提供充分的活动性信息。但目前从组织学角度研究 CD 活动性的资料非常有限，对其应用价值临床专家尚没有统一的意见。

六、内镜下活检标本诊断策略

CD 的形态学改变复杂多样，但没有任何一种改变有特异性，任何一种改变单独出现，都不足以作为诊断 CD 的可靠证据，当多种特征同时出现时，则诊断准确性较高。目前大部分临床专家和病理学家同意肉芽肿加上至少另外一种形态学特征可诊断 CD。除肉芽肿外，另一种必须存在的形态学特征是局灶性隐窝结构异常，或局灶性炎性细胞浸润，而前者更有价值。其他有助于诊断的形态改变包括：局灶性慢性炎症细胞浸润而不伴隐窝萎缩、局灶性隐窝炎、阿弗他溃疡、不成比例的黏膜下层炎症细胞浸润、神经组织增生、上皮内淋巴细胞增多、近端肠段溃疡和结构改变、多段活检显示回肠病变，以及炎症分布从近端至远端结肠呈递减趋势。同时不具有 UC 特征性改变，包括弥漫性隐窝不规则和隐窝数量减少等。如果仅有肉芽肿出现，而不伴其他形态学改变，诊断 CD 应该谨慎，这种情况不能排除其他有肉芽肿形成的感染性肠炎。

国际胃肠病理学专家组对 IBD 内镜活检组织病理诊断提出如下意见：

（1）结肠镜下多段活检是诊断 CD 所必需的。

（2）单独直肠活检不具有诊断价值。

（3）内镜下活检标本 CD 的总体诊断准确率低于 UC。

（4）病理学家共同讨论研究诊断标准和指南可提高诊断正确性，尤其是 CD。

（5）在手术切除标本中几个对诊断有帮助的特征，如透壁性炎症、纤维化和瘘管等，仅出现在肠壁较深层次，而内镜下活检标本无法观察到；然而，UC 的大部分改变都局限于黏膜层和黏膜下层，故内镜下活检标本易见特征性改变。

七、病程与药物治疗对组织学形态的影响

新发 IBD 各种形态学改变出现有先后不同。局灶性基底浆细胞增多最早出现，约在发病 15 天内出现，随着病程进展而变得广泛。隐窝结构改变出现较晚，一般在发病 15 天后出现。一般发病 6 周后，慢性病变的各种表现均可在组织学上出现。

药物治疗对 IBD 的影响与病程、病变初期的炎症细胞浸润密度等有关。病程长或治疗后基底浆细胞增多会消失，但隐窝形态改变一般会持续存在。帕内特细胞化生常发生于长期病变。长期应用泼尼松龙、柳氮磺胺吡啶（sulfasalamine，SASP）和 6-MP 治疗后肉芽肿可消失。环孢素 A（cyclosporin A，CsA）可引起异型增生。

八、鉴别诊断

（一）UC

UC 病变呈连续性分布，以左半结肠为主。炎症细胞弥漫性浸润黏膜全层，有些病例炎症细胞累及浅表黏膜下层，为连续性带状浸润，与表面黏膜层炎症延续。黏膜表面不规则或绒毛状，黏膜隐窝广泛变形、分支、萎缩，活动期可见广泛的隐窝炎及隐窝脓肿（图 4-11）。UC 不会出现非隐窝破裂性肉芽肿。斑片状炎症细胞浸润可出现于活动性 UC 的缓解期和儿童 UC 患者，鉴别诊断时应该注意。UC 与 CD 的形态学区别见表 4-2。

（二）肠结核

CD 和肠结核的特征性病理改变都是形成肉芽肿，两者在临床和病理学上常常需要鉴别。肺结核证据、结核菌素纯蛋白衍化物（purified protein derivative，PPD）皮试强阳性等临床表现支持肠结核。肠结核的肉芽肿往往

数量多，体积大，直径多超过 0.4 mm，常融合呈巨大肉芽肿。肉芽肿境界清楚，类上皮细胞排列密集，胞质较红，常可见朗汉斯（Langhans）巨细胞（图 4-12），可伴有干酪样坏死，抗酸染色可显示结核杆菌（图 4-13）。

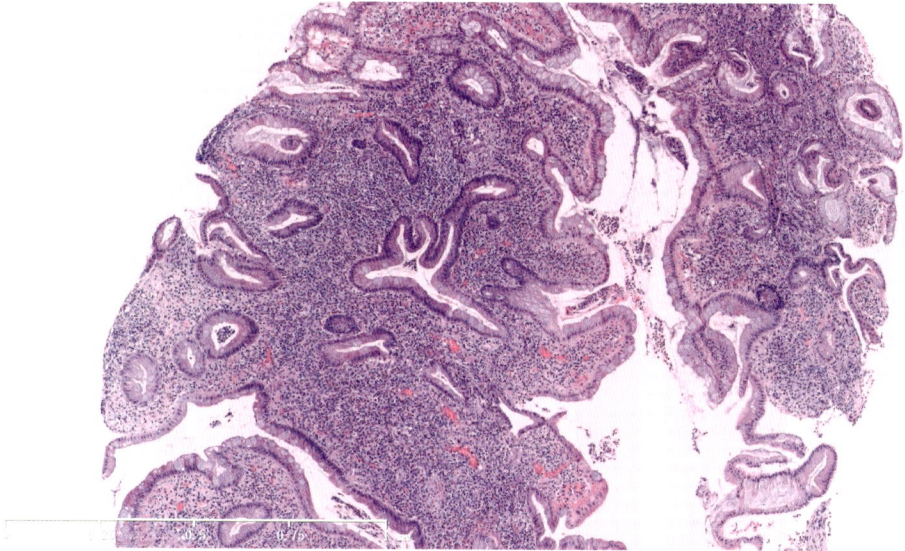

■ 图 4-11 黏膜全层弥漫性炎症伴隐窝广泛变形
临床诊断 UC，内镜活检标本病理学检查见黏膜全层弥漫性炎症细胞浸润，隐窝广泛变形、分支，隐窝脓肿形成

表 4-2 内镜活检标本 CD 与 UC 形态学的区别

	CD	UC
慢性炎症细胞浸润	局灶性	弥漫性
急性炎症细胞浸润	局灶性	弥漫性
回肠病变	常见	少见
隐窝不规则	局灶性	弥漫性
隐窝脓肿	局灶性	常见
黏蛋白减少（杯状细胞减少）	少见	明显
肉芽肿	可见	无，隐窝溶解性肉芽肿除外
神经组织增生	常见	少见
帕内特细胞化生	少见	可见
幽门腺化生	可见	少见

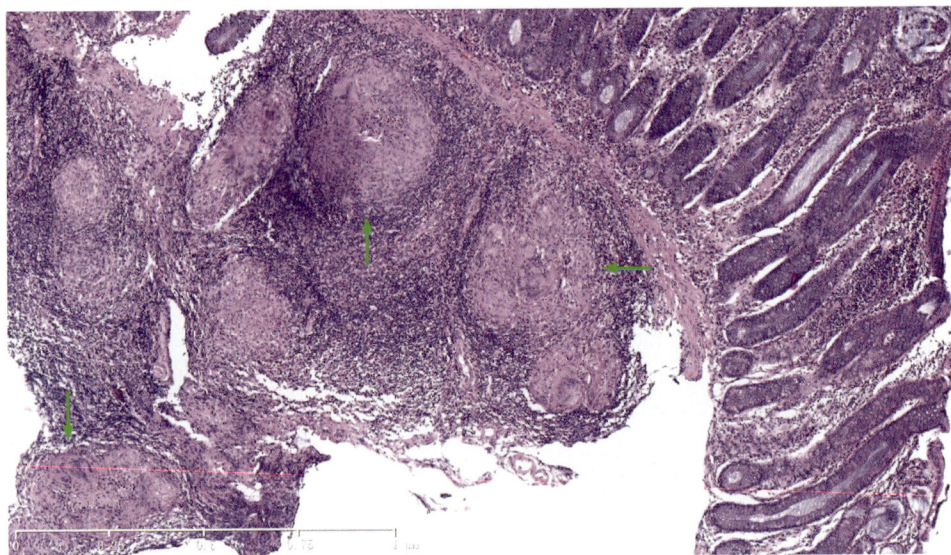

■ 图 4-12　结核性肉芽肿

临床诊断肠结核，内镜活检标本见肉芽肿数量多，体积大，常融合，可见Langhans巨细胞

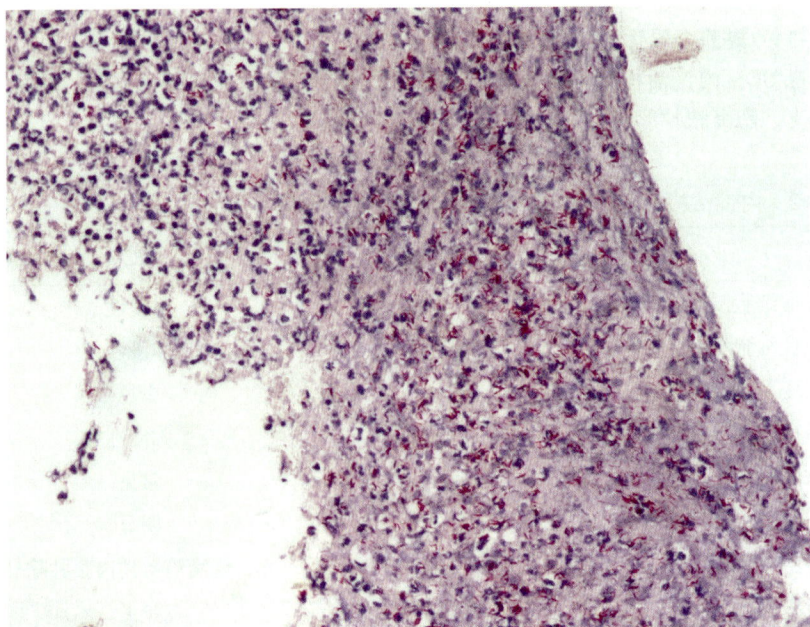

■ 图 4-13　抗酸染色阳性

临床诊断肠结核，内镜活检标本抗酸染色阳性

（三）感染性肠炎

急性感染性肠炎常需与新发 CD 鉴别，临床和内镜下表现常有相似，组织学上可见阿弗他溃疡，组织学上衣原体、假结核耶尔森菌、沙门菌、弯曲杆菌等感染性肠炎均可出现肉芽肿。急性感染性肠炎临床上表现为病程短，常 < 1 个月，腹泻，便中带血，治疗后无复发。形态上黏膜固有层炎症细胞浸润主要位于上 2/3，伴水肿、出血，中性粒细胞数量明显多于淋巴细胞、浆细胞，无基底浆细胞增多及黏膜隐窝不规则等慢性炎症的形态改变。

（四）淋巴瘤

CD 的临床表现和内镜表现有时与淋巴瘤相似，必须依靠组织学活检确定有无淋巴瘤。回结肠最常见的 T 细胞性淋巴瘤是结外鼻型 NK/T 细胞性淋巴瘤，其次是肠病相关性 T 细胞淋巴瘤。溃疡组织底部淋巴细胞、组织细胞增生，细胞形态不规则，形态上鉴别有时很困难。CD 溃疡底增生的炎症细胞一般形态温和，没有体积大、核染色质深的异型细胞存在，核分裂象少见。范围局限，远离溃疡底的组织则没有类似改变。T 细胞性淋巴瘤病变范围广，即使远离溃疡组织，仍可见大量异型细胞浸润，细胞多形性明显，核一般较大，染色质深，核分裂象易见（图 4-14），可伴灶性坏死。免疫组化和 EBER 原位杂交可鉴别。

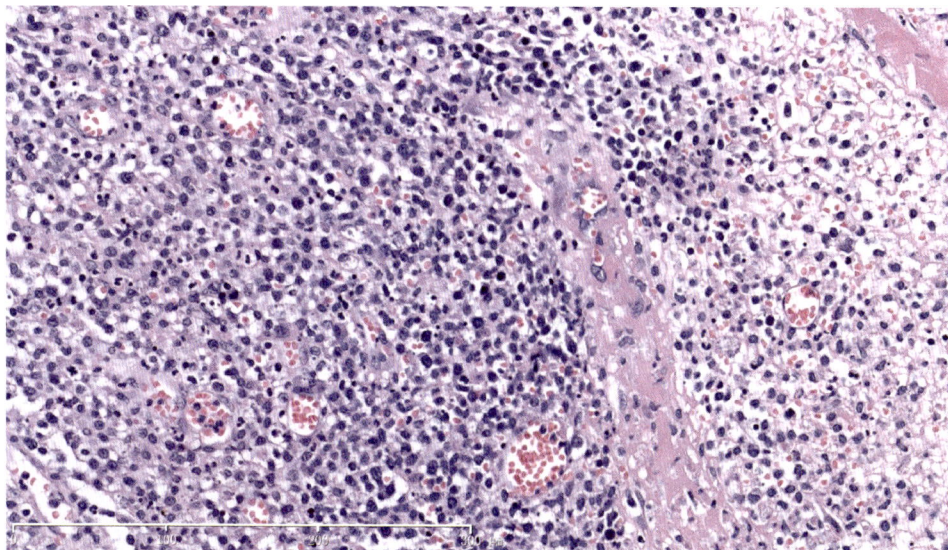

■ 图 4-14　肠道淋巴瘤
临床诊断肠道淋巴瘤，内镜活检标本病理学诊断为 T 细胞性淋巴瘤，大量异型淋巴样细胞浸润

（五）白塞病

临床出现口腔、生殖器和眼部溃疡。很少累及结肠，常在回盲部形成溃疡。特征性病理改变为血管炎，常为淋巴细胞性血管炎，无肉芽肿形成。由于白塞病往往有体积大的溃疡，活检组织在溃疡底肉芽组织中常可见中性粒细胞浸润血管壁，这是肉芽组织内常见的改变，注意不能作为血管炎的证据。真正的血管炎需要在远离溃疡的组织内找，多位于黏膜下层，在较厚的血管壁找到没有异型性的小淋巴细胞浸润，方为可靠的血管炎证据。实际工作中，内镜下活检标本很少真正见到血管炎改变，故通过活检确定白塞病诊断的病例很少，病理活检的主要任务是注意检查是否没有肉芽肿，同时注意排除淋巴瘤。

第二节　手术切除标本

手术取材标本可以全面显示各肠段、肠壁各层的改变，诊断 CD 相对容易。手术治疗的患者一般病程长、病情重，常有并发症，故手术切除标本中病变早期改变如基底浆细胞增生、肉芽肿等改变往往不易见到，而仅能观察到病变后期的改变。

一、大体标本检查与取材方法

辨认小肠及结肠，分别测量小肠及结肠的长度、管径，寻找阑尾，并测量其长度、管径。观察肠壁浆膜面是否光滑。小肠沿肠系膜缘剪开，结肠沿前结肠带剪开。观察各肠段黏膜形态改变，连续性或节段性，是否有溃疡、颗粒状等特殊改变。测量肠壁厚度，有无肠管狭窄，记录肠壁最厚、最薄处，狭窄段长度及肠管内径。观察有无瘘管、脓肿形成，测量其直径。

CD 的大体取材必须充分、全面，才能观察病变的节段性变化，故取材不应只取肉眼可见病变处，而应在送检标本全部肠段有规律地取材观察。建议每隔 10 cm 取一块组织，切面与肠管长轴平行。此外，肉眼可见的改变，如黏膜面的溃疡、息肉、瘘管、脓肿等，也应取材。纵行溃疡的取材方向与前述不同，从肠管横断面切开取材。肠系膜淋巴结、系膜血管、手术切缘、回盲瓣、阑尾也应取材。

二、大体形态

CD可累及消化道任何一段，包括从口腔到肛门的全消化道，但最常累及回肠末端及右半结肠。根据病变部位，CD分为小肠型、结肠型和小肠结肠型。结肠CD可单独发生，也可与其他部位CD同时存在。结肠CD有3种主要表现形式：全结肠炎、局限性结肠炎及局限于直肠的病变。约75%结肠CD在病程任何阶段伴有肛周病变，包括皮赘、深溃疡、肛裂、肛瘘、脓肿、窦道盲端、狭窄等。肛周病变可能在肠道病变之前出现。

（一）病变节段性分布

肠管炎症呈节段性分布，病变肠段具有跳跃性（skip lesion），病变肠段之间为正常肠段，两者之间分界清楚，病变黏膜充血、水肿、糜烂及溃疡。

（二）溃疡

CD黏膜面最早期的改变是阿弗他溃疡的形成，其下方为增生的淋巴滤泡。阿弗他溃疡在结肠较容易观察，在小肠黏膜表面绒毛可能影响观察。溃疡旁黏膜形态正常。溃疡增大，相互融合，形成匐行或线状溃疡，最终可融合形成深而狭长的纵形、横行溃疡，即裂隙状溃疡。裂隙状溃疡是CD的特征性改变。透壁性炎症是形成裂隙状溃疡及瘘管的基础。溃疡间的黏膜水肿，相对隆起，被深溃疡分隔，形成鹅卵石样外观。纵形溃疡修复后，留下铁轨样瘢痕，瘢痕收缩可引起组织下陷。

（三）肠壁增厚、肠管狭窄

长期慢性病程，黏膜层可不同程度萎缩。黏膜下层、固有肌层和浆膜层广泛纤维化，肠壁明显增厚、僵硬，成为叠加在其他表现上最为显著的形态改变。纤维化延伸至周围组织，使肠管与周围组织或器官黏连。可引起肠管狭窄，常见于回肠末端近回盲瓣处，可引起部分性、间断性肠梗阻。狭窄可发生于多段肠段，节段性狭窄与节段性扩张间隔出现。病变肠段之间为正常肠段，呈跳跃性分布。

（四）瘘管形成

瘘管形成是CD较常见的一种改变，常见于回肠或回盲部，偶可见于结肠，多由于裂隙状溃疡穿透肠壁而引起，瘘管旁可形成脓肿。由于炎症穿透肠壁的过程缓慢，炎性肠管相互黏连、包裹，故穿孔发生率较低，一般不会发生于结肠。

（五）炎性息肉和假息肉

黏膜表面可见炎性息肉和假息肉。炎性息肉为被覆肠上皮的炎性肉芽组织增生形成的突起。假息肉指溃疡间残留的黏膜岛。这些息肉状改变可发生于任何肠段，以横结肠和脾曲最多见，直径数毫米至数厘米，可为黏膜面小突起，或狭长带蒂息肉，或巨大分叶状肿物。丝状息肉病（filiform polyposis）是一种罕见的炎性息肉病，多见于 UC 和 CD，由大量绒毛状息肉密集排列构成，长度 2～3 cm，伴炎症和水肿，可见结肠各处，但一般不发生于直肠。

（六）浆膜面改变

浆膜面可有炎性渗出物被覆，后期纤维化，与周围组织黏连，可在肠管周围形成巨大炎性包块，类似结肠癌。回肠表面可见脂肪组织包绕肠管肠系膜对侧缘，形成脂肪包绕（fat wrapping），对诊断 CD 具有很高的预测价值，这种改变偶可见于结肠。

三、组织学形态

CD 的特征性改变最早由 Crohn 和 Ginsberg 于 1932 年发表的文章中描述，改变包括不规则分布的阿弗他溃疡、结节状淋巴滤泡增生、不规则肌层增生、黏膜下层神经组织增生及结构疏松的肉芽肿，这些特征在 CD 中或多或少以不同的组合方式出现。

（一）透壁性炎症

炎症分布呈节段性，病变肠段炎症细胞浸润肠壁全层（图 4-15）。炎症细胞包括浆细胞、淋巴细胞、巨噬细胞、肥大细胞、嗜酸性粒细胞及中性粒细胞等。炎症细胞浸润密度在黏膜层内分布呈下重上轻趋势，以黏膜层底部及黏膜下层为重。基底浆细胞增多（basal plamacytosis）是最早出现且具有特异性的 IBD 特征，但手术切除标本多为病程长、治疗后病例，一般见不到这一改变。黏膜下层炎症细胞浸润比黏膜层更为密集，形成不成比例的黏膜下层炎症细胞浸润（disproportionate submucosal inflammation）。黏膜下层和浆膜层可见炎症细胞在血管、淋巴管周围浸润。疾病早期，间质水肿，疾病后期则为纤维化背景。活动性 CD 可伴有局灶性隐窝炎及隐窝脓肿，中性粒细胞浸润隐窝上皮内称为隐窝炎，中性粒细胞在隐窝腺腔内聚集成堆，称为隐窝脓肿。

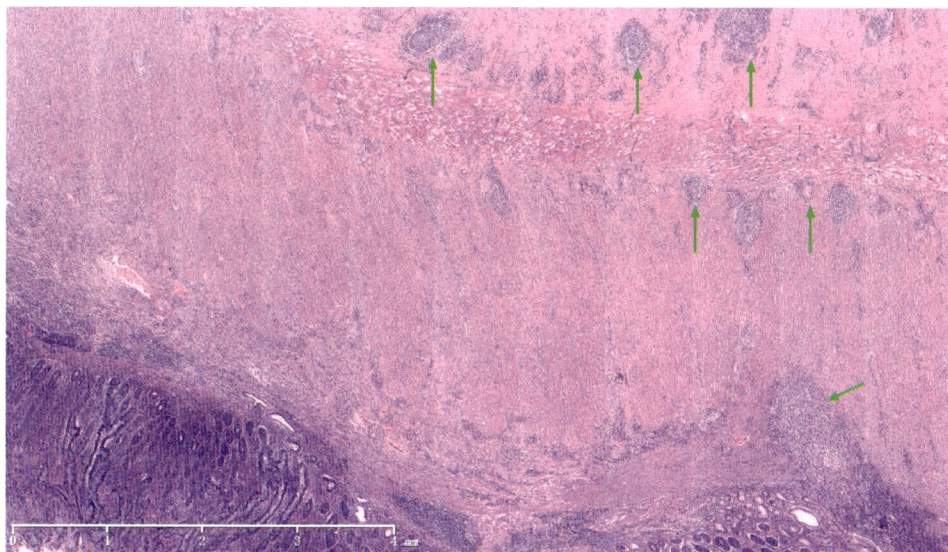

■ 图 4-15　透壁性炎症
临床诊断CD，手术切除标本病理学检查见透壁性炎症，炎症细胞浸润肠壁全层，可见淋巴滤泡形成，黏膜肌层增厚，与肌层融合，浆膜层纤维组织增生

（二）裂隙状溃疡

裂隙状溃疡深而狭长，边界清楚，呈刀切状，与肠管长轴呈一定角度伸入肠壁深层（图 4-16）。溃疡表面为炎性渗出物，溃疡底为肉芽组织，伴组织细胞增生。溃疡修复后表面可由单层立方上皮被覆，细胞核较肠上皮稍增大，胞质嗜酸性。有时由于切片造成的组织裂开，不应误认为裂隙状溃疡，其表面无炎性渗出物或修复上皮被覆。溃疡修复后，局部黏膜腺体减少，幽门腺化生，黏膜肌层显著增厚，黏膜下层纤维化，并与固有肌层黏连、融合，很难区分黏膜肌层、黏膜下层和固有肌层（图 4-15）。有时裂隙状溃疡穿透肠壁，引起黏连、瘘管、脓肿及肠周炎性假瘤的形成。

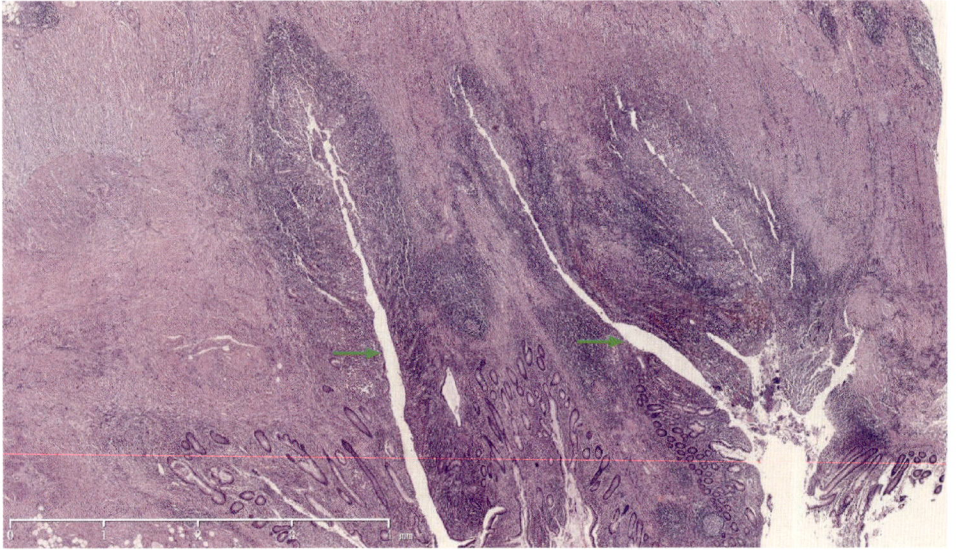

临床诊断CD，手术切除标本病理学检查见裂隙状溃疡深而狭长，边界清楚，呈刀切状，与肠管长轴呈一定角度伸入肠壁深层

（三）透壁性淋巴滤泡增生

正常情况下淋巴滤泡位于黏膜层和黏膜下层交界处。CD淋巴滤泡增生，伴或不伴生发中心形成，可见于肠壁全层，多位于黏膜下层、浆膜层（图4-17），亦可见于黏膜层和固有肌层，甚至深达浆膜脂肪组织中。表浅的淋巴滤泡很难区分病理性抑或反应性滤泡增生，当淋巴滤泡位于黏膜下层以下，并与黏膜肌层分离，伴间质水肿或纤维化，则是CD引起的淋巴滤泡增生比较可靠的证据。回肠末端的淋巴滤泡可显著增生，突起于黏膜面，形成多发性淋巴样息肉。

（四）肉芽肿

肉芽肿是指5个以上上皮样组织细胞聚集形成的结节，一般边界不清，中央多无坏死灶或核碎片。肉芽肿体积一般较小，直径多在0.4 mm以下，极少数病例可见直径超过1 mm的肉芽肿。构成肉芽肿的上皮样组织细胞一般排列较疏松，胞质丰富、淡染，核多呈椭圆形或短梭形，核膜薄而不光滑，稍扭曲，核染色质细，含1～2个小核仁（图4-18）。肉芽肿周边可围绕小淋巴细胞呈袖套状。肉芽肿可见于肠壁各层。肠旁淋巴结内也可

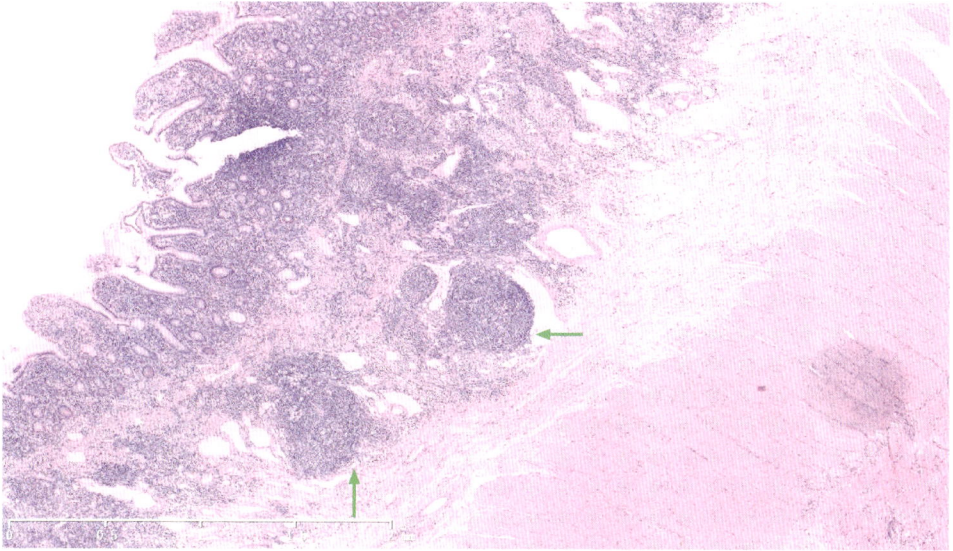

■ 图 4-17　淋巴滤泡增生

临床诊断CD，手术切除标本病理学检查见黏膜下层及固有肌层淋巴滤泡增生，黏膜下层纤维化

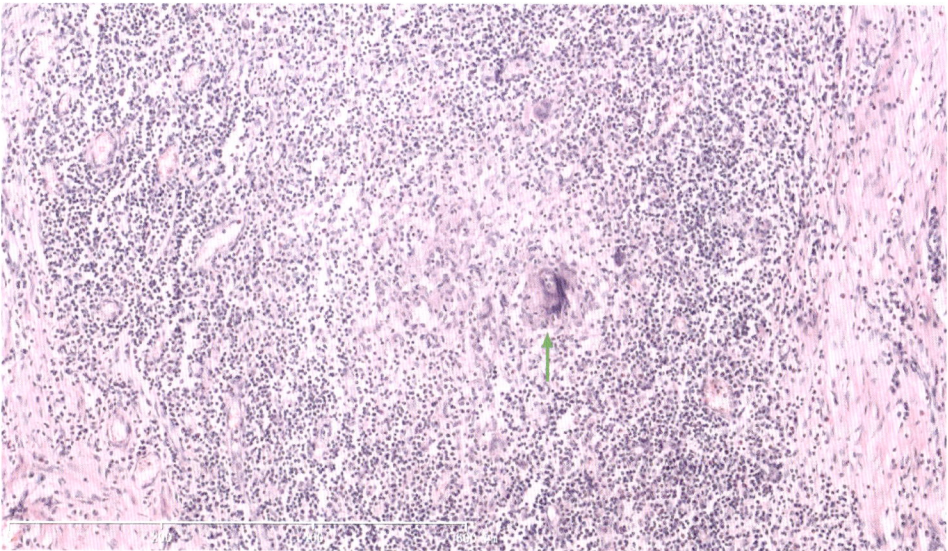

■ 图 4-18　肉芽肿

临床诊断CD，手术切除标本病理学检查见肉芽肿，由排列较疏松的上皮样组织细胞构成，胞质丰富、淡染

见类似肉芽肿，但一般情况下若肠壁不见肉芽肿形成，则肠旁淋巴结也不见肉芽肿。

肉芽肿是 CD 比较特征性的改变，但手术切除标本多为病程长、治疗后病例，一般肉芽肿数量少，或仅见散在多核巨细胞（图 4-19），甚至不见肉芽肿。若切除标本中可见数量较多的肉芽肿，应注意与肠结核鉴别。

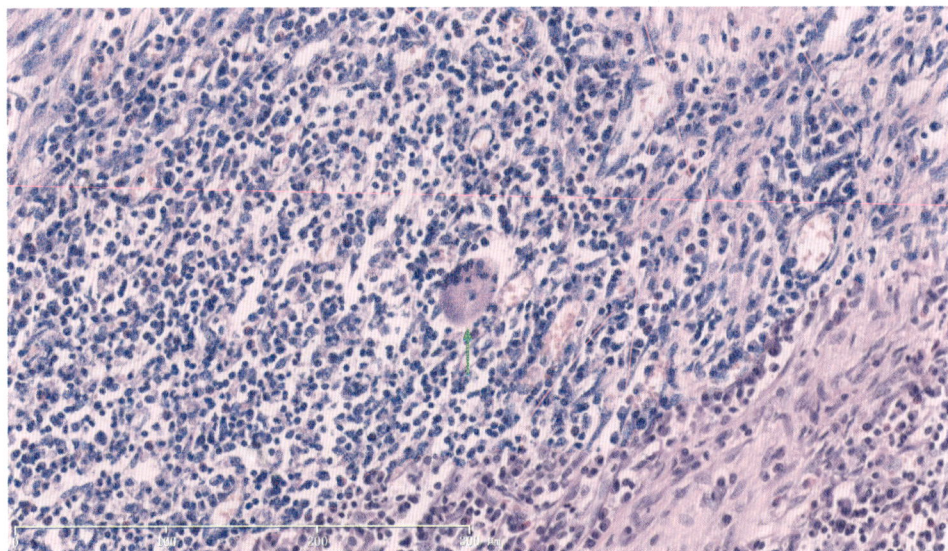

■ 图 4-19 多核巨细胞
临床诊断 CD，手术切除标本病理学检查见散在多核巨细胞

（五）上皮和黏膜改变

病变呈节段性分布，病变肠段出现黏膜隐窝及小肠绒毛的显著变形。隐窝形态不规则指隐窝扭曲变形（包括非平行排列隐窝、大小不等或囊状扩张的隐窝），隐窝分支和隐窝缩短（图 4-20），可伴上皮增生、隐窝脓肿及溃疡形成。小肠绒毛变形或萎缩，伴幽门腺化生（图 4-21），最常见于回肠。这些改变提示病变的慢性过程。黏膜隐窝可见隐窝脓肿，但一般呈节段性、局灶性分布，数量不多。黏膜固有层可伴纤维化。

（六）上皮黏蛋白保存

病变肠段杯状细胞数量正常，黏蛋白保存，部分病例可出现局灶性黏膜增生，杯状细胞增多，仅在病变严重的肠段可见杯状细胞减少及肠上皮细胞

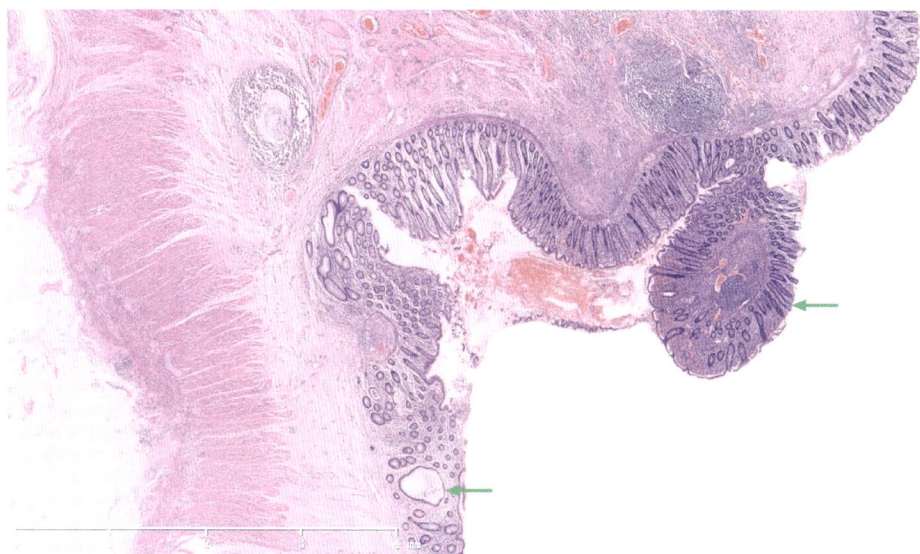

■ 图4-20　隐窝变形及炎性息肉

临床诊断CD，手术切除标本病理学检查见黏膜层炎症呈斑片状分布，局灶性隐窝变形，并可见炎性息肉

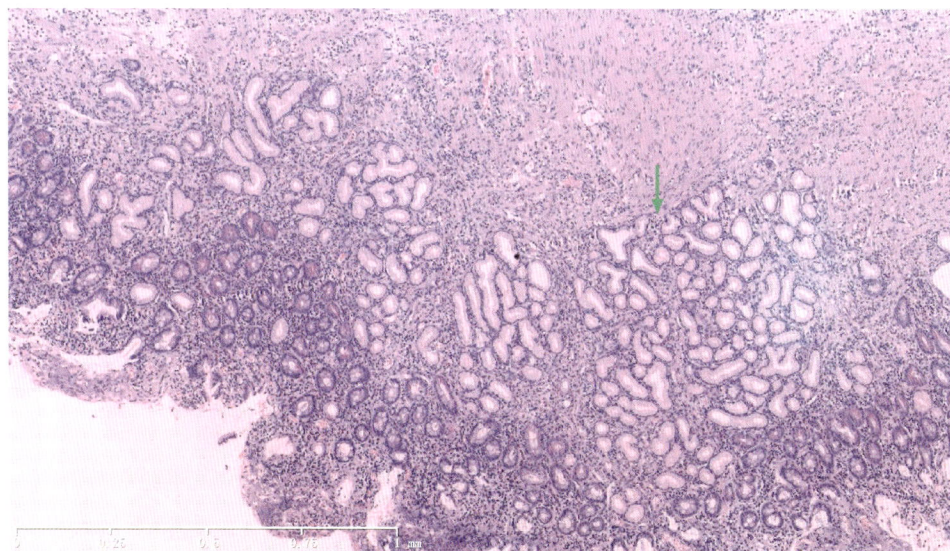

■ 图4-21　幽门腺化生

临床诊断CD，手术切除标本病理学检查见回肠黏膜层幽门腺化生

反应性改变（reactive epithelial cell）。

（七）淋巴管扩张

黏膜下层淋巴管扩张是 CD 一个显著的形态改变，常伴间质水肿、淋巴滤泡增生（图 4-22），但病变后期则被广泛纤维化取代。

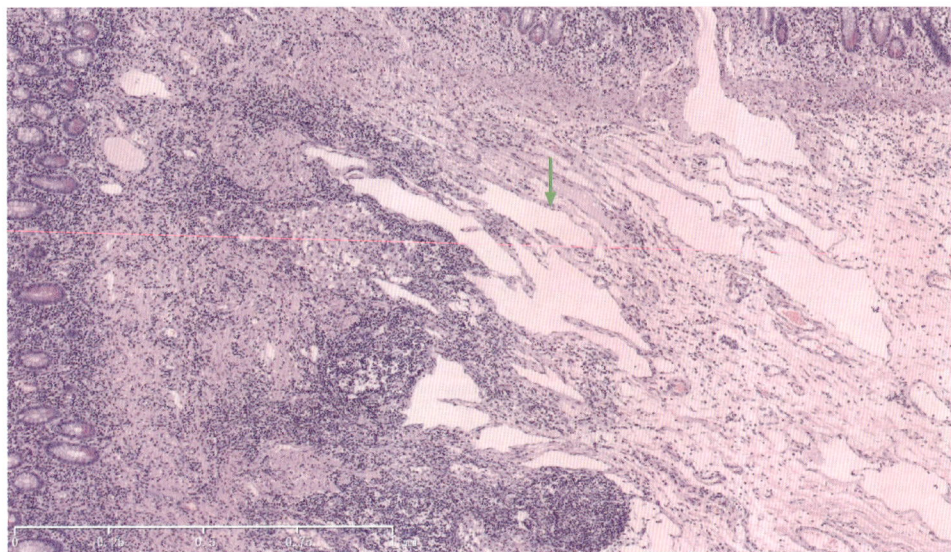

■ 图 4-22　淋巴管扩张

临床诊断CD，手术切除标本病理学检查见黏膜下层淋巴管扩张，间质水肿，淋巴滤泡增生

（八）肠壁纤维性增厚

肠壁纤维组织增生及胶原化以黏膜下层最为显著。黏膜下层常显著增宽（图 4-23），是小肠发生肠腔狭窄的主要原因。纤维化可沿血管、淋巴管延伸至浆膜层和肠旁组织（图 4-24），可同时引起硬化性淋巴管炎、闭塞性静脉内膜炎和动脉内膜炎。

（九）神经组织增生

CD 常伴自主神经丛增生，神经束体积增大，有时呈丛状神经瘤样增生，增生的神经束内可见神经节细胞数量增多，可见于黏膜层、黏膜下层及肌层（图 4-25）。增生的神经组织可伴淋巴细胞、浆细胞等慢性炎症细胞浸润，形成神经周围炎。

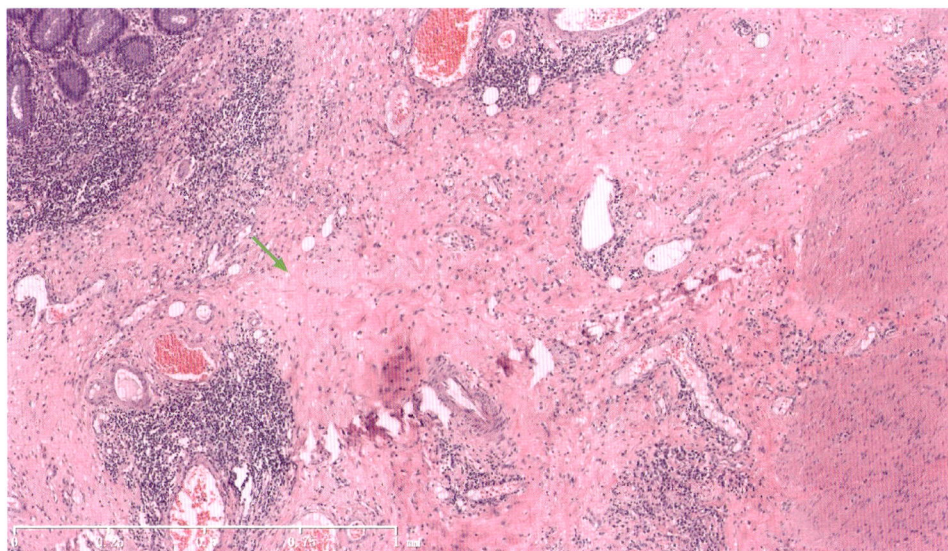

■ 图 4-23　黏膜下层纤维组织增生
临床诊断CD，手术切除标本病理学检查见黏膜下层纤维组织显著增生，黏膜下层增宽

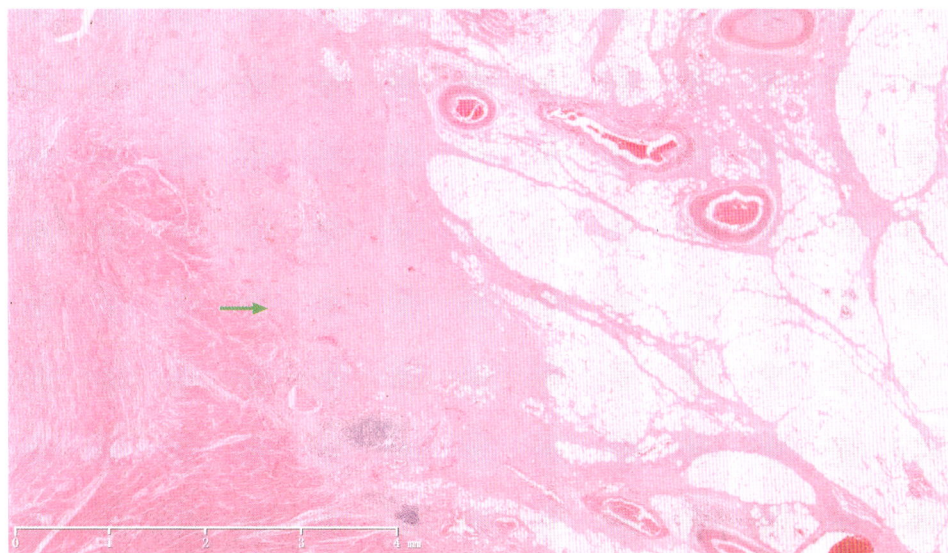

■ 图 4-24　浆膜层纤维组织增生
临床诊断CD，手术切除标本病理学检查见浆膜层纤维组织增生，沿血管、淋巴管延伸

109

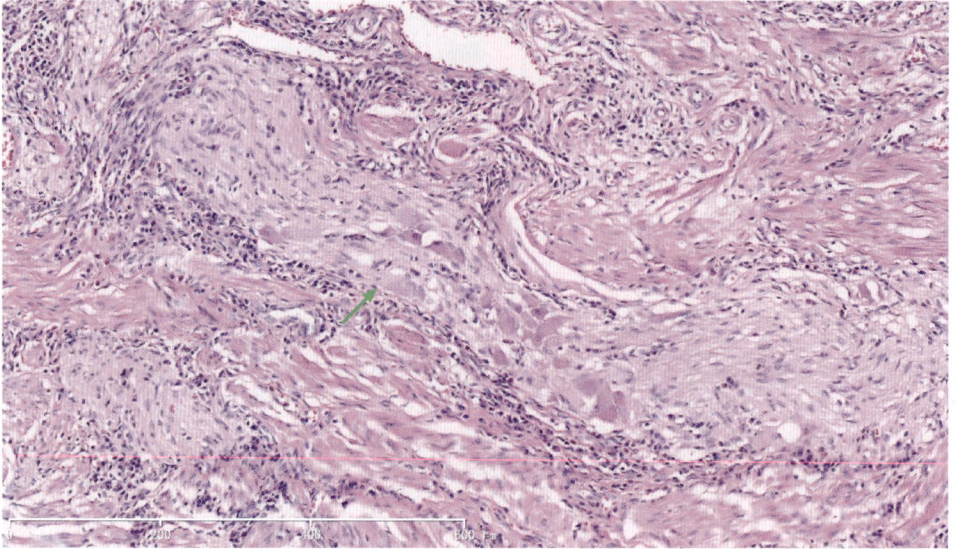

■ 图4-25 神经组织增生

临床诊断CD，手术切除标本病理学检查见神经组织增生，神经束体积增大，神经节细胞数量增多

（十）炎性息肉和假息肉

肠黏膜表面可见几种类型的息肉状突起。炎性息肉主要由炎性增生组织和修复性组织构成，呈指状突起，可见肉芽组织伴不同程度的炎症细胞浸润，表面可被覆修复性上皮（图4-26）。假息肉实际上为残留的黏膜岛，被深溃疡分隔而成，由黏膜及黏膜下层组织构成，可见组织水肿、纤维化，黏膜肌层增生。残留的黏膜可伴不同程度增生，有时形成体积巨大的假息肉，可呈粗乳头状突起，分支多。乳头表面为炎性黏膜组织，可伴糜烂，可见幽门腺化生。乳头轴心为黏膜固有层和黏膜肌层延伸而成，固有层内大量炎症细胞浸润，种类多，可见浆细胞、嗜酸性粒细胞、淋巴细胞和中性粒细胞等，可伴间质水肿或纤维组织增生。黏膜肌层延伸而来的平滑肌束不同程度增生。

（十一）血管改变

有学者提出CD是以血管病变为基础发生的。血管改变主要为退行性或炎症性改变，约5%CD患者出现闭塞性动脉内膜炎、慢性静脉炎及其他血管病变。闭塞性改变包括内膜增生、内膜下纤维化、中层平滑肌增生、中层纤维化及外膜纤维化等改变，均不伴炎症细胞浸润（图4-27）。血管退行性

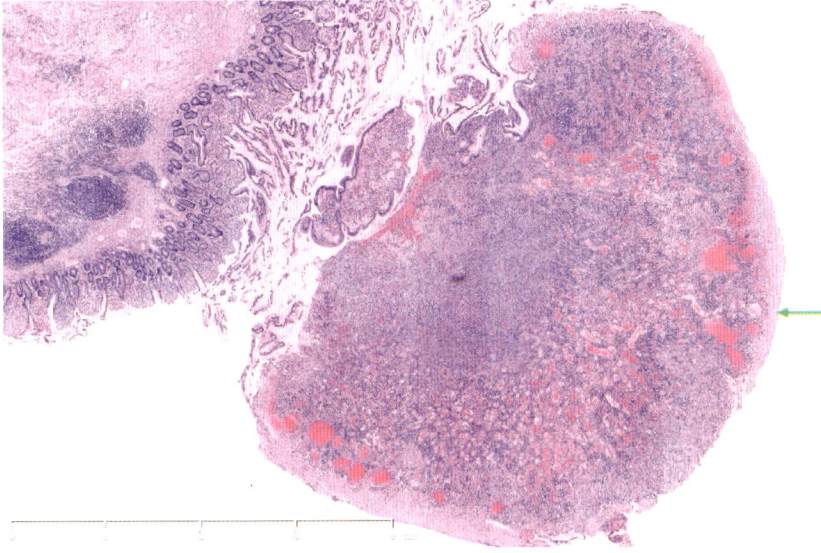

■ 图 4-26　炎性息肉
临床诊断CD，手术切除标本病理学检查见黏膜面炎性息肉突起，由肉芽组织构成

改变可造成血管腔狭窄。静脉改变常为血管壁纤维组织或平滑肌的增生，造成不规则增厚、硬化，病变的血管周围可见炎症细胞浸润和肉芽肿形成。

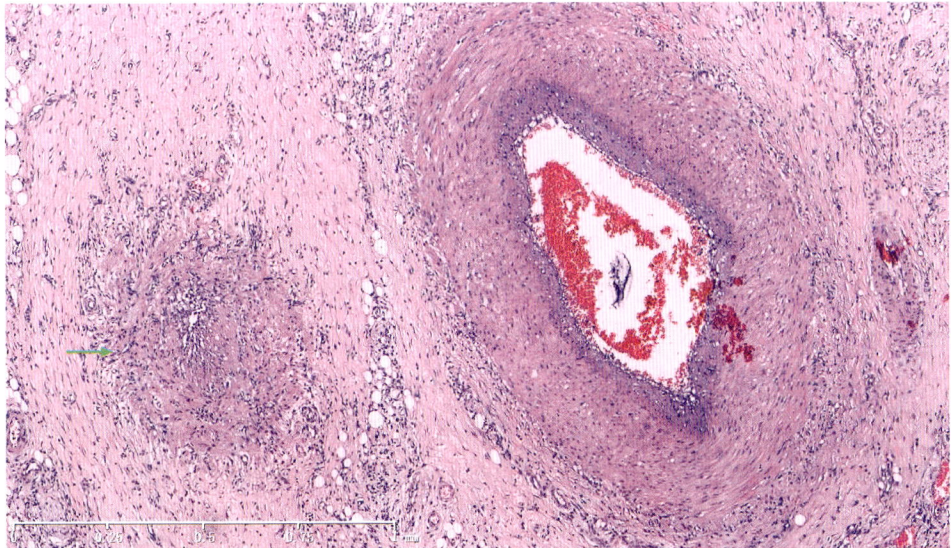

■ 图 4-27　血管改变
临床诊断CD，手术切除标本病理学检查见血管平滑肌增生，形成闭塞性改变

CD 组织学改变复杂多样，其核心是节段性、透壁性慢性炎症，透壁性炎症引起肠壁全层的炎症相关改变，黏膜隐窝及腺体破坏、再生改变，同时间质增生性改变，详见图 4-28。

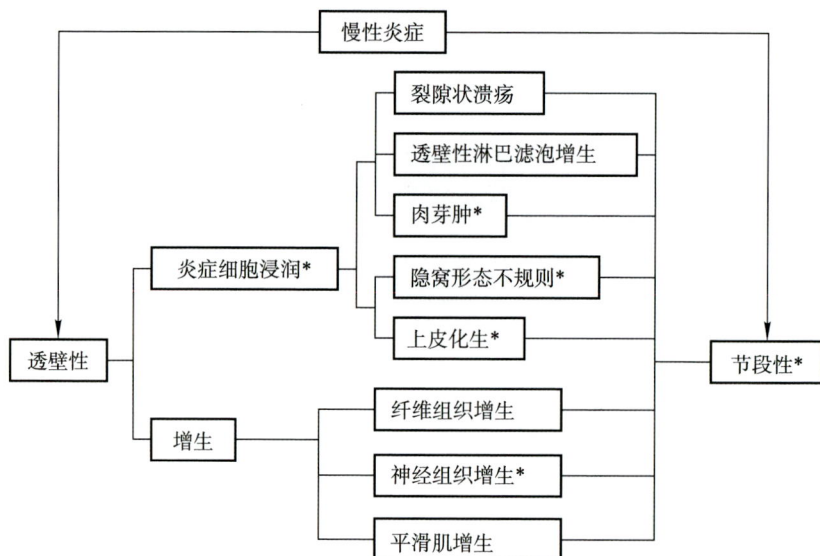

■ 图 4-28　CD 组织学形态特征
*为内镜下活检标本中对诊断有帮助的特点

四、手术切除标本诊断标准

手术切除标本可以全面显示各肠段、肠壁各层的改变，可观察到多种 CD 的改变。但需要注意的是，手术治疗的患者一般病程长、病情重，常有并发症，故手术切除标本中病变早期改变如基底浆细胞增生、肉芽肿等改变往往不易见到，而仅能观察到病变后期的改变。

手术切除标本中 CD 大体特征包括：回肠病变、直肠豁免、融合性线状溃疡、阿弗他溃疡、裂隙状溃疡、瘘管、脂肪包绕、节段性病变、鹅卵石样外观、肠壁增厚及狭窄。其中对诊断 CD 最具有辨识性的特点是：回肠病变、脂肪包绕和肠壁增厚。

组织学特征包括：透壁性炎症、透壁性淋巴滤泡增生、黏膜下层增厚（包括炎症性及纤维性增厚）、裂隙状溃疡、肉芽肿（包括淋巴结）、肠壁神经组织异常（黏膜下层神经组织增生、神经周围炎）及上皮黏蛋白相对保存（杯状细胞数量正常）。其中对诊断CD最具有辨识性的特点是：透壁性炎症、透壁性淋巴滤泡增生、肉芽肿（包括淋巴结）和肠壁神经组织异常（黏膜下层神经组织增生、神经周围炎）。

目前对手术切除标本的镜下诊断标准是：如有肉芽肿存在，并且有另外一种特征出现，除外感染性疾病，可诊断CD；若无肉芽肿存在，则需三种特征存在，方可诊断CD。

五、鉴别诊断

（一）UC

UC病变主要局限于黏膜层，呈连续性、弥漫性炎症。隐窝结构广泛变形、分支，隐窝萎缩，黏膜表面不规则，呈绒毛状突起。黏膜固有层全层内弥漫性、重度炎症细胞浸润，基底浆细胞增多，基底淋巴滤泡形成，并形成隐窝炎及隐窝脓肿（图4-29），没有非隐窝溶解性肉芽肿形成。手术切除标本CD与UC形态学的区别见表4-3。

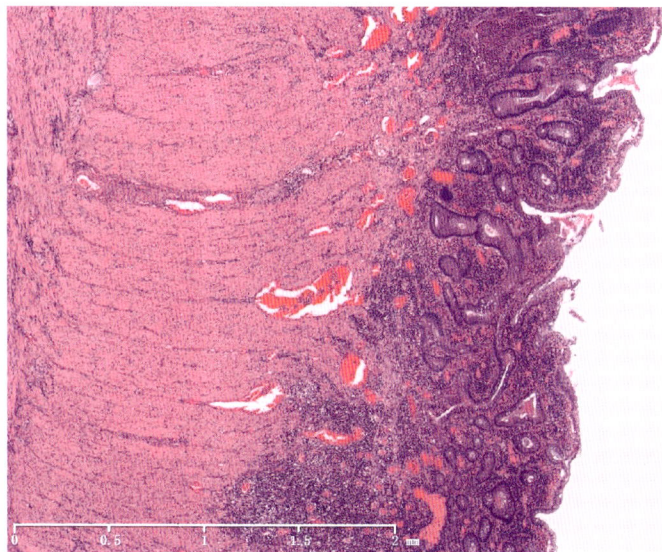

■ 图4-29　黏膜全层弥漫性炎症伴隐窝广泛变形

临床诊断UC，手术切除标本病理学检查见黏膜全层弥漫性炎症细胞浸润，隐窝广泛变形、分支，隐窝脓肿形成

表 4-3 手术切除标本 CD 与 UC 形态学的区别

特征	CD	UC
大体形态		
部位	全胃肠道，常累及回肠，右半结肠多于左半结肠	多见于结直肠，回肠少见
病变分布	节段性	连续性
溃疡	阿弗他溃疡、裂隙状溃疡	表浅溃疡
黏膜萎缩	少见	明显
肠管狭窄	可见	少见
肠壁厚度	增厚	正常
脂肪包绕肠管	可见	无
瘘管	可见	少见
组织学形态		
慢性炎症细胞浸润	局灶性	弥漫性
急性炎症细胞浸润	局灶性	弥漫性
隐窝不规则	局灶性	弥漫性
隐窝脓肿	局灶性	常见
黏蛋白减少（杯状细胞减少）	少见	明显
肉芽肿	可见	无，隐窝溶解性肉芽肿除外
淋巴滤泡增生	透壁性	主要位于黏膜层、黏膜下层
帕内特细胞化生	少见	可见
幽门腺化生	可见	少见
纤维化	常见	少见
神经组织增生	常见	少见
固有肌层增生	常见	无

（二）肠结核

肠结核好发于回盲部，典型溃疡常呈环形。组织学上肠壁各层可见大量肉芽肿形成，体积大，直径多超过 0.4 mm，常融合呈巨大肉芽肿。肉芽肿境界清楚，类上皮细胞排列密集，胞质较红，常可见 Langhans 巨细胞。大肉芽肿常伴干酪样坏死。肠系膜淋巴结也可见多量肉芽肿伴干酪样坏死。抗酸染色可显示结核杆菌。

（三）缺血性肠炎

慢性缺血性肠炎在临床上和 IBD 的表现有重叠。大体上可见地图状溃疡伴假膜形成，黏膜水肿可形成鹅卵石样外观，慢性或修复性缺血性肠炎可形成肠管狭窄。慢性缺血镜下可见隐窝萎缩和变形，但没有明显基底浆细胞增生，急性炎症轻，黏膜固有层透明变或纤维化。隐窝广泛破坏，残留神经内分泌细胞增生，呈灶性聚集。临床表现和病变局限性分布可帮助鉴别。

（四）肠憩室相关节段性肠炎

肠憩室相关节段性肠炎（segmental colitis associated with diverticulosis，SCAD）指局限于憩室所在肠段的慢性炎症，炎症累及憩室所在黏膜及邻近黏膜。几乎只发生在乙状结肠，直肠及近端结肠在内镜下及组织学上均正常。确切发病机制不明，可能是对憩室的不确定炎症反应。可出现类似 CD 的多种改变，如脂肪包绕肠管、裂隙状溃疡、肉芽肿、透壁性淋巴滤泡增生等。病史及病变累及部位对鉴别诊断非常重要。

第三节　异型增生与癌变

CD 患者发展为结直肠癌和小肠癌的危险性较对照人群高 10~20 倍，癌变率为 4.8%。CD 肠道癌变的危险因素包括发病早、病程长和全结肠受累。异型增生是癌前病变，具有潜在癌变可能性。腺体异型增生提示病变可能与腺癌有关，或可能发展为腺癌。异型增生越严重，病变越接近浸润癌。异型增生仅提示癌变概率高，从异型增生发展到癌的时间差异却很大。

异型增生（dysplasia），即上皮内瘤变，是指组织学上有明确的肿瘤性上皮，不伴间质浸润，是癌变危险性最可靠的表现。异型增生可分为 4 个级别：阴性/再生性上皮（negative/regenerating epithelium）；可疑异型增生（indefinite for dysplasia）；低级别异型增生（low-grade dysplasia）及高级别异型增生（high-grade dysplasia）。

异型增生包括组织结构异常和细胞形态异常。组织结构异常指黏膜层增厚，隐窝密集、增大、变长及形状改变，形成广泛的上皮簇。表面上皮和隐窝被覆上皮变成高柱状，可伴黏液分泌，但黏液位于高柱状上皮内，而不是杯状细胞内。细胞层次增多，失去极性，细胞核增大。核染色质深，核拥挤、重叠。核分裂象可位于隐窝上部，甚至位于表面。

低级别异型增生细胞核类似腺瘤的细胞核，呈长杆状。高级别异型增生结构异常更显著，可呈筛状。细胞核位于细胞的上半部，完全失去极性，细胞层次更多，细胞核大，多形性，圆形或卵圆形为主，核仁明显，不建议使用"原位癌"做诊断。在低级别异型增生为主的病变中至少出现 3 个隐窝形态改变符合高级别异型增生，方能将异型增生级别提高到高级别。

异型增生可为扁平型和隆起型。扁平型异型增生黏膜厚度小于正常黏膜厚度的 2 倍，内镜下常不能发现。为减少漏诊，目前建议全结肠每 10 cm 处取环肠管一周四个象限黏膜活检，同时取形态上可见的不典型病灶。隆起型异型增生分为腺瘤样病变和非腺瘤样病变。非腺瘤样病变，即异型增生相关病变或肿物（Dysplsia associated-lesion or masses，DALMs），是同时存在腺癌或发展为腺癌的信号，可表现为大片天鹅绒样斑片、不规则斑块、不规则隆起或结节、疣状病变、大的宽基无蒂息肉样病变或局灶性狭窄等多种形态。虽然组织学形态与真正的腺瘤相似，形成绒毛状管状腺瘤样结构，但与正常隐窝并存，背景为致密炎症细胞浸润。DALMs 一般不会孤立存在，往往在息肉状病变旁或肠道其他部位还有扁平型异型增生。因此，内镜下取材应同时取隆起型病灶及其旁边的非隆起型病灶。腺瘤样病变表现为边界清楚的息肉状突起，和散发性腺瘤形态相似。

p53 突变是 IBD 相关结直肠癌发生过程中的重要因素，但小部分再生性非肿瘤病例也可以阳性，故在鉴别再生性改变与异型增生时作用并不大。α 甲酰辅酶 A 消旋酶（AMACR）表达对诊断 IBD 伴异型增生的敏感性和特异性都很高。同时表达 p53 和 AMACR 的可疑异型增生与低级别异型增生病例容易发展到高级别异型增生和腺癌。增殖指数（Ki-67）可协助鉴别腺上皮异型增生和再生。再生性腺体 Ki-67 阳性细胞主要位于隐窝底部，增生区稍扩大；异型增生腺体 Ki-67 阳性细胞数量在隐窝底部与表面相似，没有梯度变化。总的来说，从形态学改变判断异型增生仍然是目前确定 CD 癌变危险性最重要的方法。

CD 伴异型增生的腺体形态与散发性腺瘤非常相似，但由于两者临床处理完全不同，必须将两者区别开。患者年龄、部位及病变形态等特点可帮助鉴别诊断。CD伴异型增生发病年龄多<50岁，异型增生区域边界不清，位于炎性病灶内，黏膜扁平或隆起，腺体大小、形态不规则，固有层炎症细胞较多，黏膜表面常见正常腺体与异型增生腺体混杂（图4-30）。散发性腺瘤发病年龄较大，常>60岁，黏膜呈息肉状突起，病变边界清，腺体形态一致，固有层炎症细胞数量不多。

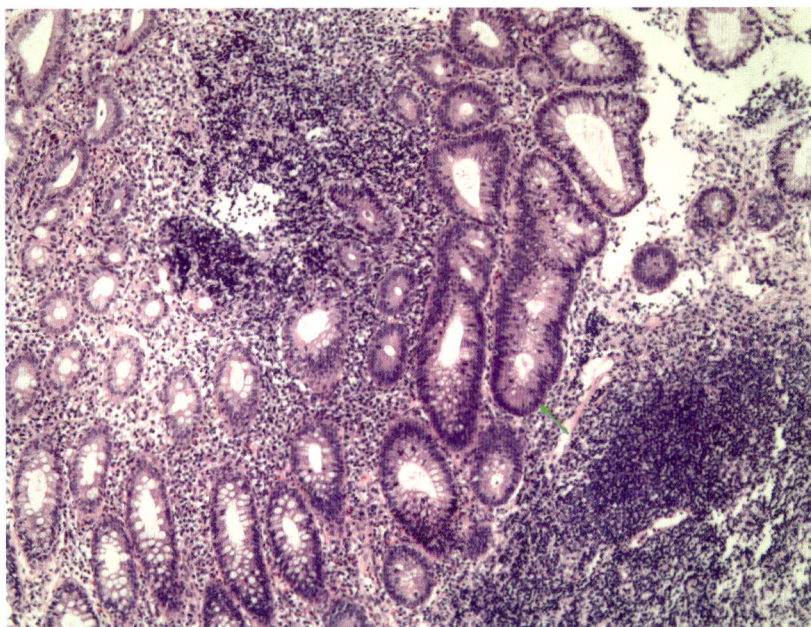

■ 图4-30　低级别异型增生
临床诊断CD，内镜下活检标本病理学检查见结肠黏膜低级别异型增生，固有层炎症细胞较多，正常腺体与异型增生腺体混杂

　　癌变可发生于大肠（70%）、小肠（25%）和肛门（5%）等部位。大体形态上，CD癌变常多发，多为扁平状，边界不清，质硬，触摸比肉眼观察更容易感觉到肿瘤。组织学类型包括腺癌、小细胞癌和神经内分泌肿瘤。腺癌以低分化癌和黏液腺癌多见。肛周瘘管可发生腺癌，肛门可发生鳞状细胞癌。

第四节　其他部位 CD 的特点

一、近端胃肠道 CD

病变可累及十二指肠、胃及食管，呈节段性分布，病变部位之间多正常肠段。小肠绒毛可不同程度萎缩、变平，表面肠上皮伴大量中性粒细胞浸润。十二指肠最常累及部位是 Treitz 韧带近端，黏膜糜烂、肉芽组织形成，可伴隐窝脓肿、幽门腺化生、浆细胞及中性粒细胞浸润。在淋巴细胞、浆细胞浸润的背景下，可见肉芽肿形成。上皮内淋巴细胞可稍增多。

约 75% CD 患者伴不同程度的胃组织病变，常表现为炎症细胞灶性浸润胃腺体，以胃窦多见，多累及腺体的颈部和底部。诊断困难的疑诊 CD 病例做胃黏膜活检可能有助于诊断，肉芽肿或局灶性活动性胃炎支持 CD。当以活动性炎症为主要表现时，需要与幽门螺杆菌胃炎鉴别，后者为慢性活动性感染，多为中性粒细胞浸润，局限于腺体颈部。当活动性炎症浸润腺体底部时，应警惕有无 CD 的可能性。

食管 CD 很难与其他肉芽肿性食管炎鉴别，严重病变可引起食管节段性不规则狭窄，临床易误诊为食管癌。

二、口腔 CD

约 49% 的 CD 患者有口腔水泡和阿弗他溃疡，常与肠道病变同时存在，偶为 CD 首发症状，活检见慢性炎症细胞浸润，肉芽组织形成，伴非干酪样肉芽肿，周围淋巴细胞围绕。

三、肠外 CD

相当部分 CD 患者伴有一个或多个肠外表现，包括骨关节系统、肝胆系统、皮肤、口腔、眼、血管、泌尿生殖道、肺及血液系统等全身多系统多器官病变。常见肠外病变的病理形态详见表 4-4。

表 4-4　常见 CD 肠外病变的组织学形态

肠外病变	组织学形态
关节炎	滑膜活检显示非特异性滑膜炎伴滑膜细胞缺失和炎症细胞浸润
脂肪肝	大泡型肝脂肪变性，弥漫性、小叶中心性、门管周围性分布
胆管周围炎	胆管周围广泛慢性炎症细胞浸润，后期伴胆管周围纤维化
胆管癌	肝外胆管常见，腺癌，多为多中心性
淀粉样变	淀粉样物质沉积于肝、肾
结节性红斑	隆起性红色或紫红色压痛结节，组织学为血管内皮细胞坏死，血栓形成，溃疡
坏疽性脓皮病	单发或多发深溃疡，中央坏死，周围皮肤呈紫红色。组织学为非特异性坏死、化脓、血管炎伴纤维素性坏死，可伴肉芽肿，大量中性粒细胞浸润
退伍军人脓皮病	环形脓疱疹，组织学为假上皮瘤样增生，表皮内脓肿
皮肤 CD	皮下结节、斑块，伴或不伴溃疡，苔藓状丘疹，组织学为真皮或皮下非干酪性肉芽肿
口腔溃疡	复发性阿弗他溃疡
外阴 CD	肉芽肿伴溃疡、瘘管、鲍文病

其他：

胆道结石，胰腺炎；弥漫性唇及颊部肿胀，口腔前庭及磨牙后硬化性息肉样赘样病变，下唇硬化性裂隙状溃疡；会厌炎，杓会厌皱褶炎；葡萄膜炎，结膜炎，虹膜炎，白内障，角膜边缘溃疡；血栓栓塞，结节性多动脉炎，高安动脉炎，巨细胞动脉炎，大血管病伴动脉瘤形成；泌尿道结石，输尿管梗阻，梗阻性肾积水；肺血管炎，局限性肺间质纤维化，肺尖纤维化、慢性化脓性支气管炎；缺铁性贫血，巨细胞性贫血；外周神经病，心包炎，甲状腺功能亢进等

第五节　未定类结肠炎和未分类 IBD

　　对于没有明确诊断的慢性结肠炎患者，诊断用词很混乱，包括未定类结肠炎（indeterminate colitis）、未确定结肠炎（uncertain colitis）、未分类 IBD（inflammatory bowel disease unclassified）、慢性特发性 IBD，非特指性 IBD（chronic idiopathic inflammatory bowel disease，not otherwise specified）等。

　　未定类结肠炎使用最为广泛，主要用于手术切除标本，但对这一名称

一直没有统一的定义，尽管普遍认为用于确定 IBD，但无法确定是 CD 抑或UC，且组织学界定不统一。2005 年蒙特利尔世界胃肠病学会议建议确立统一的定义来界定"未定类肠炎（indeterminate colitis，IC）"，该建议得到 IBD国际组织及欧洲 CD 及结肠炎组织 / 欧洲病理学会的支持。IC 的大体形态特点为广泛溃疡，累及横结肠及右半结肠，通常为弥漫性病变（远端结肠较轻）。镜下形态特点为广泛溃疡，与正常黏膜间边界清楚，多发 V 型溃疡不伴周围炎症。重叠性特征包括严重的黏膜和肠壁受累，裂隙状溃疡达固有肌层，节段性病变。病理学上诊断 IC 应该基于重叠性特征的出现或缺乏明确的诊断性特征，IC 并不是真正的阳性诊断。

IC 目前的定义基于结肠切除标本，在充分观察肠壁全层病变的基础上仍不能确定是 CD 抑或 UC，故不适用于内镜下活检标本。目前也没有明确的内镜下活检标本诊断 IC 的标准。大多内镜下活检无法确定 CD 或 UC 的病例，在随后的手术切除标本中都能确诊。而对于临床病史支持 IBD 的慢性结肠炎患者，大体和 / 或内镜下活检无法确定是 CD 抑或 UC，可用"未分类IBD（inflammatory bowel disease unclassified，IBDU）"这一名称首先确定诊断是 IBD，但无法进一步分为 CD 或 UC。IBDU 在充分的临床、内镜资料、多段多点黏膜活检、适当的影像学检查均无法确切分类的情况下应用。对于不能确定是否为 IBD 的病例，则不应该使用这个名称。同时应该明确，并没有一种介于 CD 和 UC 之间的疾病类型，故不能使用如"介于 CD 和 UC 之间的中间类型"这种杜撰的病名。

IC 和 IBDU 都是暂时性诊断，多见于儿童，也可见于成人 UC 自然病程中或在治疗后出现。流行病学研究表明大部分诊断不明确的病例表现都像 UC。

第六节　IBD 病理报告模式

理想的病理报告应包含病变范围、程度、活动性等资料，确定病变类型，确定有无并发症。建议建立标准化的病理报告模板（表 4-5，表 4-6），不易遗漏观察点，也便于将来大宗病例研究时资料的整理。

表 4-5　IBD 活检组织病理报告模板

姓名：　　性别：　　年龄：　　科室：　　床号：　　住院号：　　病理号：

取材部位：回肠、盲肠、升结肠、横结肠、降结肠、乙状结肠、直肠

慢性炎症分布模式：部位（回肠、盲肠、升结肠、横结肠、降结肠、乙状结肠、直肠）

　　　　　　　　　　连续性

　　　　　　　　　　节段性

　　　　　　　　　　弥漫性

　　　　　　　　　　局灶性

活动性：部位（回肠、盲肠、升结肠、横结肠、降结肠、乙状结肠、直肠）

　　　　程度（无、轻、中、重）

隐窝炎：无 / 个别 / 易见

隐窝脓肿：无 / 个别 / 易见

隐窝不规则：部位（回肠、盲肠、升结肠、横结肠、降结肠、乙状结肠、直肠）

　　　　　　连续性

　　　　　　节段性

黏膜表面：回肠（绒毛正常、绒毛萎缩）

　　　　　结肠（正常、不规则、绒毛状）

黏膜萎缩：程度（无、轻、中、重）

肉芽肿：部位（回肠、盲肠、升结肠、横结肠、降结肠、乙状结肠、直肠）

　　　　数量

　　　　最大直径

异型增生：部位（回肠、盲肠、升结肠、横结肠、降结肠、乙状结肠、直肠）

　　　　　级别（低级别、高级别）

诊断意见： IBD

　　　　　CD

　　　　　UC

　　　　　IBDU

表 4-6 IBD 手术切除标本病理报告模板

姓名： 性别： 年龄： 科室： 床号： 住院号： 病理号：

切除部位：空肠、回肠、盲肠、升结肠、横结肠、降结肠、乙状结肠、直肠

溃疡：阿弗他溃疡、裂隙状溃疡、其他溃疡

慢性炎症分布模式：部位（空肠、回肠、盲肠、升结肠、横结肠、降结肠、乙状结肠、直肠）

      连续性

      节段性

      弥漫性

      局灶性

慢性炎症深度：黏膜层、黏膜下层、固有肌层、浆膜层

淋巴滤泡增生深度：黏膜层、黏膜下层、固有肌层、浆膜层

活动性：部位（空肠、回肠、盲肠、升结肠、横结肠、降结肠、乙状结肠、直肠）

   程度（无、轻、中、重）

隐窝炎 / 隐窝脓肿：无 / 个别 / 易见

隐窝不规则：部位（空肠、回肠、盲肠、升结肠、横结肠、降结肠、乙状结肠、直肠）

     连续性

     节段性

黏膜表面：回肠（绒毛正常、绒毛萎缩）

    结肠（正常、不规则、绒毛状）

黏膜萎缩：程度（无、轻、中、重）

肉芽肿：部位（空肠、回肠、盲肠、升结肠、横结肠、降结肠、乙状结肠、直肠）

   数量，最大直径

纤维组织增生：黏膜层、黏膜下层、固有肌层、浆膜层

神经组织增生：黏膜层、黏膜下层、固有肌层、浆膜层

淋巴管扩张：黏膜层、黏膜下层、固有肌层、浆膜层

异型增生：部位（空肠、回肠、盲肠、升结肠、横结肠、降结肠、乙状结肠、直肠）

   级别（低级别、高级别）

诊断意见： IBD

    CD

    UC

    IC

（叶子茵）

主要参考文献

［1］薛玲，叶子茵. 炎症性肠病诊断与治疗的共识意见（2012 年，广州）病理诊断部分解读 [J]. 胃肠病学，2012，17（12）：733-735.

［2］Magro F，Langner C，Driessen A，et al. European consensus on the histopathology of inflammatory bowel disease[J]. J Crohns Colitis，2013，7（10）：827-851.

［3］Van Assche G，Dignass A，Reinisch W，et al. The second European evidence-based consensus on the diagnosis and management of Crohn's disease：special situations[J]. J Crohns Colitis，2010，4（1）：63-101.

［4］Feakins R M. Inflammatory bowel disease biopsies：updated British society of gastroenterology reporting guidelines[J]. J Clin Pathol，2013，66（12）：1005-1026.

第五章

内 镜 学

CD 的主要病变为消化道慢性透壁性炎症，累及消化道管壁全层，可发生于整个消化道的任何部位，但以回肠和回盲部最多见，病变呈跳跃性、节段性分布，同一肠段可同时出现不同时期疾病特征，并常有窦道、瘘管及腹腔脓肿形成。因此，为明确诊断及制定合理的治疗方案，必须全面了解消化道病变的部位、严重程度以及有无并发症。

消化内镜，包括结肠镜、小肠镜、胶囊内镜、胃镜和超声内镜，可对全消化道进行检查，能够观察到 CD 患者消化道黏膜病变特征，有利于 CD 的诊断与鉴别诊断，并可了解病变的严重程度和病变部位，为制定合理的治疗方案提供充分的依据。消化内镜检查时还可钳取病变部位和正常肠道黏膜进行组织病理学检查及免疫组化等相关检查，有助于 CD 诊断和鉴别诊断。结合消化内镜下的染色、放大及超声技术，可提高消化内镜对 CD 诊断的准确率。

此外，消化内镜在 CD 治疗后疗效的评估和随访，CD 并发的息肉、出血和狭窄等病变的治疗，肠道癌变的监测和治疗等方面都能发挥重要作用。

因此，消化内镜不仅是 CD 最重要的诊断方法，同时也是 CD 主要的治疗手段之一。

第一节 结 肠 镜

虽然 CD 可累及全消化道的任何节段，但以回肠末端与盲肠最多见。回盲部病变引起疾病的早期症状以腹痛、腹泻和腹部包块等肠道症状最常见。结肠镜检查能直观地观察结直肠与末段回肠黏膜，并能于镜下钳取肠黏膜组织进行组织病理学检查以助诊断。

许多情况下，因有相关症状疑诊 CD 的患者接受结肠镜检查后可获得初步诊断，再配合其他进一步检查而确立诊断。因此，临床上所有疑诊 CD 的患者均应首先接受结肠镜检查。同时，结肠镜还可对已确诊并开始治疗的 CD 患者进行随访及对病程较长的 CD 患者可能发生的癌变进行监测。此外，结肠镜还可以对 CD 的并发症进行内镜下治疗。

一、注意事项

（一）肠道准备

彻底、有效的肠道清洁有利于结肠镜检查的插镜过程，并能清楚地对病变进行细致的观察，也更有利于放大内镜、色素内镜与超声内镜的操作。如无梗阻、穿孔等禁忌，饮食控制配合口服清肠剂是行之有效的结肠镜检查前肠道清洁方法。口服清肠剂前确保胃排空是理想肠道清洁的关键环节之一，必要时配合适当的诸如少纤维饮食等饮食控制，有助于达到更好的肠道清洁状态。清肠剂首选聚乙二醇电解质液，既不影响机体水电解质平衡，也无内镜下高频电治疗时发生气体爆炸的风险。

对于病情严重的 CD 患者，应注意评估清肠过程对病情的影响以及患者的耐受性，适当把握清肠的程度，以免因过度强调清肠而加重病情，尤其是引起巨结肠、肠梗阻和穿孔等并发症。

对于病情严重者，可不行常规肠道清洁，仅作简单灌肠后即行结肠镜检查。病情特别严重时，甚至不必灌肠，直接行结肠镜检查，简单、快捷地了解直肠和邻近的乙状结肠的一些基本情况即可，以协助诊治方案的制订，待病情改善后再择机完成全结肠及末段回肠的检查。

（二）内镜医师的选择

CD 患者的结肠镜检查应由具有丰富的内镜操作经验及 CD 临床诊疗经验的高年资医师操作，而且最好能由相对固定的医师进行检查。这样做不仅能保证结肠镜检查的安全性，而且也能确保内镜诊断的准确性和一致性。

CD 患者结肠镜检查的安全性必须得到高度重视，因为活动期 CD 一旦在结肠镜检查时出现肠穿孔，通常无法进行一期肠穿孔修补术，也无法进行一期肠段切除及吻合术，只能造瘘，然后再择期行二期甚至三期手术，即使免强行一期肠道段切除和肠吻合术，也多半会出现吻合口瘘。因此，活动期 CD 患者肠镜检查时若出现肠穿孔，后果会非常严重。

（三）术前准备及术中操作

结肠镜检查前慎用或避免应用麻醉剂、镇静剂以及解痉剂，以免诱发肠梗阻和巨结肠。由于 CD 病变的节段性分布、全层性病变、易于穿透与狭窄等特点，肠通管壁脆弱，结肠镜检查时操作应轻柔细致，避免过多注气和粗暴操作，避免倒镜翻转观察。

原则上，对可疑的 CD 患者，结肠镜检查应进入回肠末端。当肠道病变严重时，可仅进镜至直肠和邻近的乙状结肠即可。遇到明显狭窄、肠段固定而插镜困难时，应慎重评估继续进镜的风险与效益，不能过分追求全结肠与回肠末段的结肠镜检查，以免增加肠穿孔等并发症的发生。在结肠镜检查无法完成的情况下，可通过诸如 CT、CTE、MR、MRE 或 X 线钡灌肠造影等其他影像学检查进行观察，以确保安全。

结肠镜检查可观察到大肠及回肠末段跳跃性、节段性分布的溃疡性病变，可见纵向溃疡与卵石征，CD 反复发作或病程较长时可见狭窄与炎性息肉等改变。部分病例可表现为回盲瓣及其周围黏膜的病变。回盲瓣可因炎症出现水肿和溃疡等，失去收缩功能而呈持续开放状态，或因肿胀及纤维化等而呈狭窄状态，导致结肠镜无法进入末段回肠进行观察。

（四）活检及标本处理

所有因疑诊 CD 而接受结肠镜检查的患者均应同时接受活检。

对疑诊的 CD 患者，为建立可靠的诊断，应同时对病变肠段和正常肠段进行活检，而不是单纯的直肠活检或病变肠段活检。国内外指南均推荐必须至少在回肠末端和升结肠、横结肠、降结肠、乙状结肠和直肠等六个部位进行活检，每个部位至少钳取两块组织。

对于有暴发性结肠炎患者，至少应在一个部位进行活检，通常是病变特征较典型部位，同时最少应钳取两块组织。

内科治疗后结肠镜随访性检查时，病变典型部位取 2~3 块活检组织即可确立诊断。

外科术后随访性结肠镜检查时，当怀疑疾病再发时须行新的回肠末端活检。已行回肠 "J" 形贮袋肛管吻合术的患者，疑诊 CD 复发时须行输入肠段活检。

对于病程较长的 CD 患者，在行结肠镜检查对肠道癌变筛查及监测时，多部位活检也是必要的。

每个活检标本应标明活检的部位，并应将标本分装入不同的器皿或醋酸酯片。样本固定前用滤纸确定方向（黏膜下层朝下）可更好地评估结构的异常。所有组织标本应立即浸泡于福尔马林溶液或其他固定液中，再行转运。当病变较轻或局限时，建议每个标本进行多个切片观察。

不同部位的活检标本应单独装瓶送检，并附上详细的内镜资料和临床资料（包括年龄、疾病持续时间、治疗方案和疗程），从而有利于病理科医师进行诊断和鉴别诊断。

由于 ECCO 和国内指南推荐的这种多部位和多点的随机活检有对患者的损伤大、内镜医师和病理科医师工作量大、准确性较差、具有较大的盲目性等弱点，因此，这种活检也被称为盲目活检。近年来，越来越多的学者主张定点活检，即运用内镜下染色、放大和超声技术，首先发现并定点观察可疑病变部位，确认异常后再对相关部位进行准确的活检。定点活检具有准确、高效和损伤小的特点，因而逐渐受到重视和普及。

二、染色内镜、放大内镜及超声内镜

近 20 年，消化内镜从硬件到软件发生了根本性的改变，尤其是染色、放大和超声技术的应用，使得消化内镜对消化道疾病的诊断和治疗发生了革命性的变化：诊断和治疗更加准确、简捷，损伤小，痛苦少，花费小，恢复快。

（一）染色内镜

目前应用于 CD 的消化内镜下的染色包括化学染色和电子染色。

1. 化学染色

是使用特殊的化学染色剂对消化道黏膜进行染色，使得黏膜结构更加清晰，病变部位更加突出。结合消化内镜的放大功能，可详细观察消化道黏膜的隐窝和腺管开口，对黏膜早期病变的诊断价值明显优于普通内镜。结肠镜染色及放大观察时，pit 类型从正常到进展期癌症分为 7 型（图 5-1）。由于 CD 是良性病变，pit 分型通常为 Ⅱ 型，但是，继发黏膜癌变时，病变处黏膜腺管开口可为 ⅢL 至 Ⅴ 型。

I 型　　　　　　　　　　II 型　　　　　　　　　　III s 型

III l 型　　　　　　IV 型　　　　　　V i 型　　　　　　V n 型

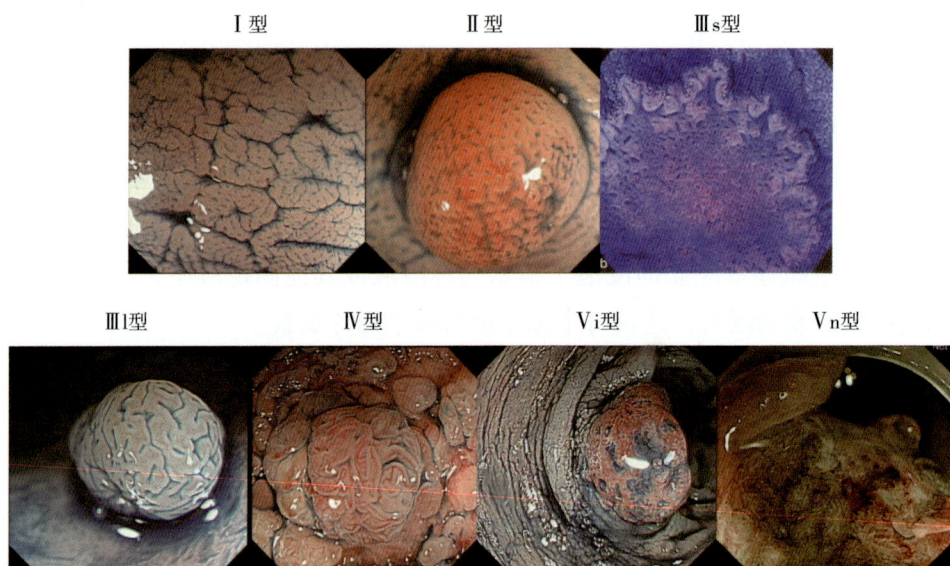

■ 图 5-1　结肠镜化学染色及放大清晰显示结肠 pit 分型图例

化学染色的基本原理包括对比法、着色法、反应法和荧光法。

常用的染色剂包括亚甲蓝、甲苯胺蓝、卢戈液、靛胭脂和刚果红。其中，靛胭脂在消化道黏膜的染色中应用更加广泛，对于 UC 和 CD 的诊断有重要的价值。

为获得良好的化学染色效果，应注意以下几点：充分的消化道准备，尽可能保持消化道清洁；在喷洒化学染色剂之前应使用含蛋白分解酶的祛泡剂冲洗可疑病变部位；选择合适浓度的化学染色剂；在合适的时间内进行观察。

2. 电子染色

目前常用于 CD 的电子染色包括窄带成像技术（Narrow Band Imaging，NBI）和可扩展电子分光色彩强调技术（Flexible spectral Imaging Color Enhancement，FICE）。

（1）NBI

是利用特殊的光学滤镜，将组成白光的蓝、绿、红 3 个波段过滤形成带宽较小的 3 个窄波段，其中间波长分别为 500 nm、445 nm 和 415 nm。由于消化道黏膜毛细血管内的血红蛋白拥有很强的吸收窄波光的能力，通过血红蛋白的强吸收和黏膜表面的强反射形成的鲜明对比，展现血管形态和黏膜清晰结构。其中，415 nm 波长能够清晰地显示黏膜表层血管为茶色；540 nm 波长能够清晰显示黏膜下血管为青色。

NBI 常与放大内镜联合应用，不仅能够清晰观察黏膜表面细微结构，而且能够清晰观察黏膜及黏膜下层毛细血管网，有利于对消化道早期病变的性质和浸润深度进行定性观察和分析，在 CD 的诊断和鉴别诊断中有重要价值。NBI 显示黏膜及黏膜下层毛细血管网分型从正常到进展期癌症依次为 CP Ⅰ、CP Ⅱ、CP Ⅲ A 和 CP Ⅲ B（图 5-2）。由于 CD 为良性病变，其 NBI 的 CP 分型通常为 CP Ⅱ，若已发生癌变，则其 NBI 的 CP 分型可为 CP Ⅲ A 或 CP Ⅲ B。

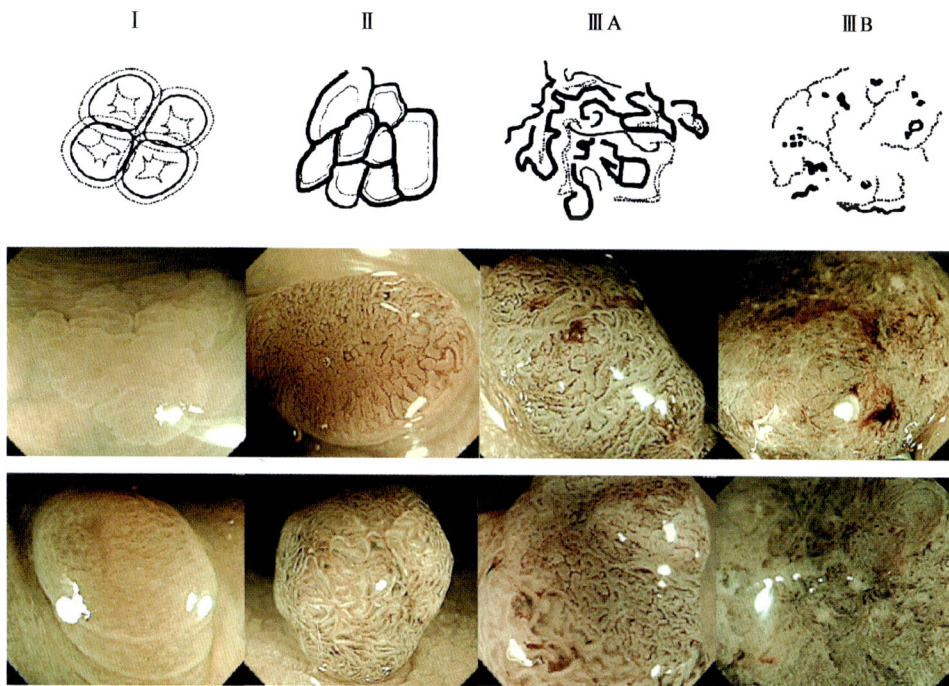

■ 图 5-2　NBI 示意图及实例对照

（2）FICE

FICE 原来为 Fuji Intelligent Color Enhancement 的缩写，即富士能智能色彩增强技术，通过模拟色素内镜，可以再现黏膜表层细微结构及毛细血管走向。2008 年，FICE 更名为 Flexible spectral Imaging Color Enhancement，意为可扩展电子分光色彩增强技术。

FICE 技术是利用光谱分析技术原理，将普通内镜图像经处理、分析产生一幅特定、单一波长的分光图像。这种分光图像的单一波长被赋予红色（R）、绿色（G）或蓝色（B）。不同组合的 RGB 分光图像再经处理还原而产生 FICE 的特定图像，呈现出不同的颜色和再现层次的深度，有利于观察黏膜表层结构和毛细血管形态结构，增强黏膜表面血管及其他结构的可见度，体现黏膜表面微细变化，更有利于判断病变性质（图 5–3，图 5–4）。联合放大内镜技术则可更清晰地显示腺管开口形态和毛细血管结构，更有助于提高病变诊断的准确性，包括病变性质的初步确定和病变深度的初步判断。FICE

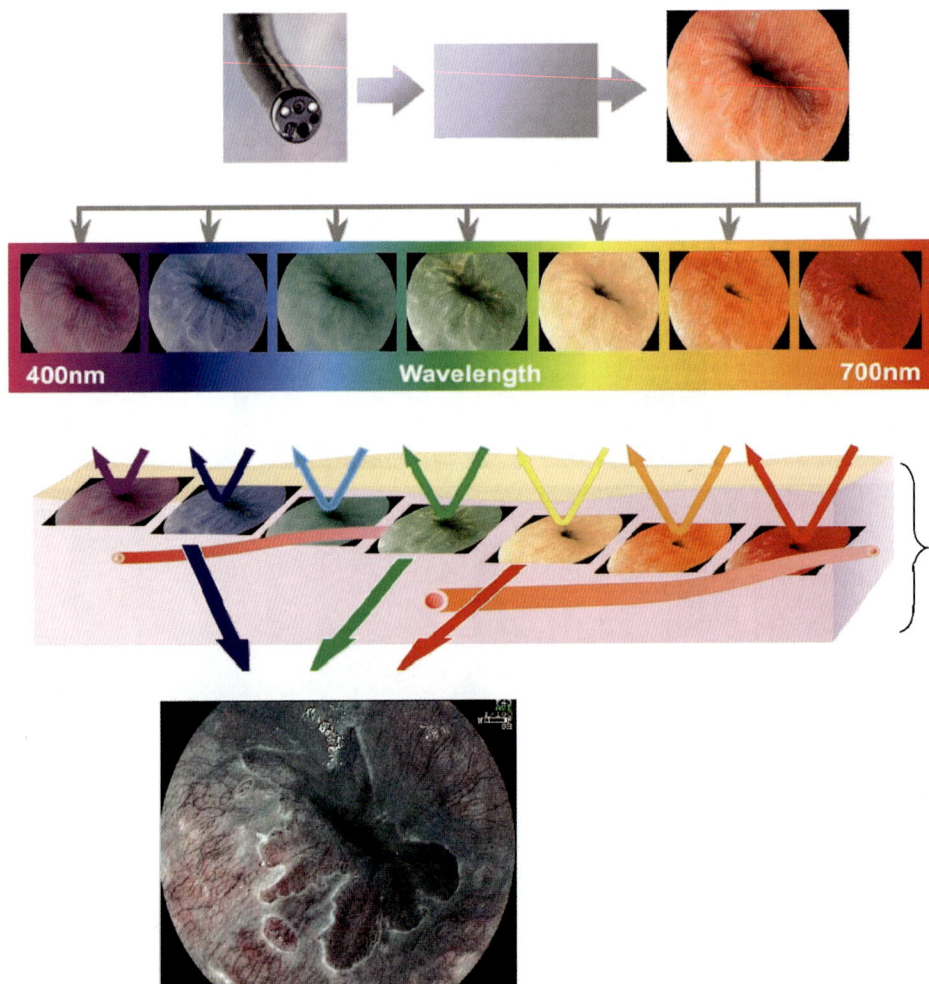

■ 图 5–3 FICE 工作原理示意图

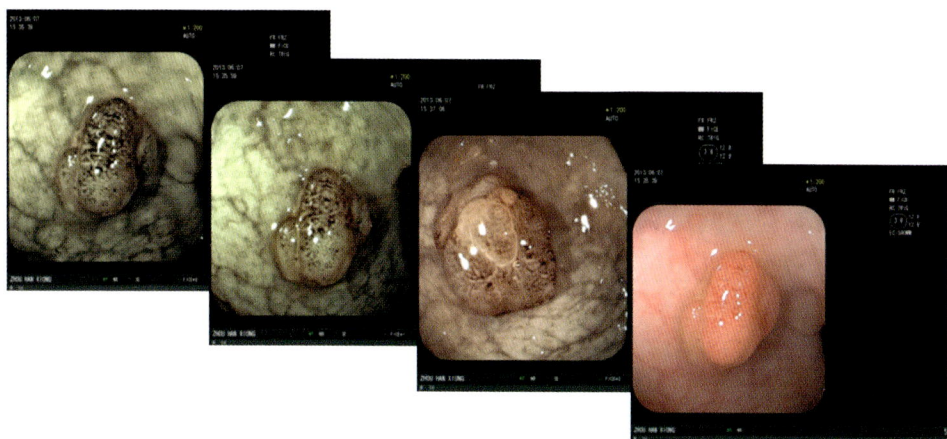

模式下肿瘤性血管较非肿瘤性血管颜色更深、更粗大，伴有血管扭曲变形、结构紊乱和血管网破坏等。

根据血管及黏膜腺管结构情况，FICE 分为 A 型、B 型、C1/C2 型和 C3 型。A 型没有血管，表面腺管呈圆点状结构，为正常黏膜或炎症；B 型见棒状或乳头状血管，表面腺管呈 IIIL、IIIs 或 IV 结构，为腺瘤；C1/C2 型血管扩张，严重扭曲，表面腺管呈 Vi 结构，为黏膜内癌；C3 型见血管严重扩张或无血管，表面腺管呈 Vn 结构，为浸润期癌。

（二）放大内镜

随着光学技术尤其是电子技术的进步，不仅能对消化内镜所见进行放大，而且已经实现了数字化和可变焦，操作灵活、简便。目前放大内镜的放大倍数可达 100 倍以上，能够对消化道黏膜表面的细微结构进行详细观察，与染色内镜联合应用，对 CD 有诊断和鉴别诊断价值。

（三）超声内镜

CD 病变为消化道慢性透壁性炎症，累及消化道全层。因此，常规消化内镜对黏膜下病变及管壁外病变就鞭长莫及，即使是应用染色和放大技术也无能为力。此时，超声内镜就能发挥其特长。

应用超声内镜进行的内镜超声检查，不仅能够对消化道管壁全层结构进行清晰的观察，而且对消化道管壁外的病变提供充分的信息，对 CD 的诊断和鉴别诊断有良好的参考价值。

三、肠镜特征

CD 在结肠镜下的特征性表现为非连续性病变、纵行溃疡和卵石样外观。病变呈非连续性、跳跃性分布，病变肠段之间可见黏膜基本正常的肠段，同一肠段病变黏膜之间可见黏膜基本正常的区域。病变主要位于回肠末端和右半结肠。结肠镜下的染色及放大内镜在 CD 的诊断和鉴别诊断中有重要意义。

（一）溃疡

CD 早期内镜下可见散在分布的白色、表浅、针尖样的微小圆形溃疡，周围有发红的充血轮环绕，微小溃疡间的黏膜正常。这些微小溃疡进而发展成为不规则分布的口疮样溃疡，又称为阿弗他溃疡。阿弗他溃疡进一步聚集、扩展成星状分布的星状溃疡。星状溃疡继续变大、变深，可呈圆形或卵圆形，表面覆盖白苔，边界清楚，溃疡周围黏膜可呈轻度充血或正常（图 5-5）。最后，溃疡可变得大而深凹，成为匐行性溃疡，进而溃疡相互融合，并沿肠管纵轴走行而形成 CD 特征性的纵行溃疡。纵行溃疡可达数 cm 至 20 cm 不等，多数较宽，部分较窄而呈线状溃疡改变。纵行溃疡周围可见其他形状溃疡，也可见正常的肠黏膜（图 5-6）。但是，大部分 CD 肠道溃疡形态不规则（图 5-7，图 5-8）。

（二）卵石样外观

为 CD 溃疡病变之间的肠黏膜增生、肿胀和低平隆起，呈现为大小不等

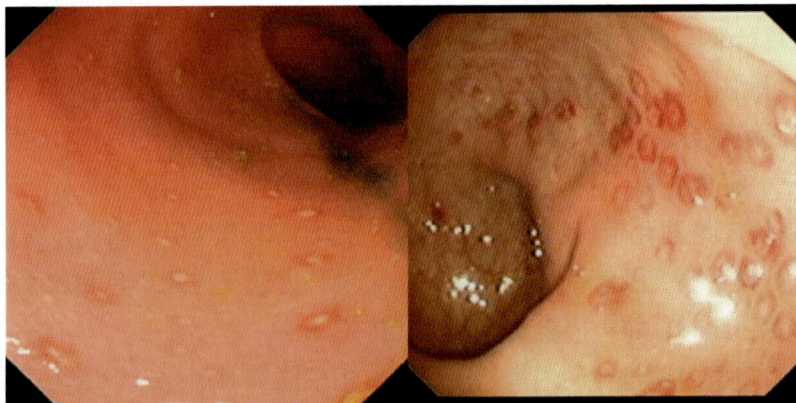

■ 图 5-5 阿弗他溃疡
临床诊断CD，结肠镜见直肠和乙状结肠黏膜散在阿弗他溃疡

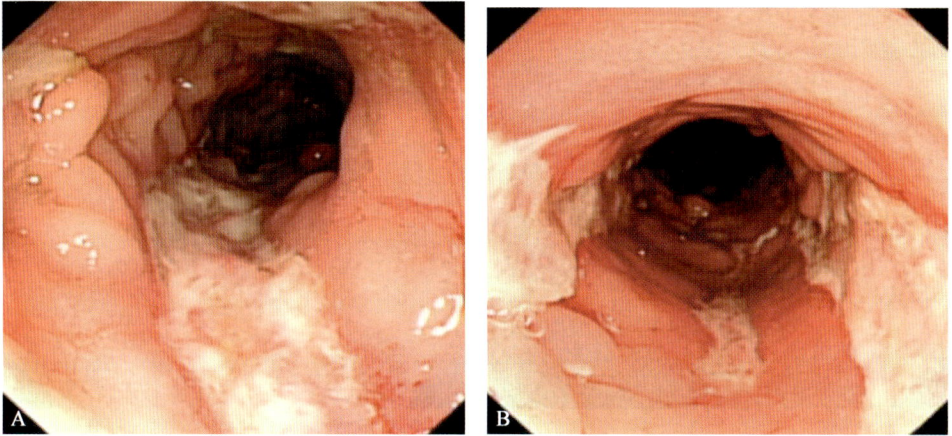

■ 图 5-6 纵行溃疡

临床诊断CD，结肠镜见升结肠及横结肠节段性纵行深溃疡

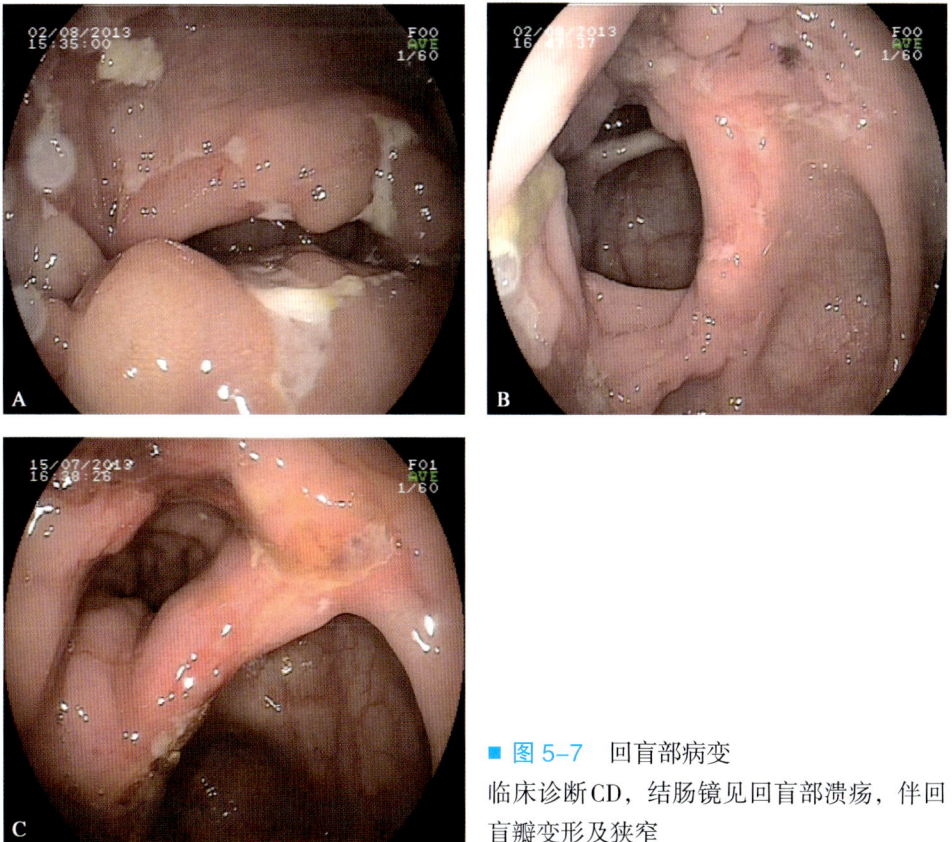

■ 图 5-7 回盲部病变

临床诊断CD，结肠镜见回盲部溃疡，伴回盲瓣变形及狭窄

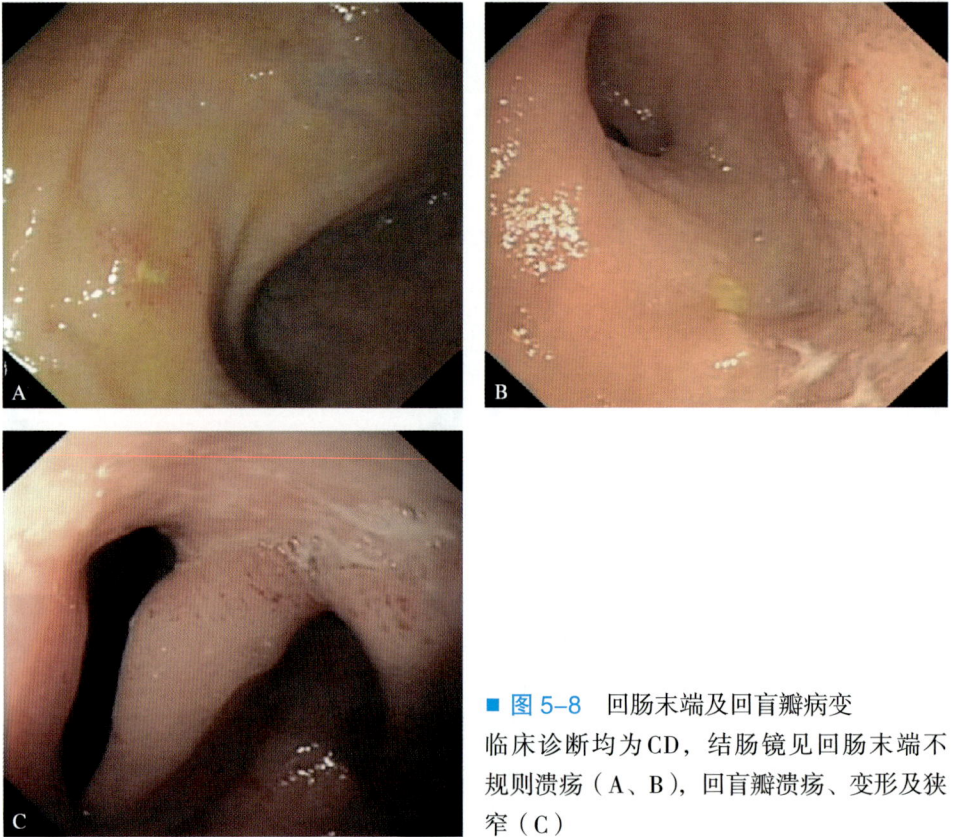

■ 图 5-8 回肠末端及回盲瓣病变

临床诊断均为CD，结肠镜见回肠末端不规则溃疡（A、B），回盲瓣溃疡、变形及狭窄（C）

的结节状改变，顶面较圆钝，形似卵石（图 5-9）。

（三）炎性息肉

表现为散在分布的、顶面较尖锐的较高隆起，可见于溃疡边缘或卵石征之间（图 5-10）。

（四）黏膜桥

匐行性溃疡愈合过程中的黏膜炎性愈合和再上皮化可形成各种桥状的黏膜桥改变，部分簇状聚集可呈网状或蜂窝状改变（图 5-11，图 5-12）。

（五）狭窄

肠腔狭窄在 CD 中较为常见，小肠 CD 比结直肠 CD 的狭窄性病变更为常见。CD 的狭窄多为环状狭窄，呈多发性、节段性分布，少有长管状狭窄（图 5-13）。狭窄可为病变肠段肿胀、黏膜肌痉挛、肠壁肌性肥厚及广泛纤

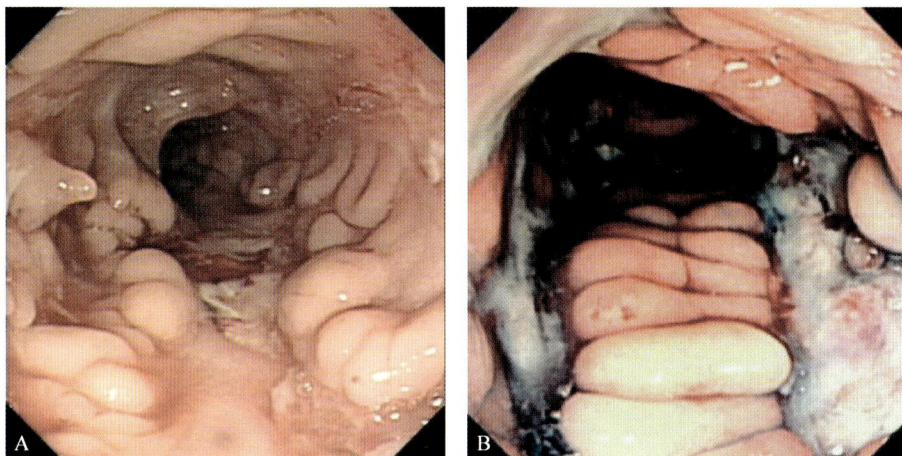

■ 图 5-9 纵行溃疡及卵石征

临床诊断 CD，结肠镜见结肠纵行溃疡及卵石征

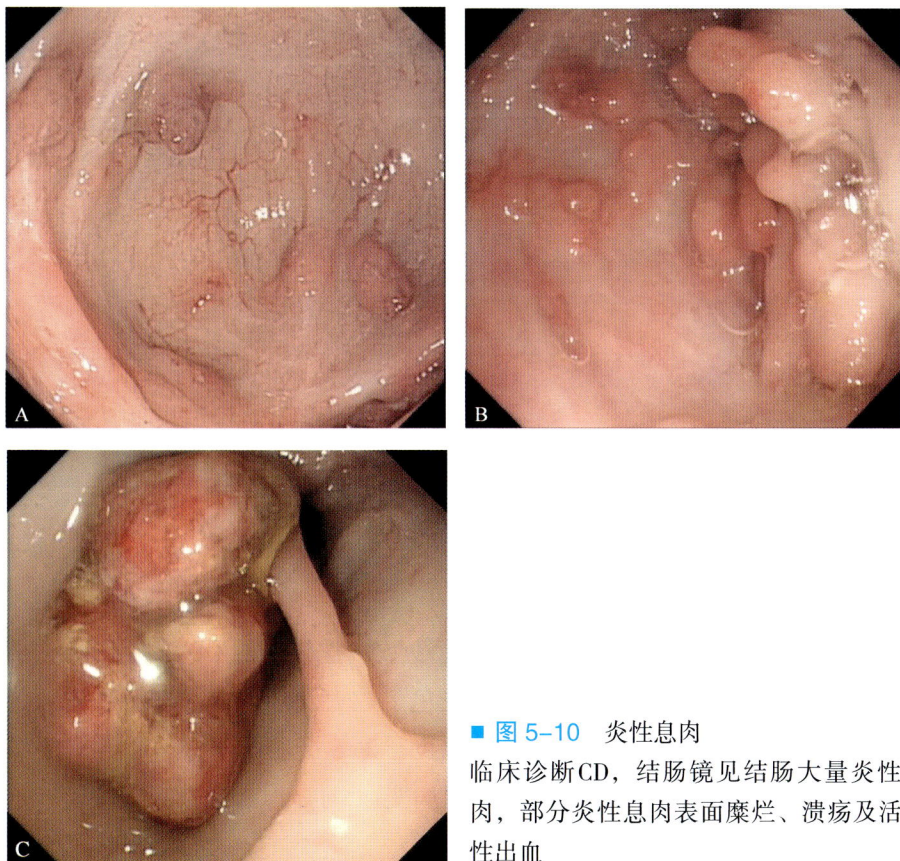

■ 图 5-10 炎性息肉

临床诊断 CD，结肠镜见结肠大量炎性息肉，部分炎性息肉表面糜烂、溃疡及活动性出血

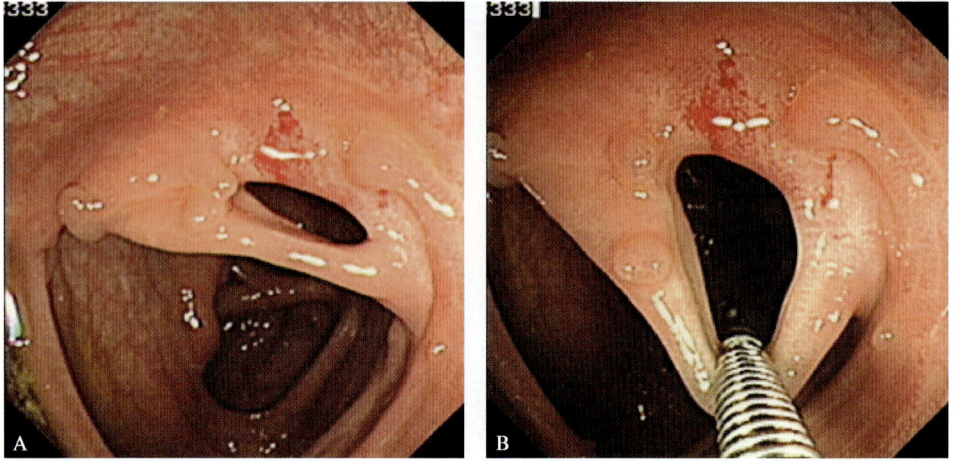

■ 图 5-11　黏膜桥和炎性息肉
临床诊断CD，结肠镜见黏膜桥和炎性息肉

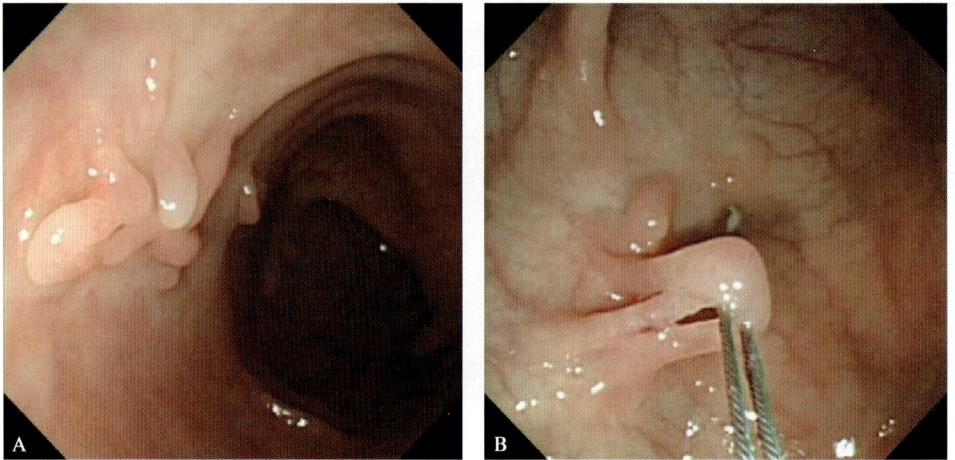

■ 图 5-12　炎性息肉和黏膜桥
临床诊断CD，结肠镜见炎性息肉和黏膜桥

维增生性瘢痕等多种原因所致，并应注意少数病程较长的 CD 患者肠道狭窄可由癌变所致。肠镜检查时应注意应用染色、放大及超声技术进行鉴别，必要时对狭窄部位及其边缘进行多点活检以助诊断。肠腔狭窄呈偏心性、狭窄缘僵硬、狭窄部结节感等，多提示为恶性病变。

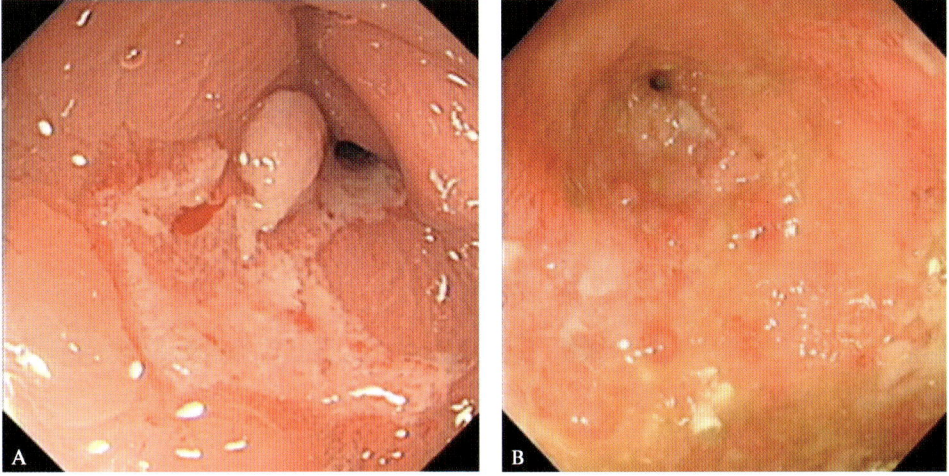

■ 图 5-13　结肠狭窄
临床诊断CD，结肠镜见结肠狭窄

（六）肠瘘和肛瘘

肛瘘为 CD 常见的临床表现，结肠镜检查前的肛门指检应留意有无瘘管，并注意观察肛周有无脓肿、瘘口等病变（图 5-14，图 5-15）。部分情况下结肠镜检查可见瘘管的内瘘口。

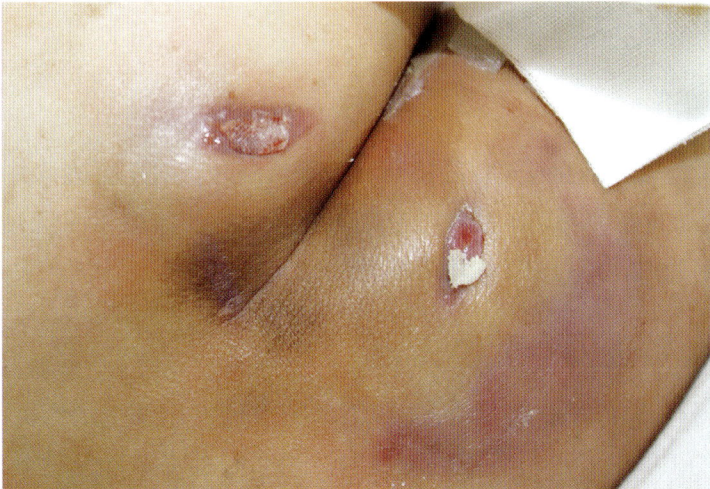

■ 图 5-14　肛周瘘管
临床诊断CD，臀部见肛周瘘管口

137

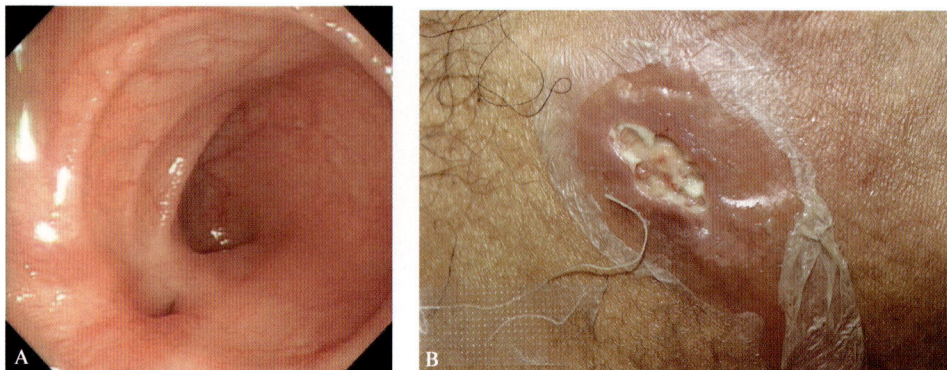

■ 图 5-15　瘘管

临床诊断均为CD，结肠镜见盲肠肠内瘘口（A），伴腹壁肠外瘘口（B）

四、内镜下活检标本的组织病理学诊断价值

内镜下活检由于取材深度有限，难于获得对CD具有诊断价值的活检组织，因此，内镜下活检的诊断价值有限。国内外指南均认为应该对末段回肠至直肠间黏膜进行系列活检，即不仅对不同病变类型和程度的病变进行活检，还需对病变部位上、下方外观相对正常的部位钳取组织同时送检，以便能为病理检查提供具有代表性的活检组织而有助于诊断与鉴别诊断。但有学者对如此大规模的活检及其所获价值有异议。

五、随访

结肠镜检查除有助于CD的诊断和鉴别诊断外，对于已确诊并开始治疗的CD随访（包括判断CD患者对治疗的应答、病情监测和转归）也具有重要意义。相关内容详见CD的随访章节。

六、癌变监测及治疗

由于慢性炎症的长期刺激，CD患者肠道可发生癌变。因此，必须对病程较长的CD患者进行肠道癌变监测。由于目前尚缺乏其他更简便有效的癌变监测方法，结肠镜检查对监测CD患者的肠道癌变进程就具有重要价值。

结肠镜不仅能对 CD 患者肠道癌变进行监测，而且还能对癌前病变和黏膜内癌变进行治疗。详细内容见肠道癌变的监测及治疗章节。

第二节　小　肠　镜

由于 CD 可波及全消化道的任何部位，同时小肠也是 CD 重要的好发部位，因此，对于经结肠镜检查拟诊或确认为 CD 的所有初诊者，均应对小肠进行检查。

了解小肠病变能够为 CD 的诊断与鉴别诊断提供更多依据，并有助于对疾病进行全面评估，从而制定合理的治疗方案。

CD 患者小肠的检查手段包括小肠镜、小肠胶囊内镜（small bowel capsule endoscopy，SBCE）、CTE 或 MRE，其中小肠镜不仅能够对全小肠进行直视观察，而且能够进行活检和必要的治疗，因而在 CD 的诊断和治疗中具有重要价值。

鉴于小肠镜检查的费用和风险等因素，许多情况下可选择如 SBCE、CTE 或 MRE 对小肠病变进行评估，其中 SBCE 是首选，通常在小肠镜检查前进行。小肠镜检查主要应用于需要在小肠镜下对病变部位进行活检，或对其他检查发现的可疑病变进行确认，或需要对病变进行内镜下治疗者。选择小肠镜检查前应对其风险与获益作出慎重的评估，合理选用。

对 CD 而言，不强求全小肠的小肠镜检查。可综合临床情况，仅选择经肛插入小肠镜或经口插入小肠镜检查，并高度警惕检查过程中的损伤与穿孔等风险，不强求大而全的检查，以安全为第一考虑要素。

小肠镜检查的注意事项基本同结肠镜检查，但危险性更高。因此，小肠镜检查应由小肠镜检查经验丰富而且又有 CD 临床诊疗经验的高年资医师来完成。

典型的 CD 小肠镜下表现为以回肠末段为多发部位的跳跃性、节段性分布的溃疡性病变（图 5-16），可见纵行溃疡与卵石征，慢性病变可见狭窄与炎性息肉等（图 5-17、图 5-18 和图 5-19）。CD 小肠溃疡出血也不少见（图 5-20）。

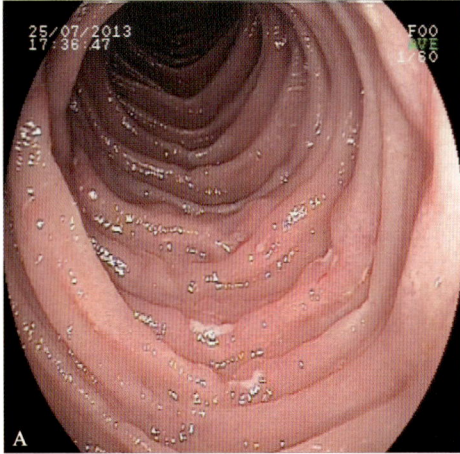

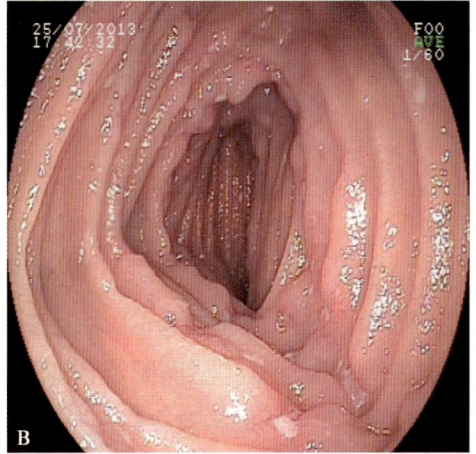

■ 图 5-16 回肠溃疡

临床诊断CD（复发型，回结肠型，活动期，重度），小肠镜见回肠散在溃疡，呈节段性分布

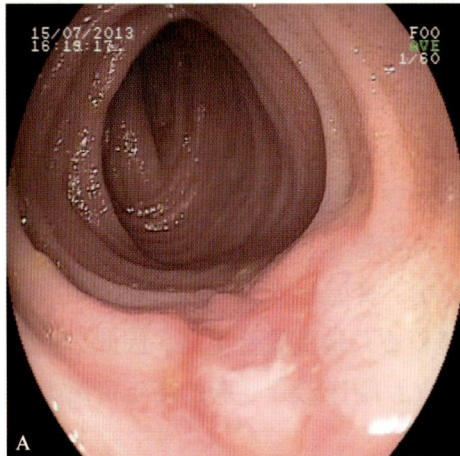

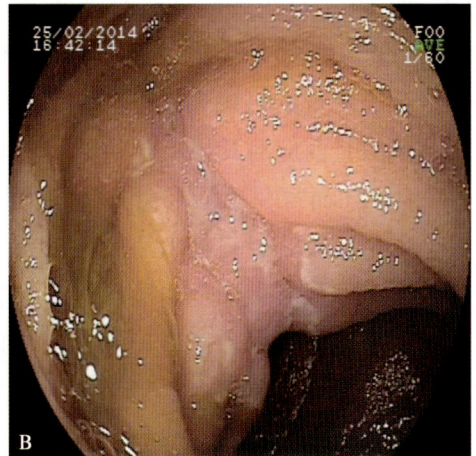

■ 图 5-17 空肠溃疡

临床诊断均为CD，小肠镜见空肠节段性分布的纵行溃疡

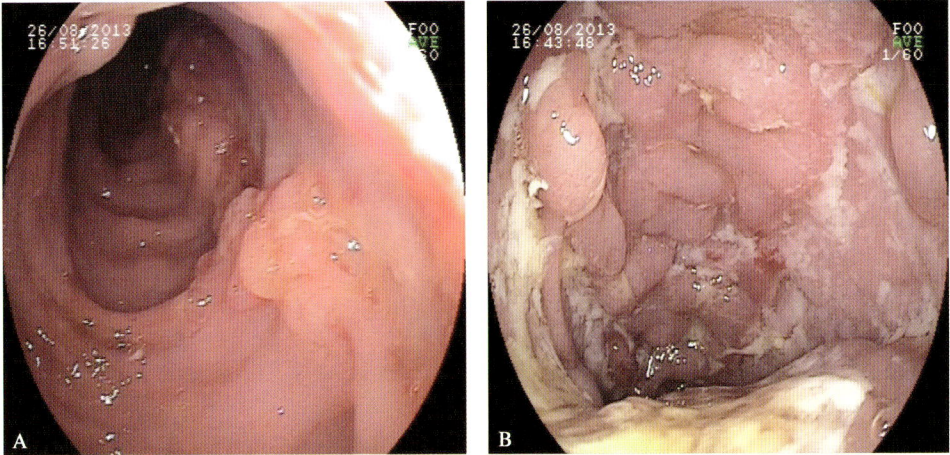

■ 图 5-18 回肠溃疡及炎性息肉
临床诊断CD，小肠镜见回肠节段性分布的纵行溃疡、炎性息肉及卵石征

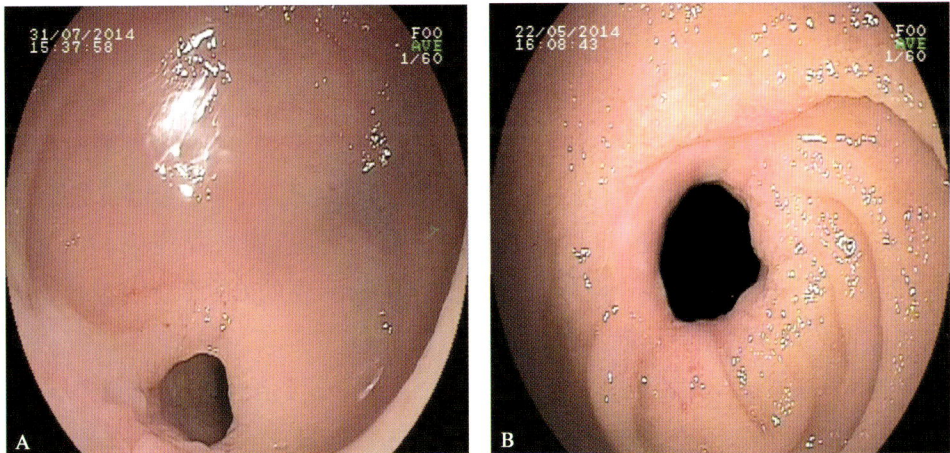

■ 图 5-19 狭窄
临床诊断均为CD，小肠镜见回肠肠腔狭窄

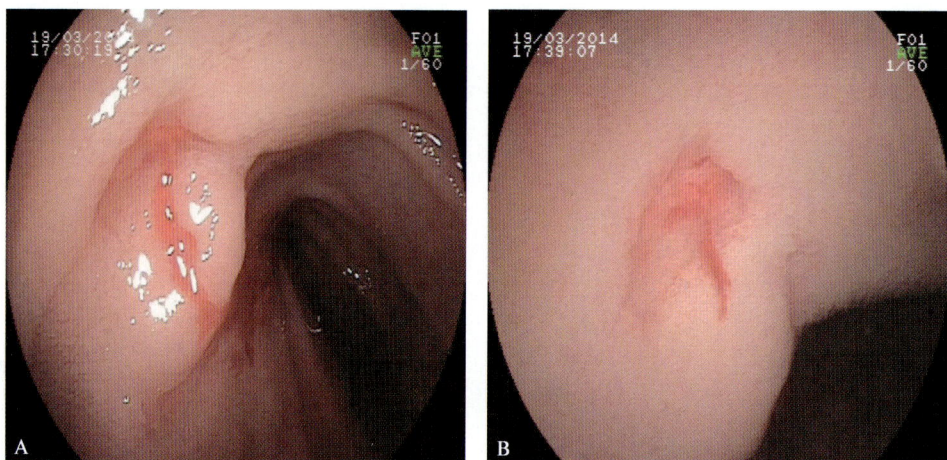

■ 图 5-20　空肠溃疡及出血

临床诊断 CD，小肠镜见空肠节段性分布的溃疡，其中一个溃疡灶有活动性出血

第三节　胃　　镜

部分 CD 病变可累及食管、胃和十二指肠，仅累及上消化道的 CD 也不少见。原则上，胃镜检查应作为初诊 CD 患者常规检查项目，有上消化道症状时更应该及时行胃镜检查。

食管 CD：病变以食管中段及上段多见，可表现为单发或多发溃疡，溃疡形态常不规则，可伴有食管黏膜结节状增生，病变间可见正常食管黏膜（图 5-21）。慢性病变时可伴发食管狭窄、炎性息肉及黏膜桥形成（图5-22）。由于病变缺乏特异性，单纯表现为食管溃疡的 CD 诊断困难，超声内镜检查及黏膜活检有诊断和鉴别诊断价值。

胃 CD：常表现为糜烂和溃疡，胃镜下特征与消化性溃疡相似（图5-23，图5-24），但单纯按消化性溃疡治疗无效。慢性病变时可伴发胃窦狭窄、炎性息肉及黏膜桥形成。

十二指肠 CD：可有类似于典型小肠 CD 的跳跃性、节段性分布的溃疡性病变，但无特征性（图 5-25）。慢性病变时可伴发十二指肠狭窄、炎性息肉及黏膜桥形成（图 5-26，图 5-27）。

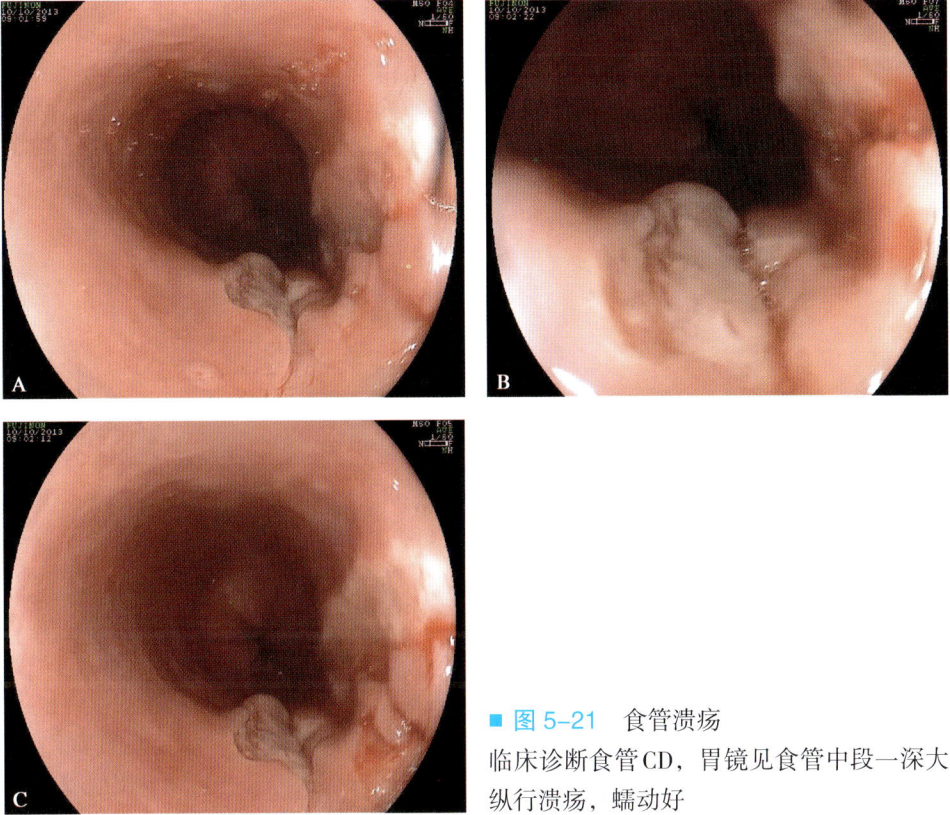

■ 图 5-21 食管溃疡
临床诊断食管CD，胃镜见食管中段一深大纵行溃疡，蠕动好

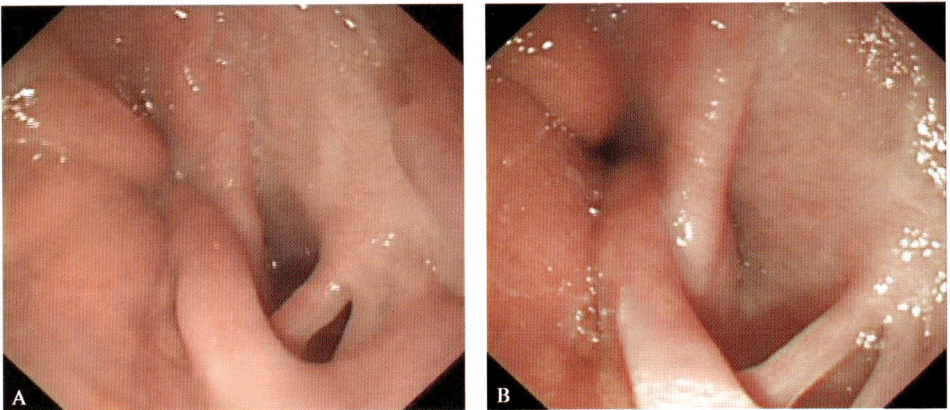

■ 图 5-22 食管黏膜桥及狭窄
临床诊断回结肠型CD，累及上消化道，胃镜见食管下段瘢痕及黏膜桥，伴狭窄

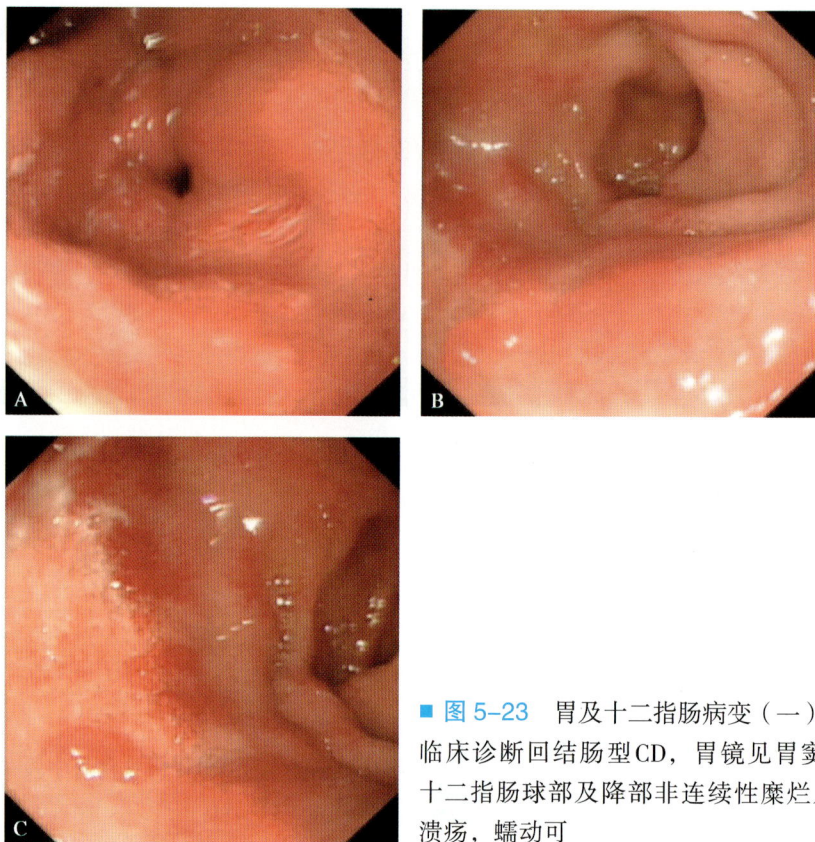

■ 图 5-23　胃及十二指肠病变（一）
临床诊断回结肠型 CD，胃镜见胃窦、十二指肠球部及降部非连续性糜烂及溃疡，蠕动可

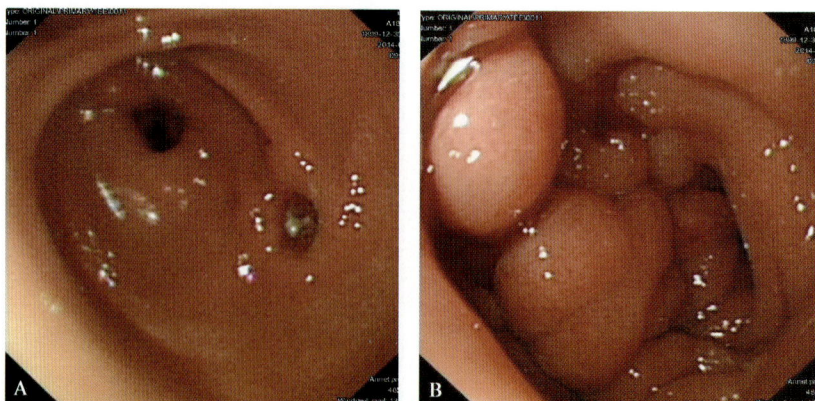

■ 图 5-24　胃及十二指肠病变（二）
临床诊断上消化道 CD，胃镜见胃窦黏膜充血，后壁可见一深溃疡，大小约 1 cm × 1 cm，底覆污苔，周围黏膜红肿，幽门变形（A）；十二指肠球部黏膜呈铺路石样隆起，表面未见溃疡及糜烂，球降交界处见一窦道（B）

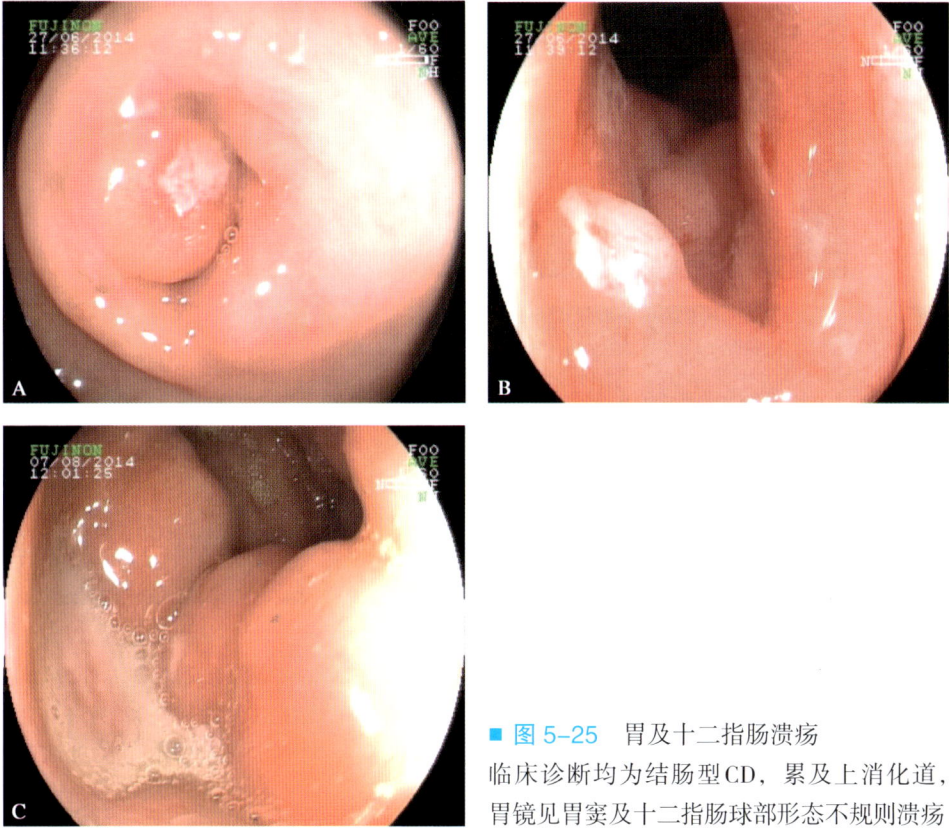

■ 图 5-25　胃及十二指肠溃疡

临床诊断均为结肠型CD，累及上消化道，胃镜见胃窦及十二指肠球部形态不规则溃疡

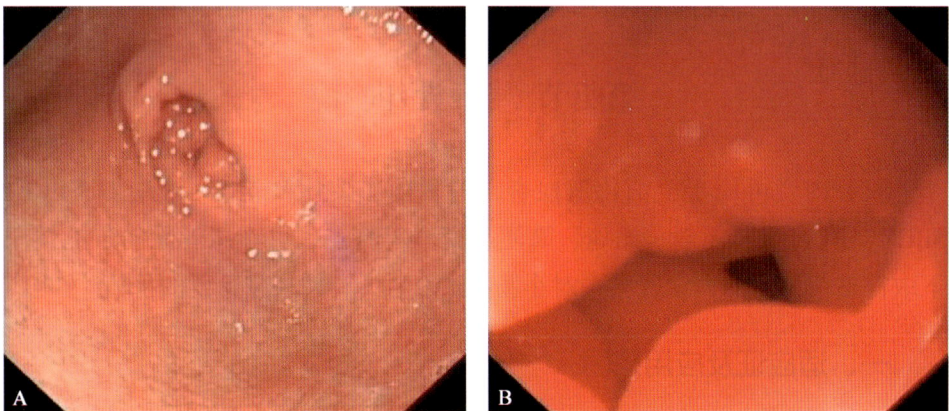

■ 图 5-26　球部狭窄

临床诊断回结肠型CD，累及上消化道，胃镜见球部瘢痕性狭窄，胃镜无法通过

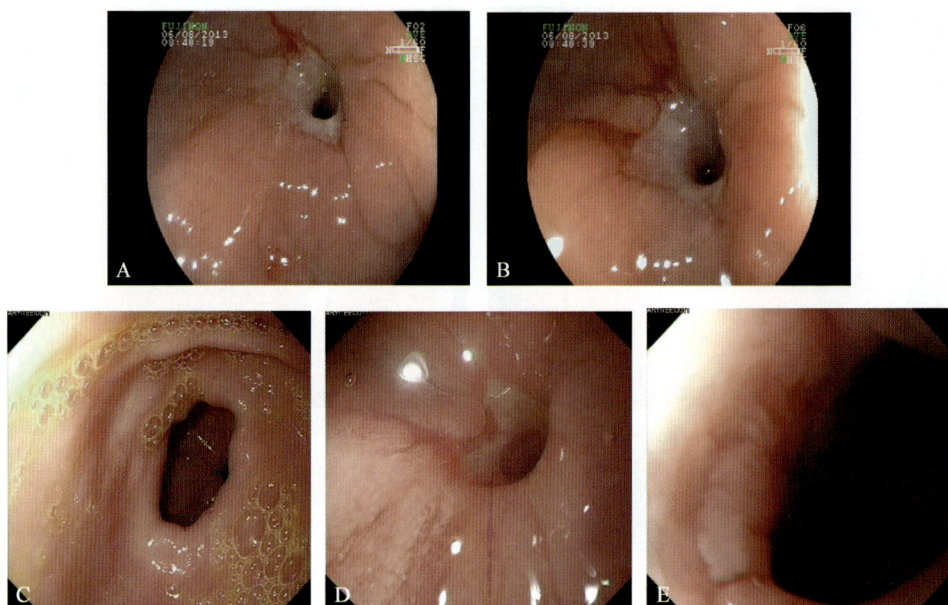

■ 图 5-27　十二指肠溃疡并狭窄

A. B. 临床诊断回结肠型 CD，累及上消化道，胃镜见十二指肠球部和降部交界处环周溃疡，肠腔狭窄，胃镜无法通过；C. D. E. 上述患者经标准剂量的激素和 PPI 治疗 3 月后，复查胃镜见十二指肠球降交界处一环形溃疡较前好转，肠腔仍狭窄，但胃镜可通过，十二指肠降段未见异常

（李初俊　李明松）

第四节　胶 囊 内 镜

　　胶囊内镜可用于全消化道检查，但目前主要用来检查小肠，即 SBCE。SBCE 具有直观、无创、无痛、简便及安全等特点，可在患者无痛苦的情况下取得整个小肠的内镜资料，对小肠 CD 诊断具有越来越重要的价值。

一、适应证及应用范围

　　SBCE 可用于确定小肠黏膜病变受累范围和程度、术后有无复发以及对治疗后黏膜愈合情况进行详细观察，对病变敏感性高，但对一些轻微病变缺乏特异性。主要适用于疑诊 CD 但结肠镜及小肠放射影像学检查阴性或无法明确诊断者。

SBCE 对 CD 小肠病变检出率高于小肠影像学。常规 SBCE 检查阴性，倾向于排除诊断；阳性结果需综合分析并进一步检查证实。

对于分类未定的 IBD（IBDU）患者也可以考虑 SBCE 检查。对已确诊的 CD 患者，目前认为其仅用于结肠镜及放射影像学检查无法解释其症状及预期小肠检查可能有助改变治疗方案时。在 SBCE 检查前，患者必须进行常规胃肠镜及放射影像学检查。

同时需注意，目前并没有 SBCE 对 CD 的诊断和疾病严重程度判别标准，因此必须结合临床、实验室检查、结肠镜、放射影像学及随访做综合分析。

二、注意事项

为保证检查结果的质量，SBCE 检查前必须进行肠道准备，方法同结肠镜检查前的肠道准备工作。有肠道准备障碍的 CD 患者均不宜行 SBCE 检查。

由于目前的胶囊内镜仅依靠肠蠕动和自身重量在肠道内运动，本身不具备动力，因此，当 CD 患者有消化道狭窄时，不宜行 SBCE 检查。

若胶囊在食管或胃内潴留，可用胃镜将胶囊送入胃及十二指肠。

若出现胶囊在肠道内嵌顿，提示嵌顿部位有狭窄，可首先观察，由于部分肠道仍有良好的扩张性，部分患者可自行随大便排出。胶囊在肠道内存留数周至数月并不会出现危险，必要时可以使用内镜扩张肠道并取出胶囊。若内镜无法取出胶囊，必要时可考虑手术取出胶囊。

三、镜下特征

SBCE 镜下特征包括散在充血、水肿、糜烂、口疮样溃疡（图 5-28），严重的病变包括线性、星形、片状或地图样、环形或纵行溃疡（图 5-29）及溃疡相关性狭窄。部分溃疡周边黏膜见淋巴管扩张，病变多呈跳跃性或节段性分布。病变复发时可见小肠绒毛缺失、黏膜结节样增生或炎性息肉（图 5-30）。

目前国内外尚缺乏统一的 SBCE 诊断标准。2006 年，De Bona 等将可

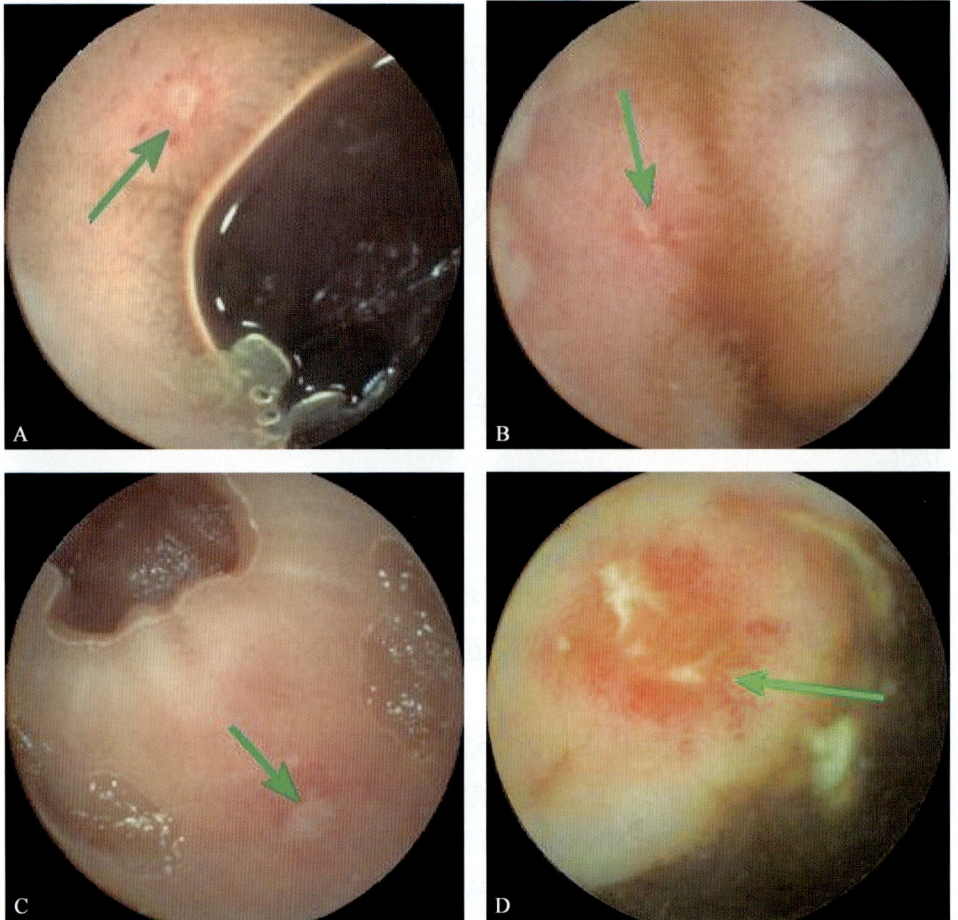

■ 图 5-28 肠道病变
临床诊断CD，SBCE见小肠及盲肠散在不规则糜烂及溃疡

疑 CD 的 SBCE 镜下表现分为 3 类：4 处或 4 处以上糜烂、溃疡或结节病变为确诊；1~3 处糜烂、溃疡或结节病变为可疑；否则为非特异性病变或正常。2008 年，Lewis 提出的胶囊内镜评分指数（capsule endoscopy scoring index，CESI），即 Lewis 评分（表 5-1），是目前应用相对较多的一种评分方法。该评分主要根据内镜下绒毛水肿、溃疡和狭窄这 3 种情况进行评估。当 CESI≤135 时，提示正常或无临床意义的小肠黏膜炎症；当 135 < CESI < 790 时，提示轻度黏膜炎症；而当 CESI≥790 时，则提示中到重度黏膜炎症改变。该胶囊内镜评分标准为统一定量评估小肠黏膜炎症改变提供了可能，但

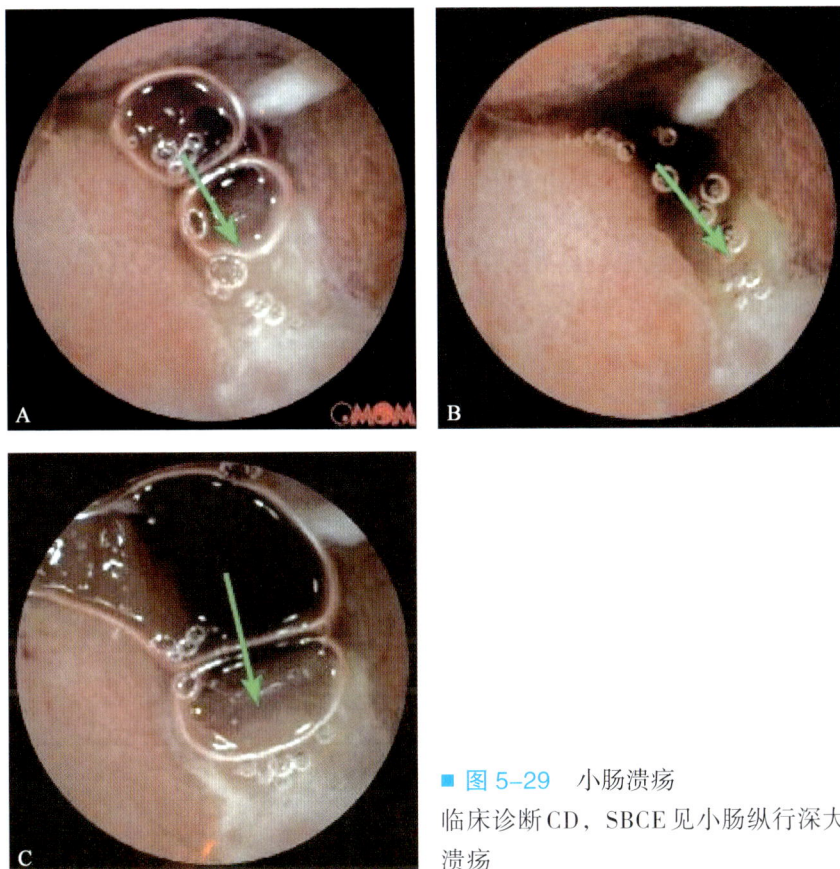

■ 图 5-29　小肠溃疡

临床诊断CD，SBCE见小肠纵行深大溃疡

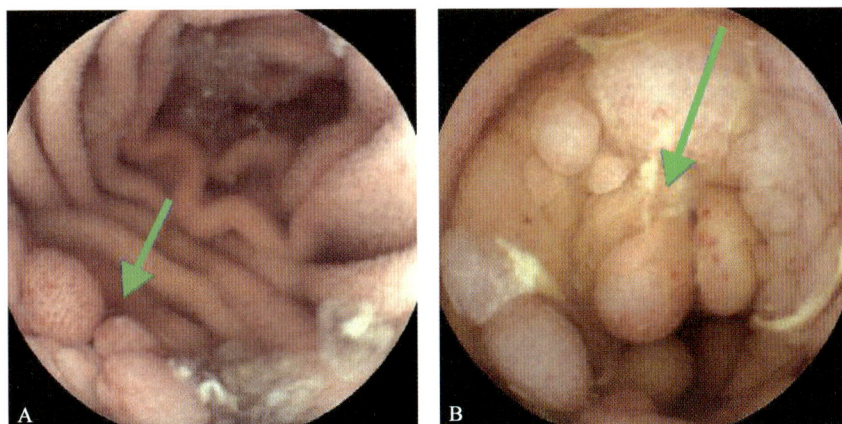

■ 图 5-30　炎性息肉

临床诊断CD，SBCE见小肠大量炎性息肉

是评分方法繁琐，对于胶囊未能通过全部小肠的病例具有一定的局限性。目前，该评分系统已经整合到以色列 Given Imaging 公司出产的胶囊内镜阅片系统，为简化步骤提高阅片效率提供可能。

表 5-1　Lewis 评分系统 ᐞ

损害表现	数目		长度 *		分布类型	
绒毛表现	正常	–0	短段	–8	单发	–1
	水肿	–1	长段	–12	散在	–14
			整个肠段	–20	弥散	–17
溃疡 **	无	–0	短段	–5	占周径 < 1/4	–9
	单发	–3				
	少数	–5	长段	–10	占周径 1/4 ~ 1/2	–12
	多发	–10	整个肠段	–15	占周径 > 1/2	–18
狭窄 ***	无	–0	未形成溃疡	–2	胶囊内镜可以通过	–7
	单发	–14	形成溃疡	–24	胶囊内镜无法通过	–10
	多发	–20				

ᐞ 本评分将整个小肠人为分成三等分，以一个等分为一个肠段对绒毛表现和溃疡进行评分，选最严重肠段作为最后评分标准，对狭窄则进行全小肠评估。最后以以下公式进行计算：总分 =[水肿 × 长度 × 分布类型 + 溃疡 × 长度 × 分布类型]（最严重的一个肠段）+ 狭窄 × 是否形成溃疡 × 内镜能否通过（全小肠评估）。

* 长度：短段：病变累计达一个肠段的 10%；长段：病变累计达一个肠段的 11% ~ 50%；整个肠段：病变累计超过一个肠段的 50%。

** 溃疡：在形态上分为环形、纵形和不规则形。大小以占肠腔周径的比例计算。

*** 狭窄：以全小肠发生狭窄的数目、有无溃疡以及胶囊内镜可否通过为标准。

四、SBCE 的局限性

SBCE 的主要并发症为胶囊滞留，胶囊内镜本身引起胶囊滞留的报道较少，但 CD 本身有引起肠腔狭窄、肠道憩室或瘘管的可能，在此病变基础上可能导致胶囊滞留。Cheifetz 等研究发现，在已经确诊的 CD 患者中，胶囊滞留的发生率可高达 13%，而在可疑 CD 患者仅 1.6%，前者明显高于后者。小肠 CD 患者发生胶囊滞留的主要原因是肠腔狭窄，包括黏膜充血水肿引起的可逆性狭窄和纤维化引起的器质性狭窄，前者经过保守治疗使充血水肿减轻后，肠腔狭窄可缓解，胶囊可自行排出，因此，这一类胶囊滞留通常为一过性的，无需手术治疗；而后者保守治疗通常无法缓解狭窄，因此，有学者认为胶囊滞留同时也提供了诊断信息，是需要手术的指征。国外新近推出的探路胶囊在疑有狭窄或梗阻的患者中有一定作用，但是探路胶囊的解体时间差别较大，而且其本身可导致急性梗阻并需要急诊手术治疗。目前国内尚无探路胶囊应用报道。因此，在已知或可疑 CD 的患者进行胶囊内镜检查前，一定要仔细询问病史并行常规影像学检查，除外肠梗阻。

除了胶囊滞留的风险外，由于蓄电池寿命有限及黏液气泡等杂质干扰，小肠显像不完全而导致的漏诊也时有发生。另外，无法对病变部位进行活检也是 SBCE 检查的局限性之一。

五、SBCE 在 CD 诊疗过程中的应用前景

对于临床医师及研究者来说，胶囊内镜的问世为改善 CD 患者诊治水平带来了机会。值得一提的是，近年来提出的黏膜愈合（mucosa healing，MH）及深度缓解（deep remission，DR）是评价 CD 治疗效果的客观指标及最终目标，已取代临床缓解。MH 与 CD 的临床复发率及手术率减少有关。MH 目前尚无公认的内镜标准，部分研究以 CDEIS 评分为标准，但该标准步骤繁琐、耗时长，因此，目前大多数研究以溃疡消失为标准。但无论哪种标准，都需要直接观察肠道黏膜的情况，而胶囊内镜检查在观察胃肠道黏膜病变上明显优于影像学检查。

因此，尽管目前仍缺乏相关的胶囊内镜数据，相信在不久的将来，其重要性将被越来越多的学者所认可，从而具有良好的应用前景。

目前，许多国家的研究人员纷纷开始了对消化道胶囊式微型诊疗系统的研发工作，如由日本龙谷大学与大阪医科大学共同开发的能进行体外操控的胶囊内镜，推动胶囊内镜朝着微型化、智能化及多功能化的方向发展。随着科技的进步，类似机器人的内镜将不仅能诊断，还可对肠道病变进行修复与治疗。相信在不久的将来，胶囊内镜可能在 CD 这一慢性疾病的诊断和治疗领域取得更大的进展。

（王新颖）

第五节　超声内镜

一、概述

内镜超声检查（Endoscopic Ultrasonography，EUS）是经内镜（胃镜、结肠镜、腹腔镜）导入超声探头，在内镜直视下对消化道管壁或邻近脏器进行断层扫描的方法。超声探头可直接固定于内镜顶端，组成超声内镜（Echoendoscope），也可经内镜活检钳口导入。超声内镜具备内镜和超声双重功能，既可通过内镜直接观察黏膜表面的病变形态，通过活检孔对靶组织进行活检，又可进行超声扫描，获得消化管道壁黏膜及以下各层次及周围邻近脏器几乎未受干扰的超声图像，对判断病变的浸润深度、有无邻近脏器的侵犯以及周围有无肿大淋巴结等准确率较高，使对消化系肿瘤进行正确的术前分期成为可能，后者对制订治疗方案、评估预后和治疗效果等提供了方便。EUS可清楚显示黏膜下肿瘤的部位、大小、起源、深度及性质，对黏膜下肿瘤具有独特的诊断和鉴别诊断价值，外压性隆起可观察到完整的消化道管壁五层回声结构。此外，对胰腺、胆总管末端和胆囊病变的扫描图像比体外B超更为清晰。因此，EUS现已被称为胃肠道内镜学中最为精确的诊断技术。

1956年Wild与Reid首次报道经直肠腔内超声诊断前列腺疾病，从而开创了腔内超声的临床应用。自1980年Dimagno及Green首先将超声内镜应用于消化领域疾病的诊断以来，为内镜下诊断开辟了一个全新的领域，30余年的迅速发展已使之成为一种较为成熟的内镜诊断技术，很大程度地增加了内镜的应用范畴，提高了内镜的诊断能力，目前已广泛应用于胃肠道及其邻近器官、淋巴结的检查，能对恶性肿瘤进行准确的分期，是临床一种很有价值的非侵入性诊断手段。90年代初，随着凸面线阵型超声内镜的诞生，使单纯影像学检查为目的的单纯诊断性EUS，开始进行EUS引导下针吸细胞学检查（EUS guided fine-needle aspiration，FNA），对疾病具有确诊价值，进而借助超声内镜引导下的各种穿刺治疗也应运而生，实现了EUS从诊断性技术向治疗性技术的突破，EUS进入了微创治疗疾病的介入技术时代，这不仅极大地扩大了超声内镜的应用范围，而且也使超声内镜真正成为能创造良好社会效益和经济效益的技术。

超声内镜融合了超声及内镜的特点，在内镜下观察消化道管壁黏膜病变的同时，可对消化道管壁及管壁外病变进行实时超声扫描，有效避免了腹壁脂肪、肠腔空气的干扰，且可对肠壁各层次病变进行更加近距离的观察。此外，依靠高分辨率的超声探头，EUS检查时可以得到类似低倍镜下病理的超声图像，能够对普通内镜下有相似黏膜改变的疾病进行鉴别诊断。

本节主要介绍EUS在CD中的应用。

二、超声内镜的基本原理

超声探头将一定频率的电脉冲信号转换成声波向体内发射，声波在人体内传播，遇到各种组织时产生反射、散射、绕射等物理现象，其中反射、散射回来的声波又被探头收到，并转换成电信号，经前级放大，信号处理后由显示器显示图形，即可获得超声仪上组织器官的图像。

超声波在人体内的传递与组织密度有关。不同物质对超声波的吸收也不同。空气和骨组织对超声波的吸收系数（12~13 dB/cm）很大，而水的吸收系数（0.002 dB/cm）则很小。超声波在空气中传递不良并被吸收，不能得到超声反射图像，所以在含气的器官中必须充以水或其他介质，超声内镜浸于水或其他介质中才能获得清晰的图像。在超声探头周围套以橡皮水囊，充以无气水后，贴紧黏膜层也可避免气体的干扰，而获得清晰的图像。另外，将超声探头直接接触消化道管壁进行扫描，亦能避免气体干扰，但这种方式往往只能显示其邻近脏器的影像，消化道管壁本身的层次结构则由于距离超声探头太近，焦点不合而显示不清。

超声图像的清晰度与频率密切相关，频率的高低与分辨率呈正比。据报道，20 MHz的探头，可分辨相距仅0.2 mm的两个点。但20 MHz的超声波不能穿透和显示增厚的胃肠道管壁。频率的高低与穿透深度呈反比，探头的频率越高，穿透力越差。5 MHz、7.5 MHz、12 MHz及25 MHz频率的探头探查深度分别约为15 cm、10 cm、5 cm及1 cm。超声内镜放入消化道管腔后既缩短了超声探头与靶器官间的距离，又降低了对超声穿透深度的要求，因而可以使用比一般体外超声更高的频率，获得更高分辨率的图像。通常体外超声使用的频率为 3.5 MHz，而超声内镜最常使用的频率为 7.5 MHz、10 MHz 和 12 MHz。在消化道管腔内进行超声扫描，可避免皮下脂肪、肠腔气体和骨骼系统对超声波的影响和干扰，清晰显示消化道的管壁结构。

三、仪器的类型及性能

根据超声扫描方向与超声内镜长轴的相互关系，超声内镜基本上可分为两类。

（一）横轴超声内镜

探头为旋转扇形扫描型，扫描方向与内镜长轴垂直。系利用直流电机驱动旋转位于内镜顶端的超声换能器或声学反射镜，从而获得与内镜长轴相垂直的超声扫描图像。其扫描范围较广，应用辐射式扫描，更容易学习和理解超声内镜学的解剖结构，同时可以迅速地对肠道大片区域进行扫描。其局限性为应用该类型超声内镜穿刺时，穿刺针在超声下仅显示一点，不能完整地显示针道，安全性较差，因而一般只用于诊断。

（二）纵轴超声内镜

探头为线阵扫描型，扫描方向与内镜长轴相平行。系利用一组沿内镜长轴方向排列的换能器、电子触发进行线型扫描。其扫描的范围有限（90°~120°），需依靠检查者转动内镜方向连续显示病变。从总体观察及解剖定位来看，纵轴扫描不及横轴扫描。但在进行穿刺时，扫描方向与穿刺道平行，可以清楚显示针道，便于监视及追踪穿刺针。此外，与多普勒信号相结合，可显示血管及血流信号，适用于超声内镜下介入及治疗技术。

另一种形式的腔内超声检查为微型超声探头（miniprobe ultrasonography，m-EUS）检查，可以通过常规内镜活检管道送入消化道腔内，于直视下对病变进行探查。目前已有的产品外径为 1.7~3.2 mm，扫描类型有旋转型及线阵型，频率范围为：7.5~30 MHz。其主要优点为可通过常规结肠镜的活检孔道插入，于内镜观察的同时，可灵活进退探头以捕捉病变部位，在内镜确认病变部位的同时即可进行超声探查，就像使用活检钳一样方便，而且容易通过内镜不能通过的病变狭窄部位，对晚期癌的浸润深度和壁外病变的诊断很有帮助。而高频微型探头以很高的分辨率观察肠壁结构，对比较小的、平坦型病变，例如早期癌或其他表浅型壁内病变的诊断性评估有价值，同时可提示这类病变是否能行内镜治疗，因而临床更加广泛地应用于结肠黏膜和黏膜下病变的检查。DPR（同步双切面扫描功能）兼容的 UM-DP12-25R 及 UM-DP20-25R 超声探头连接 MAJ-935 驱动器，能同时显示环形及线形互相对应的影像，并重建三维超声影像，提供高分辨率的病变球面观，令超声图像更容易理解及更准确地评估病变的起源和侵害范围。然而，m-EUS 也存在着频率高、穿透浅、对大的肿瘤及壁外病变的评估困难、及易损坏、成本高等问题。

结肠内镜超声检查常用的仪器有超声结肠镜及微型超声探头。

超声结肠镜经不断改进，性能及灵活性已接近普通结肠镜，对结肠疾病的诊断能力已达到上消化道 EUS 的水平。旋转式扇形扫描超声内镜因其操作简单、360° 旋转扫描能清晰显示消化道管壁层次，以及高低不同的可切换频率适合不同性质及大小的病变为目前临床应用较为广泛的选择。

四、超声内镜的操作方法

（一）术前准备

检查前 15～30 min 可肌注解痉灵（20 mg）或山莨菪碱（654-2，10～20 mg）等解痉剂，以避免肠蠕动造成的干扰，另可予镇静药（地西泮 5～10 mg 或多美康 3～5 mg）静脉注射。对于比较紧张的患者给予快速短效麻醉剂异丙酚（Propofol），以 2.5 mg/kg 于 20～50 s 内静脉注射，患者意识消失后开始检查。后者一般要求在麻醉专科医师的配合下，患者行心电监护并需建立静脉通路，必要时患者可给予面罩吸氧。其他术前肠道准备及注意事项同普通胃镜及结肠镜检查。

（二）扫描方式

1. 直接接触扫描法　内镜顶端的超声探头直接接触肠壁黏膜进行扫描。

2. 水囊法　于内镜顶端超声探头的周围固定一个橡皮囊，通过内镜的固定管道孔注入脱气水 3～5 mL，使水囊紧贴肠壁黏膜扫描。

3. 脱气水充盈法　通过内镜的固定管道向肠腔内注入脱气水 200～300 mL，使肠腔膨胀，超声探头完全浸入水中后再扫描。

直接法只能观察肠壁周围的邻近脏器，管壁本身的层次和结构则由于距离超声探头太近、焦点不合而显示不清。水囊法及充盈法能观察到肠壁各层结构和周围脏器的影像，更有适用价值。

（三）检查技术

内镜插入方法，与普通胃镜及结肠镜相同。超声肠镜插入时，受检者左侧卧位，插至脾曲部，使内镜变直后，改为仰卧位。在回盲部和升结肠扫描时，体位略偏左前斜位。探头尽可能插入足够深度后，抽尽空气，注入脱气水，和（或）将橡皮水囊内充入一定量脱气水，边退镜边实施超声扫描。为获得最佳的 EUS 图像，必须将病灶完全浸入脱气水中，此时可根据病灶的位置调整患者的体位。另外，尽可能把换能器保持在肠腔中心，与病灶平行，使结肠各层得到良好的聚焦。水囊有助于换能器与肠壁保持适当距离，能与肠壁保持垂直而得到最清晰的影像。

检查时，应注意观察肠壁各层结构的回声层，其增厚或破坏往往在病变的近侧缘。通常水囊可把肿瘤不平滑的表面压得稍平整，因而应看到最重要的边界——深层边界。为了解肿瘤的全貌，应将换能器慢慢地在肿瘤前后移动以观察到肿瘤的深层边界。如肠腔狭窄，水囊起不到把换能器与肿瘤适当隔开的作用，肿瘤和换能器可靠得很近，在焦点范围以内，此时所得影像往往不清晰。此外，勿将结肠半月瓣当做病变，稍稍进镜及退镜可区分黏膜肿瘤性病变与皱襞。对正常肠腔周围结构的识别有助于定位：于直肠部可见前列腺、精囊、膀胱、子宫；结肠脾曲部可见脾、左肾及胃底体部；横结肠上方可见胃，后方可见胰；结肠肝曲部可见肝、胆囊；升结肠后方可见右肾。男性的前列腺及精囊和女性的阴道及膀胱为最易识别的界线及结构。一般将前列腺或阴道在屏幕上定在 6 点钟位置，依此来迅速地确定病变的方位。对可疑部位可重复检查，检查完毕应将水囊抽空后再退出。

五、正常大肠壁的声像图

正常结肠壁断层结构与食管、胃壁大体相同。超声检查图像有高—低—高—低—高 5 个回声环（图 5-31）。经正常肠标本水槽内高分辨探查与组织学对照证实，从腔内向腔外超声，可见以下五层：

第 1 层高回声环，为黏膜界面以及浅表的黏膜。

第 2 层低回声环，相当于黏膜层（mucosa，m）。

第 3 层高回声环；相当于黏膜下层（submucosa，sm）。

第 4 层低回声环；相当于固有肌层（muscularis propria，pm）。

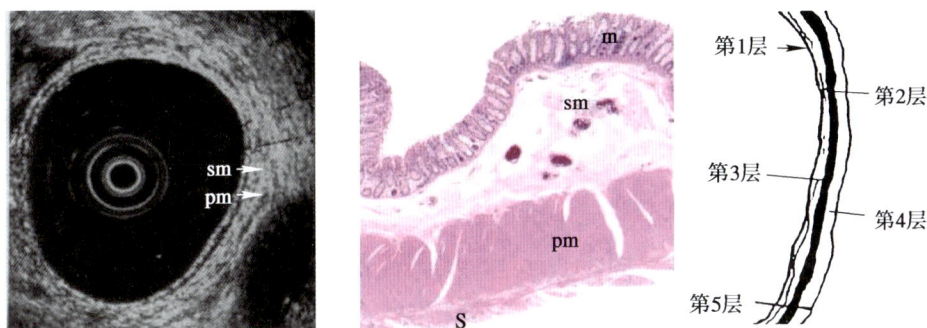

■ 图 5-31　正常大肠壁 EUS 及组织学图像
从腔内侧始，第1、2层为界面与黏膜层（m），第3层为黏膜下层（sm），第4层为固有肌层（pm），第5层为浆膜下及浆膜层（s）

第 5 层强回声环，相当于浆膜下层（subserosa, ss）、浆膜层（serosa, s）及界面回声。

在管壁各层中以第 3 层高回声带（sm）在超声图像上最清晰，最易于识别，将此层称为中央回声层，作为管壁层次的定位标志。在回盲瓣，第 3 层高回声层即黏膜下层（sm），呈肥厚状。在固有肌层（pm）有时还有另一条较薄的高回声带而将其分为两部分，它们分别与内环肌、外纵肌及两者之间的结缔组织相对应。结肠第 5 层的厚度随着浆膜下脂肪的多少而变化。正常结肠壁厚约 2.75 mm。而直肠固有肌层较发达，故第 4 层可能较厚。直肠向下至肛门区，肌层形态发生变化，呈单层低回声，至内括约肌处，因环形肌发达使此层变宽而骤然中止。正常直肠壁厚约 4 mm。值得重视的是，管壁厚薄与层次易受探头压力影响，查扫务必轻巧、灵活，否则引起伪像。

诸琦等于 2006 年报道了小肠腔内超声的正常图像。除上述 5 层结构外，与常规胃肠壁影像不同的是小肠壁肠腔面另可见一弱高回声略呈稀疏状的小肠绒毛结构回声层，高度约 0.5 mm，为小肠绒毛层（villus layer），故小肠壁共分为 6 层结构，其全层厚度为 1.5~2 mm。

六、CD 的超声诊断

CD 是一种原因不明的胃肠道慢性、进行性炎性肉芽肿性疾病。临床特点为腹痛、腹泻、腹块、瘘管形成和肠梗阻，可伴有发热、贫血、营养障碍及关节、皮肤、眼、口腔黏膜、肝等肠外损害。重症患者迁延不愈，预后不良。病变可累及从口唇至肛门各段消化道，但多见于末端回肠与邻近结肠，分布呈节段性。早期黏膜损害出现"口疮样"溃疡，病变进展后，溃疡变得大而深凹，呈匐行性，相互融合，并沿肠管纵轴分布，形成较有特征的纵行裂隙状溃疡，深达肌层。另于纵形溃疡周围存在不规则形小溃疡及横行溃疡。有时见散在的炎性息肉。溃疡之间残存的正常黏膜覆盖在水肿、纤维化的黏膜下层之上，呈结节状隆起，形成铺路卵石样外形。

CD 的主要病理组织学特征为透壁性炎症、裂隙状溃疡、肉芽肿、纤维组织增生等。水肿、淋巴管及血管扩张、淋巴细胞聚集及纤维组织增生等致使黏膜下层高度增厚。活动期 CD 炎症细胞浸润肠壁各层，肠浆膜面充血、水肿，纤维组织增生，常和临近肠袢或脏器黏连，病变严重时，肠壁溃疡可穿孔引起局部脓肿，或穿透至其他肠段、器官、腹壁而形成内瘘或外瘘。当病变累及结肠，即使直肠不受侵犯，也可有较广泛的肛管、肛周感染、脓肿及肛瘘形成，其发生率高达 22%～54%，且 16% 的病例为首发症状。少数病例病变只限于肛管直肠者，并发肛周感染更为常见。肉芽肿是形态学上诊断 CD 的重要条件，内镜医师取材的数量与准确性、多切面观察、病理医师对肉芽肿形态的敏感性等都影响肉芽肿的检出率。

我国 CD 近年来发病率正逐步上升，目前约 1.4/100 000（仅住院患者），与 20 年前比较增高 5 倍。目前内镜检查成为其常规检查手段，但常规内镜仅可对病变消化道的黏膜进行检查。CD 的镜下表现常不典型，且病理活检检出率低、临床表现的非特异性，与其他消化道溃疡病变（如结核、淋巴瘤等）鉴别困难，常常延误治疗。超声内镜融合了超声及内镜的特点，在内镜下观察消化道管壁黏膜病变的同时，可对消化道管壁及管壁外病变进行实时超声扫描。南方医科大学南方医院内镜中心对 436 例内镜下疑似 CD 患者行超声内镜（EUS）检查的一组研究表明，EUS 诊断 CD 的敏感度、特异度和准确率分别为 87.5%、87.8% 和 87.6%。EUS 检查可进一步了解肠壁炎症累及的深度和纤维化程度的改变，有助于本病的诊断和鉴别诊断，并对预后的判断和治疗方案选择有一定的临床指导意义。

（一）CD 的声像特征

EUS 显示肠壁厚薄不均，第 1、2 层较清楚、无明显增厚，第 3、4 层组织增厚，尤以第 3 层增厚为显著，其中第 3 层回声减低，而第 5 层高回声化（图 5-32）。溃疡病灶可见肠壁的缺损，缺损的深度与溃疡的深度一致（图 5-33，图 5-34）。铺路石处可见隆起处层次结构清晰，第 1、2 层结构正常，黏膜下层明显增厚向肠腔内隆起，回声较均匀，固有肌层呈不规则增厚（图 5-33B、C）。炎性息肉可见呈局限性低回声隆起，内部见点状高回声结构。部分病例可探及黏膜下层内的扩张脉管（图 5-33C）、管壁外的肿大淋巴结以及瘘管、脓肿等肠外并发症。EUS 能清晰显示肛管直肠周围的病变，正常肛门内括约肌为均质的低回声图像，CD 时肛门内括约肌显示为不均质的低回声结构。瘘管显示为低回声的管道状结构从肛门内括约肌伸入到脓肿腔内，管腔内可见点、珠状高回声气体影（图 5-33D）；肛周脓肿（图 5-35）为一低回声区，可见坏死碎片漂浮于腔中。EUS 亦有助于发现腹腔内的脓肿及瘘管。

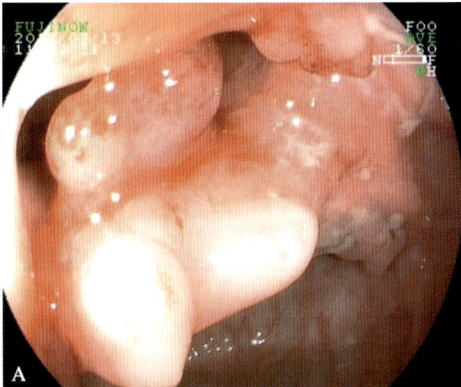

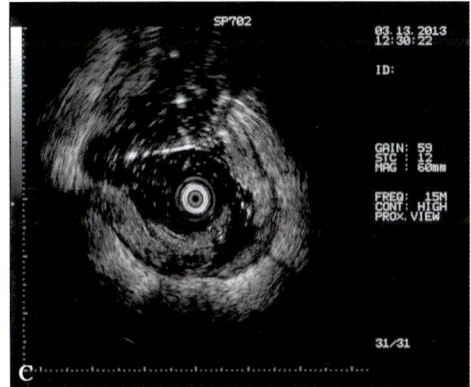

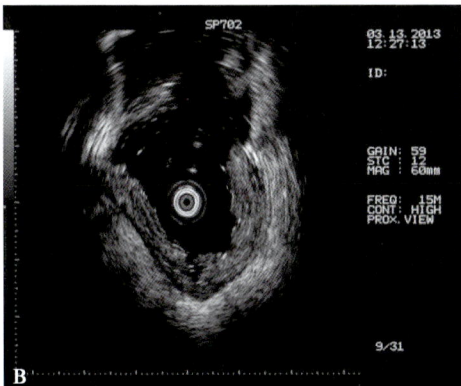

■ 图 5-32　回盲部病变
临床诊断回结肠型 CD，结肠镜见回盲部及回盲瓣溃疡（A），超声肠镜见肠壁结构基本存在，病灶处黏膜及黏膜下层明显增厚（B、C）

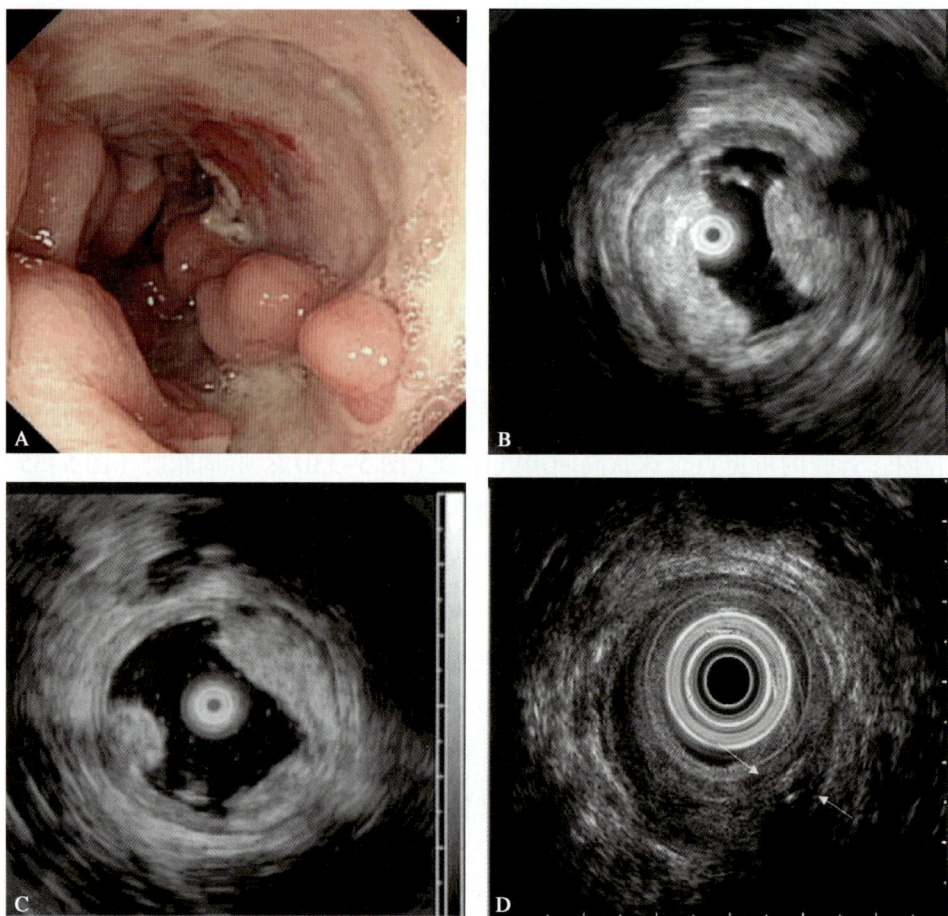

■ 图 5-33 结肠溃疡

临床诊断结肠型CD合并肛周病变，A. 内镜见巨大纵形溃疡及铺路石改变；B.C. EUS见病变处肠管管壁增厚，尤以黏膜下层明显，溃疡处管壁缺损；铺路石处管壁亦为黏膜下层增厚突向管腔；D. 肛门部EUS见瘘管形成，低回声管腔内见点、珠状高回声气体影

诸琦等报道的小肠腔内超声CD影像特征表现为：小肠壁层次结构模糊、表面绒毛层消失伴浅溃疡，肠壁全层增厚达6~7 mm。超声下肠壁厚度可作为超声下筛查早期大肠CD的临界点，且可作为患者的炎症严重程度以及预后的提示指标。Fraquelli等对使用体表超声测量CD肠壁厚度的2个病例对照研究以及5个队列研究进行Meta分析后得出，在体表超声下以肠壁厚度>3 mm作为诊断CD的临界点时，敏感度及特异度分别为88%、93%，若以

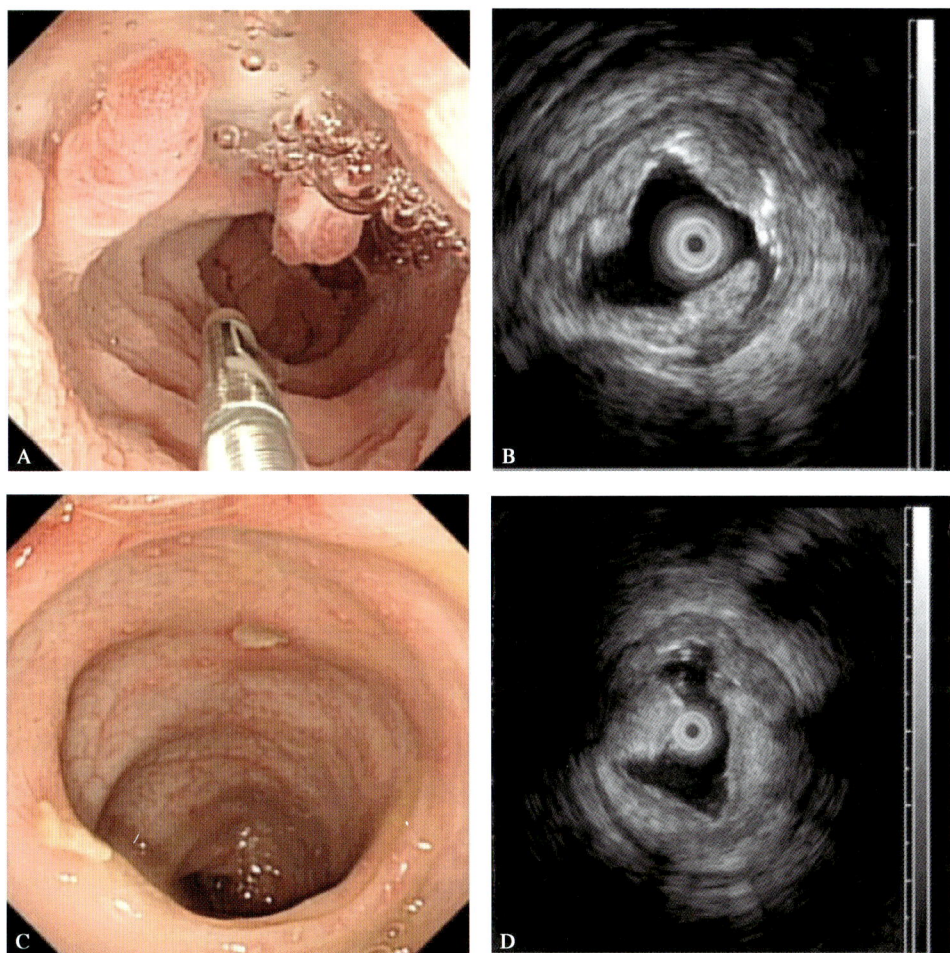

■ 图 5-34 结肠溃疡及息肉

临床诊断结肠型CD，A. 结肠镜见炎性息肉；B. EUS示病变处肠管管壁增厚，尤以黏膜下层明显，炎性息肉处黏膜及黏膜下层增厚突向管腔；C. 结肠镜见溃疡；D. EUS见溃疡处管壁缺损

>4 mm 为临界点则为 75% 及 97%，与南方医院报道相符（95.8%，226/236）。

诸琦等报道了在小肠腔内超声下小肠壁的正常厚度及空回肠超声表现的不同：空肠中的绒毛层长度为 0.5 ~ 0.6 mm，而回肠中则为 0.2 ~ 0.3 mm；空肠的肠壁全层厚度为 1.7 ~ 1.8 mm，而回肠壁全层厚度则为 2.1 ~ 2.2 mm。Gast 等在研究中发现：肠壁厚度在 5.5 mm 以下的患者，有 91% 处于静止期，

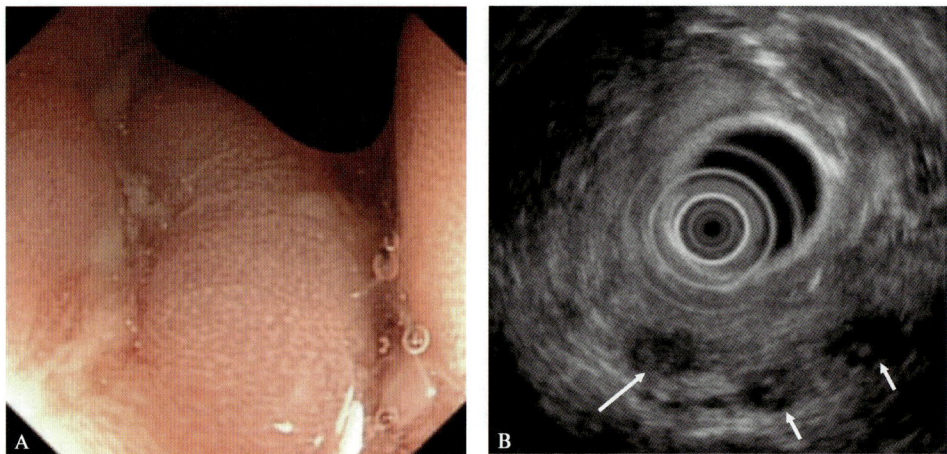

■ 图 5-35 肛周病变

临床诊断结肠型CD伴肛周脓肿，A. 结肠镜见肛管肿胀，表面有脓性分泌物，邻近直肠见多发纵行溃疡，未见明显内瘘口；B. EUS见肛周管壁外见3处不均匀低回声（箭头），边界不规则，考虑肛周脓肿形成

故提出肠壁厚度＞5.5 mm者为CD是否处于活动期的临界值。Dagli等报道，CD患者的直肠肛管部位，普通内镜下未见明显糜烂溃疡等病变，也有26%的患者肠壁增厚，且这些患者在治疗有效、炎症消退后复查超声肠镜，肠壁厚度仍高于正常。Gast等也有类似报道。Fabiana等通过制作ROC曲线，提出肠壁厚度＞7 mm的CD患者需要在短期内（1年内）行手术治疗的可能性大于肠壁厚度＜7 mm者，并提示肠壁已发生纤维化的可能性大。

管壁增厚与炎症和纤维化有关。第1层即黏膜层增厚的主要原因多为炎性渗出。第3层即黏膜下层增厚为炎性细胞浸润、水肿所致。后方固有肌层及浆膜层多数病例增厚不明显或不增厚。若浆膜层增厚并表现为回声增高则提示浆膜层纤维化。

目前CD的食管、胃管壁增厚程度相关研究较少见（图5-36，图5-37和图5-38），可能原因如下：①上消化道CD患者数量较少，且临床上认识不足，易于误诊、漏诊；②胃部不同部位管壁厚度不一致，需要分别讨论；行超声胃镜检查时常伴有胃蠕动，导致同一部位厚度随蠕动而变化；③之前相关研究多使用体表超声对肠壁厚度进行测量，食管因胸肋骨阻挡仅能测得胃食管接合部，胃部则因腹壁脂肪、胃腔内空气干扰等原因难以取得满意效果。

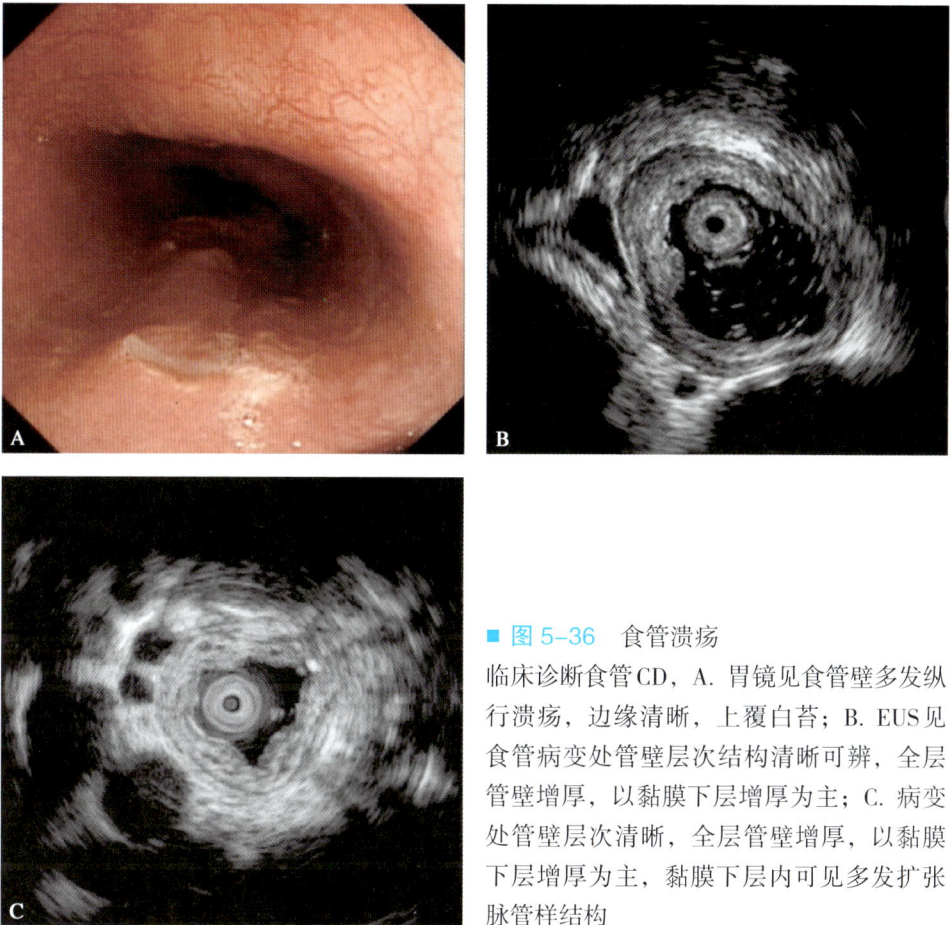

■ 图 5-36　食管溃疡

临床诊断食管 CD，A. 胃镜见食管壁多发纵行溃疡，边缘清晰，上覆白苔；B. EUS 见食管病变处管壁层次结构清晰可辨，全层管壁增厚，以黏膜下层增厚为主；C. 病变处管壁层次清晰，全层管壁增厚，以黏膜下层增厚为主，黏膜下层内可见多发扩张脉管样结构

　　黏膜下层增厚为 CD 在超声内镜下的最主要表现，即便是隆起性病变如铺路石征亦不例外。在超声内镜下，铺路石征有其不同于一般肠道隆起性病变的声像表现，典型表现为隆起处管壁层次结构清晰，第 1、2 层结构正常，黏膜下层明显增厚向腔内隆起，回声均匀，固有肌层呈不规则增厚。此系管壁炎症引起的一系列改变，包括水肿、淋巴管血管扩张和淋巴细胞聚集，故透声性增强导致回声较正常黏膜下层降低。但小部分患者的声像可不表现为黏膜下层明显增厚，例如在病变早期程度较轻时声像表现可与正常肠壁相似，即黏膜下层不增厚并呈正常黏膜下层的高回声；晚期病变严重时黏膜下层可因炎症加重导致全层呈较低回声或因肠壁纤维化严重而呈高回声、管壁

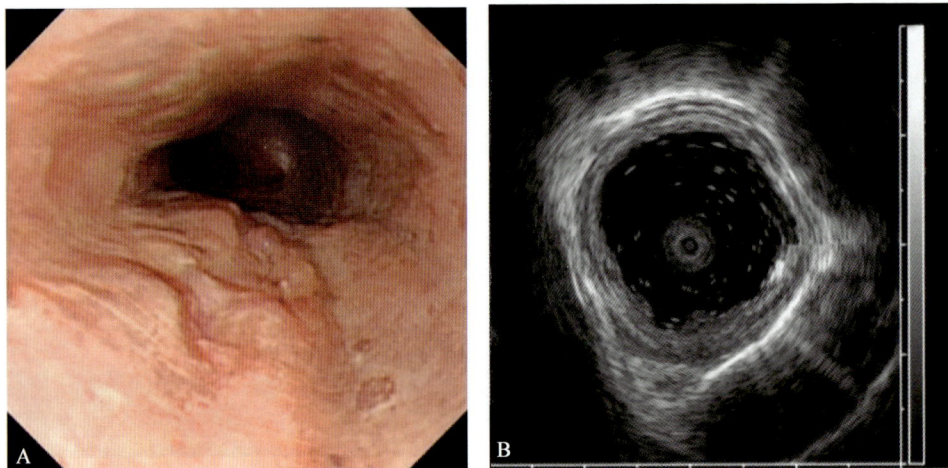

■ 图 5-37 食管溃疡

临床诊断食管CD，胃镜见食管中段纵行溃疡（A），超声胃镜见病变处黏膜及黏膜下层明显增厚，溃疡处黏膜层有缺失（B）

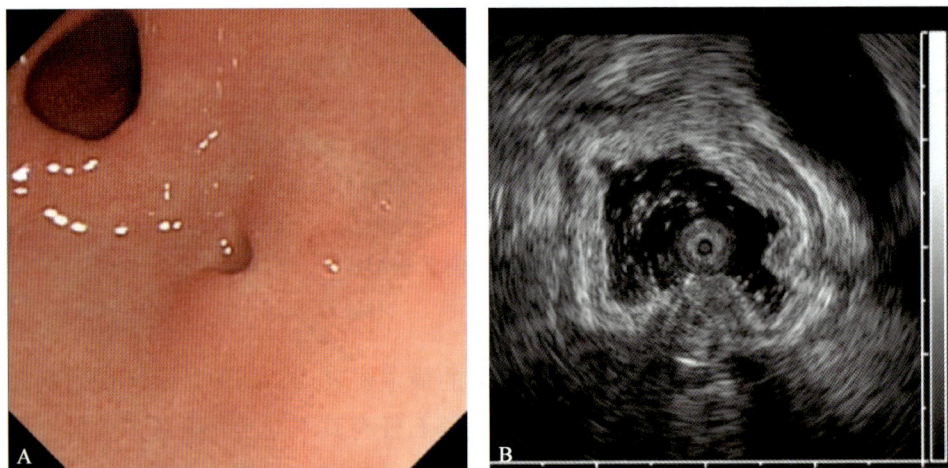

■ 图 5-38 瘘口

临床诊断回结肠型CD，胃镜见胃窦大弯侧一凹陷性病变，表面光滑（A），超声胃镜见病灶处黏膜及黏膜下层明显增厚，胃壁层次尚在，外有增生性改变（B）

层次消失。部分早期病变可出现黏膜层增厚，考虑与炎性渗出有关，或可因超声扫描部位内镜下表现有炎性息肉形成导致黏膜层增厚较黏膜下层明显，但于相邻部位无息肉处扫描时仍以黏膜下层增厚为主。如于实际检查过程中探及以上不典型声像，则易将 CD 误诊为普通炎症导致的溃疡、淋巴瘤、肠结核等，故在结肠镜检查中拟诊为上述疾病且久治不愈者，需考虑 CD 的可能，并嘱患者定期复查结肠镜。

在临床实际操作中，年资较浅的超声内镜医师可能将裸露的黏膜下层误判为前三层融合或将裸露的固有肌层误判为肠壁全层融合，导致将 CD 误诊为淋巴瘤或癌等其他易造成管壁层次破坏的疾病。其原因如下：①行超声内镜检查的医师年资较低，对超声内镜下管壁层次结构表现未有清晰认识；②病变表面增生或炎性分泌较多，加之高频率探头穿透力较差，无法清楚显示黏膜下层之后的结构，导致对层次判断失误。在进行溃疡面的扫描时，应进行多部位检查，尤其是溃疡或增生等病变周围，内镜下改变不明显的部位，可清晰显示完整的各层结构，较好的避免层次误判。

黏膜下层的扩张脉管是 CD 较具特异性的声像表现。Wakefield 等通过显微血管造影的方法发现 CD 患者存在黏膜下层中的扩张脉管，且获标本病理证实。在 UC 中亦可探及，但两者表现略有不同。Gast 等报道 1 例 CD 缓解期，复查内镜见溃疡已经愈合，但超声内镜检查时显示肠壁仍然增厚，黏膜下层扩张脉管仍然存在。Dagli 等报道了 26 例活动期 UC 行超声内镜检查，在黏膜下层可见扩张的脉管样结构；后对其中的 24 例治疗有效并已转为静止期者复查超声内镜，未在黏膜下层中探及扩张脉管。说明缓解期 CD 黏膜下层扩张脉管的存在与否，可区别 CD 与处于相对静止期 UC。

超声内镜可探及管壁外肿大淋巴结及瘘管、脓肿等并发症，但使用高频率探头时应注意因穿透力限制对管壁外声像显示不佳的情况，换用低频率探头可清晰显示肠外病变。Gast 等报道超声内镜检查 26 例 UC 以及 39 例 CD 的肠外淋巴结探及情况，并经 logistic 回归分析得出肠外淋巴结数临界点为 1.6，即探及 2 个以上淋巴结时诊断为 UC 的可能性大；但对于诊断明确的 CD，若于超声内镜探及 2 个以上淋巴结则可判断其为活动期。探及肠外淋巴结时需与恶性肿瘤淋巴结转移相鉴别。CD 的肿大淋巴结多为反应性肿大，形状多呈椭圆，回声稍低，直径一般 < 1 cm。淋巴瘤的肠外肿大淋巴结多见，可因炎性反应引起，也可以因肿瘤转移引起。肿大淋巴结的性质判断对鉴别肠道病变是否为肿瘤性，以及对肿瘤性疾病的准确分期有着十分重要的意义。典型转移性淋巴结声像可总结为以下 3 点：①类圆形，尤其是短

径 > 10 mm 者；②边界清晰，内部可见非均质回声斑点；③回声较接近固有肌层的低回声。但仅凭声像仍然难以判断淋巴结良恶性，仍需手术病理或穿刺标本确诊。

若超声内镜探查结果中具备上述管壁层次改变，并探及瘘管、窦道及脓肿，则更加提示 CD 可能性大。窦道及瘘管在超声内镜下表现为与管腔相连通的低回声条状区域，内部可夹杂气体或组织坏死碎片产生的高回声光点。

CD 所致瘘管多为复杂型瘘管，其定义可参照 2003 年美国胃肠病学会的分类：①单纯瘘管：低位（包括浅表瘘管、低位括约肌内瘘管及低位经括约肌瘘管），仅有单个外口，无压痛，无脓性波动感，未发现直肠子宫颈瘘及肛门直肠狭窄证据；②复杂瘘管：高位（包括高位括约肌内瘘管、高位经括约肌瘘管、括约肌外瘘管及括约肌上瘘管），有多个外口，可有压痛感或脓性波动感，并可发现直肠子宫颈瘘、肛门直肠狭窄、直肠炎症活动的证据。

近年来随着 3D 超声内镜的发展，使瘘管探查更为直观容易，且可对瘘管成因进行鉴别，尤其是与隐腺型（cryptoglandlar）瘘管相鉴别。Gunnarsson 等在研究中使用 3 条标准描述所探及的瘘管，分别为：①存在分支；②内径 > 3 mm；③内含点状高回声影。如所探及瘘管满足上述 2 个或 2 个以上标准，多为 CD 所致；只满足一条或不满足则多属于隐腺型瘘管（$P <$ 0.001）。Michael 等报道使用超声内镜监测 CD 肛瘘患者的挂线治疗效果，能更准确判断拆线时机，提高疗效：经超声内镜监测后拆线者与单纯经体检后拆线者相比，前者拆线至复发时间较长。由于病例数少，数据分析暂无统计学意义，但仍然提示超声内镜可为挂线患者提供影像依据，以判断非生物治疗（挂线疗法）是否有效，以及是否有必要改变治疗方式（如加用 IFX 治疗）。

脓肿多继发于窦道及瘘管，其声像表现为：管壁外低或无回声的团块状区域，一般直径 > 2 cm，腔壁不规则，内有气体或组织坏死碎片产生的高回声光点，后方可见回声增强。脓肿可与管壁外炎性肿物相混淆，开启多普勒功能后可鉴别。在超声多普勒下炎性肿块内部可见血流彩色信号，脓肿内部则呈低或无信号，外周可见彩色血流信号。

Van Outryve 等前瞻性地检查了 43 例 CD 病人，以评价 EUS 检测肛门直肠病变的价值，发现其中 3 例因肛门狭窄不能进镜，EUS 发现 75％的病例具有肛门直肠的异常，表现为：直肠壁增厚、脓肿、瘘管和不均质的肛门括约肌；而同步的常规结肠镜检查仅发现其中 30％肠黏膜具有 CD 病变特征。EUS 对直肠、肛周脓肿的检出率亦明显高于 CT 检查。

南方医院报道超声内镜对 CD 的诊断符合率为 87.6％，与之前国内报道的普通肠镜 CD 诊断符合率 66.7％及国外报道的 75.8％（不包含病理活检）相比明显升高。目前尚未见国外超声肠镜对 CD 管壁层次判别的相关临床数据。另外，超声内镜对窦道、瘘管、脓肿等肠外并发症探查敏感性高，可为外科治疗提供有价值的信息。

超声内镜亦可用于对某些 CD 病例的治疗。Mark 等报道用线阵式超声内镜指引对一例 CD 乙状结肠切除术并回肠造瘘术引起的吻合口完全性肠梗阻进行梗阻定位、再通并对梗阻处进行线导引球囊扩张取得成功。

（二）CD 的超声鉴别诊断

内镜下易与 CD 相混淆的疾病有淋巴瘤（内镜分型为溃疡型）、结核（食管、结肠）以及不典型 UC，部分感染性肠炎也易于与早期 CD 混淆。上述疾病黏膜表现均为无特异性的多发溃疡，但在超声内镜下表现与 CD 有较大差异，使用超声内镜可较容易与 CD 鉴别。

1. 肠道淋巴瘤

结直肠淋巴瘤的超声内镜下表现主要为：病变处管壁环形增厚形成肿块，层次消失而无法判断增厚层次，病变回声呈均质弥漫低回声；腹腔或腹膜后多可探及淋巴结肿大或融合成块。与 CD 最大的区别点在于：淋巴瘤主要病变回声较 CD 明显减低，管壁层次结构消失，且管壁增厚更明显（图 5-39，图 5-40）。

2. 肠结核

肠结核的超声内镜下表现主要为：病变处管壁以黏膜层增厚为主，黏膜下层变窄、模糊，各层次间界限清晰可辨；病变呈稍高或高回声。与 CD 主要鉴别点为消化道结核的黏膜下层因瘢痕形成而变窄，CD 的黏膜下层则明显增厚（图 5-41）。

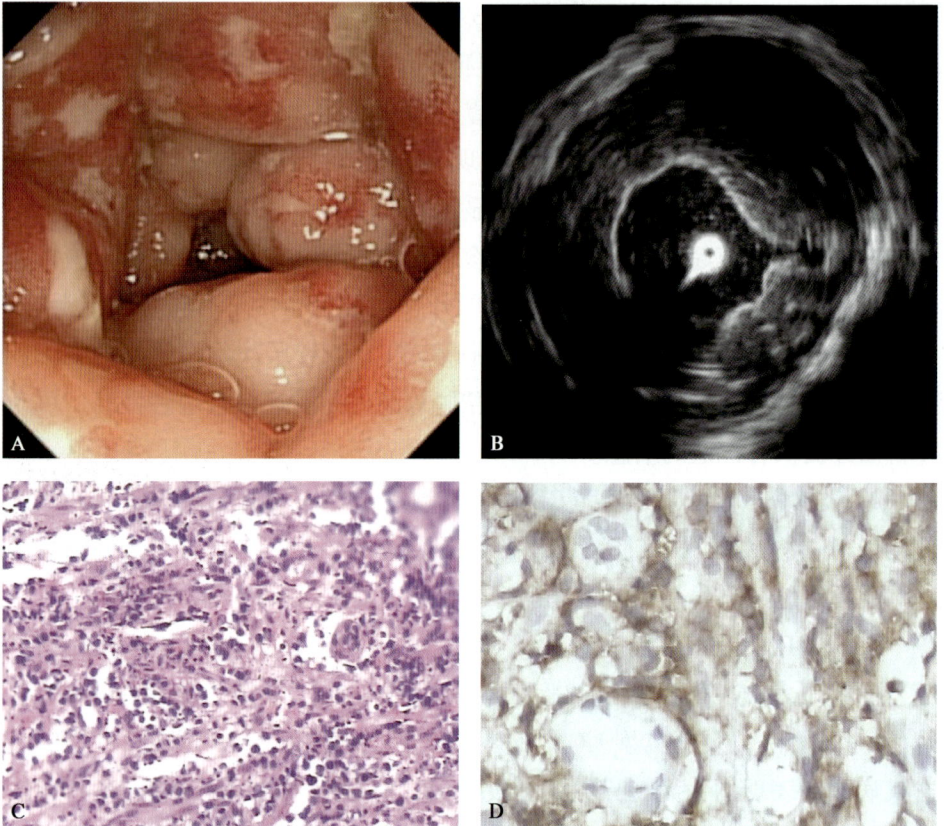

■ 图 5-39　盲肠淋巴瘤

临床诊断肠道淋巴瘤，A. 结肠镜见盲肠溃疡；B. EUS 见肠壁的环形增厚或形成肿块，呈典型均质的弥漫性低回声，透声性较好，伴肠壁正常层次结构的破坏；C 和 D. 病理学及免疫组织化学检查结果为 B 淋巴细胞型淋巴瘤

3. UC

UC 的超声内镜镜下表现主要为：肠壁层次结构大多清晰可辨；肠壁呈连续、对称、均匀增厚；多为黏膜层及黏膜下层增厚为主，部分病例可见该 2 层融合。相比之下 CD 肠壁多为不均匀、不对称、节段性增厚，且 CD 肠壁黏膜层增厚多不如黏膜下层明显；如前所述 UC 探及管壁外肿大淋巴结数较 CD 为多，另外静止期的 UC 黏膜下层内未探及扩张脉管结构，而 CD 可探及。

4. 感染性肠炎

感染性肠炎的超声内镜下表现主要为：肠壁层次结构清晰完整，可见黏

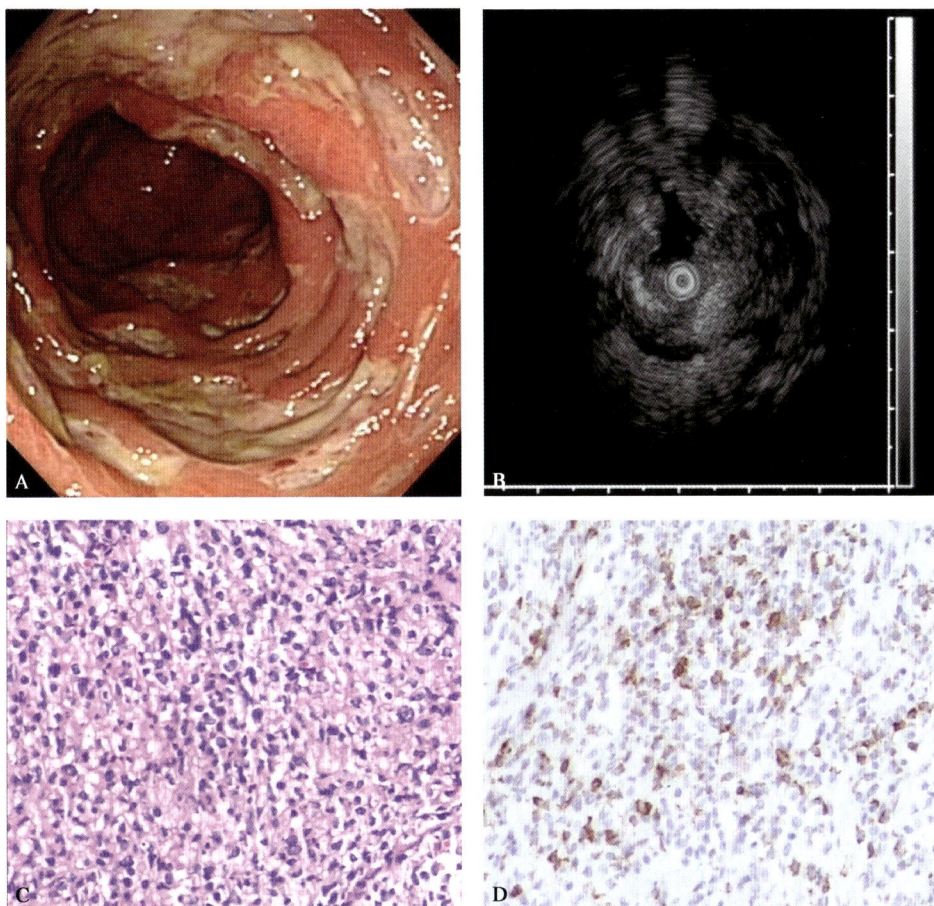

■ 图 5-40 升结肠淋巴瘤

临床诊断肠道淋巴瘤，A. 结肠镜见升结肠溃疡；B. EUS 见肠壁的环形增厚或形成肿块，呈典型均质的弥漫性低回声，透声性较好，伴肠壁正常层次结构的破坏；C 和 D. 病理学及免疫组织化学检查结果为 T 淋巴细胞型淋巴瘤

膜层轻度增厚，管壁外偶可探及淋巴结肿大。CD 则表现为肠壁层次结构较模糊，并以黏膜下层增厚为主。

（三）临床价值

EUS 应用于 CD 的经验虽然较少，但现有的资料仍然表明 EUS 能够清晰地显示管壁的层次结构，CD 为肠壁的全层性炎症，EUS 显示管壁的第 1 至 5 层均有炎性病变及黏膜下层的高度增厚；同时，EUS 能够清晰地显示腹腔、

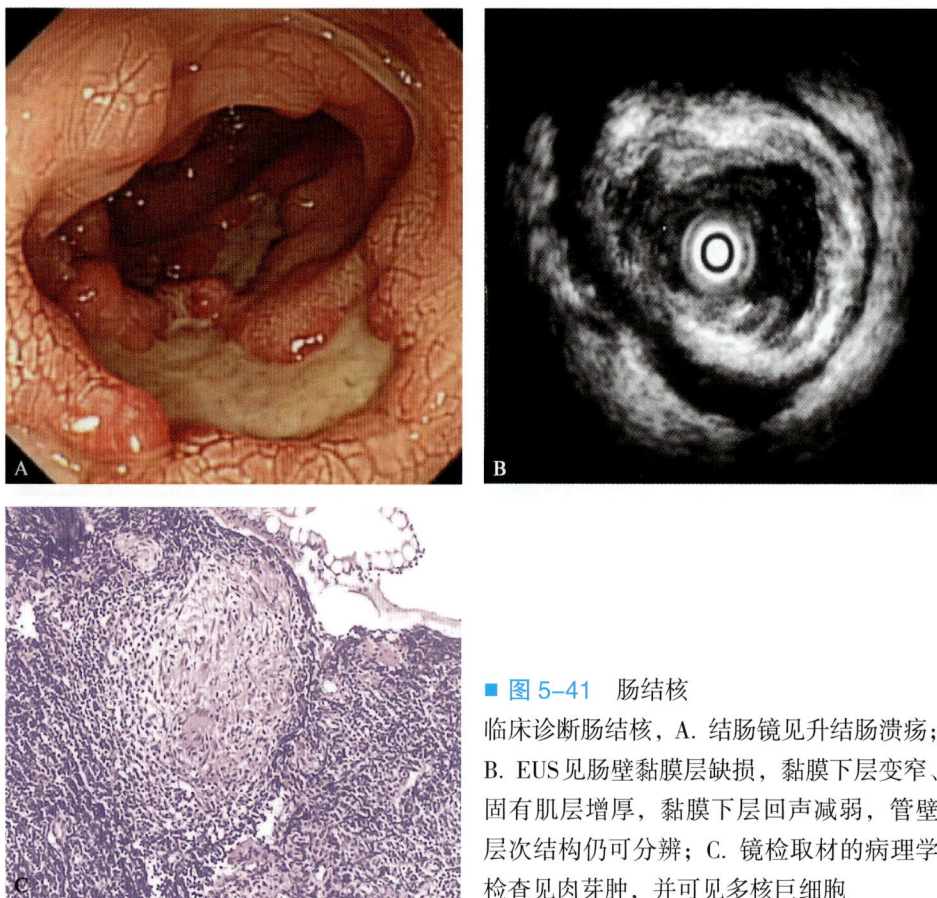

■ 图 5-41 肠结核

临床诊断肠结核，A. 结肠镜见升结肠溃疡；B. EUS见肠壁黏膜层缺损，黏膜下层变窄、固有肌层增厚，黏膜下层回声减弱，管壁层次结构仍可分辨；C. 镜检取材的病理学检查见肉芽肿，并可见多核巨细胞

直肠肛周的脓肿、瘘管及肛门括约肌的改变，有助于本病的诊断及鉴别诊断。

　　直肠肛周病变在 CD 有较高的发生率，且 16% 的病例可能为首发症状。晚期的脓肿和瘘管处理十分困难，对这些病变的早期发现和治疗可明显改善其临床治疗结果。敏感的检测手段可能改善对脓肿的临床处理。对于脓肿的处理，不像瘘管，单纯的药物治疗往往是不够的，常须引流方可使其消退。以前，对该病变的检测主要依靠内镜、盆腔 CT、气钡造影和瘘管造影等。目前，EUS 因能清晰显示直肠肛周区域的细微结构，为肛周病变最简单、最敏感的诊断技术，明显提高了此类病变的检出率。EUS 引导下脓肿穿刺引流术则对本病有治疗意义。

（郭文）

主要参考文献

［1］Magro F，Langner C，Driessen A，et al. European consensus on the histopathology of inflammatory bowel disease[J]. J Crohns Colitis，2013，7（10）：827–851.

［2］Annese V，Daperno M，Rutter M D，et al. European evidence based consensus for endoscopy in inflammatory bowel disease[J]. J Crohns Colitis，2013，7（12）：982–1018.

［3］Pera A，Bellando P，Caldera D，et al. Colonoscopy in inflammatory bowel disease. Diagnostic accuracy and proposal of an endoscopic score[J]. Gastroenterology，1987，92（1）：181–185.

［4］Van Assche G，Dignass A，Panes J，et al. The second European evidence-based consensus on the diagnosis and management of Crohn's disease：definitions and diagnosis[J]. J Crohns Colitis，2010，4（1）：7–27.

［5］Van Assche G，Dignass A，Reinisch W，et al. The second European evidence-based consensus on the diagnosis and management of Crohn's disease：special situations[J]. J Crohns Colitis，2010，4（1）：63–101.

［6］Dignass A，Van Assche G，Lindsay J O，et al. The second European evidence-based consensus on the diagnosis and management of Crohn's disease：current management[J]. J Crohns Colitis，2010，4（1）：28–62.

［7］Bernstein C N，Fried M，Krabshuis J H，et al. World Gastroenterology Organization Practice Guidelines for the diagnosis and management of IBD in 2010[J]. Inflamm Bowel Dis，2010，16（1）：112–124.

［8］Doherty G A，Moss A C，Cheifetz A S. Capsule endoscopy for small-bowel evaluation in Crohn's disease[J]. Gastrointest Endosc，2011，74（1）：167–175.

［9］Neumann H，Fry L C，Neurath M F. Review article on current applications and future concepts of capsule endoscopy[J]. Digestion，2013，87（2）：91–99.

第六章

影　像　学

近 30 年来，CT、MR、超声和核素显像设备在不断地改进和完善，检查技术和方法也在不断地创新，影像诊断已从单一依靠形态变化进行诊断发展成为集形态、功能和代谢改变为一体的综合诊断体系。与此同时，一些新的成像技术如 CT 小肠成像（CT enterography，CTE）和 MR 小肠成像（MR enterography，MRE）在不断涌现，影像诊断学的范畴仍在持续发展和扩大中。

第一节　CD 影像学检查概述

影像学检查可以准确、客观地评估 CD 的病变部位、范围、活动度、严重程度及有无并发症，因而对 CD 的诊断、治疗、预后评估具有重要的意义。

目前 CD 常用的影像学检查方法主要有 CT、CTE、MR、MRE、超声、X 线钡剂造影及腹部 X 线平片等。

对疑诊 CD 患者，影像学检查可以对疾病部位、范围、活动度进行准确判断，结合临床实验室以及内镜检查，可以与 UC、肠结核、肠道淋巴瘤等容易与其混淆的疾病相鉴别。

对确诊的 CD 患者，影像学检查可以指导治疗、监测疗效、评估肠道损伤程度。如果合并肛周病变，影像学检查如盆腔 MR 或肛周超声可以判定肛瘘类型、有无脓肿等，从而指导临床制定下一步治疗措施。

由于各种影像学检查方法均有各自的优势及不足，因此，应针对不同的人群、病情的严重程度以及是否存在并发症等，来合理选择不同的影像学检查方法。

一、超声

超声检查具有无辐射、经济、便捷及实时动态成像等优点，对回肠末端、结肠的病变显示清楚（图 6-1）。经直肠腔内超声可以比较清晰地显示 CD 肛瘘的情况。除此之外，超声还可以辅助进行相关介入操作，如 CD 患者腹腔脓肿置管引流等。

但是，超声检查的应用也具有一定的局限性，如对操作者水平及经验的依赖程度较高、图像视野较小以至于无法完全呈现肠道病变情况、部分合并腹腔脓肿或肠皮瘘的患者无法耐受探头的压迫等等。

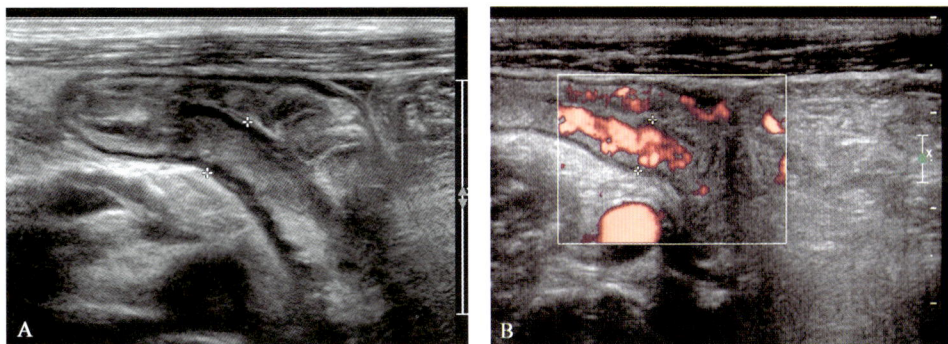

■ 图 6-1　回肠病变
临床诊断 CD，超声见回肠末端增厚（A），彩色多普勒血流超声示回肠末端血流信号丰富（B）

二、CT

由于 CT 具有很高的密度分辨率，易于检出病灶，特别是能够较早地发现小病灶，因而广泛用于临床。尤其是近年来，随着快速、多层螺旋 CT 的应用，以及多种后处理软件的开发，使得 CT 的应用领域在不断地扩大。

多层螺旋 CT 所采集的图像空间分辨率高，可全方位观察肠腔内外病变，从而对小肠和结肠病变以及腹腔并发症进行准确评估。除此之外，在 CT 引导下还可进行脓肿引流等介入手术。

目前主要应用 CD 的检查技术是 CTE，对小肠疾病的检出和诊断有较高价值。检查前向小肠内引入等渗对比剂充盈扩张小肠，多采用口服法，也可用 CT 小肠灌肠造影（CT enteroclysis）检查法。一般口服的对比剂为 2.5%等渗甘露醇溶液，患者于检查前分次饮用 1 000 ~ 2 000 mL，使各组小肠充分充盈扩张，其后行 CT 平扫和增强检查；增强检查时，强化的肠壁在腔内对比剂和壁外脂肪组织的衬托下得以清楚地显示，故对小肠疾病的检出和诊断要显著优于常规 CT 检查。为了防止肠道蠕动产生伪影，检查前需注射肠道解痉剂，常用 10 mg 的 654-2（山莨菪碱）肌肉注射。

典型的 CD 患者 CTE 图像上可以发现节段性肠壁增厚（图 6-2 ~ 图 6-6），增厚的肠壁黏膜层及浆膜层强化明显，黏膜下层由于水肿而强化减低，从而表现为"靶征"（图 6-7、图 6-8）；透壁性炎症累及周围系膜时，形成渗出，表现为肠系膜脂肪密度增高，边缘模糊，增强后可见强化，称为"脂肪爬行征"（Fat stranding）（图 6-9、图 6-10）；炎症导致病变肠段周围肠系膜动脉末梢小血管增多增粗，形如梳子，称为"梳样征"（Comb sign）（图 6-8，图 6-10 ~ 图 6-14）；同时，CTE 也可以清楚地显示腹腔脓肿、肠间瘘及肠皮瘘等并发症的位置及范围（图 6-15）。

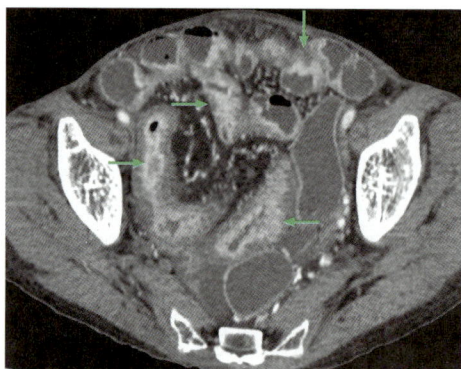

■ 图 6-2　小肠病变（一）
临床诊断 CD，CTE 横断位见盆腔小肠多节段增厚，增强扫描呈明显强化

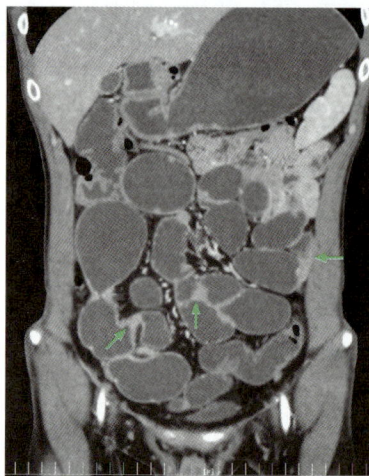

■ 图 6-3　小肠病变（二）
临床诊断 CD，CTE 冠状位示小肠多节段增厚，明显强化

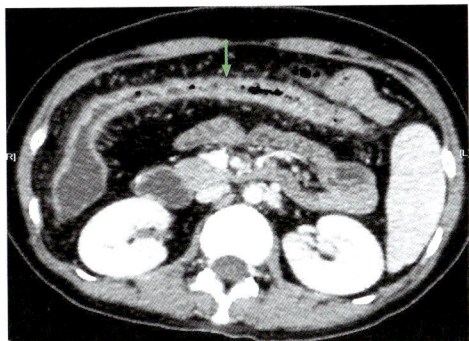

■ 图6-4　结肠病变（一）

临床诊断CD，CTE横断位见横结肠肠壁增厚，明显强化

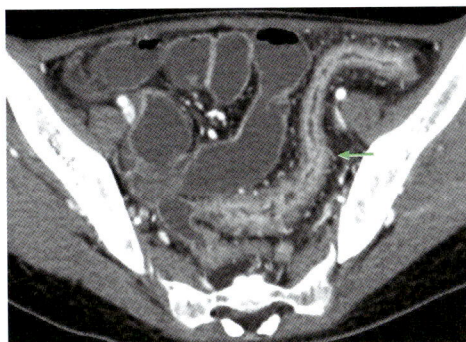

■ 图6-5　结肠病变（二）

临床诊断CD，CTE横断位见乙状结肠弥漫性增厚并明显强化

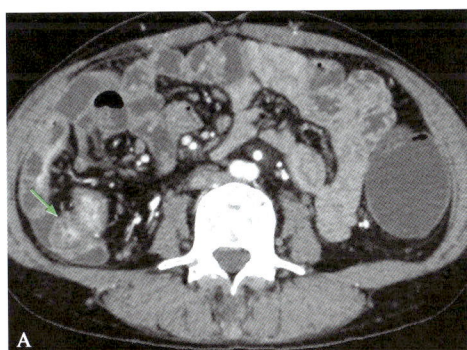

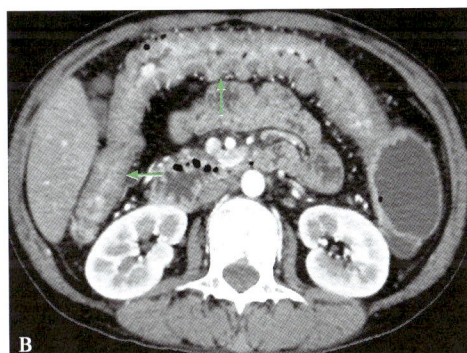

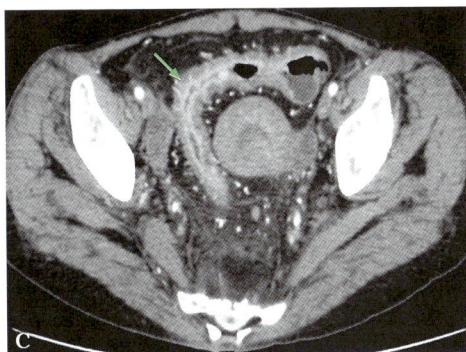

■ 图6-6　结肠病变（三）

临床诊断CD，CTE横断位见回盲部（A）、结肠肝曲、横结肠大部（B）、乙状结肠肠壁增厚（C），增强扫描强化明显

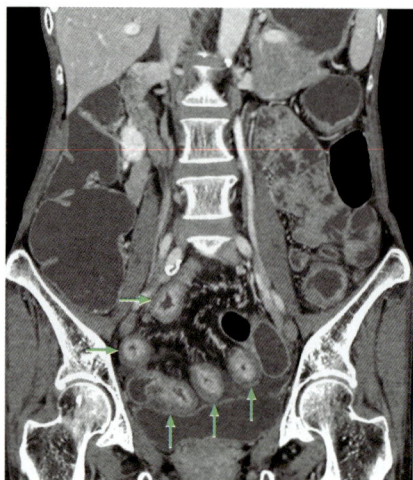

■ 图 6-7 小肠病变

临床诊断CD，CTE冠状位可见盆腔小肠多节段增厚，增强扫描以黏膜面强化为主，呈"靶征"

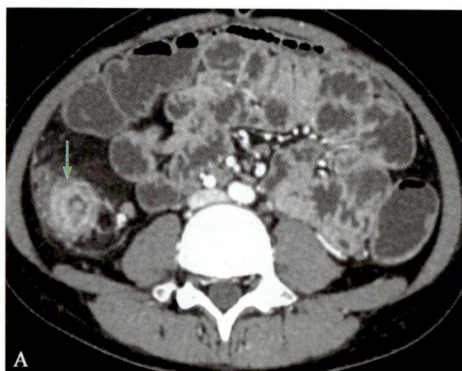

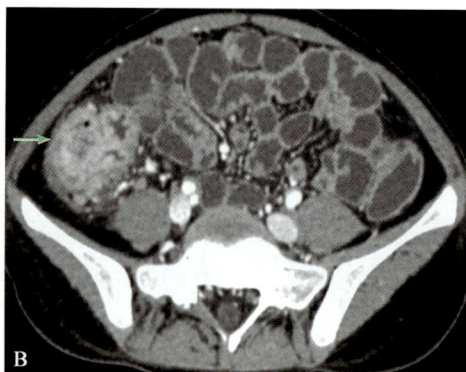

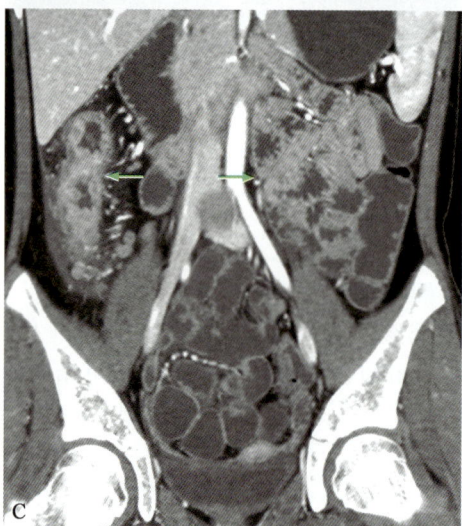

■ 图 6-8 回盲部及结肠病变

临床诊断CD，CTE横断位见回盲部及部分升结肠肠壁增厚，增强扫描呈"靶征"（A、B）；冠状位见清楚地显示升结肠、横结肠和降结肠明显增厚及周围"梳样征"（C）

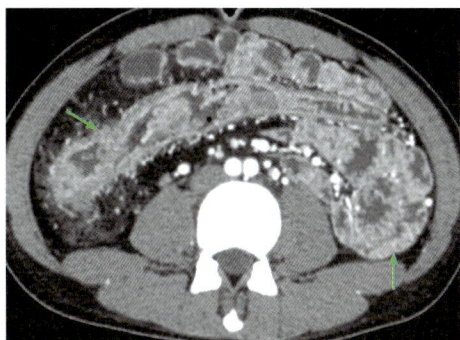

■ 图 6-9 横结肠病变
临床诊断CD，CTE横断位见横结肠肠壁弥漫性增厚，周围系膜脂肪模糊，增强扫描可见强化，呈"脂肪爬行征"

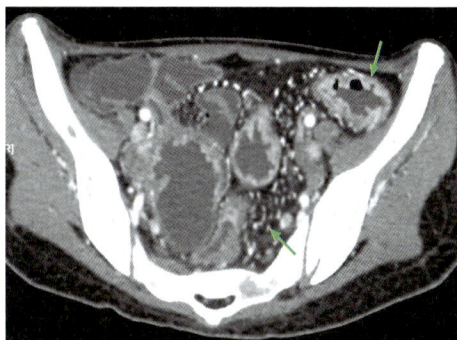

■ 图 6-10 结肠病变
临床诊断CD，CTE横断位见降结肠肠壁增厚，系膜脂肪密度增高，肠系膜小血管增多，表现为"脂肪爬行征"及"梳样征"

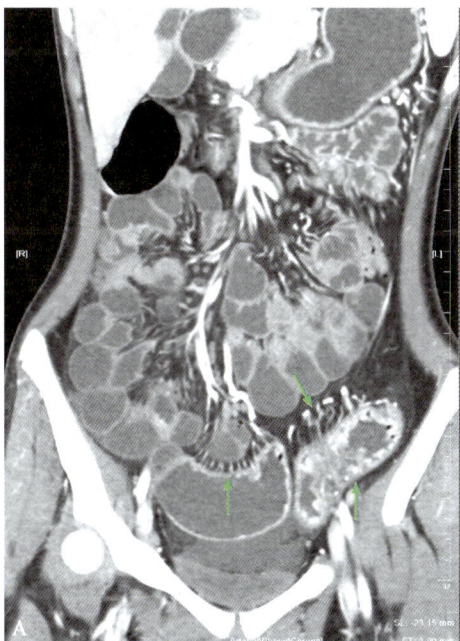

■ 图 6-11 小肠及结肠病变
临床诊断CD，CTE冠状位见多处小肠及结肠肠壁增厚，"梳样征"明显

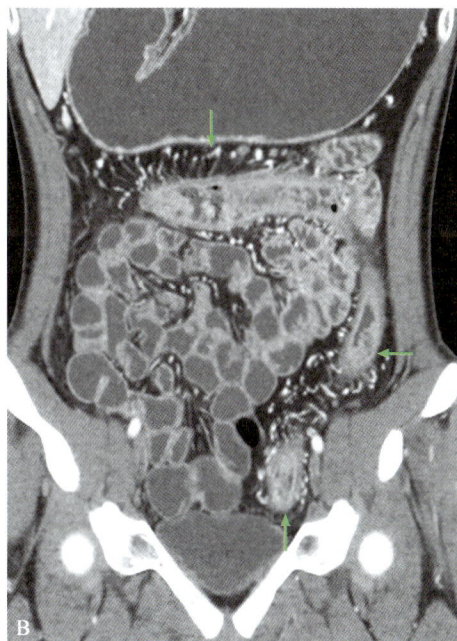

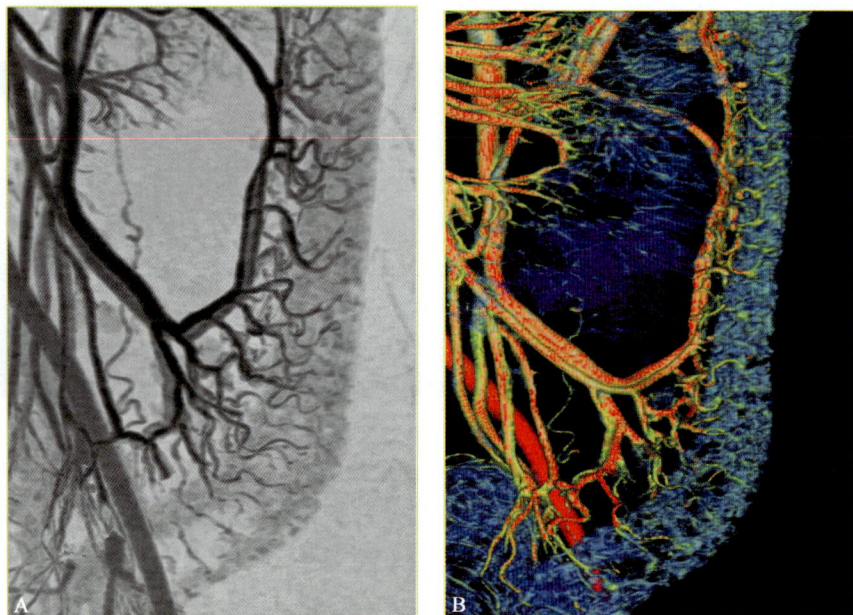

■ 图 6-12　横结肠病变
临床诊断 CD，CTE 冠状位见降结肠肠壁弥漫性增厚，周围系膜小血管增多，呈"梳样征"
（A），三维处理后见病变结肠及丰富肠系膜血管（B）

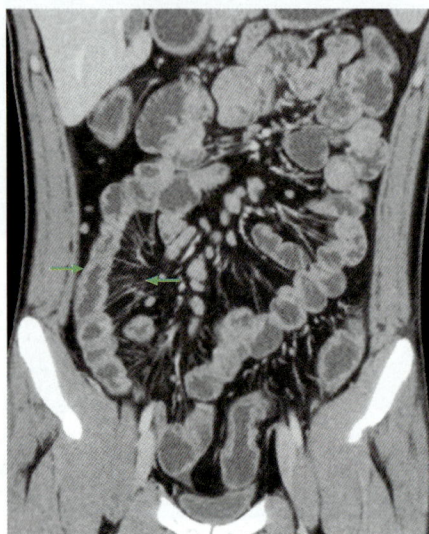

■ 图 6-13　升结肠病变
临床诊断 CD，CTE 冠状位增强扫描静脉期
见局部升结肠肠壁稍增厚，呈"梳样征"，
周围系膜见多枚稍肿大淋巴结

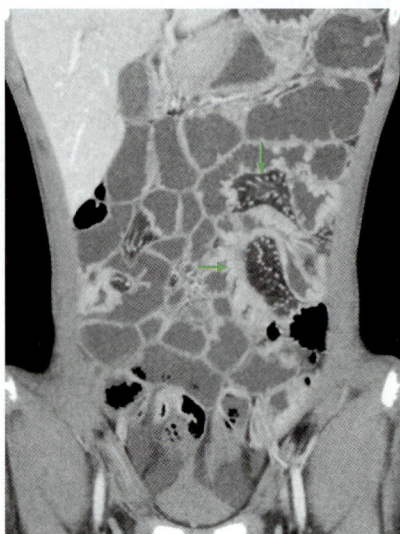

■ 图 6-14　小肠病变
临床诊断 CD，CTE 冠状位见左腹部第 2、3
组小肠部分肠壁增厚，呈"梳样征"

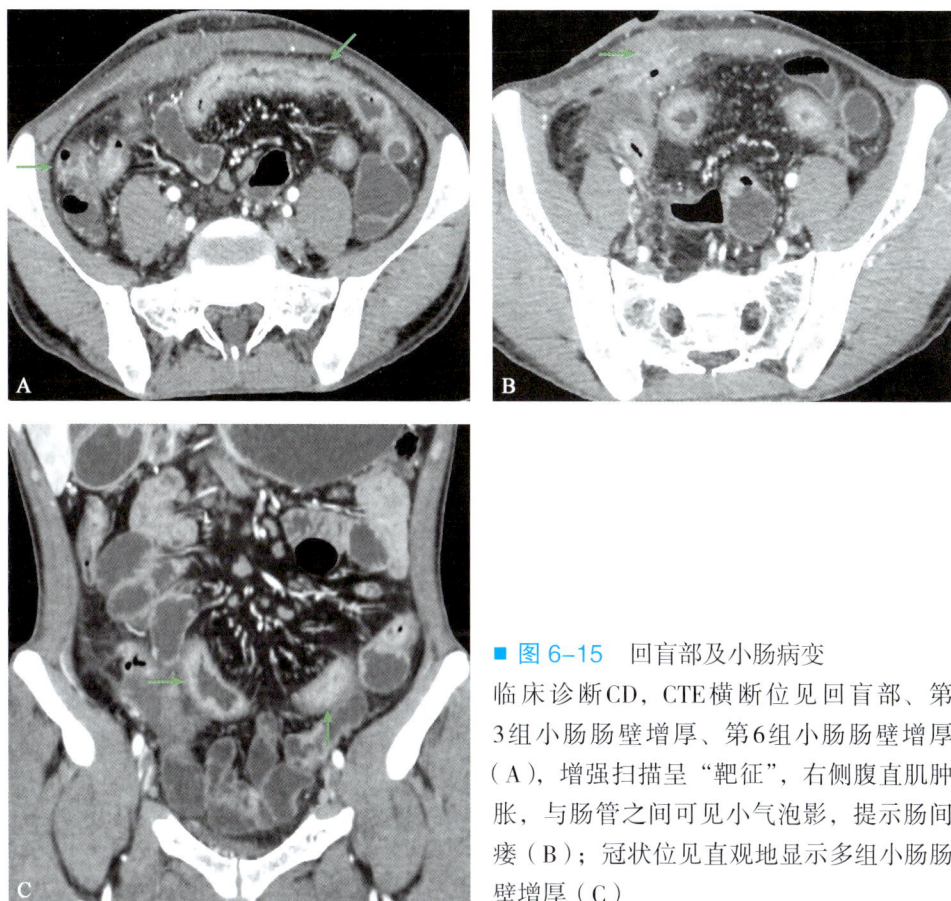

■ 图 6-15　回盲部及小肠病变
临床诊断CD，CTE横断位见回盲部、第3组小肠肠壁增厚、第6组小肠肠壁增厚（A），增强扫描呈"靶征"，右侧腹直肌肿胀，与肠管之间可见小气泡影，提示肠间瘘（B）；冠状位见直观地显示多组小肠肠壁增厚（C）

　　CT 检查的主要缺点为放射辐射，不适用于年轻患者以及治疗后的反复随访复查。另外一个局限性因素为软组织分辨率不够高。

三、MR

　　MR 是利用强外磁场内人体中的氢原子核即氢质子（^{1}H），在特定频率脉冲作用下产生 MR 现象所进行的一种崭新的医学成像技术。所以，MR 没有放射线，无辐射，是安全无创的检查方法。

　　近年来 MR 技术迅速发展，MR 以其多参数、多序列、多方位成像、无辐射和良好的软组织分辨力和获取信息量大等优点，在消化道的应用有了较大的发展。MR 与 CT 评估 IBD 病变的准确性相当，同样可以对小肠和结肠病变进行准确评估。

　　与 CTE 检查类似，采用造影剂口服法即为 MR 小肠造影（MR enterography，MRE）检查，采用造影剂插管法则为 MR 小肠灌肠造影（MR enteroclysis）检查。检查前需口服对比剂充盈肠道，同时静脉使用对比剂以及检查前注射肠道解痉剂。与 CTE 所不同的是，MRE 口服的对比剂可包括阳性对比剂、阴性对比剂和双向对比剂。阳性对比剂常见于钆螯合物类的顺磁性物质，其在 T1WI 表现为高信号，也称为"亮腔"技术（图 6-16），可以很好地显示肠壁增厚的情况。阴性对比剂是含有铁氧化物粒子的超顺磁性物质，在 T1WI 和 T2WI 上均表现为低信号，也称为"黑腔"技术（图 6-17），对于肠腔的情况显示较佳。双向对比剂在 MRE 上应用较为广泛，如与 CT 对比剂相似的 2.5％甘露醇溶液，在 T1WI 为低信号，T2WI 为高信号，其中 T1WI 上肠壁的高信号和对比剂的低信号之间的对比对于肠壁增厚的诊断意义较大。

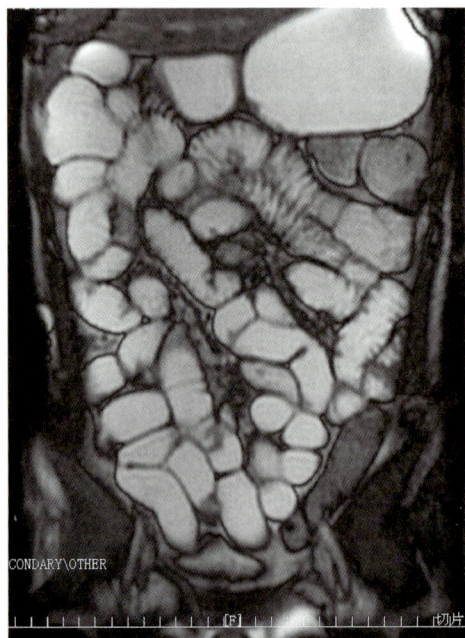

■ 图 6-16　MRE 亮腔技术
小肠肠腔呈高信号

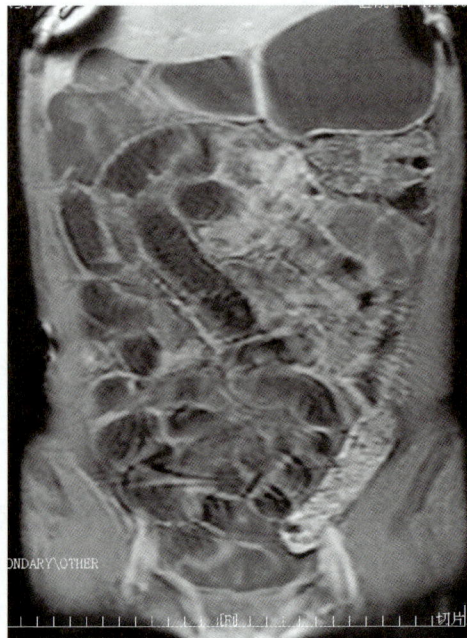

■ 图 6-17　MRE 黑腔技术
小肠肠腔呈低信号

典型的 CD 患者 MRE 上也可表现为肠壁增厚、"靶征"、"脂肪爬行征"及"梳样征"（图 6-18 ~ 图 6-21）等，其中增厚的肠壁 T2WI 信号较正常肠壁要高，并且在 DWI 序列上也为高信号，提示存在水肿及炎症，增强扫描常呈分层样明显强化（图 6-22 ~ 图 6-24）。由于 MRE 有较高的软组织分辨率，因此，MRE 较 CTE 能更清晰地显示黏膜面的溃疡。对于合并肛瘘或其他肛周病变的 CD 患者，需要增加盆腔 MR 扫描以明确肛瘘的类型、内口及有无脓肿等情况。

MRE 的局限性主要表现在检查时间较长、图像易受肠道蠕动影响。

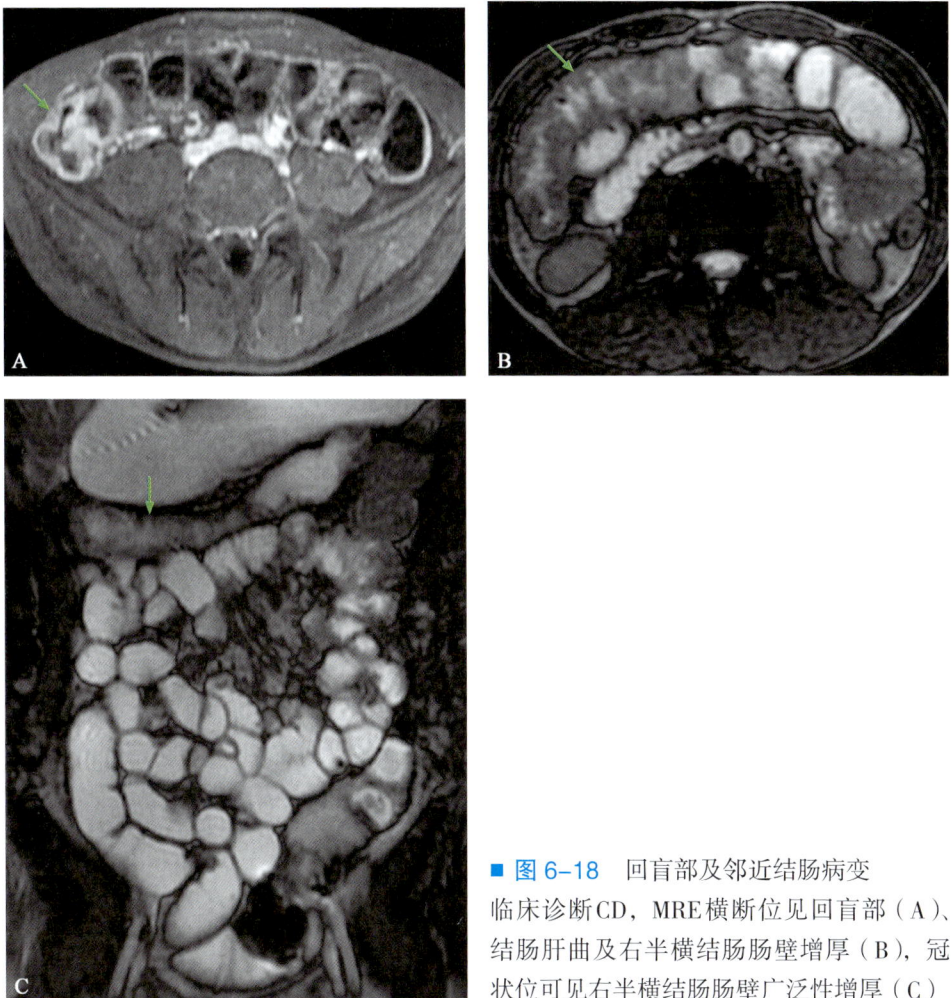

■ 图 6-18 回盲部及邻近结肠病变
临床诊断CD，MRE横断位见回盲部（A）、结肠肝曲及右半横结肠肠壁增厚（B），冠状位可见右半横结肠肠壁广泛性增厚（C）

181

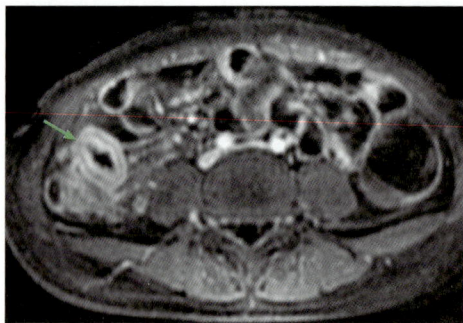

■ 图 6-19 升结肠病变
临床诊断CD，MRE横断位见右下腹升结肠管壁全层增厚，呈"靶征"

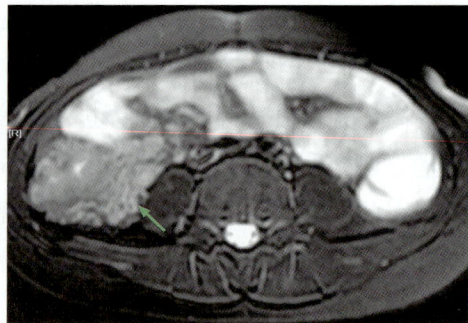

■ 图 6-20 回盲部病变
临床诊断CD，MRE横断位亮腔技术见回盲部局部肠壁出现"脂肪爬行征"

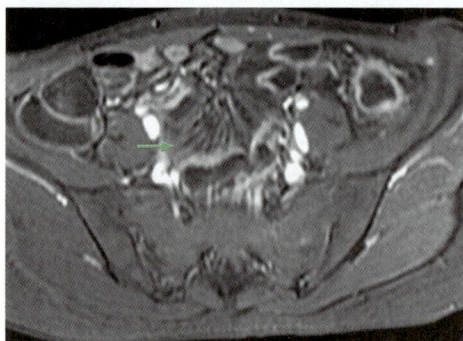

■ 图 6-21 小肠病变
临床诊断CD，MRE横断位见第6组部分小肠肠壁增厚，系膜小血管增多，呈"梳样征"

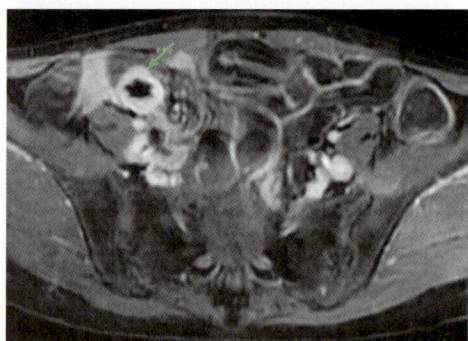

■ 图 6-22 回肠病变
临床诊断CD，MRE横断位见局部回肠肠壁环周增厚，增强扫描呈明显强化

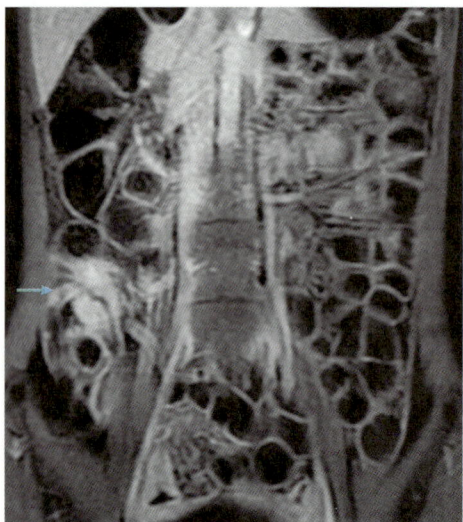

■ 图 6-23 回盲部病变
临床诊断CD，MRE冠状位见回盲部肠壁增厚，增强扫描呈明显强化

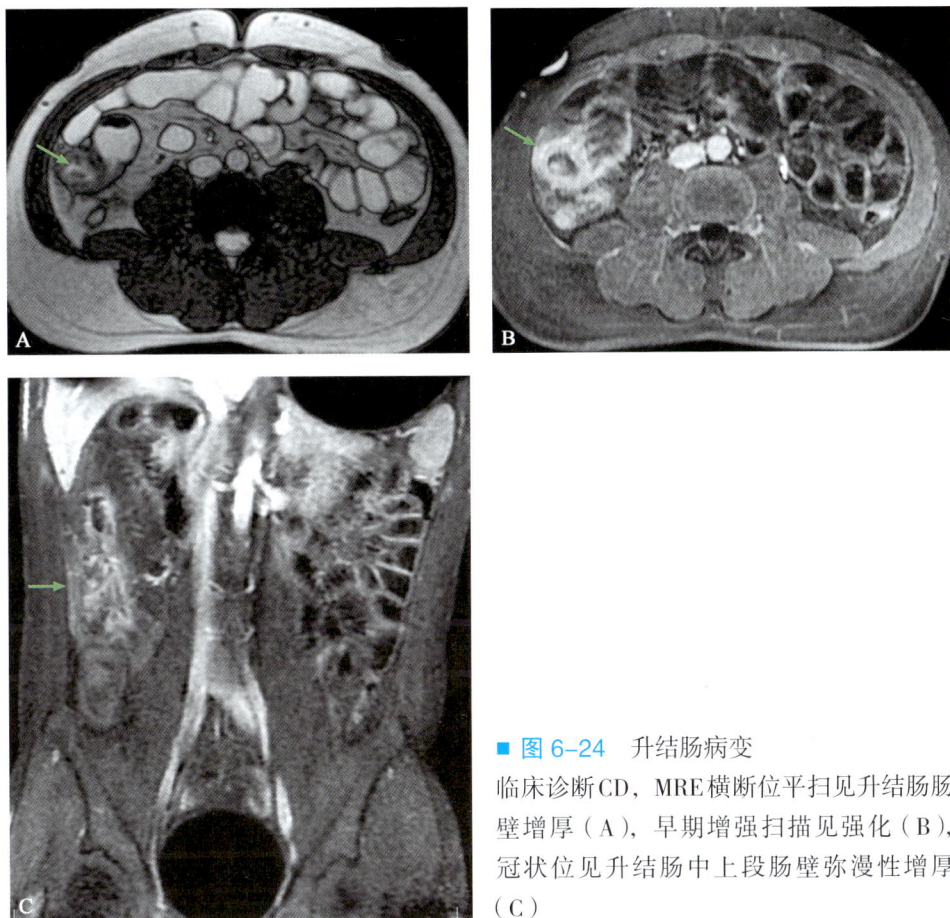

■ 图 6-24 升结肠病变

临床诊断CD，MRE横断位平扫见升结肠肠壁增厚（A），早期增强扫描见强化（B），冠状位见升结肠中上段肠壁弥漫性增厚（C）

四、核素成像

国外曾将白细胞闪烁成像用于评估疾病活动度和部位，目前较少使用。PET/CT 评估炎症和疾病活动度的特异性较差。

核素成像的主要缺点为放射辐射性。

五、钡剂灌肠及小肠钡剂造影

钡剂灌肠及小肠钡剂造影简单易行、价格低廉、可显示肠壁黏膜面的改变，对有肠腔狭窄无法进镜到理想深度或根本无法进行内镜检查者仍有诊断价值（图 6-25，图 6-26）。但其敏感性较低，不能显示黏膜下及肠腔以外的病变，目前已被 CTE 或 MRE 代替，但对无条件行 CTE 或 MRE 检查的单位则仍是小肠病变检查的重要技术。

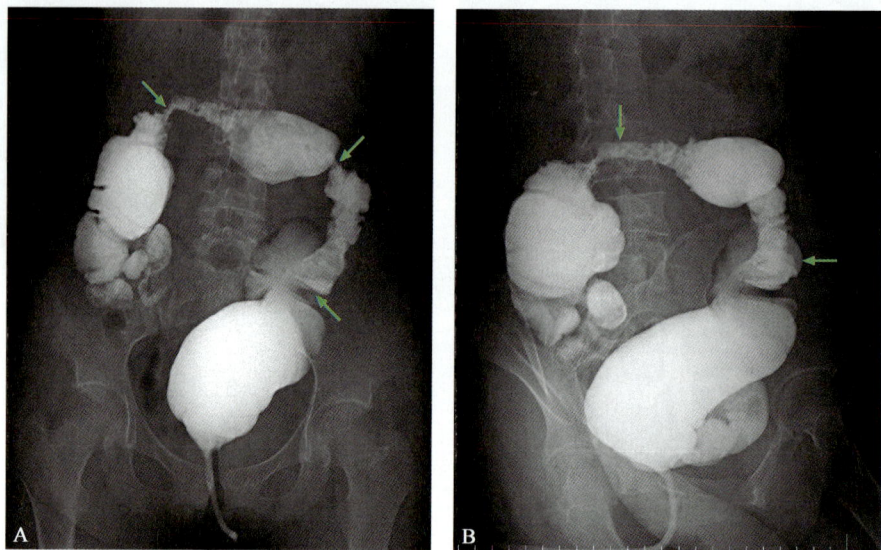

■ 图 6-25　结肠及邻近直肠病变

临床诊断CD，钡剂灌肠造影见右半横结肠、部分降结肠及直肠近端肠腔狭窄，黏膜皱襞欠光整

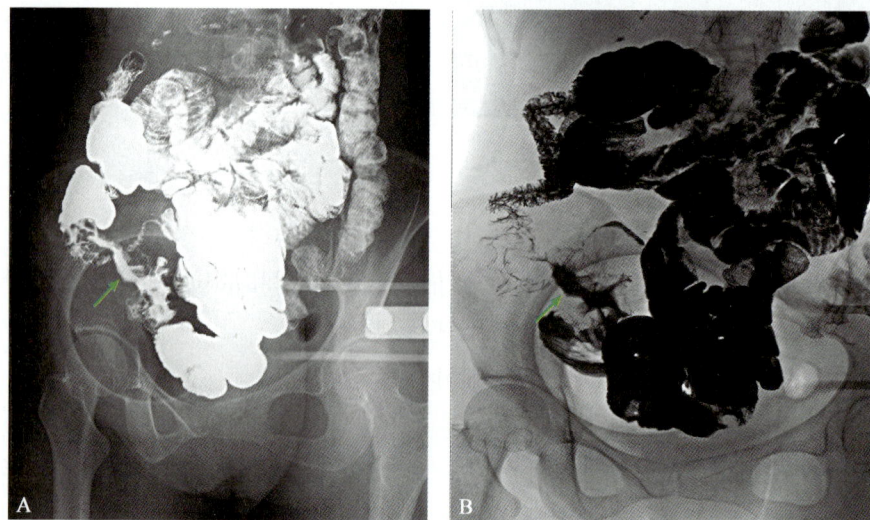

■ 图 6-26　回盲部病变

临床诊断CD，气钡双重造影充盈相见回盲部肠腔狭窄（A），黏膜相显示肠管黏膜增粗不规则（B）

该检查对肠腔狭窄的动态观察可与 CTE/MRE 互补，必要时可两种检查方法同用。X 线所见为多发性、跳跃性病变，病变处可见裂隙状溃疡、卵石样改变、炎性息肉、肠腔狭窄和僵硬及瘘管。钡剂灌肠及小肠钡剂造影的缺点在于放射辐射性。

六、腹部 X 线平片

腹部 X 线平片对 CD 的诊断价值不大，但是急腹症的首选的影像学检查方法，主要适用于并发中毒性巨结肠、肠道穿孔、肠梗阻和金属异物等的诊断（如胶囊内镜滞留）等（图 6-27）。

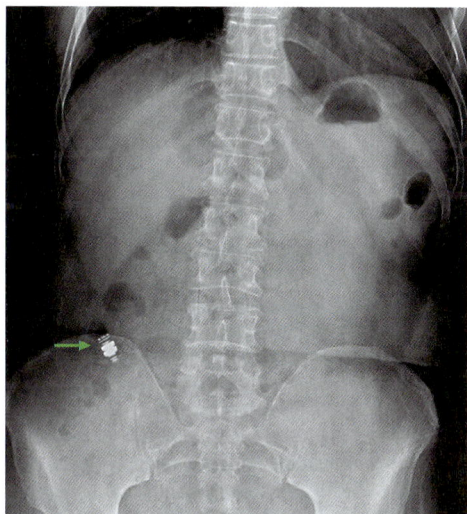

■ 图 6-27 回盲部病变
临床诊断 CD，腹部 X 线平片见右下腹胶囊内镜

第二节 放射辐射问题

反复多次的放射学检查如 CT、X 线，对于儿童和青少年来说，会增加放射线相关肿瘤的发生风险。CD 是无法治愈的终生性疾病，放射辐射问题应引起足够的重视。有研究表明，IBD 患者接受具有潜在毒性的放射辐射（累积剂量≥50 mSv）的比例约为 8.8%，其中 CD 患者的比例约为 11.1%，UC 约为 2%。与高辐射剂量相关的危险因素包括手术、激素使用、确诊年龄小于 17 岁、上消化道病变、穿透性病变及使用 IFX 等等。为减少放射辐

射，临床实践中，对于年轻患者，如果有合适的替代检查手段，应尽量减少CT 等的应用。此外，低剂量 CT 的应用也是解决方案之一。

第三节　影像学在 CD 中的诊断价值

一、上消化道和小肠病变的评估

超声、CT、CTE 和 MR、MRE 可显示回肠末端病变和评估疾病活动性，在显示病变部位方面准确性相当（图 6-28 ~ 图 6-31）。有研究显示，超声、MR 和 CT 对疑诊或确诊 CD 患者病变的显示敏感性分别为 90%，88% 和 84%，特异性分别为 96%、93% 和 95%，均无统计学差异。

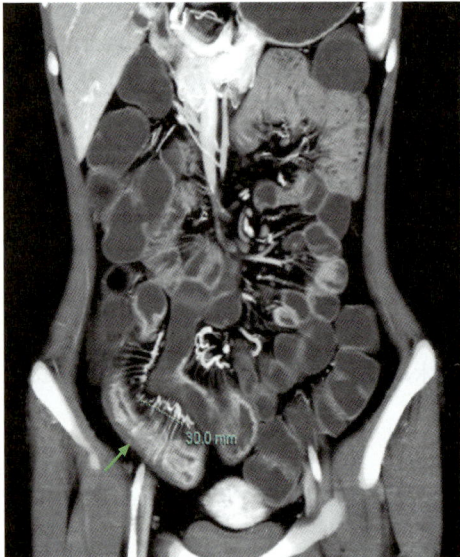

■ 图 6-28　回肠末端病变
临床诊断 CD，CTE 横断位见回肠末端肠壁增厚，梳样征

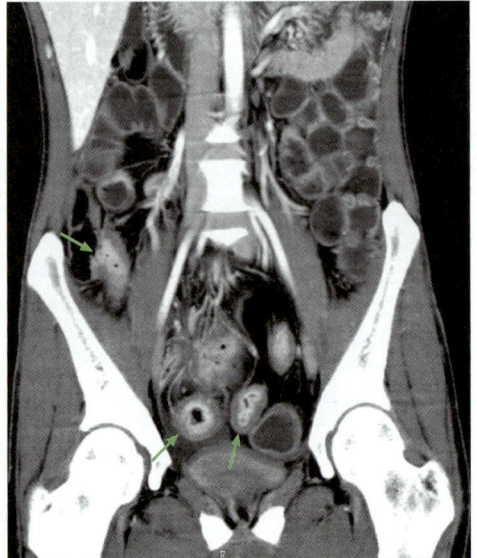

■ 图 6-29　回肠病变
临床诊断 CD，CTE 冠状位见回肠肠壁多发增厚，靶征

有 10% ~ 15% 的 CD 患者同时合并上消化道病变，影像学可准确评估上消化道病变。

CD 最常发生的部位是回肠末端及盲肠，因此对小肠病变的全面评价是非常重要的，其中影像学扮演了非常重要的角色。对于小肠病变的显示，影像学检查主要有超声、CTE 和 MRE。超声对于小肠的局部病变显示清楚，但不能全方位立体呈现小肠的情况；CTE 和 MRE 均可显示小肠及肠腔外病变，并能进行冠状位和矢状位重建，从而立体显示肠壁的节段性增厚。

影像学检查不仅有助于鉴别诊断，还可用于 CD 的分型及随访。

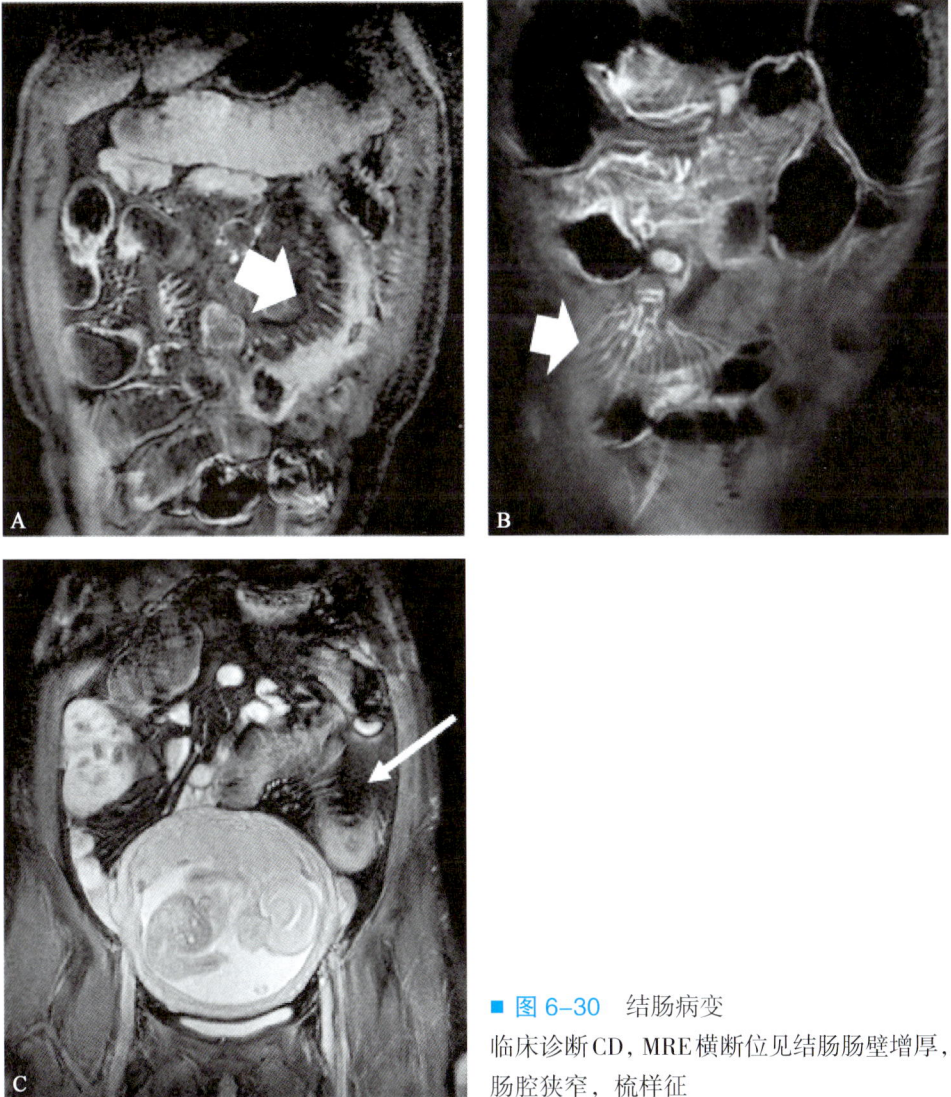

■ 图 6-30　结肠病变
临床诊断CD，MRE横断位见结肠肠壁增厚，肠腔狭窄，梳样征

187

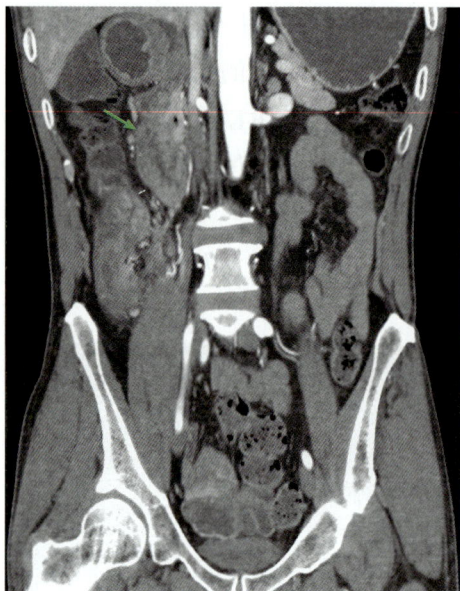

■ 图 6-31 十二指肠病变
临床诊断CD，CTE冠状位见十二指肠降段肠壁明显增厚

二、狭窄病变的评估

CD引起的肠腔狭窄主要由炎症或纤维化引起，内镜下对狭窄的判定较为简单，但影像学上的狭窄定义目前尚存在争议。多数观点认为，狭窄指肠腔变窄并伴有近端肠管扩张，也有研究将狭窄半定量分为：重度（80%～100%肠腔狭窄）、中度（60%～80%肠腔狭窄），轻度（50%～60%肠腔狭窄）和无狭窄（0～50%肠腔狭窄）。

钡剂显像在显示狭窄数目、部位和程度方面的准确性较低，而且对小肠病变、肠外病变的显示，敏感性明显低于CT和MR，目前并不作为常规检查。超声可以准确显示肠道狭窄，但较依赖于检查者的经验。有研究表明，若以外科手术作为金标准，超声诊断狭窄的敏感性为79%、特异性为92%。CT诊断狭窄的敏感性、特异性分别为90%、100%。MR诊断狭窄的敏感性、特异性分别为89%和94%。

狭窄分为纤维性狭窄（图6-32）与炎症性狭窄（图6-33～图6-37）。导致狭窄的原因不同，其治疗措施也有所不同，因此，对两者的鉴别具有十分重要的临床意义。有研究表明，CT所见肠壁增厚、肠壁强化、梳样征、肿大淋巴结往往提示炎性病变，而肠道狭窄往往提示肠道的纤维性病变。有

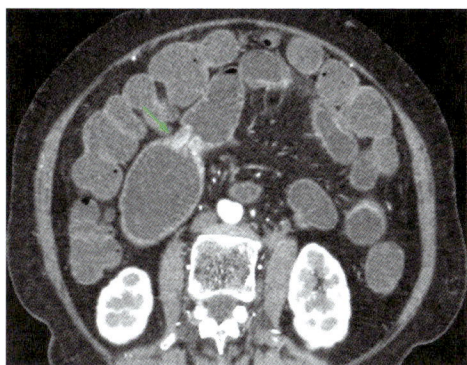

■ 图 6-32　结肠病变（一）
临床诊断CD，CTE横断位见结肠纤维性狭窄，肠壁延迟轻度强化

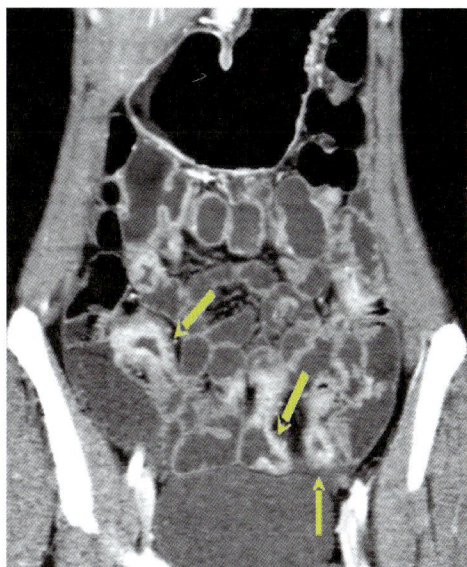

■ 图 6-33　结肠病变（二）
临床诊断CD，CTE冠状位见结肠多发炎性狭窄，肠壁强化

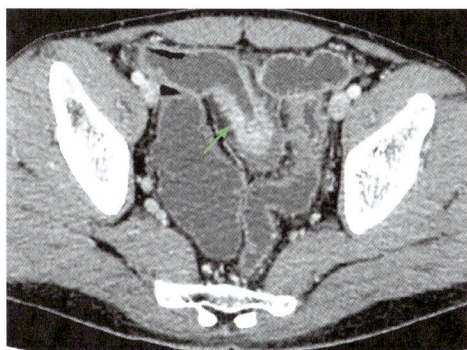

■ 图 6-34　小肠病变（一）
临床诊断CD，CTE横断位见回肠肠壁增厚并狭窄，强化明显，为炎性狭窄

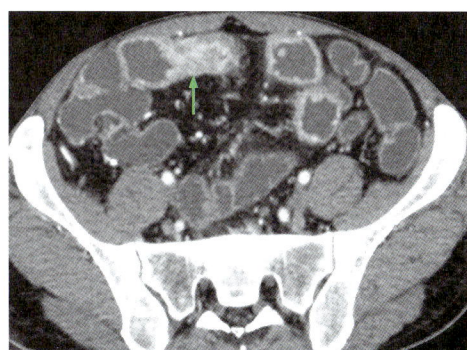

■ 图 6-35　小肠病变（二）
临床诊断CD，CTE横断位见小肠肠壁增厚并狭窄，强化明显，为炎性狭窄

关 MR 提示狭窄类型的征象，研究结果不一致。总之，MR 对病变的检出、炎症程度的判定具有明确的价值，但对狭窄类型的判断尚有待进一步研究。无论是 CTE 还是 MRE，对于肠腔狭窄的诊断都要在肠腔充盈良好并且在结合横断位、冠状位以及矢状位综合判断的基础上得出。

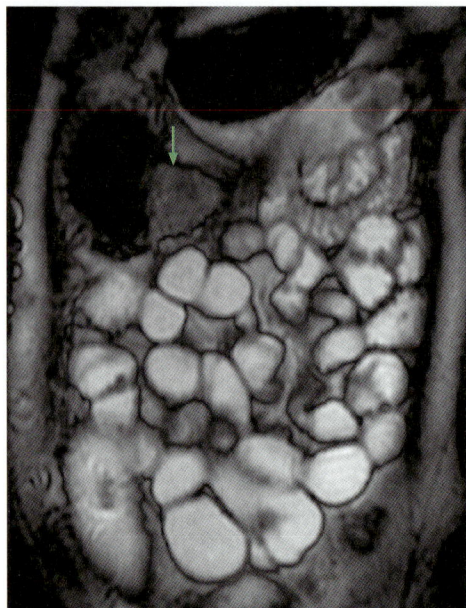

■ 图 6-36 结肠病变（一）

临床诊断CD，MRE冠状位见横结肠近肝曲处肠壁增厚并狭窄，近端肠管明显扩张

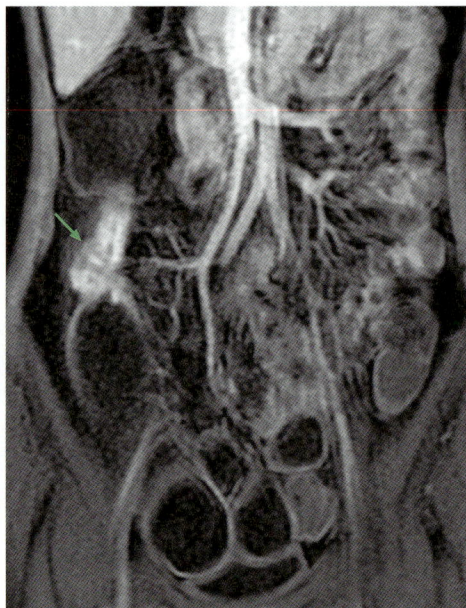

■ 图 6-37 结肠病变（二）

临床诊断CD，MRE冠状位见升结肠中段肠壁明显增厚，并肠腔狭窄，增强扫描强化明显，为炎性狭窄

三、穿透性病变的评估

约20%的CD患者诊断时就合并穿透性病变，主要包括脓肿、瘘管和蜂窝织炎等（图6-38~图6-40）。穿透性病变的存在是疾病处于活动期、程度比较严重的提示，因此，早期发现对于治疗措施的制定具有重要意义。脓肿在CT上表现为类圆形或片状稍低密度影，增强扫描脓肿壁明显强化，内部脓液无强化，在MR上则表现为长T1长T2信号，增强扫描也是边缘强化。瘘管也具有和脓肿相似的纤维壁，增强扫描强化明显。CT和MR在脓肿和瘘管中的作用主要是明确诊断以及累及范围。有研究表明，若以外科手术作为金标准，超声诊断瘘管的敏感性和特异性分别为71%和96%。CT诊断瘘管的敏感性、特异性与超声相当。

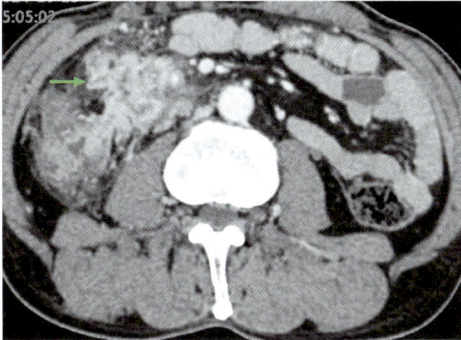

■ 图 6-38　肠－肠瘘及腹腔脓肿
临床诊断CD，CTE横断位见回盲部多段肠管黏连纠集、肠－肠瘘及腹腔脓肿

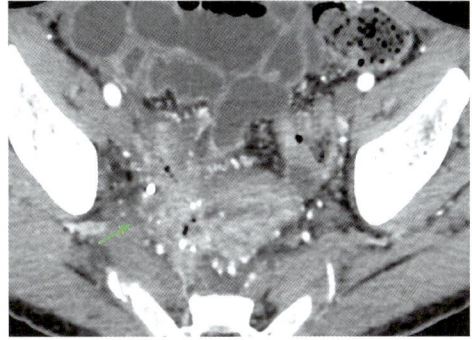

■ 图 6-39　回肠－乙状结肠瘘
临床诊断CD，CTE横断位见回肠－乙状结肠瘘

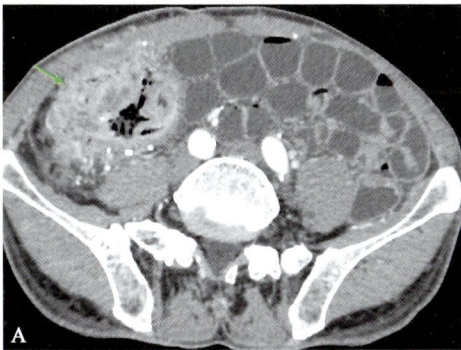

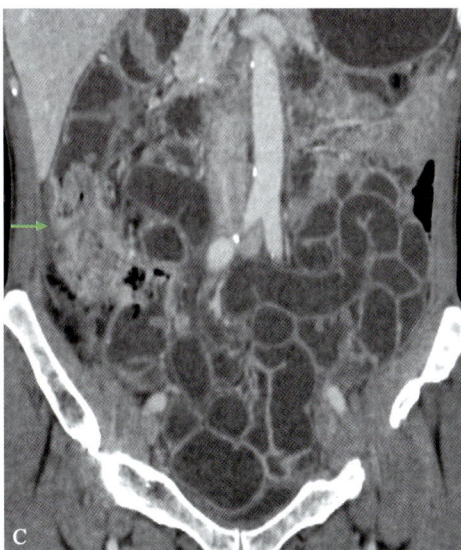

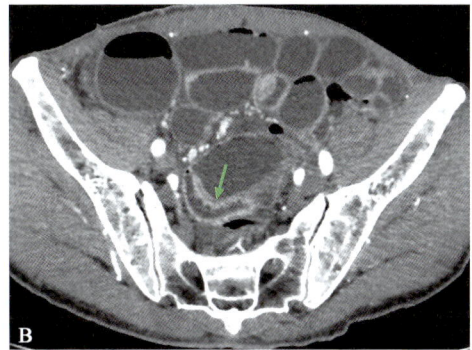

■ 图 6-40　大肠多发病变
临床诊断CD，CTE横断位见右下腹多个肠段黏连纠集、肠－肠瘘及其周围局限性腹膜炎（A），横断位见部分乙状结肠肠壁增厚（B）；冠状位较清楚地显示病变的范围（C）

四、瘘管与脓肿

超声、CT 和 MR 均可显示 CD 肠腔外的改变，如瘘管和脓肿。尽管不同研究报道超声、CT 和 MR 诊断脓肿的敏感性和特异性相当，但这些研究的参考标准不同，而且超声的检出敏感性与病变部位有关。临床实践中，对于临床怀疑穿透性病变，特别是较深部位的瘘管和脓肿，建议优先选择 CT 或 MR（图 6-41 ~ 图 6-49），超声仅用于儿童或 CT、MR 难以获得时。我们的荟萃分析表明 CT 和 MR 在诊断小肠病变和并发症的效能相当。

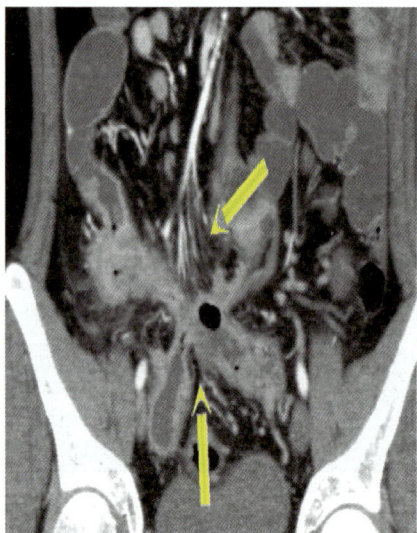

■ 图 6-41 肠瘘（一）
临床诊断 CD，CTE 冠状位见肠-肠瘘

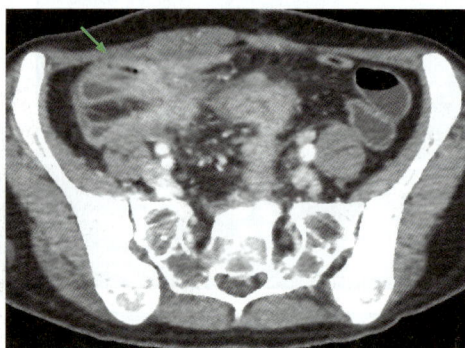

■ 图 6-42 肠瘘（二）
临床诊断 CD，CTE 横断位见右下腹部分回肠黏连及肠-肠瘘，强化明显

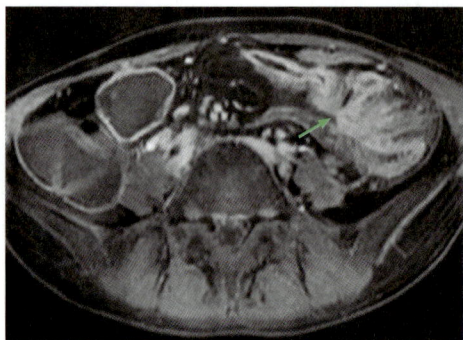

■ 图 6-43 肠瘘（三）
临床诊断 CD，MRE 横断位见左下腹第 3 组小肠黏连及肠-肠瘘，强化明显

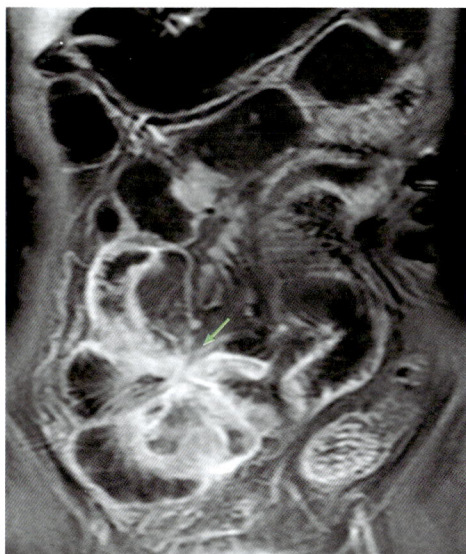

■ 图 6-44　肠瘘（四）

临床诊断CD，MRE冠状位见第 4、5、6组小肠局部黏连及肠－肠瘘

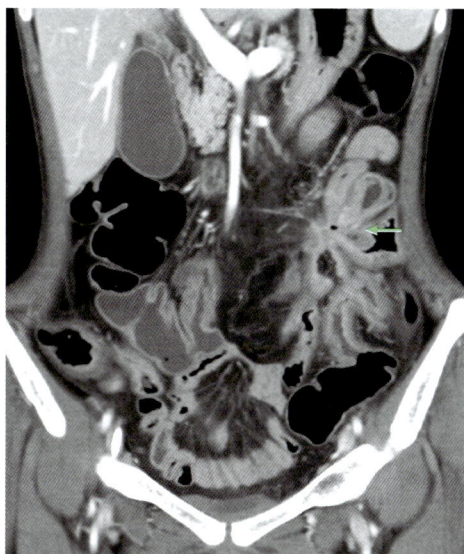

■ 图 6-45　肠瘘（五）

临床诊断CD，CTE冠状位见左侧腹部第2、3组小肠黏连及肠－肠瘘

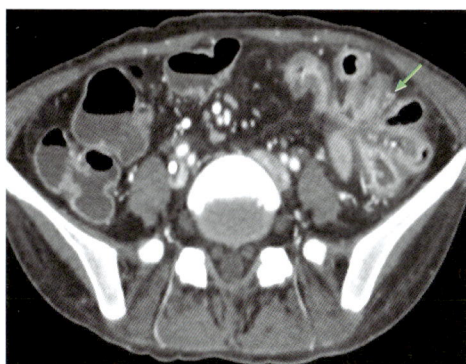

■ 图 6-46　肠瘘（六）

临床诊断CD，CTE横断位见左下腹部第3组小肠黏连及肠－肠瘘，边缘模糊，增强扫描肠壁强化明显

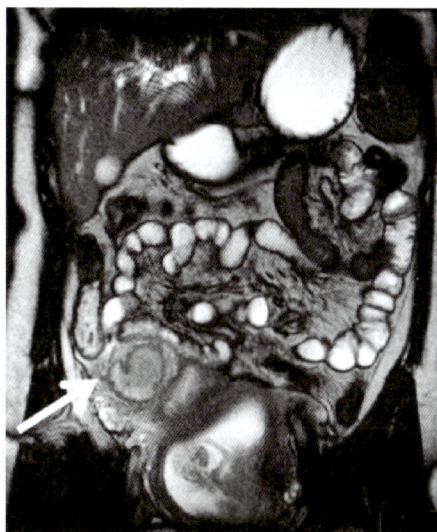

■ 图 6-47　腹腔脓肿

临床诊断CD，MRE冠状位见右下腹腹腔脓肿

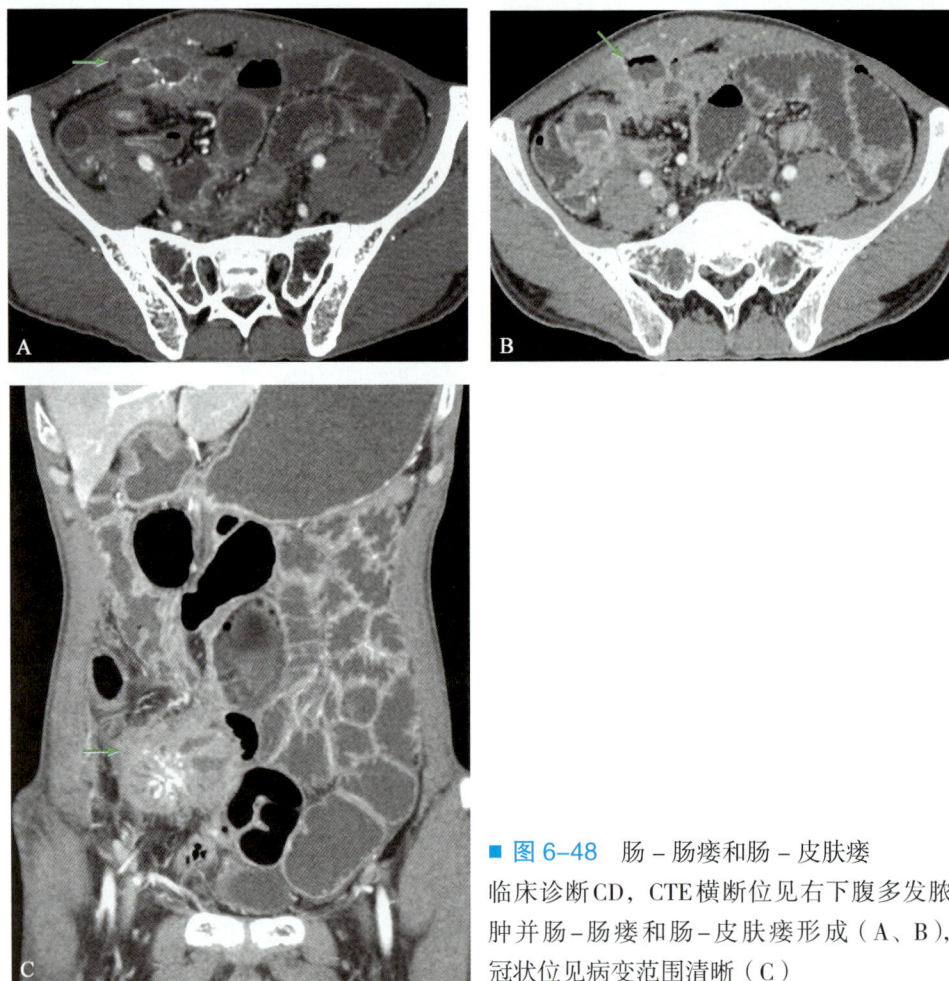

■ 图 6-48 肠 – 肠瘘和肠 – 皮肤瘘

临床诊断CD，CTE横断位见右下腹多发脓肿并肠–肠瘘和肠–皮肤瘘形成（A、B），冠状位见病变范围清晰（C）

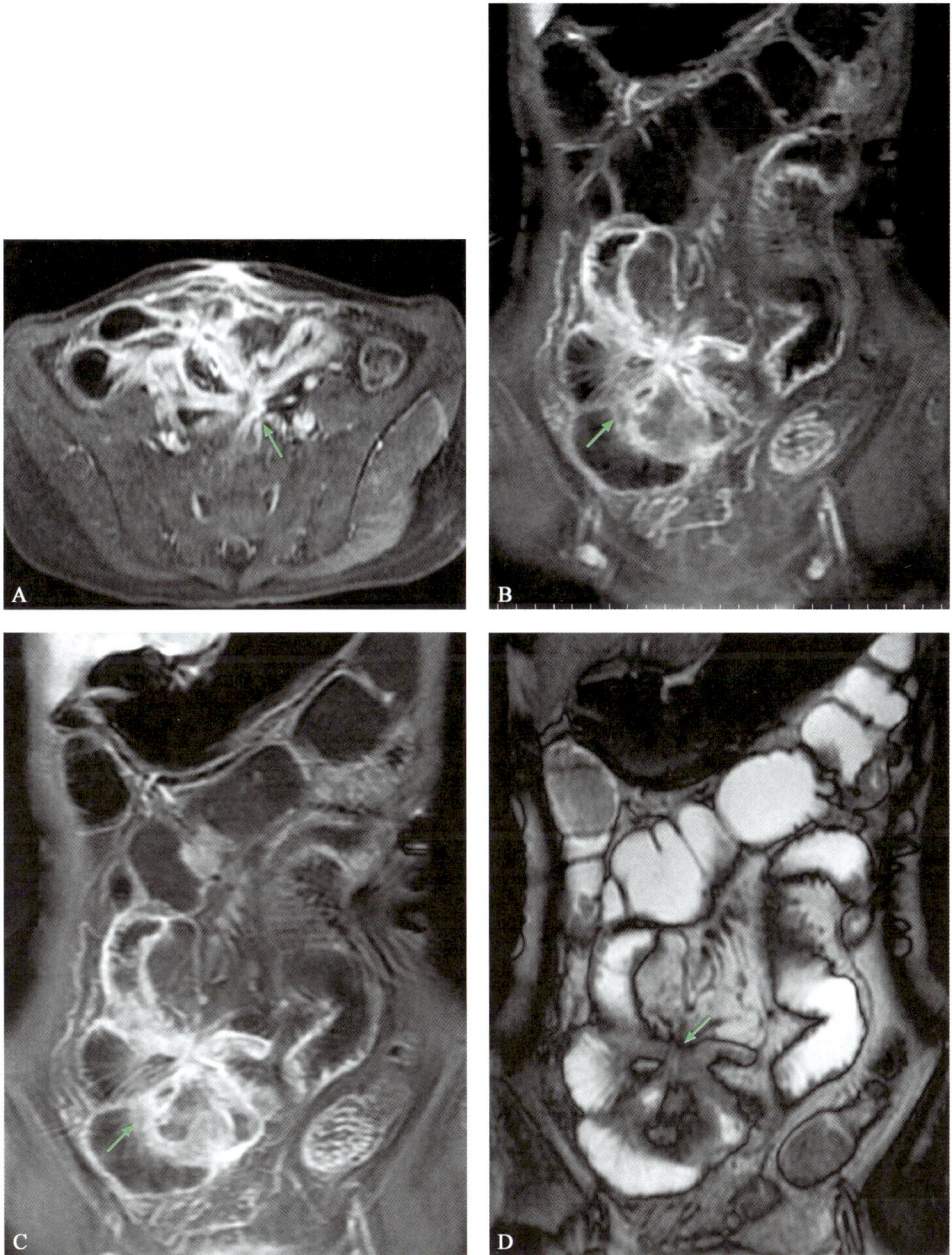

■ 图 6-49 肠 - 肠瘘

临床诊断 CD，MRE 横断位增强扫描见盆腔多组小肠黏连及肠 - 肠瘘（A），冠状位增强扫描见强化明显（B、C），平扫亦可清晰显示病变（D）

第四节　影像学评估 CD 疗效

影像学检查，特别是 MR 可用于 CD 疗效监测。CD 经治疗后，由活动期进入静止期后，受累及的肠壁溃疡愈合，肛周的瘘管也逐渐闭合及瘢痕化，在 MR 上表现为病变 T2WI 信号减低、瘘管缩小或消失、高位瘘管转变为低位等等。但是，影像学上的改变往往滞后于临床症状及内镜学改变。黏膜愈合是最近几年提出的治疗新目标，尽管黏膜愈合患者住院率和手术率均降低，但 CD 是肠壁全层性病变，因此，理论上，肠壁的全层愈合是更加理想的治疗目标。遗憾的是，目前这方面的研究不多。

一、超声

一项对 24 例 CD 患者生物制剂治疗前后的超声研究显示，治疗后约有 50% 的患者肠壁厚度和血流信号明显降低，17 例临床和实验室检查获得缓解的患者中，仅有 5 例患者超声显示肠壁恢复正常。

二、CTE

一项对 63 例 CD 患者生物制剂治疗前后的 CT 研究显示，仅有 25% 的患者肠壁完全恢复正常，CT 上梳样征是预测放射学缓解的征象。

三、MRE

一项对 63 例 CD 患者生物制剂治疗前后的 MRE 研究显示，治疗前的 MR 活动指数是 7.11 ± 1.18，治疗后是 5.1 ± 2.22，两者具有统计学差异（图 6-50，图 6-51）。

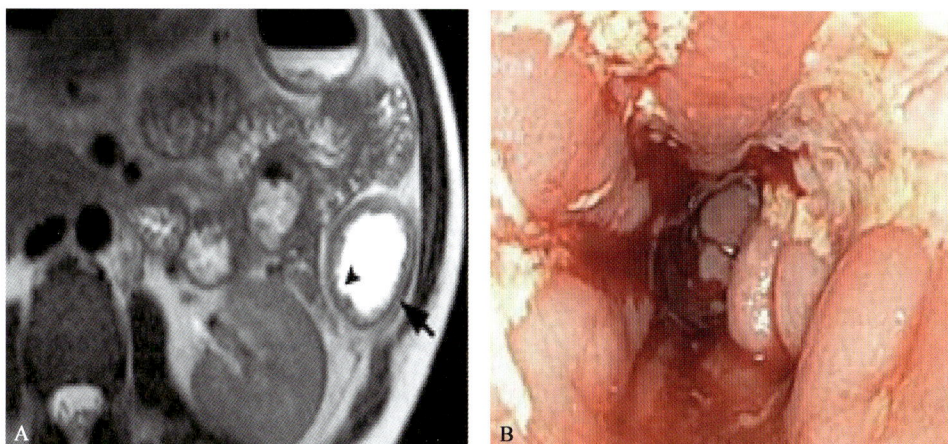

■ 图6-50　降结肠病变

临床诊断CD，治疗前MRE横断位见降结肠肠壁增厚（A），肠镜见纵行溃疡（B）

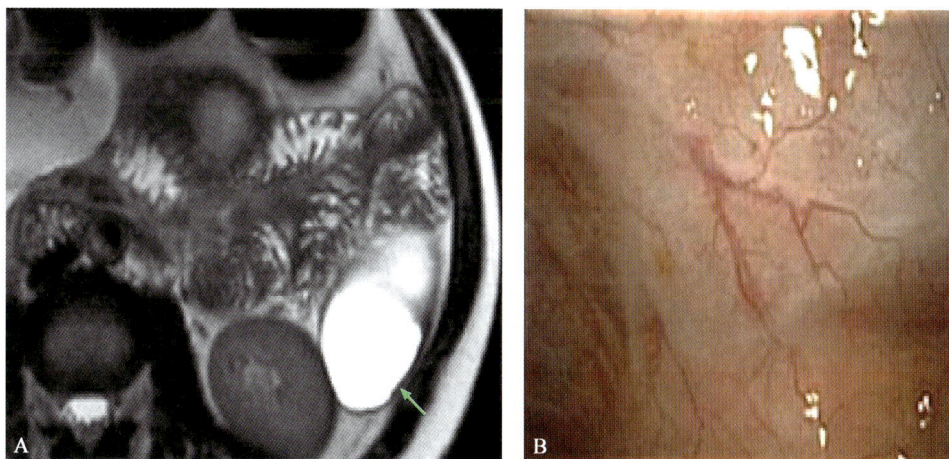

■ 图6-51　降结肠病变愈合

上述CD患者治疗后MRE横断位见降结肠肠壁恢复正常（A），肠镜见黏膜愈合（B）

第五节　肛周病变及泌尿生殖系统并发症评估

CD合并肛周病变的发生率，文献报道从3.8%至80%，差异明显，主要包括肛瘘和肛周脓肿、无痛性肛裂、皮赘及肛门失禁等，其中，以肛瘘最为常见，多表现为具有高位内口的复杂性肛瘘。肛周病变的诊断和分型需要结合临床和影像学（图6-52）。

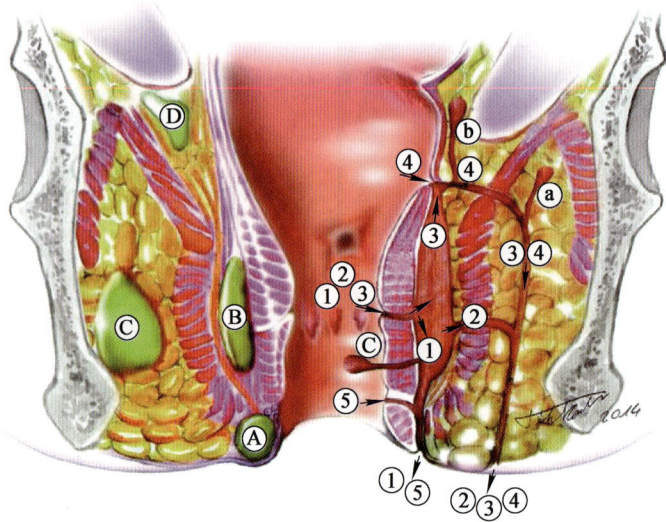

■ 图 6-52 CD 肛瘘的病变示意图

肛瘘是指在两种上皮组织表面之间形成含有脓液和/或肉芽组织的纤维壁性管道。原发瘘管是指沟通内口和外口的管道（图中①-⑤），继发瘘管的走形则没有规律（图中a-c）。当瘘管走形在肛门外括约肌下 1/3 以下时，称为"低位肛瘘"。Parks 分型可以解释瘘管的行程，通常根据瘘管与外括约肌复合体，即肛门外括约肌和耻骨直肠肌之间的关系进行分型：（1）括约肌间型。瘘管穿过肛门内括约肌，走行于括约肌间隙，到达肛周皮下。（2）经括约肌型。瘘管穿过肛门内括约肌和肛门外括约肌（或耻骨直肠肌）。（3）括约肌上型。瘘管首先在括约肌间隙向上走行，然后穿过肛提肌向下走行至肛周皮下。（4）括约肌外型。瘘管来源于直肠壁，向下走行并穿过肛提肌，肛门外括约肌和耻骨直肠肌无累及。后来，分型中又加入了表浅型肛瘘（5），不累及括约肌复合体。继发瘘管和肛提肌的关系有肛提肌以下或肛提肌以上，同时还包括横向延伸，即"马蹄型"。此外，图中还标注了直肠炎和脓肿的位置关系，即 A，肛周；B，括约肌间隙；C，坐骨直肠窝；D，括约肌以上。图片来源于 Krisztina B Gecse，et al. A global consensus on the classification，diagnosis and multidisciplinary treatment of perianal fistulising Crohn's disease. Gut Online First，published on June 20，2014

　　CD 肛瘘的典型表现是多条瘘管和多个脓肿，瘘管较大，可环绕肛管或呈马蹄形改变，并且沿着肛管括约肌间隙蔓延（图 6-53）。此外，瘘管还可以侵及肛管以外的组织器官，如直肠、乙状结肠、小肠以及其他盆腔器官，如膀胱、子宫。

　　极复杂性肛瘘患者应当考虑有潜在 CD 的可能性，特别是当病史相对较短时。实际中，大约5%CD患者以肛瘘为主诉，30%～40%CD患者会在某个阶段出现肛周病变。当怀疑CD时，MR可向上扫描小肠，而所有括约肌外型肛瘘的患者均应该考虑潜在盆腔疾病的可能性，无论它是否是由CD导致的。

麻醉下肛门指检（EUA）是肛周病变评估的金标准，但是当瘘管或脓肿的位置远离肛管时，其价值有限。

影像学检查主要包括CT瘘管造影、超声和MR，其中CT瘘管造影是从肛瘘外口注入黏滞度较高的碘油作为对比剂，然后进行薄层扫描，从而立体呈现瘘管的走形（图6-54），其缺点是患者耐受性差以及放射辐射；超声检查包括体表超声和直肠腔内超声，前者价值不大，后者可清晰地显示肛管壁的各层结构及肛瘘内口的位置，缺点是患者耐受性差以及对远离肛管的瘘管形态显示不清；MR包括体表相控阵线圈和直肠腔内线圈两种，其中后者的适应性和局限性与腔内超声相似，目前应用最为广泛的为体表线圈MR，其采集的图像软组织分辨率高、视野大、可多平面成像（图6-55～6-59），并且没有辐射损伤，目前已逐步成为CD肛周病变首选的影像学检查方法。

国外一项前瞻性对比研究表明，EUA、MR和超声内镜诊断肛周病变的准确性分别为91%、87%和91%，若联合其中任意两种检查手段，准确性可达100%。鉴于MR具有无创等优势，一般在EUA前推荐行MR检查。尽

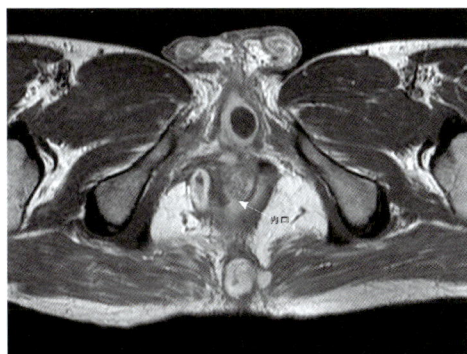

■ 图6-53 肛周瘘管及脓肿
临床诊断CD，MR见肛周多条瘘管和多个脓肿，瘘管较大，可环绕肛管或呈马蹄形改变，并且沿着肛管括约肌间隙蔓延

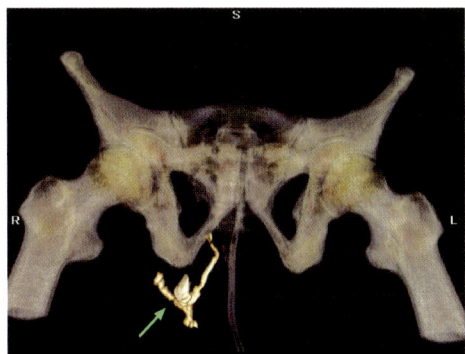

■ 图6-54 复杂性瘘管
临床诊断CD，CT瘘管造影三维重建显示复杂性瘘管

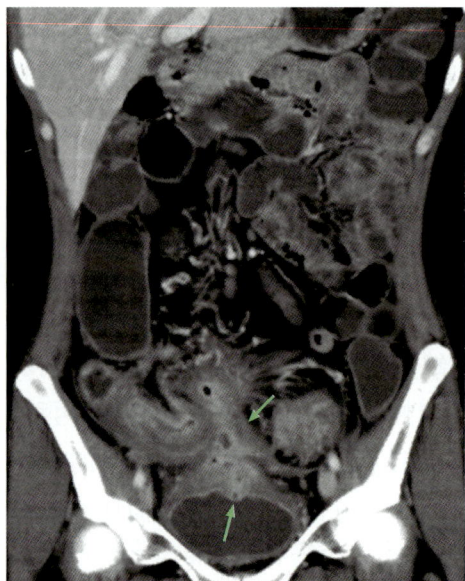

■ 图 6-55 小肠 - 膀胱瘘

临床诊断CD，CTE冠状位见盆腔小肠黏连与膀胱顶壁分界不清，并见散在气体样低信号

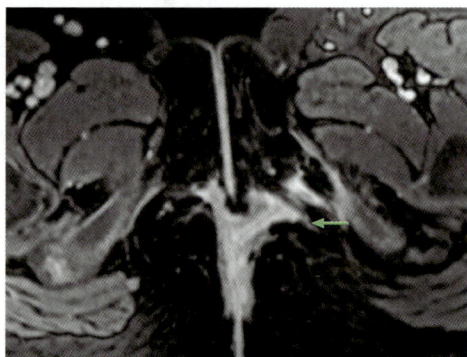

■ 图 6-56 肛瘘（一）

临床诊断CD，MR横断位见肛管左侧坐骨肛门窝内肛瘘形成

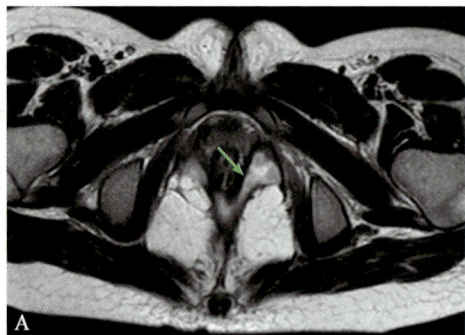

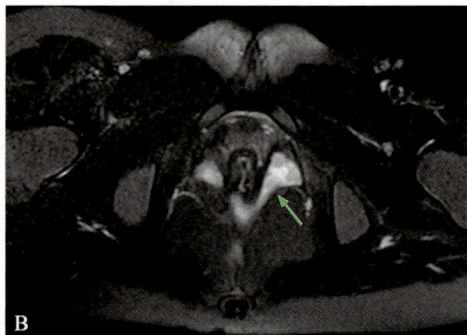

■ 图 6-57 肛瘘（二）

临床诊断CD伴肛瘘，盆腔MR图像T2WI横断位见截石位2～10点宽大高信号瘘管包绕肛管（A），增强扫描瘘管强化明显，以炎性肉芽组织为主（B）

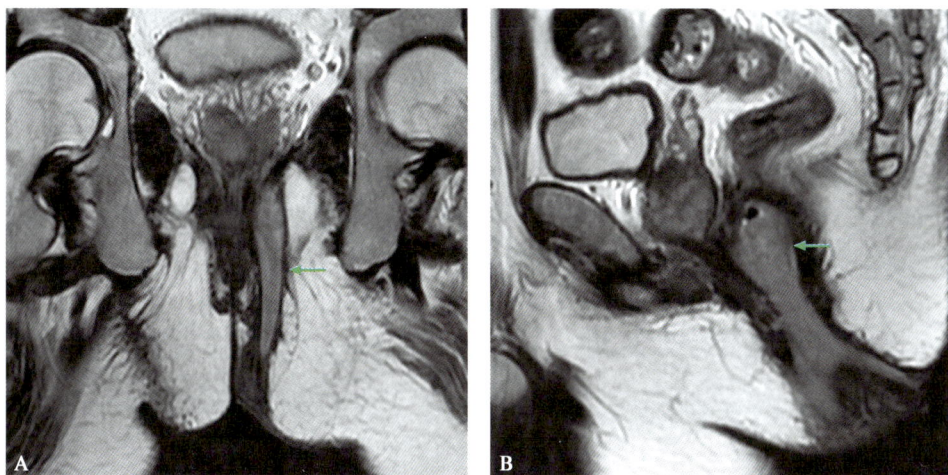

■ 图 6–58　肛瘘（三）

临床诊断CD伴肛瘘，冠状位（A）及矢状位（B）MR见肛管左后处宽大瘘管并分支形成，瘘管近端见少许气体样低信号

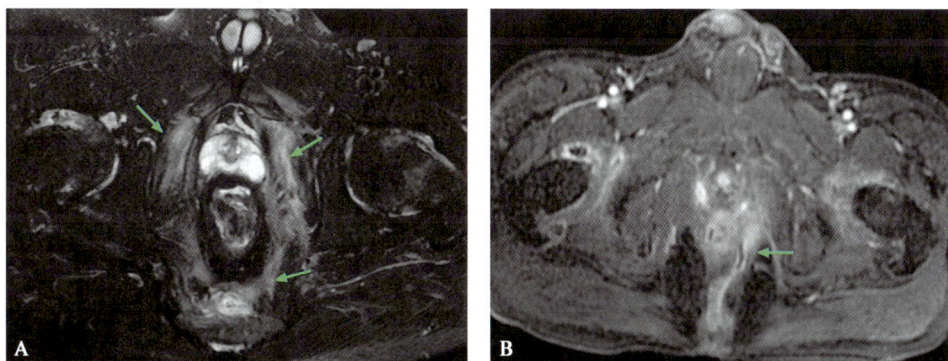

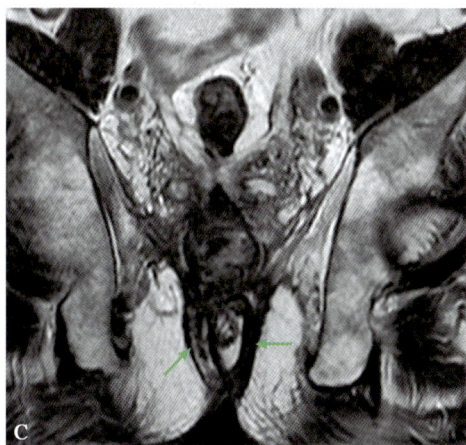

■ 图 6–59　肛周多发瘘管

临床诊断CD，肛管MRI横断位T2WI压脂图像见双侧坐骨直肠窝多发炎性水肿，肛管括约肌间隙见高信号瘘管影（A），LAVA增强扫描可见明显裂隙样强化，提示内含少量脓液（B）；冠状位T2WI显示肛周多发瘘管（C）

管内镜超声准确性较高，但肛管狭窄时，检查受限，女性患者可以选择经阴道超声或经会阴超声检查。目前，肛周病变活动性评分包括肛周病变活动指数（perianal disease activity index，PDAI）、瘘管引流评分，不仅可用于评估病变活动性，还可以用于判断疗效。有学者提出了肛周病变的 MR 评分，初步研究显示其评估 CD 肛瘘活动性的准确性高，而且在判断疗效方面具有优势，但目前研究证据不多。

一、肛周病变疗效监测

随着越来越多的治疗方法应用于 CD 合并肛周病变的患者，对于疗效的影像学评估变得尤为重要。

治疗有效时，主要表现为瘘管减少或消失、周围炎症缓解等。

在评估疗效方面，MR 和超声内镜均优于临床评估，特别是在发现残余的瘘管及脓肿等方面。因此，在改变治疗方案或停止治疗或手术之前，均应行 MR 或超声内镜检查（图 6-60 ~ 图 6-64）。

临床试验中，评估瘘管疗效一般采用瘘管愈合，但瘘管愈合的定义尚存在较大争议。目前越来越多的研究将 MR 作为评估瘘管愈合的手段，即深部愈合。研究表明，MR 在评估瘘管愈合方面，客观性更好，而且具有更好的预后判断意义，因此，MR 应作为瘘管疗效评估的指标。

二、泌尿生殖系统并发症

泌尿生殖系统并发症包括肠道 - 阴道瘘、肠道 - 膀胱瘘，推荐 MR 或 CT 作为评估手段（图 6-64）。

三、直肠肛管病变

CD 肛周病变的远期并发症包括肛管狭窄和肛管癌。目前有限的证据表明，影像学检查诊断肛管癌的敏感性较低，其价值在于确诊病变的分期。推荐 MR 作为肛管癌分期的首选检查方法。对于肛管狭窄，临床体格检查和内镜学应作为一线检查手段。

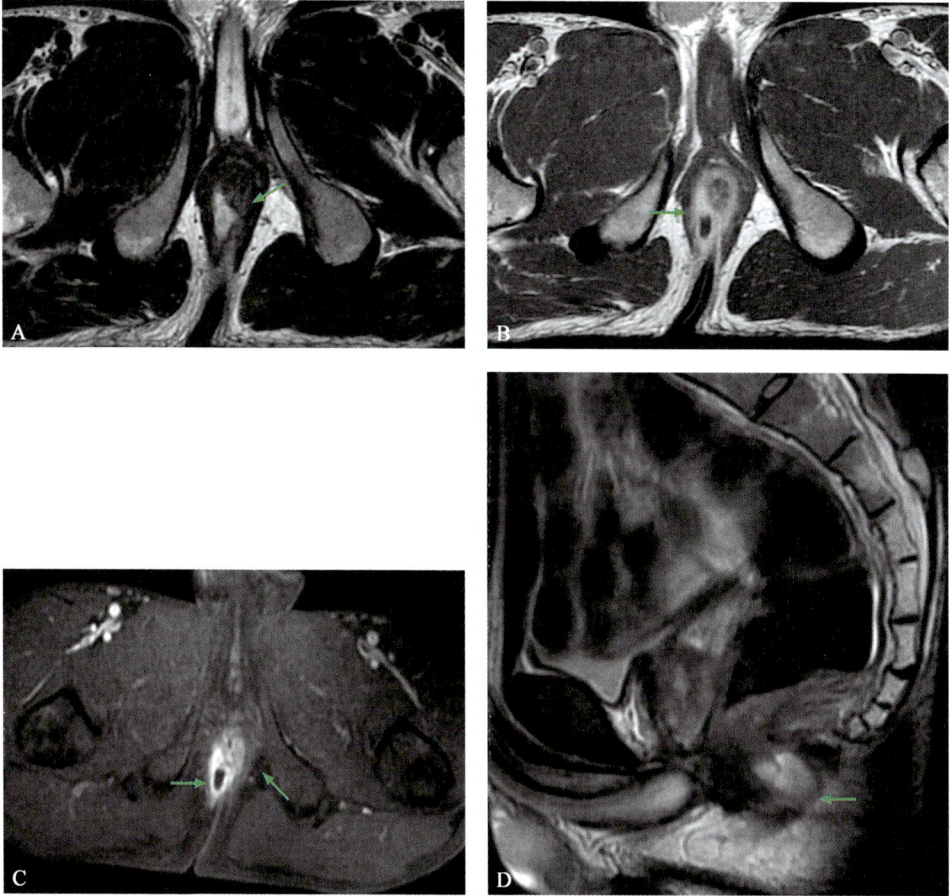

■ 图 6-60 肛周脓肿（一）

临床诊断CD合并肛周脓肿，T2WI横断位见肛管右后括约肌间隙片状高信号（A），T1增强（B）及LAVA增强扫描横断位（C）均见明显边缘强化，矢状位T2WI可清楚显示脓肿位置（D）

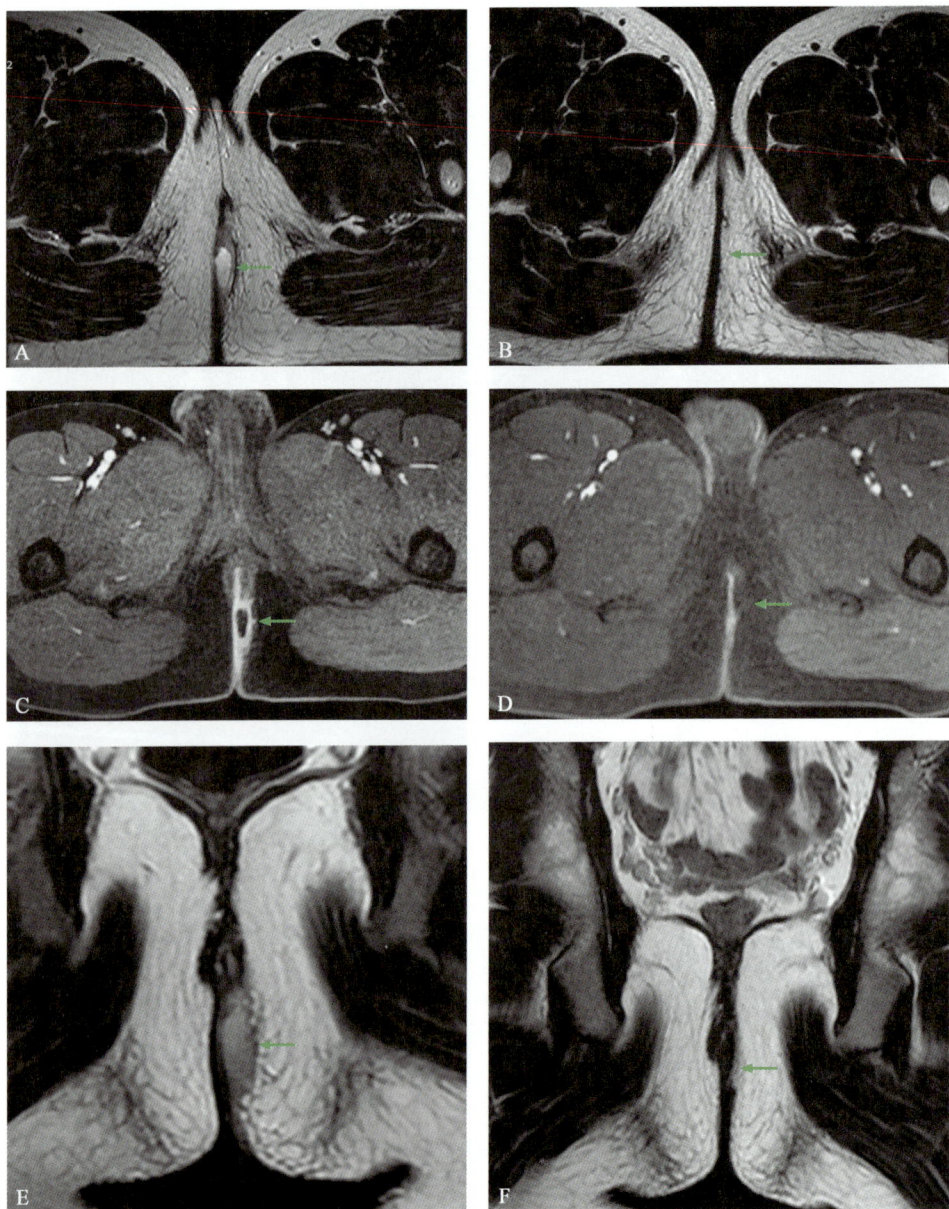

■ 图6-61 肛周脓肿（二）

临床诊断CD合并肛周脓肿，治疗前肛管MR见左侧肛周皮下见小脓肿形成，增强扫描呈明显边缘强化（A、C、E），治疗后复查肛管MR见脓肿消失，肛周结构恢复正常（B、D、F）

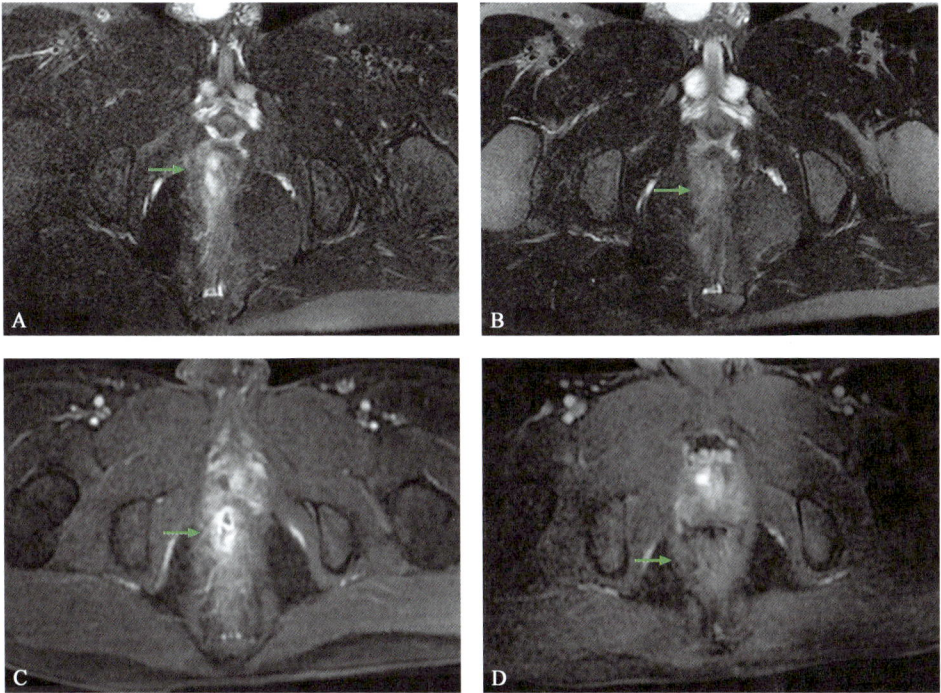

■ 图 6-62　肛周脓肿（三）

临床诊断 CD 合并肛周脓肿，治疗前肛管 MR 见直肠肛管黏膜水肿，肛管上段括约肌间隙数个小脓肿形成（A），增强扫描呈边缘强化（C），治疗后直肠肛管黏膜恢复正常，脓肿消失（B、D）

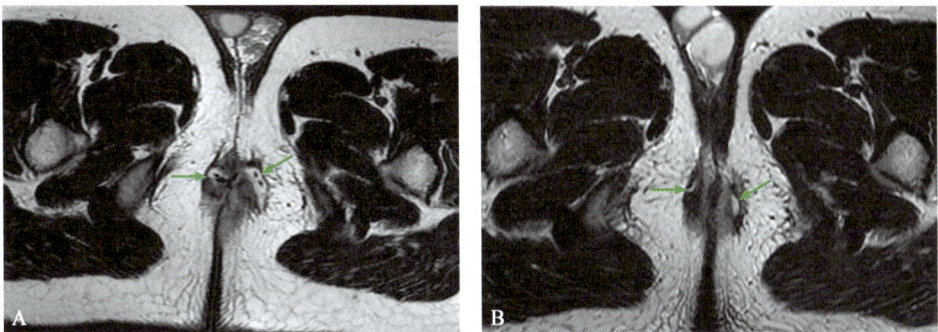

■ 图 6-63　肛瘘（一）

临床诊断 CD 合并肛瘘，治疗前 MR 见肛管黏膜下及括约肌间隙多发瘘管影，并见多个内口（A、E），增强扫描呈裂隙样强化（C），治疗后 MR 见瘘管较前明显缩小，强化程度较前减低（B、D、F）

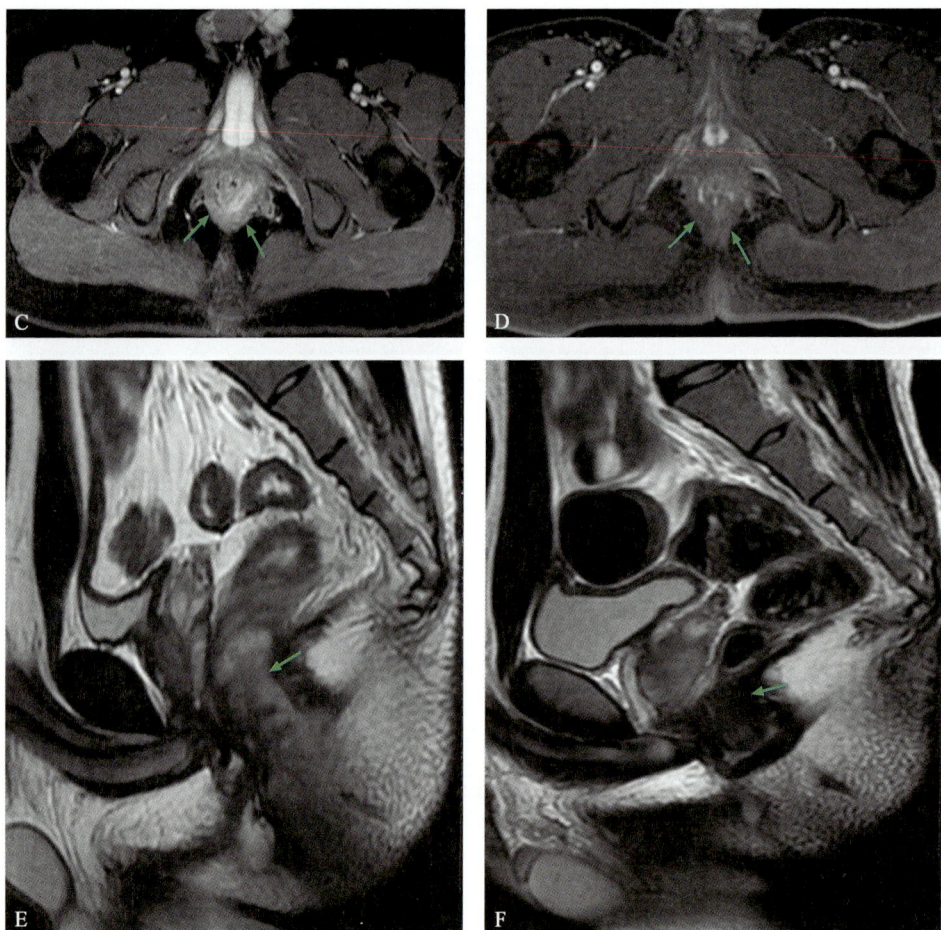

■ 图 6-63 肛瘘（一）（续）

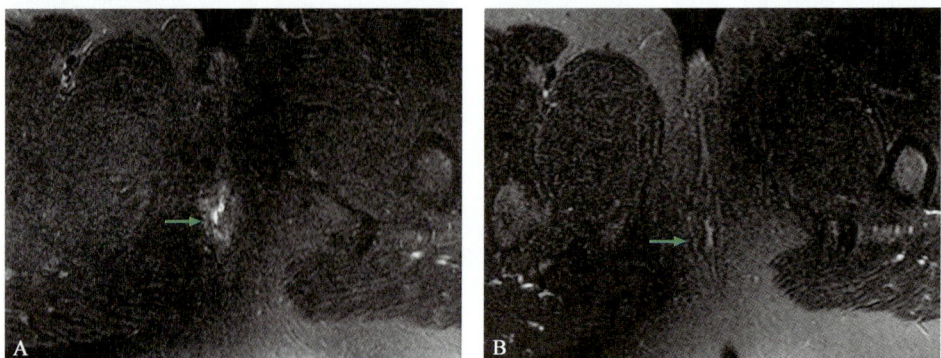

■ 图 6-64 肛瘘（二）
临床诊断CD合并肛瘘，治疗前肛管T2WI压脂图像见肛管下段右后方高信号瘘管影（A），增强扫描呈明显强化（C），治疗后瘘管消失，增强扫描未见明显异常（B、D）

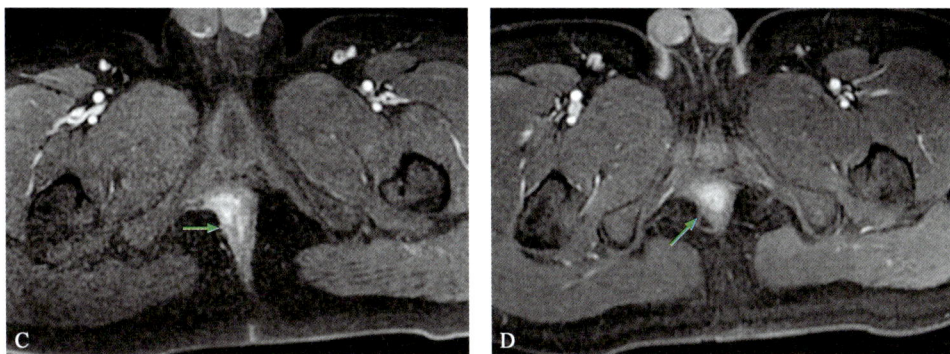

■ 图 6-64　肛瘘（二）（续）

第六节　CD 肝和胆道病变评估

IBD 患者如果肝酶升高，应仔细寻找原因。若能排除药物所致肝功能异常，应排除有无合并 PSC。除此之外，非酒精性脂肪肝、胆结石、乙肝病毒再激活等疾病也应考虑到，因为 IBD 患者这些疾病的发生率明显高于正常人。超声具有无创、简便等优点，因而是一线检查手段。CT 具有较高的敏感性和特异性，特别是显示胆道狭窄和肝内胆管结石，然而 CT 具有放射辐射性。逆行胆胰管造影（ERCP）是胆道成像的金标准，但具有潜在的手术并发症发生风险（出血、胰腺炎、胆管炎等），应严格掌握适应证。MRCP 具有无创性等优点，对胆道病变的诊断敏感性和特异性与 ERCP 相当（图 6-65，图 6-66）。在显示胆总管病变方面，EUS 与 MRCP 价值相当，在有经验的中心，对胆道结石或胆道肝外梗阻性病变，EUS 可替代 MRCP。因此，对部分暂不需要行治疗的患者，应先行 MRCP 或 EUS 检查，以避免不必要的 ERCP 检查。

一、ERCP

最近一项 meta 分析表明，MRCP 诊断 PSC 的准确性很高，曲线下面积为 0.91，因而推荐 MRCP 阴性的患者再行 ERCP 检查，这样更符合卫生经济学效益分析。对诊断为 PSC 的患者，应定期行胆道系统的检查，以早期检出胆道恶性病变，如胆管癌。超声或 MRCP 可作为一线监测手段。PSC 患者若

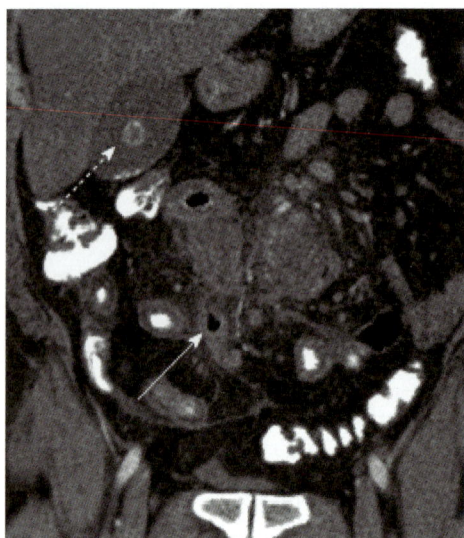

■ 图 6-65 MRCP 见 CD 患者合并胆囊结石

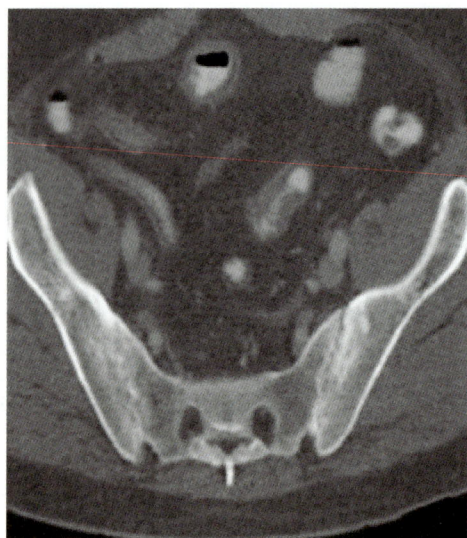

■ 图 6-66 MRCP 见 CD 合并强直性骶髂关节炎

出现胆道狭窄或进行性胆道扩张，应行 ERCP 下细胞学、组织学检查和腔内超声检查，以排除有无胆管癌。

二、超声引导下肝活检

一项大样本的多中心研究表明，约 80% 的小胆管 PSC 患者合并 IBD，其中 78% 患者合并 UC，21% 患者合并 CD。小胆管 PSC 预后较 PSC 好，其诊断仅能通过病理学确诊。对于影像学检查无法诊断的肝功能异常患者，应行超声引导下肝活检。

第七节 影像学在 CD 急症中的应用

一、消化道出血

消化道出血是 IBD 患者住院的常见原因之一，临床上寻找出血部位往往十分困难，因为出血常常呈间歇性。随着内镜技术的不断发展，目前内镜不仅可以用于明确出血部位及原因，而且可以进行止血治疗。尽管缺乏 IBD 相关研究，出血后 24 h 内行结肠镜检查，约 96% 的患者可以明确诊断。如果常规内镜检查仍不能明确出血原因，建议行小肠镜检查，有研究报道小肠镜与胶囊内镜的诊断效能一致，但小肠镜的优势在于可以同时行治疗。尽管缺乏影像学评估 IBD 术后出血原因的研究，最近一项急性消化道大出血的研究表明，以 DSA 作为金标准，CT 判断出血部位的准确性可达 88.5%。

二、胶囊嵌顿

胶囊内镜可以用来评估 CD 小肠黏膜的炎症病变。然而，胶囊内镜最大的局限性是对 IBD 诊断缺乏特异性及组织学诊断的能力，同时存在胶囊滞留在消化道无法排出的风险。X 线片可以初步诊断胶囊滞留；CT 检查可以明确胶囊滞留的部位（图 6-67，图 6-68）。

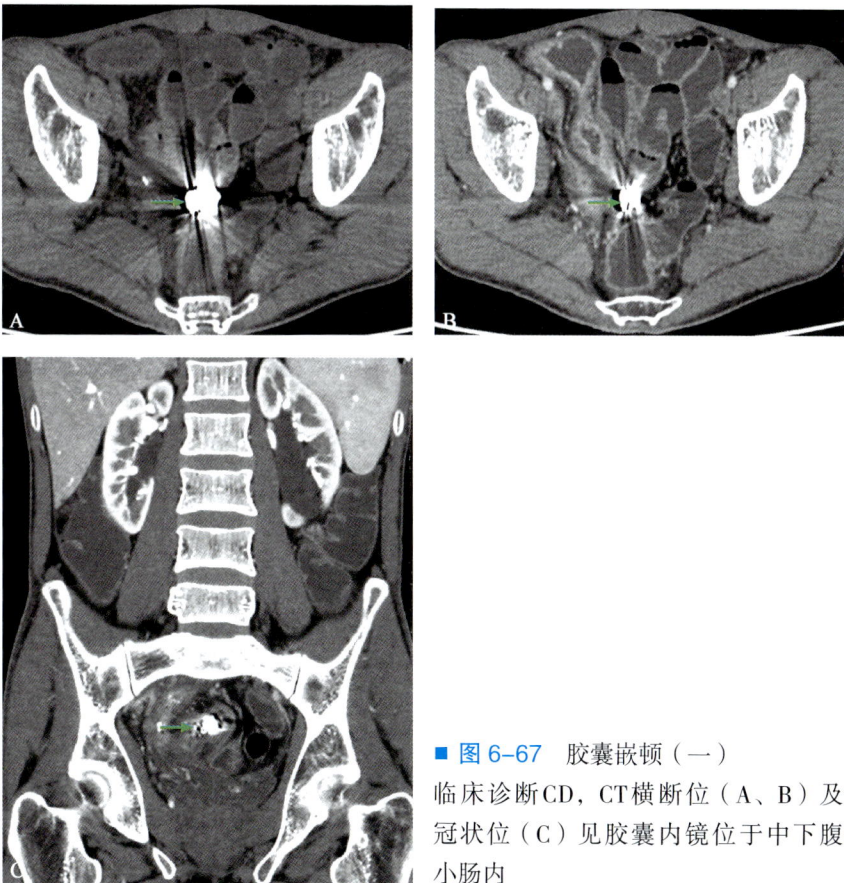

■ 图 6-67　胶囊嵌顿（一）
临床诊断 CD，CT 横断位（A、B）及冠状位（C）见胶囊内镜位于中下腹小肠内

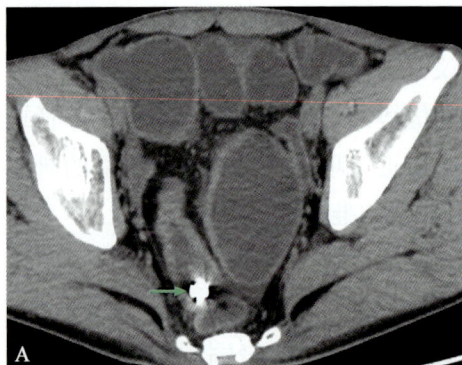

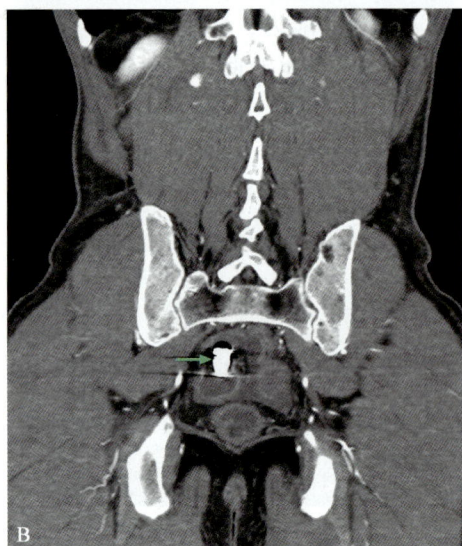

■ 图6-68 胶囊嵌顿（二）

临床诊断CD，行胶囊内镜检查后未见排出，行CTE检查结合横断位（A）、冠状位（B）及矢状位（C）可见胶囊内镜嵌顿于第6组小肠

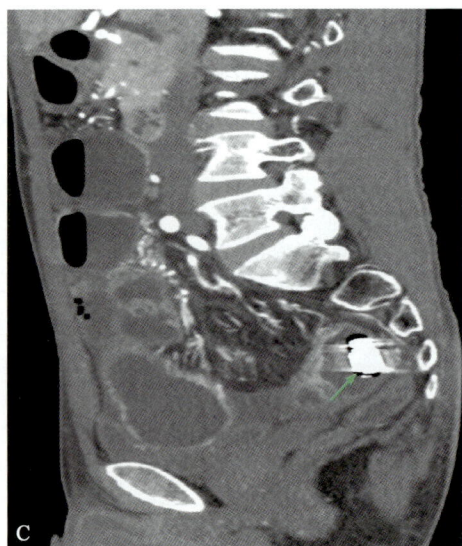

三、急性腹痛

对于急性腹痛的IBD患者，腹部超声和X线平片是一线检查手段，对于怀疑穿孔或一线检查手段难以明确的患者，推荐行CT检查。CD患者自发性穿孔并不少见，后果严重，穿孔的原因除了局部肠道炎症严重之外，尚可能存在恶性病变如淋巴瘤、肠癌等（图6-69）。有研究报道，1%～15%的CD患者在病程中会出现自发性穿孔。Hattori等对10例CD自发性穿孔的患者研究表明，CT较腹部X片在显示腹腔游离气体方面更为敏感，值得注意的是，CD自发性穿孔患者往往表现为肠周脓肿形成，影像学检查发挥十分重要的作用。

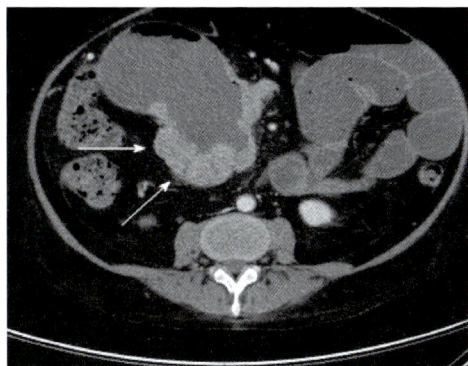

■ 图 6-69　小肠病变

临床诊断 CD，CT 横断位见小肠肿瘤，病理学诊断为淋巴瘤

四、术后并发症

术后急性并发症包括吻合口瘘、脓肿、肠套叠、肠系膜静脉血栓、肠梗阻等，推荐行 CT 检查。

第八节　影像学在 CD 其他特殊情况的应用

一、术后复发

CD 术后复发十分常见，处理较为棘手。内镜下 Rutgeers 评分系统是评估术后复发的金标准，然而内镜不能评估全层病变，对于吻合口狭窄患者及合并腹腔脓肿、瘘管等情况，内镜价值有限。CT、MR 和肠道超声均可用于 CD 回盲部切除术后复发的评估，与内镜复查起到互补的作用（图 6-70）。不少研究表明，肠道超声可用于术后患者的随访评估，吻合口附近肠壁增厚往往提示术后复发。CT 小肠成像不仅可以准确评估术后复发，而且可以判断腹腔有无脓肿、瘘管并发症，对于吻合口狭窄、内镜无法通过的患者，CT 可以评估狭窄近端肠管，与肠镜起到互补（图 6-71）。有研究表明 MR 评估术后复发与内镜复发相关性好，而且 MR 术后评分可以用于预测复发风险。

二、肿瘤病变的筛查

目前尚无证据支持 CT 或 MR 仿真结肠镜用于 IBD 患者结肠癌的筛查。

211

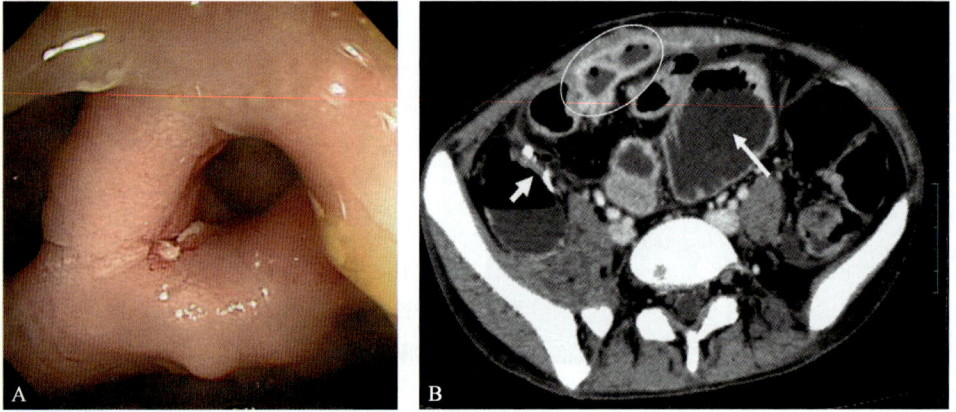

■ 图 6-70 吻合口病变
临床诊断CD回盲部切除术后，结肠镜见吻合口溃疡和狭窄（A），CTE横断位见吻合口肠壁增厚（短箭头）、肠管扩张（长箭头）、腹腔脓肿（椭圆）（B）

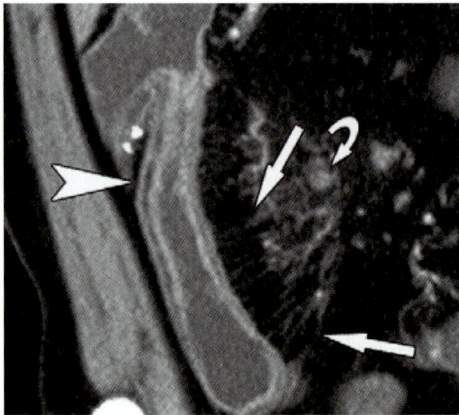

■ 图 6-71 回肠末端病变
临床诊断CD，回盲部切除术后复发，CTE冠状位见回肠末端肠壁增厚

对于 CD 的结肠癌变监测，目前推荐染色及放大内镜检查。

鉴于 CD 患者较正常人发生小肠癌的风险增加 159 倍，小肠病变确诊后 10 年、25 年的癌变累积风险可达 0.2%、2.2%，因此，影像学检查对 CD 患者小肠癌变的检出具有十分重要的意义。

（周智洋 毛仁 刘得超）

主要参考文献

［1］练延帮，曹务腾，朱珊珊，等.自适应迭代降剂量技术在克罗恩病 CT 小肠造影中的临床应用 [J]. 中华胃肠外科杂志,2014，17（7）：683–686.

［2］李文儒，袁芬，周智洋，等.克罗恩病肛瘘影像学诊断进展 [J]. 中华胃肠外科杂志，2014，17（3）：15–18.

［3］彭俊生，周智洋，高翔.克罗恩病合并复杂肛瘘影像学诊断及围手术期处理 [J]. 中国实用外科杂志，2013,33(07):563–565.

［4］Panes J，Bouhnik Y，Reinisch W，et al. Imaging techniques for assessment of inflammatory bowel disease：joint ECCO and ESGAR evidence-based consensus guidelines[J]. J Crohns Colitis，2013，7（7）：556–585.

［5］Fletcher J G，Fidler J L，Bruining D H，et al. New concepts in intestinal imaging for inflammatory bowel diseases[J]. Gastroenterology，2011，140（6）：1795–1806.

［6］Chatu S，Subramanian V，Pollok R C. Meta-analysis：diagnostic medical radiation exposure in inflammatory bowel disease[J]. Aliment Pharmacol Ther，2012，35（5）：529–539.

［7］Panes J，Bouzas R，Chaparro M，et al. Systematic review：the use of ultrasonography，computed tomography and magnetic resonance imaging for the diagnosis，assessment of activity and abdominal complications of Crohn's disease[J]. Aliment Pharmacol Ther，2011，34（2）：125–145.

［8］Zappa M，Stefanescu C，Cazals-Hatem D，et al. Which magnetic resonance imaging findings accurately evaluate inflammation in small bowel Crohn's disease? A retrospective comparison with surgical pathologic analysis[J]. Inflamm Bowel Dis，2011，17（4）：984–993.

［9］Paredes J M，Ripolles T，Cortes X，et al. Abdominal sonographic changes after antibody to tumor necrosis factor（anti–TNF）alpha therapy in Crohn's Disease[J]. Dig Dis Sci，2010，55（2）：404–410.

［10］Bruining D H，Loftus E J，Ehman E C，et al. Computed tomography enterography detects intestinal wall changes and effects of treatment in patients with Crohn's disease[J]. Clin Gastroenterol Hepatol，2011，9（8）：679–683.

［11］Tonolini M，Campari A，Bianco R. Ileal pouch and related complications：spectrum of imaging findings with emphasis on MRI[J]. Abdom Imaging，2011，36（6）：698–706.

［12］Parikh J，Shaw A，Grant L A，et al. Anal carcinomas：the role of endoanal ultrasound and magnetic resonance imaging in staging，response evaluation and follow-up[J]. Eur Radiol，2011，21（4）：776–785.

［13］De Lisi S，Leandro G，Buscarini E. Endoscopic ultrasonography versus endoscopic retrograde cholangiopancreatography in acute biliary pancreatitis：a systematic review[J]. Eur J Gastroenterol Hepatol，2011，23（5）：367–374.

[14] Fisher L, Lee K M, Anderson M A, et al. The role of endoscopy in the management of obscure GI bleeding[J]. Gastrointest Endosc, 2010, 72（3）: 471–479.

[15] Teshima C W, Kuipers E J, van Zanten S V, et al. Double balloon enteroscopy and capsule endoscopy for obscure gastrointestinal bleeding: an updated meta-analysis[J]. J Gastroenterol Hepatol, 2011, 26（5）: 796–801.

[16] O'Regan K, O'Connor O J, O'Neill S B, et al. Plain abdominal radiographs in patients with Crohn's disease: radiological findings and diagnostic value[J]. Clin Radiol, 2012, 67（8）: 774–781.

[17] Neri E, Halligan S, Hellstrom M, et al. The second ESGAR consensus statement on CT colonography[J]. Eur Radiol, 2013, 23（3）: 720–729.

[18] Van Assche G, Dignass A, Reinisch W, et al. The second European evidence-based consensus on the diagnosis and management of Crohn's disease: special situations[J]. J Crohns Colitis, 2010, 4（1）: 63–101.

[19] Pariente B, Cosnes J, Danese S, et al. Development of the Crohn's disease digestive damage score, the Lemann score[J]. Inflamm Bowel Dis, 2011, 17（6）: 1415–1422.

[20] Elsayes K M, Al-Hawary M M, Jagdish J, et al. CT enterography: principles, trends, and interpretation of findings[J]. Radiographics, 2010, 30（7）: 1955–1970.

[21] Echarri A, Gallego C, Ottero V, et al. Evaluation of stricturing ileal Crohn's disease by magnetic resonance and ileoscopy: influence of disease duration and surgery[J]. J Crohns Colitis, 2010, 4: S98.

[22] Gecse K B, Bemelman W, Kamm M A, et al. A global consensus on the classification, diagnosis and multidisciplinary treatment of perianal fistulising Crohn's disease. Gut, 2014, 0: 1–12.

第七章

实验室检查

CD 是一种可累及全消化道的慢性炎性肉芽肿性疾病。过去 20 年来，CD 在我国的发病率明显升高，近年来还有逐渐升高的趋势，但目前 CD 的诊断尚无"金标准"，主要通过病史、临床表现、内镜、组织病理学、影像学和实验室检查等来综合分析。

近年来，为了 CD 的诊断和鉴别诊断以及获得可以评价疾病活动度和预后评估的直观指标，同时为了避免侵入性检查（如内镜）增加患者的经济负担和痛苦，越来越多的研究关注到血清学、免疫学及生化指标等实验室检查。

本章主要阐述 CD 的血液学、免疫学、排泄物等实验室检查的研究进展和意义，以期望为 CD 的诊断、鉴别诊断、病情判断、治疗方案的制定、疗效评估和判断预后等方面提供依据。

第一节　血液学检查

一、血常规

血常规检查是目前临床最常用的实验室检测项目之一，现代的全自动血细胞分析仪能直接换算出红细胞（red blood cell，RBC）、血红蛋白（hemoglobin，Hb）、血细胞比容（hematocrit，HCT）、红细胞体积分布宽度（red cell distribution width，RDW）、白细胞（white blood cell，WBC）、中性粒细胞（neutrophil，N）、血小板计数（platelet，PLT）、平均血小板体积

（meanplatelet volume，MPV）等值。国外有研究提示血常规检查的多项指标，如 Hb、RDW、PLT、MPV 等均与 IBD 的疾病活动度有关，国内也有相关报道。CD 患者的血常规指标有如下特点：

（一）红细胞系

CD 患者中红细胞系可出现以下变化：①红细胞数下降。② Hb 可出现降低。有研究显示有 20% 左右的 CD 患者可合并有贫血，其中缺铁性贫血可高达 69.6%，贫血可能与胃肠道急、慢性失血、铁摄入与丢失的负平衡、慢性病性贫血、维生素 B 和叶酸缺乏、药物介导、炎性因子、溶血等因素有关。③活动期 CD 患者 RDW 升高。RDW 是反映红细胞体积异质性的参数，诊断缺铁性贫血具有较高的敏感度。同时 RDW 也是评价营养状态的一个重要指标，炎症活动期营养缺乏可导致红细胞形成障碍，进而导致红细胞形态大小不一，RDW 增高。Yesil 等研究发现同健康对照组相比，IBD 患者中 RDW 增高，而在疾病活动期其上升更为显著。当以 14% 为临界点时，RDW 监测 CD 的活动度的敏感性为 79%，特异性为 93%，故 RDW 有可能作为明确 CD 活动期的一项评价指标。

（二）白细胞系

缓解期及轻度活动期 CD 患者白细胞计数多正常，中、重度患者可有明显升高，多以中性粒细胞升高为主。CD 白细胞计数升高可能与炎症活动有关，全身应用 GCS 也可升高白细胞。CD 患者在急性活动期有时可在增多的中性粒细胞中出现中毒颗粒。白细胞计数的另一个重要意义在于对用药的监测价值。骨髓抑制是免疫抑制剂的常见副作用之一，因此，在用药期间需对血常规尤其是白细胞水平进行密切监测。

（三）血小板系

CD 患者可出现血小板外形、密度、大小、数量等方面的异常改变，以及 MPV 下降等改变。

1. 血小板计数

反应性血小板增多（RT）常见于失血、急性或慢性炎症性疾病、恶性肿瘤和缺铁等情况，长期使用激素也可导致反应性血小板增多。在活动性 IBD 患者中也常出现反应性血小板增多（血小板 $> 45 \times 10^9/L$）。1968 年，Morowitz 等首次报道在临床评估中应注意排除长期应用 GCS、其他部位的失血及缺铁性贫血引起的血小板计数的升高。对于血小板明显升高的 IBD 患者应考虑采取抗凝治疗。

2. 平均血小板体积

CD 患者可见平均血小板体积（MPV）下降，并与血小板增加、活化有关。MPV 在一定程度上反映了血小板活化水平。同时，MPV 水平与病情严重程度和病变累及范围有明显关系，可有效区别 CD 患者同健康对照组，但在区分活动期和非活动期 CD 中，其差别并不显著。

二、红细胞沉降率

红细胞沉降率（ESR）是一种经典的急性期反应标志，其升高一般认为与血浆中纤维蛋白原、α2- 球蛋白及丙种球蛋白有关，同时受红细胞大小、形态及数量的影响，因而精确度较低。CD 患者 ESR 升高与炎症活动度呈良好相关性，在 CD 患者活动期 ESR 有明显升高，但其对于活动期严重程度的判断无明显特异性，且与结肠病变的相关性优于回肠病变。ESR 半衰期长，在临床症状缓解数天后才能下降，因而不能准确、及时地反映疾病的缓解情况。此外，ESR 受年龄、贫血、吸烟、饮酒等诸多因素影响，因此，在评估病情时需综合考虑。

三、凝血功能检查

IBD 患者血液常呈高凝状态，并有发生血栓等并发症的可能，提示微血栓的形成可能是 CD 的重要发病机制之一。CD 患者除了有血小板计数变化外，还可能有如下凝血因素异常。

（一）凝血因子XIII

涉及凝血激活的慢性炎症状态已被证实可以导致血浆凝血因子 XIII 水平降低。在 IBD 患者血浆中，凝血因子 XIII 水平亦降低，同时，在 CD 和 UC 患者中均发现血浆凝血因子 XIII（p XIII）水平和活动性与疾病活动度相关。凝血因子 XIII 是由两对不同的肽链共价结合的糖蛋白，是血栓形成过程中的最后一个凝血因子，其功能在于使纤维蛋白稳定，并促使血栓与血液中蛋白质和血细胞连接及促使血凝块附着于血管壁。有越来越多的证据显示，凝血反应中的一些成分和慢性炎症产生及伤口愈合有关，而凝血因子 XIII 可以通过非酶信号传导系统和细胞外基质成分及细胞受体系统交互作用来影响伤口愈合。

（二）血管性假血友病因子

血管性假血友病因子（vWF）是一种同凝血因子Ⅷ、血小板 GPIb 等结合参与凝血及止血的大分子糖蛋白，在 IBD 活动期患者较常人升高。

（三）血小板激活因子

血小板激活因子（PAF）是由膜磷脂衍生的一种酰基酯，可由多种炎症细胞产生，参与包括过敏反应和炎症反应的多种病理反应。Hocke M 等研究表明在健康对照组的粪便样品中未检测到 PAF，而在 CD 患者粪便中 PAF 为 319.2 +/− 143.5 pg PAF/g，UC 患者粪便中 PAF 为 824.9 +/− 408.7 pg PAF/g。粪便中 PAF 水平同内镜指数及肠道炎症部位明显相关。

（四）D− 二聚体

CD 存在肠系膜血管内皮损伤、基底膜胶原暴露及血小板黏附并活化，使机体处于血栓前状态。D− 二聚体（DD）是交联纤维蛋白降解后形成的含 r'−r 的特异性降解产物，在高凝状态和血栓形成等病理情况下明显增高，表明体内存在频繁的纤维蛋白降解过程。国内外均有研究证实活动期 DD 值及 PLT 值显著高于正常值，提示 DD 的升高和 PLT 增多可反应 CD 患者活动期处于高凝状态，易形成血栓。

（五）血浆纤维蛋白肽 A

Hudson M 等研究发现 CD 患者血纤维蛋白肽 A（FpA）浓度可见升高，活动期尤为明显，在疾病的缓解期也有持续的凝血因子激活。

（六）其他

IBD 患者还可见血浆因子Ⅴ、Ⅶ、Ⅷ的活性增加、纤维蛋白原升高、凝血酶原片段 1+2（F1+2）升高及抗凝血酶Ⅲ（AT−Ⅲ）降低。

四、急性期蛋白

CD 活动期常伴随某些肝合成的急性期反应蛋白含量异常，如 C− 反应蛋白（CRP）、α1− 抗胰蛋白酶（α1−AT）、纤维蛋白原和 α1− 巨球蛋白等。其含量的监测对于了解 CD 病情活动性和评价病情严重程度有一定价值。

（一）CRP

CRP 在 1930 年由 Tillet 和 Francis 发现，是机体受到微生物入侵或组织损伤等炎症性刺激时肝细胞合成的急性相蛋白，是炎症的客观指标。CRP 缺少特异性，其升高并不仅见于 IBD，各种病毒和细菌感染、自身免疫性疾病、恶性肿瘤和其他疾病导致组织坏死也可导致 CRP 水平的增加。活动期 IBD 相关的细胞因子（包括 IL-6、TNF-α 和 IL-1β）可刺激肝细胞产生 CRP。CRP 基线水平通常小于 1 mg/L，而在活动期 IBD，其水平范围可增加至 5~200 mg/L，其情况取决于疾病的严重程度和个体产生 CRP 的能力。

CRP 实验室检测方便可靠，其血浆半衰期短，仅 19 h，血清浓度在 IBD 炎症早期即升高，缓解后迅速下降，故可及时反映患者临床疾病活动性。在 CD 患者体内 CRP 显著升高，而在 UC 患者并不明显，其对 CD 的敏感度达 70%~100%，而对 UC 仅 50%~60%。在 CD 患者中 CRP 水平与临床疾病活动相关，同时也可以作为一个独立的预测短期和中期临床复发的指标。CD 患者血清 CRP 水平与患者临床活动度、ESR、贫血、低蛋白血症及回结肠镜下活动度、组织炎症活动性显著相关。IBD 患者血清 CRP 或 ESR 水平升高和患者结直肠癌风险增加有关。此外，CRP 还可以用于预测治疗效果。目前有研究表明，CRP 升高明显的患者对生物制剂（如 IFX）治疗的敏感性较 CRP 较低或正常的患者高。CRP 水平处于高基线（＞70 mg/L）的患者，其在 IFX 维持治疗的一年内获得缓解的可能性大。因此，CRP 是一种对 IBD 诊断、疾病活动度评价、疗效评估均有指导意义的重要指标。

（二）α1-AT

α1-AT 是重要的蛋白酶抑制剂，合成后迅速释放入血。其生理功能有：①保护机体正常细胞不受蛋白酶破坏；②清除坏死、衰老的细胞；③控制感染和炎症；④调节细胞生长和增殖。α1-AT 有抗蛋白水解酶活性，很少被肠道激酶消化，主要以原形的形式从大便中排出，因此理论上 α1-AT 与白蛋白的内源性肠道丢失相平行。α1-AT 的测量需要血液样品确定血浆水平，还需要采集 24 h 粪便来确定粪便量和粪便的 α1-AT 水平。研究显示 CD 患者的粪便 α1-AT 比对照组升高，与 CD 活动指数（CDAI）呈较好的相关性。粪便 α1-AT 清除率在预测未来 6 个月 CD 复发情况时敏感性为 75%，特异性为 85%，50% 的阳性预测值和 94% 的阴性预测值，可作为 CD 患者临床复发定期监控的有效指标。另外测定粪便中 α1-AT 可以诊断肠道蛋白质丢失情况。正常 α1-AT 清除率 < 24 mL/24 h 时，当患者出现腹泻时，其清除率可 > 56 mL/24 h。当 α1-AT 清除率大于正常水平时，可诊断蛋白丢失性肠病（Protein-losing enteropathy，PLE），为 CD 的并发症之一。

（三）血清降钙素原

降钙素原（serum procalcitonin，PCT）是一个由 116 个氨基酸组成的钙稳态激素降钙素的前体，存在于甲状腺 C 细胞和肺内分泌细胞。PCT 可导致全身性炎症反应和感染性休克的免疫反应。许多研究表明，PCT 是反应脓毒症患者细菌感染及其严重程度的重要标志。作为疾病活动的主要标志，其价值已在慢性炎症和自身免疫性疾病中得到证实，如肺韦格纳肉芽肿病、系统性红斑狼疮及系统性抗中性粒细胞胞浆自身抗体相关性血管炎。因此，血清 PCT 水平可能有助于判断 CD 疾病活动度。在 IBD 患者中，PCT 水平在缓解期处于正常范围内，但其在活动期明显高于缓解期，与 CDAI 呈明显的相关性，提示其可能作为一项新的预测 CD 疾病活动的标志物。

五、生化检查

（一）肝、肾功能

IBD 合并肝损伤时可出现转氨酶、蛋白质代谢异常。蛋白质代谢异常在一定程度上反映了疾病活动性和严重程度等。IBD 活动期常出现血清白蛋白下降，可能因 IBD 活动引起患者营养不良或蛋白质从肠道丢失所致。Sarto 等对 IBD 患者研究显示，治疗前血清白蛋白明显下降，经过正规治疗，病情逐渐缓解，前白蛋白的含量也逐渐上升。血清白蛋白的变化可以作为 UC 和 CD 患者病情活动与缓解的指标之一。

血清球蛋白各组分的改变也有一定的价值。据报道缓解期 α2 球蛋白的升高是病情复发的征兆。活动期 UC 和 CD 患者血清 α2 球蛋白含量较缓解期明显增高，β、γ 球蛋白在活动期 UC 和 CD 患者中明显降低，可能是这两种球蛋白跨越肠壁黏膜过程加快导致肠道丢失所致。

此外，CD 的药物治疗也会对肝、肾功能产生一定影响。因此，在药物治疗过程中需注意监测肝、肾功能。

（二）电解质及酸碱平衡

IBD 相关的黏膜炎症和随之而来的损伤性分泌及电解质吸收异常通常造成 IBD 患者电解质紊乱和酸碱失衡。在 CD 患者中，血清钾、钠、钙、镁可低于正常水平。Beeken 等通过评估 63 例 CD 患者中电解质紊乱情况发现有 33% 的患者单独或合并出现低血钠、低血钾、低血钙和低血镁。对 13 例局限于结肠的 CD 患者的粪便离子进行检测发现与全结肠 UC 相比，其钠和氯的浓度较低，但钾浓度和渗透压较高。同健康对照组相比，CD 和 UC 均可表现为钾分泌增加和钠吸收减少。对于 IBD 患者来说，最常见的电解质紊乱是钠和氯的吸收减少及钾异常分泌增加，而钙和镁的减少多由于肠道吸收减少和 VD 代谢紊乱所致。结肠切除术后，小肠影像学正常的 CD 患者的肠道钠吸收显著减少，提示血清钠的浓度可能可以作为判断疾病活动度的一个潜在参考指标。

此外，CD 患者还可以出现酸碱失衡。Caprilli 等研究表明病变部位与电解质流失、酸碱平衡之间存在相关性。当病变仅累及小肠时，CD 患者一般不会出现电解质失衡，而当炎症累及回结肠、结肠时，CD 患者可出现轻到中度的代谢性碱中毒。

（三）与营养不良有关的检查

营养不良是 IBD 最常见的全身症状之一，其发生率可达 85%。CD 患者常因吸收不良、病理性丢失以及治疗药物的影响发生多方面的营养障碍，CD 合并营养不良发生率高于 UC。除蛋白质能量型营养不良外，CD 患者常存在维生素、矿物质和微量元素等的缺乏。CD 患者维生素水平较 UC 更低，尤其是处在活动期、ESR > 25 mm/h 和血清白蛋白水平 < 30 g/L 时。CD 患者主要维生素缺乏如下：

1. VA 和 VE 缺乏

多由于摄入不足或疾病状态下代谢增高所致。

2. 维生素 K（VK）缺乏

CD 患者较正常人显著降低。

3. VD 缺乏

在冬季尤为明显，且降低水平与疾病活动度相关，其变化影响体内钙水平，并与患者骨质疏松症相关。VD 正常化可降低复发及 IBD 相关手术的风险，改善生活质量。因此，血清 VD 水平检查在 CD 治疗和疾病活动期评估有一定的指导意义。一般来说血清 VD 低于 50 nmol/L 被视为不足，但也有学者建议将标准提高至 75～80 nmo1/L。

4. 必需微量元素缺乏

如铁、锌、锰、铜、硒、铂、碘、铬、钴等，尤其是锌和硒缺乏，儿童 CD 缺锌现象更普遍，锌缺乏可使男性患者精子质量降低，硒缺乏可致心肌病。

（四）早期氧化蛋白产物

在炎症和应激时机体可以产生早期氧化蛋白产物（advanced oxidation protein products，AOPP）。在许多疾病中，AOPP 可以作为炎症指标。Krzystek M 等研究发现同对照组相比，UC 患者中 AOPP 在活动期和非活动期均增高，而在 CD 患者中仅活动期增高。CD 患者中 AOPP 水平同疾病活动度相关，亦被证实与 ESR、白细胞计数、血小板计数、IL-6 等相关。

第二节　免疫学检查

一、血清免疫球蛋白检查

IBD 患者活动期，血清中 IgG、IgA 和 IgM 可升高，尤其是血清 IgA 升高反映了肠道黏膜免疫系统活跃程度。然而，这些抗体正常值范围宽，其升高幅度较小，与临床活动性的关系不确切。

二、补体和免疫复合物

微量免疫复合物是机体正常免疫反应的结果，是机体处理抗原的生理现象之一，如存在于循环中的免疫复合物 IgG 和补体 C3。研究显示，在某些胃肠疾病中，免疫复合物大量增加或沉淀于有病损的器官，会给机体带来不良影响。而某些肠道疾病与补体反应缺陷或过度有关，尤其是免疫复合物沉积时，补体是局部组织损伤机制的重要参与者；免疫复合物和补体在小血管壁黏膜上皮基底层和部分间质呈线状或颗粒状沉积，且 C3 的表达随 IgG 表达的增强而增强，其特征是活动期明显增强，非活动期减弱。有研究显示活动期 CD 和 UC 患者肠黏膜 C3 mRNA 表达均显著增加。

三、细胞免疫检查

传统观点认为，CD 是以通过 IL-12/STAT4 和 IFN-γ/STAT1 细胞因子轴介导的 Th1 型反应为主，而 UC 则以 IL-4/IL-13/STAT6 细胞因子轴介导的 Th2 型反应为主。然而，IBD 的发生并不能完全以经典的 Th1/Th2 极化模型加以解释。近年来发现第三种效应性免疫应答——IL-23/IL-17 轴介导的 Th17 型反应，在 CD 和 UC 中起到重要作用，而其他的细胞因子包括 TNF-α 和 IL-1β，主要通过激活 NF-κB、IL-6 和 IL-10，最终激活 STAT3 而发挥效应。在 IBD 患者中，可发现有 IL-17 阳性细胞、$CD4^+CD25^+$ Tregs 细胞明显增加，$CD4^+CD8^+T$ 淋巴细胞和 $CD68^+$ 单核细胞明显下降。$CD11c^+CD83^+CD68^+DC-SIGN^+$ 黏膜树突状细胞在 CD 组织样本中有明显的减少。CD 活动期可见结直肠黏膜中巨噬细胞数量的增加。这些通路中的相关炎症细胞及炎症因子的检测，对于 CD 的炎症活动期诊疗具有一定的指导意义。

四、细胞因子检测

细胞因子是一类由细胞产生的、具有调节细胞功能的高活性、多功能的小分子可溶性蛋白质多肽。细胞因子既不属于免疫球蛋白，也不属于激素和神经递质，通过自分泌和旁分泌及细胞因子网络发挥作用，其功能是调控细胞增殖、分化、生长、代谢，从而调节免疫功能和生理功能，并参与病理反应。在 IBD 发生和发展过程中，有众多的细胞因子参与，通过多种不同机制使炎症加重并持续存在，最终造成肠组织慢性损伤。因此，检测细胞因子对评估 IBD 活动有重要意义。在 CD 发生和发展中，有重要意义的细胞因子主要有如下：

（一）IL-1 和 IL-1 受体拮抗剂

IL-1 是一种单核因子，由单核巨噬细胞、自然杀伤细胞和 B 淋巴细胞等多种细胞产生，分 IL-1α 和 IL-1β。IL-1 的作用由 IL-1 受体拮抗剂（IL-1RA）控制，IL-1RA 能特异地抑制 T 淋巴细胞表面 IL-1 受体与 IL-1 结合，从而抑制 IL-1 的生物活性。IL-1 和 IL-1RA 之间的平衡决定 IL-1 对炎症过程的调控作用。在 CD 的发病机制中，IL-1 家族发挥了很重要的作用，IL-1RA/IL-1 比值随着 IBD 活动度增加而下降。最近的一项研究使用噬菌体展示技术从血液单核细胞中分离出短肽（tcp-353），刺激 CD 中单核细胞产生促炎因子（IL-1β、IL-6 和 TNF-α），这项新技术有可能成为 CD 诊疗的新方法。

（二）IL-2

IL-2 主要由 CD4$^+$T 淋巴细胞产生，通过自分泌和旁分泌方式作用于局部靶细胞，可以显著增强免疫功能。IL-2 分泌减少导致免疫系统内细胞间网络调节失衡，使局部炎症介质和自由基释放，引起细胞毒作用。有研究指出，由于 CD 患者存在严重的细胞免疫功能紊乱，与正常组相比，CD 患者血清中 IL-2 的含量明显降低，而 IL-6 和 IL-8 的含量明显升高。分析患者血清中 IL-2、IL-6 和 IL-8 的含量变化，可用于 CD 早期的诊断。

（三）IL-6

IL-6 可由多种细胞产生，但主要来源于激活的单核 - 吞噬细胞，除介导炎症反应及增强免疫功能外，还可以诱导肝细胞合成急性期蛋白。有研究表明血清 IL-6 可作为 CD 疾病临床活动相关参数。同健康对照组相比，CD 患者的血清 IL-6 明显升高，其中以炎症为主的患者血清 IL-6 相较于肠道狭窄或肠切除的 CD 患者升高更明显。

（四）IL-12

IL-12 是一种异二聚体的促炎性细胞因子，可诱导产生 IFN-γ，有利于 Th1 细胞分化，联系固有免疫与适应性免疫。在活动期 CD 肠道黏膜中，IL-12 表达上调，其水平同疾病的活动性相关，而在缓解期 IL-12 mRNA 水平同正常组织无明显区别。

（五）IL-17

IL-17 主要是由 Th17 细胞分泌，可增加趋化因子分泌以及趋化单核细胞和中性粒细胞至炎症部位，是延迟型免疫反应中的关键介质。通过基因组测序，已知的 IL-17 亚型有：IL-17A、IL-17B、IL-17C、IL-17D、IL-17E（也称为 IL-25）和 IL-17F。Kohayashi 等发现，活动期 IBD 患者结肠黏膜局部及血清中 Th17/IL-17 含量均显著高于正常对照组，同时高于非活动性患者。另外，还发现 CD 患者结肠黏膜局部及血清中 Th17 细胞数是对照组的 20

倍，是非活动性 CD 患者的 4 倍。已有研究证实，在活动期 CD 患者中，IL-17A 的表达增加，并且与疾病的严重程度呈正相关，可对疾病的活动进行预测和判断。在 CD 患者中观察到 IL-17 表达增强，作用于肠的成纤维细胞，诱导转录因子 NFKBIZ 和促炎性趋化因子 CXCL1 表达，从而活化为成纤维细胞。

（六）IL-23

IL-23 是新近发现的一种细胞因子，主要来源于活化的单核巨噬细胞和 B 淋巴细胞。它具有多种生物学功能，能促进 T 淋巴细胞尤其是 CD_4^+T 淋巴细胞增殖，促进 T 淋巴细胞、抗原提呈细胞产生 IFN-γ 与 IL-12，与自身免疫和炎症反应性疾病密切相关。

对 CD 患者结肠组织进行免疫组化检测，发现 IL-12 在 CD 患者肠黏膜中不升高，而 IL-23 表达明显升高，提示 IL-23 在 CD 黏膜免疫损伤中发挥一定作用，对 CD 的诊断有一定的参考价值。IL-23p19 在 CD 炎症黏膜中明显升高，其升高的水平同内镜下黏膜病变程度相关。

（七）IL-27

IL-27 是新近发现的一种 IL-6/IL-12 家族的异源二聚体细胞因子，由 IL-12p40 亚单位相关蛋白 IL-27p28 和 IL-12p35 亚单位相关蛋白 EBI3（EBV induced gene 3）组成，研究表明 *IL-27p28*、*IL-27R* 基因和 IL-27 蛋白在活动期 CD 患者炎症肠黏膜中表达明显上调。

（八）TNF

TNF 是一种具有多种生物活性的促炎细胞因子和免疫调节剂，主要由单核巨噬细胞产生，可破坏肠黏膜的屏障作用，增加肠黏膜在固有免疫和适应性免疫中暴露于促炎因子的机会，导致肠黏膜损害。根据其来源不同可分为 TNF-α 和 TNF-β，分别位于人染色体 6q21、1p22 和 6p23-q12，其编码基因位于 HLA-Ⅲ区域。在 IBD 患者中可见结直肠黏膜、粪便和外周血中 TNF-α 增加，与内镜下炎症评分高度相关。同健康对照组相比，TNF-α 在未被炎症累及的 CD 患者的肠黏膜中也可见明显增高，提示其在肠黏膜损伤过程中的重要作用。

关于 TNF 在 IBD 中的作用最重要的进展是 IFX、阿达木单抗（Adalimumab，ADA）等生物治疗药物在临床治疗中取得的成功。IFX 最主要的作用机制是与可溶性和跨膜性 TNF-α 结合，以抑制其与 TNF-α 受体（p55/p75）结合，阻断其生物学活性，达到抗炎的效果。

此外，TNF-α 的血清溶解性 TNF 受体（sTNFR1、sTNFR2）可激发促炎信号通路。同 UC 和健康对照组相比，CD 患者血清 sTNFR1、sTNFR2 均有升高，故其可作为鉴别 CD 和 UC 及监测疾病活动的有效指标。

（九）IFN-γ

IFN-γ 主要由 Th1 和 NK 细胞产生，其免疫调节和抑制细胞增殖的作用较强：可促进 Th1 分化，抑制 Th2 的分化；激活巨噬细胞，促进抗原提呈细胞表达 MHC-Ⅱ类抗原，促进 T、B 淋巴细胞分化；激活中性粒细胞、NK 细胞和血管内皮细胞，促进炎症发生；协同 IL-2 诱导淋巴因子活化杀伤细胞（LAK）活性，促进 T 淋巴细胞 IL-2R 表达。Kallel 等发现，与对照组比较，CD 患者黏膜 IFN-γ 表达明显增加，而 UC 患者 IFN-γ 并无明显增加。

五、自身抗体和抗细菌抗原抗体检测

与 CD 相关的血清标志物包括抗微生物抗原抗体及抗自身抗体两大类。抗微生物抗原抗体包括抗多糖抗体、抗 OmpC 抗体、I2 抗体、抗 CBir1 抗体等。抗自身抗体包括抗胰腺腺泡抗体（PAB）等。

（一）抗多糖抗体

抗多糖抗体是针对酵母菌和细菌等微生物细胞壁上糖类抗原表位的一类抗体。包括抗酿酒酵母菌抗体（ASCA）、抗乙糖苷壳糖抗体（anti-chitobioside，ACCA）、抗乙糖苷昆布糖抗体（anti-laminaribioside，ALCA）、抗海带多糖抗体（anti-laminarin，anti-L）、抗壳质多糖抗体（anti-chitin，anti-C）等。

1. ASCA

ASCA 的抗原主要是相对分子质量约 2×10^5 的磷酸肽类甘露聚糖，是常见的烘焙或啤酒酵母细胞壁成分。通过对酿酒酵母的研究，发现 UC、CD 以及正常对照者三者最大的差异在于磷酸肽类甘露聚糖，其中以甘露四糖的差异最为重要。

有研究显示，ASCA 是 CD 比较理想的血清标志物之一，它同时形成

IgA 和 IgM，具有较高的特异性。50%~55% CD 患者的 ASCA 滴度升高，而 UC 患者中尚不足 10%，对照组与患者一级亲属中有 5%~10% 滴度升高。另外，ASCA 在有家族史的 CD 患者中的检出率明显高于散发患者。CD 患者经手术切除病变肠段后，可能因肠内微生物攻击减轻而导致 ASCA 水平下降。一项荟萃分析显示，ASCA/pANCA 联用鉴别 CD 和 UC 的灵敏度为 40%~50%，准确度 >90%。但 ASCA 和 ANCA 对鉴别诊断 CD 和 UC 的价值在我国尚未达成共识。

2. ALCA、ACCA、AMCA

Dotan 等应用聚糖阵列技术和 ELISA 法研究 IBD 患者血清中的抗多糖抗体，发现了 ALCA 和 ACCA。乙糖苷昆布糖是一种由海带多糖构成的多糖，而乙糖苷壳糖则由 N-乙酰氨基葡萄糖构成。乙糖苷昆布糖和乙糖苷壳糖是细菌等微生物的细胞壁成分，可刺激机体产生免疫反应。现认为，ALCA 和 ACCA 对 UC 和 CD 有重要的诊断和鉴别诊断价值。

Fermnte 等比较了联用 ASCA、ALCA、ACCA、AMCA 和抗 OmpC 抗体等血清学标记物来诊断 IBD 的效果，发现联用 ASCA/pANCA 在 CD 和 UC 的鉴别诊断中特异性最高；在区分 IBD 与非 IBD 上，联用 ASCA、pANCA 和 ALCA 效果最好；而 ANCA、ASCA 及其他血清学标志物滴度的升高对于评估 CD 是否需要接受手术治疗也有一定的指导意义。5 个标记（GASCA、ALCA、ACCA、AMCA 和抗 OmpC 抗体）水平的增加与疾病行为的复杂性呈显著相关，包括狭窄、瘘管的形成以及是否手术治疗。

多糖抗体可用于 ASCA 阴性 CD 患者的进一步分级。根据 Dotan 等人研究报道，有 44% 的 ASCA 阴性的 CD 患者 ALCA 和 ACCA 阳性。若 IBD 患者 ALCA、ACCA 和 ASCA 3 种抗多糖抗体中有 1 种以上呈阳性结果，诊断 CD 敏感性为 77.4%，特异性为 90.6%。如联合其中至少 2 种抗多糖抗体，其诊断的特异性可提高到 99.1%。在 CD 中，高滴度的 ALCA 和 ACCA 与小肠病变显著相关。

目前，认为 ASCA 和 pANCA 是鉴别 CD 和 UC 的最有效的血清标志物，也是研究得最多的标志物。抗多糖抗体对于 ASCA 阴性的患者来说尤为重要。有研究显示 49.5%ASCA 阴性的儿童 CD 患者至少有一种抗多糖抗体阳性，有一半以上的 ASCA 阴性的成人 CD 患者中 ALCA、ACCA 或 AMCA 阳性。最近的研究表明，血清抗多糖抗体阳性与早期疾病发作、小肠病变、复杂疾病行为及 CD 相关手术有关。

（二）抗 OmpC 抗体

抗 OmpC 抗体对 CD 的诊断具有特异性（55%）。ELISA 分析证明在 CD 患者中抗 OmpC 抗体 IgA 分泌增加。在儿童 CD 中，其检出率为 11%。一项儿童和青年 CD 患者 ANCA 和 ASCA 的血清学研究结果显示：抗 OmpC 抗体对 CD 和 UC 患者的敏感性都很低，分别为 24% 和 11%，还有 5% 的假阳性。但是，抗 OmpC 抗体的确能发现一部分其他血清学指标无法诊断的 IBD 患者。

（三）抗 CBir1 抗体

CBir1 是一种细菌鞭毛蛋白，最初在小鼠肠道菌群中被发现，能诱导免疫缺陷小鼠发生结肠炎。ELISA 法分析 CD 患者血清学标志物，结果显示 CD 患者血清中抗 CBir1 IgG 反应升高，而在 UC 或其他炎症性胃肠病中较低。

研究显示 ASCA IgG 抗体和抗 CBir1 抗体与 CD 的回肠肛管吻合术后复发和瘘管的形成相关。另外，抗 CBir1 抗体与 CD 回肠受累及狭窄和穿透性病变相关。一般认为抗 CBir1 抗体对 CD 具有一定的特异性，但敏感性较差。

（四）PAB

PAB 最早在 1987 年由 Stöcker 等人使用间接免疫荧光法（IIF 法）以 19 种不同的人体组织作为抗原底物测试 CD 和 UC 患者血清时发现，作者提出 PAB 几乎只存在于 CD 患者中，且这一特异性自身抗原源自正常胰液成分。27% ~ 39% 的 CD 患者血清中存在 PAB，而血清中存在 PAB 的 UC 患者或正常人不到 5%。然而 PAB 对 CD 诊断的特异性虽然较高，但其敏感性太低，临床上单独应用价值有限。

总之，各类血清抗体的定性定量测定可有效地反映疾病的活动情况，各项血清抗体在 CD 诊断中的敏感性和特异性及其与 CD 表型特征之间的关系可见表 7-1 及表 7-2。临床上综合运用血清抗体的联合检测可有效提高 CD 诊断的准确性，并对疾病的活动度、预后的评价和药物的使用均有一定的指导意义。

表 7-1 CD 和 UC 中单个血清抗体诊断的敏感性和特异性

诊断	血清抗体	敏感性 /%	特异性 /%	PPV/%	NPV/%
CD	ASCA*	37 ~ 72	82 ~ 100	87 ~ 95	36 ~ 68
	pANCA	52	91	85	65
	ACCA	9 ~ 21	84 ~ 97	78 ~ 87	24 ~ 52
	ALCA	15 ~ 26	92 ~ 96	78 ~ 90	25 ~ 53
	AMCA	12 ~ 28	82 ~ 97	65 ~ 92	25 ~ 52
	抗 –C	10 ~ 25	90 ~ 98	87 ~ 88	29 ~ 39
	抗 –L	18 ~ 26	93 ~ 97	90 ~ 91	30 ~ 40
	抗 –OmpC	20 ~ 55	81 ~ 88	83	25
	PAB	22 ~ 46	77 ~ 100	69 ~ 100	48 ~ 75
	ASCA$^+$/pANCA$^-$	46 ~ 64	92 ~ 99	86 ~ 97	44 ~ 82
	PAB$^+$/ANCA$^-$	22 ~ 42	98 ~ 100	87 ~ 100	48 ~ 74
	PAB$^+$/ASCA$^+$/pANCA$^-$	16 ~ 34	97 ~ 100	100	66 ~ 72
UC	pANCA	50 ~ 71	75 ~ 98	74 ~ 95	49 ~ 84
	pANCA$^+$/ASCA$^-$	42 ~ 58	81 ~ 100	93 ~ 100	43
	GAB	12* ~ 46	98	75 ~ 93	70 ~ 74
	pANCA 或 GAB$^+$/PAB$^-$	82	98	96	89

* 在儿科患者中，PPV：阳性预测值；NPV：阴性预测值；NR：未见报道。

表 7-2 血清抗体与 CD 表型特征之间的联系

疾病特征 / 血清类型	多累及小肠	多累及结肠	合并狭窄可能性大	合并穿孔可能性大	外科干预可能性大	早期发病
ASCA（ASCA$^+$/pANCA$^-$）	+		+	+	+	+
pANCA（pANCA$^+$/ASCA$^-$）		+	–	–		
抗 –CBir1	+		+	+		+
抗 –OmpC	+		+	+	+	
抗 –I2			+		+	
AMCA			+	+	+	+
ACCA			+	+	+	
ALCA			+	+	+	
抗 –L			+	+	+	
抗 –C			+	+	+	

六、细胞黏附分子

细胞黏附分子（cell adhesion molecule，CAM）是一类位于细胞膜表面的受体型跨膜糖蛋白，具有通过介导细胞间、细胞与基质间的信号传递以及促进淋巴细胞归巢等作用，参与炎症和免疫反应，发挥各种病理生理作用。CAM 分为 5 大类：选择素家族、黏蛋白样家族、整合素家族、免疫球蛋白超家族（IgSF）和钙黏素，此外，还有某些尚未归类的分子，如 CD44、CD36 等亦属于黏附分子。在一些情况下，循环中 CAM 可反映肠道炎症程度，因而可作为 IBD 炎症活动度的指标。目前研究较多的循环中 CAMs 包括细胞间黏附分子 -1（sICAM-1）、血管细胞黏附分子 -1（sVCAM-1）、E- 选择素（sE-selectin）、P- 选择素（sP-selectin）和 CD44V6 等。

（一）ICAM-1

ICAM-1 属于免疫球蛋白超家族。正常肠组织 ICAM-1 通常低水平表达于血管内皮细胞、肠黏膜固有层和淋巴结中的单核巨噬细胞。在 IBD 肠道炎症组织中，ICAM-1 表达和分布明显增加，且与炎症程度密切相关。在 IBD 中，淋巴细胞迁入肠道主要通过淋巴细胞表面表达的 α4β7 整合素（LFA-1）和其特殊的配体，即黏膜血管 CAM-1（MAdCAM-1）。MAdCAM-1 主要在炎症肠道组织的微静脉上皮细胞中表达。

（二）P- 选择素

P- 选择素是存在于血小板 α 颗粒和内皮细胞分泌颗粒内的一种糖蛋白，是激活的血小板表面表达的特异性中性粒 CAM，可通过特异性荧光抗体在 IBD 患者的外周静脉血中检出，在 IBD 患者中表达显著升高，可以作为 IBD 的活动性指标之一。测定 P- 选择素对临床 IBD 患者的病情及预后的判断具有指导意义。

（三）sCD40L

CD40 主要表达在 B 淋巴细胞、单核巨噬细胞、树突状细胞和少数成纤维细胞上，而 CD40L 主要表达在其激活的 T 淋巴细胞上。CD40 和 CD40L 在 IBD 患者病变肠壁内、外周血中均有升高，治疗后其水平明显下降。IBD 患者外周血 sCD40L 浓度升高反映了血小板表面 CD40L 的表达释放水平，可反映血小板的活化水平和 IBD 的活动情况。

（四）CD64

CD64 即 FcY-I，是 IgG 的 Fc 段受体，属免疫球蛋白超家族的成员。CD64 是一个高亲和力的受体，起连接体液免疫和细胞免疫的桥梁作用。正常情况下 CD64 在外周血中性粒细胞表面低水平表达，当受到细菌细胞壁的 LPS 及细胞因子 G-CSF 和干扰素 γ 等刺激时，CD64 在中性粒细胞表面表达大量增加。在儿童 CD 中，中性粒细胞 CD64 指数升高与黏膜炎症程度和临床复发风险增加相关，可作为 CD 随访监测的指标。

第三节　排泄物检查

排泄物包括粪便和尿液，UC 常需与感染性肠炎等鉴别，也容易合并细菌、病毒感染，因此，排泄物检查除粪便常规和尿常规检查外，病原学检查也至关重要。

一、粪便检查

诊断 CD 应首先明确胃肠道炎症是否存在，粪便检查是一种最简便的检查。

（一）粪便常规检查

活动期 CD 可见黏液脓血便，粪便隐血试验常呈阳性。

（二）粪便病原学检查

粪便病原学检查目的在于排除感染性肠炎。此外，IBD 患者常合并艰难梭菌感染、CMV 感染等特殊病原体感染。因此，粪便病原学检查对于 CD 诊断和鉴别诊断具有重要意义，尤其是有外出旅行史的患者。病原学检查的内容如下：

1. 细菌培养

粪便标本应新鲜，避免污染。应反复多次检查，若要满足临床诊断，须连续检查 3 次以上，如选择科研病例，应连续 6 次以上。常规培养可排除痢疾杆菌和沙门菌感染。有条件的应作特殊培养，以排除弯曲菌属、艰难梭菌、耶尔森菌、淋球菌或衣原体感染。

2. 溶组织阿米巴滋养体检查

取新鲜粪便，尤其是血性黏液便，同细菌培养一样，应反复多次检查。

镜检时应注意保温，否则阿米巴滋养体不活动，不易与巨噬细胞区别。

3. 粪便集卵

留取每次的全部粪便，做集卵和孵化，应连续多次进行，可排除慢性血吸虫及其他寄生虫感染。

4. 病毒性检查

本病急性发作时，有条件者可通过电镜或免疫电镜在粪便中找病毒颗粒，或通过免疫学方法找病毒特异性抗原，以排除病毒机会性感染。

（三）粪便中性粒细胞衍生蛋白

中性粒细胞衍生蛋白包括粪便钙卫蛋白（calprotectin，CP）、乳铁蛋白（lactoferrin，LF）、髓过氧化物酶和中性粒细胞弹性蛋白酶，在 IBD 患者粪便中浓度常升高。然而，粪便 LF 和 CP 更适合 IBD 和肠易激综合征（irritable bowel syndrome，IBS）的鉴别，其水平与炎症的严重程度呈正相关。

1. LF

LF 是一种相对分子质量为 8×10^4 的铁结合蛋白，是中性粒细胞内颗粒的重要成分。在肠道炎症部位，黏膜内白细胞浸润导致粪便中 LF 浓度上升。在粪便中，LF 具有抗菌活性和抗水解特性。Dai 等研究发现活动期 IBD 患者粪便 LF 含量显著高于缓解期 IBD、IBS 和感染性肠炎患者。粪便 LF 在 UC 患者中的敏感性和特异性分别为 92% 和 88%，而在 CD 患者分别为 92% 和 80%。因此，粪便 LF 可作为评价 IBD 患者活动度的指标，是鉴别炎症性和非炎症性肠道疾病的有效方法。同时，LF 对于预测疾病复发也具有较好的敏感性和特异性。内镜下活动的 IBD 患者的 LF 值高于非活动者，LF 可作为监测 IBD 活动的指标。

2. CP

CP 是一种生物钙结合蛋白，属于 S100 家族，主要存在于中性粒细胞中，单核细胞和反应性巨噬细胞也有少量存在。CP 约占细胞总蛋白的 5% 及中性粒细胞胞质蛋白的 60%，具有抑制真菌和细菌的特性，在感染性和炎症性疾病患者中血浆 CP 浓度可升高 5~40 倍。粪便 CP 大约是血浆中的 6 倍，在肠道炎症时，粪便中 CP 明显升高。粪便 CP 能抵抗细菌的降解，在常温下可保存 1 周。

在疾病诊断方面，CP 有较高价值。Langhorst 等比较了 LF、CP 以及

CRP 在 IBD 中的诊断价值，CP 对于 CD 的诊断准确性（81.4%）明显高于其他指标。一项荟萃分析发现，以 50 mg/g 浓度为临界值时，CP 的诊断敏感性和特异性分别为 89% 和 81%，而以 100 mg/g 浓度为临界值时，CP 的诊断敏感性和特异性分别为 98% 和 91%。Yang 等以两种不同 CP 浓度（50 mg/g 相对于 100 mg/g）为临界值，对疑似 IBD 患者进行 CP 检查，分析患者的成本效益和诊断准确性，发现以 50 mg/g 为临界值进行 CP 检查的成本效益高于以 100 mg/g 为临界值的，但是高临界值诊断精确度较高。然而，不论是以低临界值还是高临界值进行 CP 检查，均有诊断延迟的潜在可能性。

在评估疾病活动度方面，Schoepfer 等的研究显示 CP 与内镜分级标准（SES-CD）具有显著相关性，明显优于 CRP、ESR、CDAI，可以作为反映病情变化的指标。

CP 另一个更重要的意义在于预测复发风险，敏感性为 78%，特异性为 73%。在 CD 缓解期 CP 水平的增加（＞50 mg/L）可作为预测 1 年内复发的一个很好的指标；CP 预测复发敏感性和特异性分别为 90% 和 83%。此外，CP 还是唯一能有效区分缓解期、轻度、中度、重度活动期的标志物，其能有效地反映疾病的活动情况，准确性达 87%。对鉴别 IBD 与 IBS 的阳性预测值达 85%~90%。

3. 促炎反应蛋白 S100A12

S100A12 是一种类似 CP 的钙结合蛋白，可以激活 NF-κB 信号转导途径和增加细胞因子释放。血清中也可以检测到 S100A12，但粪便中 S100A12 诊断 IBD 的敏感性和特异性更高。有研究提示粪便中 S100A12 区分 IBD 与 IBS 的灵敏度及特异度分别为 86% 和 96%，区分 IBD 与健康人群的灵敏度及特异度分别为 86% 和 100%。Dabritz 等通过对 61 例 CD 患者及 120 例 UC 患者的研究发现，在诊断后 18 个月内，当粪便 S100A12 基线水平持续＞0.5 mg/kg 时，该指标可以很好地提示疾病复发；当粪便 S100A12 为 0.43 mg/kg 时，其预测疾病复发（8~12 周）的灵敏度与特异度分别为 70% 和 83%。因此，该指标不仅可以用于 IBD 与 IBS 的鉴别诊断，同时还可以作为早期反映 IBD 复发的一个指标。

4. 粪便髓过氧化物酶

粪便髓过氧化物酶（fecal myeloperoxidase，FMPO）是中性粒细胞嗜天青颗粒产生的一种重要的过氧化物酶，主要存在于中性粒细胞和单核粒细胞中，在宿主免疫防御以及炎症的发生、发展中具有非常重要的作用，可直接影响机体的免疫功能。研究发现，IBD 活动组与非活动组患者 FMPO 活性均高于对照组，但 IBD 活动组患者较 IBD 非活动组 FMPO 活性有显著提高，提示对于已确诊的 IBD（尤其是 UC）患者，可用 FMPO 作为监测病变活动性的指标。但由于其在粪便中存在时间短以及不稳定，限制了其在临床中的应用。

5. M2 型丙酮酸激酶

M2 型丙酮酸激酶（M2-PK）是糖酵解途径中的关键酶，可以催化乳酸并生成 ATP，其二聚体形式在代谢旺盛的增殖细胞中大量表达。M2-PK 是结直肠癌的标志，最近研究提示也可作为肠道炎症的标志。Chung-Fay 等研究发现以 3.7 U/mL 为正常预测值，检测器质性病变的敏感性、特异性和阳性预测值（PPV）分别为 73%、74% 和 89%，提示粪便 M2-PK 可以作为肠道炎症的新的标志物。此外，有研究提示 M2-PK 可反映儿童 IBD 的炎症活动程度，但其效果较 CP 差。

二、尿液检查

蛋白尿是一个炎症的非特异性反应指标，也是 IBD 患者的一个重要特征。蛋白尿出现的可能原因是血液中升高的炎症介质，如 IL-1、IL-8 和 TNF-α 等循环到肾脏，直接作用于肾微血管或引起肾小球炎症改变而引起漏出性蛋白尿。

此外，需要注意的是，当 CD 发生穿透性病变、瘘管形成时，肠内容物可能进入尿道，而引起尿路感染的表现。

小结

CD 的诊断依赖于对临床、病理学、内镜学、影像学及实验室检查的综合判断。迄今，没有任何一项实验室检查能够肯定或否定 CD 诊断。因此，单纯实验室检查无法对 CD 做出诊断和鉴别诊断，但实验室检查对于 CD 的诊断和鉴别诊断仍有重要参考价值。

目前临床上应用最多的是用于判断疾病活动度的血常规（全血细胞计

数）、ESR、CRP 及 PCT 等，尤其是血清 CRP 水平，对于评估患者疾病复发是有价值的，但高水平的 CRP 不仅提示疾病活动，也可发生于合并细菌感染时。

血常规、肝肾功能等检查还可以帮助监测 CD 治疗药物的毒副作用，如骨髓抑制、肝肾功能损害等。

粪便 CP 在 CD 的诊断、炎症活动度判断及疾病复发中具有非常重要的意义。由于粪便 CP 反映了中性粒细胞在肠道黏膜的浸润程度，当炎症消退、黏膜愈合时，粪便 CP 明显减少或消失。因此，粪便 CP 不仅在 CD 的诊断、评估炎症活动度及疾病复发中具有非常重要的意义，而且可能作为监测黏膜愈合的替代指标，可部分代替内镜用于评估黏膜是否愈合。但由于费用等问题，目前在我国应用并不广泛。粪便 LF 在 CD 中也有重要的参考价值，有条件的医院可开展相关临床检测。新的标志物如粪便 S100A12 检测可能会提高 CD 诊断的精确性，但这些参数都缺乏特异性。而大便常规检查及病原学检测有助于与肠道感染的鉴别。

其他免疫学检查在 CD 的检查和临床研究中显示出良好的潜力，但尚未应用于临床。

随着对疾病研究认识的进一步深入，必将有更多有意义的检查方法进入临床。

（王新颖）

主要参考文献

［1］Alves R A，Miszputen S J，Figueiredo M S. Anemia in inflammatory bowel disease：prevalence，differential diagnosis and association with clinical and laboratory variables[J]. Sao Paulo Med J，2014，132（3）：140-146.

［2］Yesil A，Senates E，Bayoglu I V，et al. Red cell distribution width：a novel marker of activity in inflammatory bowel disease[J]. Gut Liver，2011，5（4）：460-467.

［3］Ozturk Z A，Dag M S，Kuyumcu M E，et al. Could platelet indices be new biomarkers for inflammatory bowel diseases?[J]. Eur Rev Med Pharmacol Sci，2013，17（3）：334-341.

［4］Iskandar H N，Ciorba M A. Biomarkers in inflammatory bowel disease：current practices and recent advances[J]. Transl Res，2012，159（4）：313-325.

［5］Soendergaard C，Kvist P H，Seidelin J B，et al. Tissue-regenerating functions of coagulation factor XIII[J]. J Thromb Haemost, 2013, 11 (5): 806–816.

[6] Vermeire S, Van Assche G, Rutgeerts P. Laboratory markers in IBD: useful, magic, or unnecessary toys?[J]. Gut, 2006, 55 (3): 426–431.

[7] Kiss L S, Papp M, Lovasz B D, et al. High-sensitivity C-reactive protein for identification of disease phenotype, active disease, and clinical relapses in Crohn's disease: a marker for patient classification?[J]. Inflamm Bowel Dis, 2012, 18 (9): 1647–1654.

[8] Ananthakrishnan A N, Cheng S C, Cai T, et al. Serum inflammatory markers and risk of colorectal cancer in patients with inflammatory bowel diseases[J]. Clin Gastroenterol Hepatol, 2014, 12 (8): 1342–1348.

[9] Reinisch W, Wang Y, Oddens B J, et al. C-reactive protein, an indicator for maintained response or remission to infliximab in patients with Crohn's disease: a post-hoc analysis from ACCENT I[J]. Aliment Pharmacol Ther, 2012, 35 (5): 568–576.

[10] Barkas F, Liberopoulos E, Kei A, et al. Electrolyte and acid-base disorders in inflammatory bowel disease[J]. Ann Gastroenterol, 2013, 26 (1): 23–28.

[11] Koido S, Ohkusa T, Takakura K, et al. Clinical significance of serum procalcitonin in patients with ulcerative colitis[J]. World J Gastroenterol, 2013, 19 (45): 8335–8341.

[12] Stragier E, Van Assche G. The use of fecal calprotectin and lactoferrin in patients with IBD. [J]. Acta Gastroenterol Belg, 2013, 76 (3): 322–328.

[13] Burri E, Manz M, Schroeder P, et al. Diagnostic yield of endoscopy in patients with abdominal complaints: incremental value of faecal calprotectin on guidelines of appropriateness[J]. BMC Gastroenterol, 2014, 14: 57.

[14] Turkay C, Kasapoglu B. Noninvasive methods in evaluation of inflammatory bowel disease: where do we stand now? An update[J]. Clinics (Sao Paulo), 2010, 65 (2): 221–231.

[15] Judd T A, Day A S, Lemberg D A, et al. Update of fecal markers of inflammation in inflammatory bowel disease[J]. J Gastroenterol Hepatol, 2011, 26 (10): 1493–1499.

[16] Yang Z, Clark N, Park K T. Effectiveness and cost-effectiveness of measuring fecal calprotectin in diagnosis of inflammatory bowel disease in adults and children[J]. Clin Gastroenterol Hepatol, 2014, 12 (2): 253–262.

[17] Mao R, Xiao Y L, Gao X, et al. Fecal calprotectin in predicting relapse of inflammatory bowel diseases: a meta-analysis of prospective studies[J]. Inflamm Bowel Dis, 2012, 18 (10): 1894–1899.

[18] Verma R, Verma N, Paul J. Expression of inflammatory genes in the colon of ulcerative colitis patients varies with activity both at the mRNA and protein level[J]. Eur Cytokine Netw, 2013, 24 (3): 130–138.

[19] Kuna A T. Serological markers of inflammatory bowel disease[J]. Biochem Med (Zagreb), 2013, 23 (1): 28–42.

[20] Lewis J D. The utility of biomarkers in the diagnosis and therapy of inflammatory bowel disease[J]. Gastroenterology, 2011, 140 (6): 1817–1826.

[21] Truta B, Li D X, Mahadevan U, et al. Serologic markers associated with development

of Crohn's disease after ileal pouch anal anastomosis for ulcerative colitis[J]. Dig Dis Sci, 2014, 59（1）: 135-145.

［22］ Filmann N, Rey J, Schneeweiss S, et al. Prevalence of anemia in inflammatory bowel diseases in european countries: a systematic review and individual patient data meta-analysis[J]. Inflamm Bowel Dis, 2014, 20（5）: 936-945.

第八章

临 床 表 现

CD 好发于青少年，常起病隐匿，进展缓慢，病情复杂而且易反复，可累及消化道任何部位，并可同时累及多个部位，从发病至确诊往往需数月至数年。本病病程漫长，有长短不等的活动期与缓解期交替以及终生复发倾向。少数急性起病，可表现为急腹症，酷似急性阑尾炎，或以肠穿孔或肠梗阻为首发。因此，CD 的临床表现极其复杂，具有挑战性。

第一节 消化道表现

一、腹痛

为本病最常见症状。常位于右下腹或脐周，多为间歇性、痉挛性阵痛，伴腹鸣。常有餐后加重，排便或肛门排气后缓解。

腹痛的发生可能与肠内容物通过炎症或狭窄肠段引起局部肠痉挛有关，亦可由肠梗阻引起。

若出现持续性腹痛和明显压痛，提示炎症波及腹膜或腹腔内脓肿形成。突发的全腹剧痛和腹膜刺激征可能系病变肠段急性穿孔诱发急性腹膜炎所致。

二、腹泻

亦为本病常见症状之一，主要由病变肠段炎症渗出、蠕动增加及继发性吸收不良引起。合并肠间瘘时可因消化及吸收不良加重腹泻。疾病早期腹泻通常呈间歇性，病程后期可转为持续性。粪便多为糊状，一般无肉眼脓血。

病变累及远端结肠或直肠肛门者，可有黏液脓血便及里急后重。偶有便鲜血。

三、腹部包块

多位于右下腹与脐周，见于 10%～20% CD 患者，常由于肠黏连、肠壁增厚、肠系膜淋巴结肿大、内瘘或局部脓肿形成所致。固定的腹部包块提示有黏连，多已有肠外瘘或腹腔脓肿形成。

四、瘘管形成

CD 的瘘管因透壁性炎性穿透肠壁全层至肠外组织或器官而成（图 5-15，图 8-1）。瘘管形成是 CD 的临床特征之一，往往作为与 UC 与其他疾病鉴别的依据。

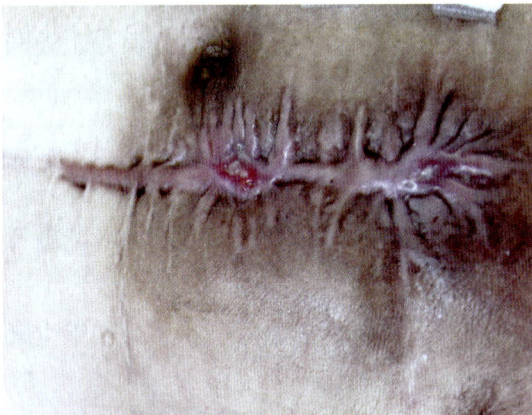

■ 图 8-1　腹壁吻合口外瘘口
临床确诊CD，腹部检查见回盲部切除术后脐右侧腹部吻合口外瘘口

瘘管分内瘘和外瘘。内瘘可通向其他肠段、肠系膜、膀胱、输尿管、阴道、腹膜后等处。外瘘通向腹壁或肛周皮肤。

肠段之间内瘘形成可加重腹泻及消化和吸收不良。肠瘘连通的组织与器官因粪便污染可继发感染。

外瘘及通向膀胱和阴道的内瘘均可见粪便与气体自皮肤外漏口或尿路和阴道溢出。

五、肛门周围病变

包括肛门直肠周围脓肿、窦道、瘘管及肛裂等病变，多见于直肠和临近结肠受累者（图5-14）。肛门周围病变可为本病的首发或主要的临床表现。

第二节 全 身 表 现

CD的全身表现较多见而且明显，其中以发热及营养不良最常见。

一、发热

发热为常见的全身表现之一，与炎症活动及继发感染有关。炎症活动所致的发热多为间歇性低热，继发感染所致的发热常为中度至高度发热，可伴有寒战，偶为弛张性高热。少数患者以发热为主要症状，甚至较长时间不明原因发热之后才出现消化道症状。

对于有发热的CD患者，首先应除外感染性疾病。激素、免疫抑制剂或生物制剂治疗后出现的发热应首先排除继发机会性感染所致，尤其是上述药物联合治疗后，出现机会性感染的机会大增。

二、营养障碍

85%以上的CD患者有不同程度的营养不良，需要外科治疗的CD患者几乎都存在不同程度的营养不良。CD患者的营养不良通常比较严重。

营养不良的主要临床表现为消瘦、贫血、低蛋白血症、易感染和维生素缺乏等，青春期前起病的CD患者常有生长和发育障碍。

CD患者营养不良的主要原因：①摄入不足：多种原因所致的食欲下降；进食诱发腹痛、腹泻、梗阻和出血等胃肠道症状，造成患者恐惧进食；摄入障碍；②吸收减少：营养吸收主要在小肠，空肠的作用大于回肠，当病变主要累及小肠，尤其是空肠时，营养吸收障碍尤其严重；③丢失过多：由于肠黏膜炎症导致丢失营养物质增加；④过度消耗：活动期或合并感染导致高分解代谢；⑤药物影响：治疗CD的药物影响营养的消化、吸收和机体代谢。

营养不良可产生以下严重的后果：

1. 抵抗力下降。

2. 并发症和病死率增加。

3. 延长住院时间。

4. 增加治疗成本。

5. 影响儿童和青少年生长发育。

6. 降低生活质量。

第三节　肠外表现

CD 可有全身多个系统损害，因而伴有一系列肠外表现。约35％的 CD 患者伴有肠外表现。

某些肠外表现与 CD 活动性相关，包括非轴性关节炎、结节性红斑、口腔阿弗他溃疡、巩膜外层炎。其他一些肠外表现则与活动性无关，包括葡萄膜炎、轴性关节病和 PSC。

一、皮肤病变

CD 皮肤病变常见，其诊断主要基于临床特征，并应排除其他特异性皮肤疾病。不典型病变应行皮肤活检。

（一）结节性红斑

结节性红斑特征性表现为突起性、质软、红色或者紫色的皮下结节，直径 1～5 cm，通常分布在四肢伸肌表面，特别是胫前区，通常在疾病的活动期出现（图 8-2）。

结节性红斑在 IBD 中的发生率为 4.2％～7.5％，且 CD 患者发生率高于 UC 患者。

（二）坏疽性脓皮病

坏疽性脓皮病通常继发于超敏反应所致的皮肤损伤，可在全身多部位发生，最常见于胫前及体表肠瘘口周围，开始表现为单个或多个红斑丘疹，继之坏死形成凹陷性溃疡，坏疽性脓皮病在 CD 中的发病率是 0.6％～2.1％，可在疾病的活动期或者静止期出现，组织病理学活检无特异性，但是皮肤活检有助于排除其他疾病。

（三）Sweet 综合征

Sweet 综合征在最近才被认为是 IBD 的一种肠外表现，其特征性临床表现是分布于上肢、颈部、面部皮肤的炎性红斑及皮疹等。Sweet 综合征属于急性中性粒细胞增多性皮肤病，需要与坏疽性脓皮病鉴别，鉴别要点包括临床表现、病变部位和组织病理学。

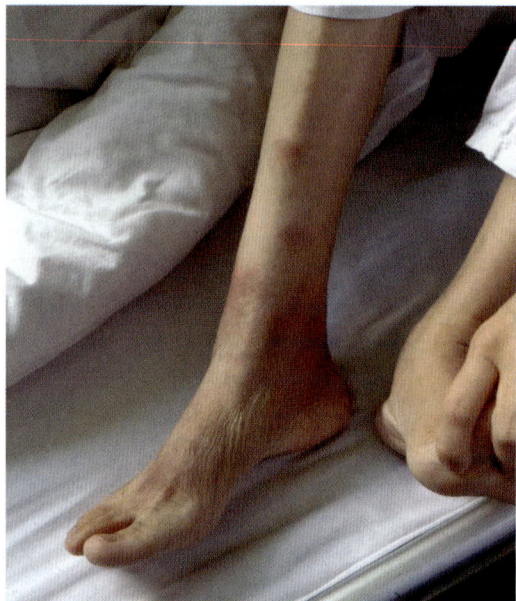

■ 图 8-2 结节性红斑
临床诊断CD（复发型，回结肠型，活动期，重度），合并胫前多发结节性红斑

面部红斑常见于妇女、结肠受累和合并其他肠外表现的 CD 患者，常反映疾病处于活动状态。

二、关节及骨骼病变

（一）关节病变

CD 相关的关节病变分为轴性关节病变和非轴性关节病变。

1. 轴性关节病变

轴性关节病变，也称为中央型关节病变，包括骶髂关节炎和强直性脊柱炎。轴性关节病变与 CD 的活动性无关。

近半数的 CD 患者可在影像学上发现骶髂关节炎，其中仅部分患者有慢性炎症性背部疼痛症状：夜间和休息出现疼痛，活动后缓解。

强直性脊柱炎的临床表现包括慢性炎症性背部疼痛、晨僵、脊柱弯曲受限以及后期的胸廓运动受限。X 线上表现为骶髂关节炎、韧带骨刺、骨质增生，最终演变成脊柱关节强直（竹节样脊柱）。CT 显示结构异常的敏感性优于普通 X 线。MR 可于关节破坏之前显示关节炎症，是诊断的金标准。

CD 患者中强直性脊柱炎的发生率是 4%～10%，其中 25%～75% 的患者 HLA-B27 阳性。CD 合并骶髂关节炎者，仅 6%～15% 患者 HLA-B27 阳性。HLA-B27 阳性的 IBD 患者，更容易发生强直性脊柱炎。轴性关节病变与 CARD15 基因突变无关。

2. 非轴性关节病变

非轴性关节病变，也称为外周型关节病变，分为 I 型和 II 型。

I 型是少关节型，累及关节数目小于 5 个，主要累及较大关节（负重关节，如髋、踝、膝、肘、腕和肩关节）。I 型关节病变为急性自限性（持续数周）非对称性关节炎（图 8-3），见于 4%～17% 的 CD 患者。I 型与疾病活动性有关。

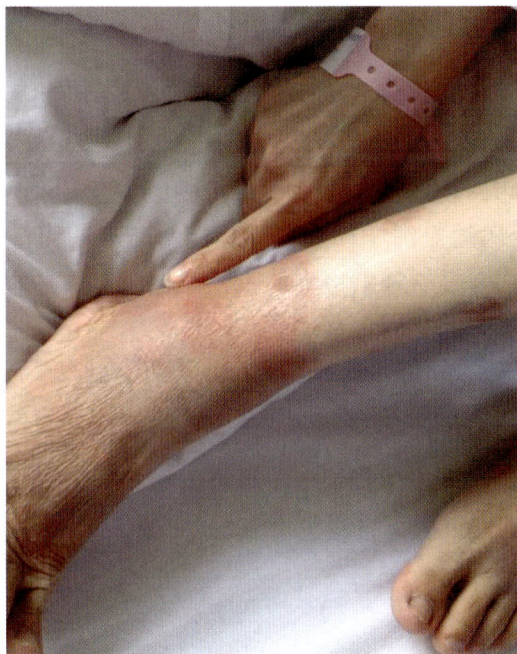

■ 图 8-3 关节炎
临床诊断 CD（复发型，回结肠型，活动期，重度），合并踝关节炎

II 型是多关节型，主要累及手部小关节，累及的关节数目在 5 个以上，与疾病活动性无关。

非轴性关节病变的临床诊断主要根据关节肿胀和疼痛（滑膜炎）。

鉴别诊断包括骨关节炎、类风湿性关节炎、关节相关的结缔组织疾病如系统性红斑狼疮等。此外，还需与关节痛、激素相关的骨坏死、IFX 相关狼疮样综合征鉴别。

（二）代谢性骨病

由于 CD 常有不同程度的营养不良，包括钙和 VD 摄入不足。同时，部分 CD 患者长期应用激素治疗，可进一步诱发或加重骨骼损伤。此外，CD 患者常有运动和光照不足，影响骨骼代谢。因此，CD 患者常有代谢性骨病，表现为骨密度降低和骨质疏松。

三、眼部病变

单纯性表层巩膜炎常见，葡萄膜炎较少见，诊断应咨询眼科专家。

四、肝病变

CD 最常见的肝病是 PSC。虽然 PSC 更常见于 UC，但也可见于 CD。

大部分 PSC 是通过肝功能检查而被发现的。如果血清学检查发现黄疸，需要进一步完善 MR、超声等各种影像学检查，常常可以同时发现胆石症、脂肪肝、胆管周围炎、肝硬化等疾病。如果超声检查未见异常、药物性肝损害基本排除，且反映其他原发性肝病的血清学检查阴性，提示 PSC 的可能性较大。比较常用的检查是 MRCP，可以显示不规则的胆管扩张和狭窄。若 MRCP 正常，可考虑肝活检或诊断性 ERCP。

五、血液系统表现

包括贫血、血小板减少性紫癜、白细胞增多、血小板增多症等。贫血以缺铁性贫血最常见，还包括巨幼细胞性贫血、自身免疫溶血性贫血等。

六、血管性病变

所有 IBD 患者均存在静脉血栓形成（VTE）的风险。部分 IBD 患者死于 VTE。IBD 患者 VTE 的发病率在 1.2% ~ 6.7%，是正常人的 3.5 倍。最常见的是下肢深静脉血栓（DVT）和肺栓塞（PE），其他部位如脑血管、肝静脉、肠系膜静脉和肾静脉也可以发生栓塞。VTE 风险与 IBD 活动期的凝血功能改变有关。因此，绝大多数 VTE 发生在 IBD 活动期。口服避孕药和长途旅行均可以增加 VTE 风险。

VTE 最常用的诊断方法是血管多普勒超声和静脉造影。肺通气 – 血流灌注成像和多层螺旋 CT 用于诊断 PE。

七、心肺疾病

50% 以上的 IBD 患者可有呼吸道症状，多为轻中度。部分 CD 患者表现为非感染性的间质性肺炎，常与 CD 的活动性相关，多随 CD 的缓解而缓解或者自行消失，抗感染治疗通常无效。

治疗 CD 的药物，如 SASP、美沙拉嗪及 MTX，也可以导致药物性肺炎。

若患者在使用免疫抑制剂或生物制剂期间或之后出现呼吸道症状，应予高度重视，因为患者可能继发了机会性感染，如真菌、结核或病毒感染。

结肠手术可以加重肺部疾病。

心脏疾病较少见，症状多不明显。IBD 患者的心脏症状，应在心血管专家的建议下予以相应的诊断和治疗。

八、肾病变

由于 CD 本身是机体免疫系统产生过激的免疫应答所致的炎症性损伤，这种过激的免疫应答及其产生的免疫复合物沉积于肾，从而损伤肾。同时，CD 可合并淀粉样变性，大量的淀粉样物质沉积并损伤肾，导致急性和慢性肾病的发生。此外，CD 继发的机会性感染也可诱发或加重肾病变。因此，CD 患者继发肾功能异常并不少见。

CD 相关性肾病的主要临床表现为蛋白尿，可有肾病综合征。

CD 相关性肾病的诊断应在肾病专家的指导下排除其他肾病。

CD 相关性肾病的治疗应以治疗 CD 为主，其病情通常随 CD 的缓解而缓解。

第四节　并　发　症

CD 的并发症发生率较高，多与疾病活动性相关，并与病变部位、临床类型等有关。常见的并发症包括肠梗阻、肠穿孔、消化道出血。CD 并发症的出现常提示病情严重，预后差。

一、肠梗阻

可由活动性炎症或由纤维增生以及肠黏连所致肠腔狭窄引起。前者可随炎症消退而缓解，后者通常需要内镜下治疗或外科手术。病程较长的 CD 患者可因继发肠道癌变而出现肠腔狭窄，进一步发展至肠梗阻。外科术后的 CD 患者可因术后肠黏连而继发肠梗阻。肠梗阻也可因腹腔感染继发的肠黏连所致。

二、肠穿孔

由于 CD 的病变波及肠道管壁全层，当炎症严重时，可自发肠穿孔，也可由肠道清洁或肠镜检查所致。肠穿孔多为慢性，常伴随腹腔脓肿和炎性包块。若发生急性穿孔，常导致急性腹膜炎。肠穿孔的出现常提示病情重，预后不良。

三、消化道出血

当炎症损伤黏膜时，可引起少量渗血，损伤较大的血管时，可引起消化道大出血。消化道大出血可发生于全消化道的任何部位，严重时可有生命危险。确诊消化道出血首选内镜检查，DSA 也有良好的诊断价值。

四、其他

脂肪肝也较常见，可能与营养不良及毒素作用相关。

由于胆盐的吸收障碍，肠内草酸盐吸收过多，胆结石和泌尿系结石也不少见。

当 CD 病程较长时（通常 8~10 年），由于肠道黏膜慢性炎症的持续刺激，可诱发肠黏膜癌变。

第五节　辅　助　检　查

一、实验室检查

虽然 CD 的实验室检查手段较以往明显增多，但是尚未找到一个同时拥有高敏感性及特异性的实验室诊断方法。

（一）血常规

大部分患者有不同程度的贫血、血小板升高和血象异常。贫血与营养不良、失血、骨髓抑制以及铁、叶酸和维生素 B_{12}（VB_{12}）等吸收减少有关。血象异常多与病变活动性、药物治疗及继发感染相关。血小板升高则原因不明，严重时可导致血管栓塞性疾病。

（二）粪便常规

可见红、白细胞，隐血试验常阳性。大便菌群分析常见菌群失调。

部分患者大便培养可见艰难梭菌生长，但不一定是致病菌，是否合并或继发伪膜性肠炎应结合临床表现和肠镜所见综合考虑。

（三）血生化

常有不同程度的球蛋白增加和白蛋白降低，血清钾、钠、钙、镁等可不同程度下降。

（四）炎症指标

PCT、CRP 及 ESR 等炎症活动性指标可有不同程度升高，并与炎症活动性呈正相关，病情缓解时常有明显下降。其中，PCT 和 CRP 的敏感性和特异性均较好。

（五）血清抗体

1. ANCA

CD 患者可出现一种斑点状的 ANCA（sANCA），UC 患者的 ANCA 则表现为核周的染色（pANCA）。

2. PAB

20 世纪 60 年代，人们发现 CD 和急性胰腺炎之间可能存在相关性。有资料表明，有 27%～39% 的 CD 患者血清中存在 PAB，而只有 5% 的 UC 患者血清中存在 PAB。虽然 PAB 对 CD 的特异性可能较高，但因为其敏感性太低，临床上单独应用价值有限。

3. ASCA

ASCA 被认为是 CD 理想的血清标志物之一，具有较高的特异性，联用 ASCA 和 pANCA 在 CD 和 UC 的鉴别诊断中具有较高的准确性。

4. 粪便中中性粒细胞衍生蛋白

如 LF、CP 和 PMN-e 等实验室指标，可用于 CD 的诊断及病情评估和判断预后，具有很大的潜在价值，但目前尚未广泛应用于临床。

二、影像学检查

消化道造影是诊断本病的重要手段。气钡双重对比造影有助于发现早期病变。小肠病变宜行胃肠钡剂造影，结肠病变可行钡剂灌肠检查。当临床出现肠梗阻时，可用静脉造影剂代替钡剂行造影，以免钡剂在消化道无法排出。

X 线表现上，可见黏膜皱襞粗乱、纵行性溃疡或裂沟、鹅卵石征、息肉、多发性狭窄或肠壁僵硬、瘘管形成等 X 线征象，病变呈节段性分布。由于肠壁增厚，可见填充钡剂的肠袢分离。

腹部超声、CT 和 CTE、MR 和 MRE 可显示肠壁增厚、肠腔狭窄、窦道、瘘管及腹腔或盆腔脓肿、包块等（图 8-4，图 8-5 和图 8-6）。

同位素炎症定位显像有助于早期诊断 UC 与 CD，特别是能够判断疾病的活动度，评价其对治疗的反应。

影像学不仅能够对 CD 进行诊断和鉴别诊断，而且能够明确病变的范围和严重程度，从而为制定兼具规范化和个性化的治疗方案提供可靠的证据。

三、内镜检查

任何疑诊 CD 的患者，都必须在全消化道内镜检查的基础上完成诊断和鉴别诊断。详细的相关内容及典型消化内镜图片见消化内镜检查章节。

（一）结肠镜检查

结肠镜检查（包括染色、放大及超声技术）是 CD 最常用和最敏感的检查方法，不但可以直接观察肠道病变，而且可以进行黏膜活检。目前国内外指南均建议结肠镜检查不仅应到达末段回肠，而且应行多段多点活检，包括病变部位和非病变部位。

活动期 CD 内镜下最具特征的表现包括黏膜充血、水肿、糜烂、沟槽样纵行溃疡、鹅卵石样改变、炎性息肉及肠腔狭窄、回肠末端受侵等，病变多呈节段性、非对称性分布，肠道狭窄也是常见的内镜表现。

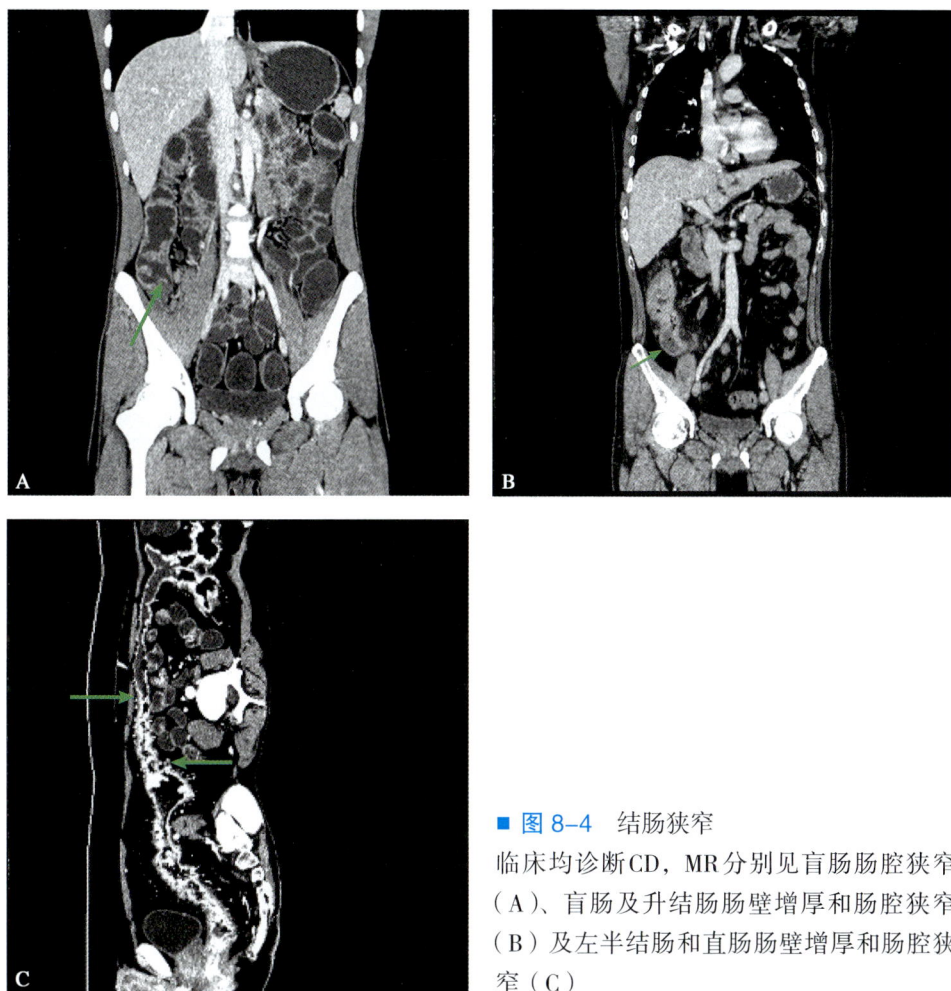

■ 图 8-4　结肠狭窄
临床均诊断CD，MR分别见盲肠肠腔狭窄
（A）、盲肠及升结肠肠壁增厚和肠腔狭窄
（B）及左半结肠和直肠肠壁增厚和肠腔狭
窄（C）

　　缓解期 CD 结肠镜下可见肠道黏膜完全正常、炎性息肉或疤痕形成。

　　由于 CD 病变累及范围广、为肠壁全层性炎症，CD 的诊断往往需要
X 线与结肠镜检查相互配合。结肠镜检查直视下观察病变，对该病的早
期识别、病变特征的判断、病变范围及严重程度的估计较为准确，且可
取活检，但只能观察至回肠末段，遇肠腔狭窄或肠黏连时观察范围会进一
步受限。X 线检查可观察全消化道，显示肠壁及肠壁外病变，故可与结肠
镜互补，特别适用于确定小肠病变的性质、部位和范围，仍然是目前常用
方法。

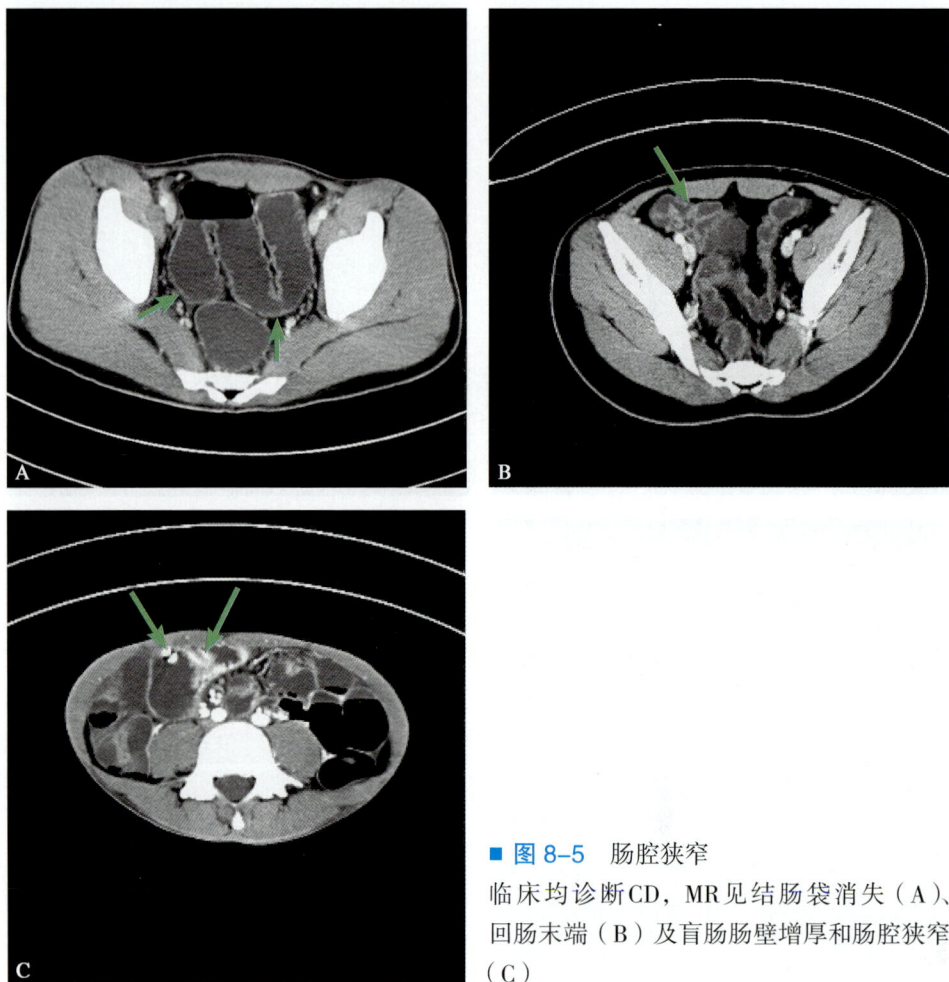

■ 图 8-5　肠腔狭窄
临床均诊断CD，MR见结肠袋消失（A）、回肠末端（B）及盲肠肠壁增厚和肠腔狭窄（C）

（二）SBCE 检查

SBCE 是通过具有摄影及无线传输功能的胶囊观察传统胃肠镜检查无法企及及放射学检查可能遗漏的小肠病变的新技术。SBCE 操作方便，痛苦少，对发现小肠黏膜病变敏感性较好，但对一些轻微病变的诊断缺乏特异性，且有发生滞留的危险。

SBCE 主要适用于疑诊 CD、但结肠镜和小肠放射影像学检查阴性，而且不耐受或不愿行小肠镜检查时。SBCE 检查阴性，倾向于排除 CD；阳性结果则需综合分析。

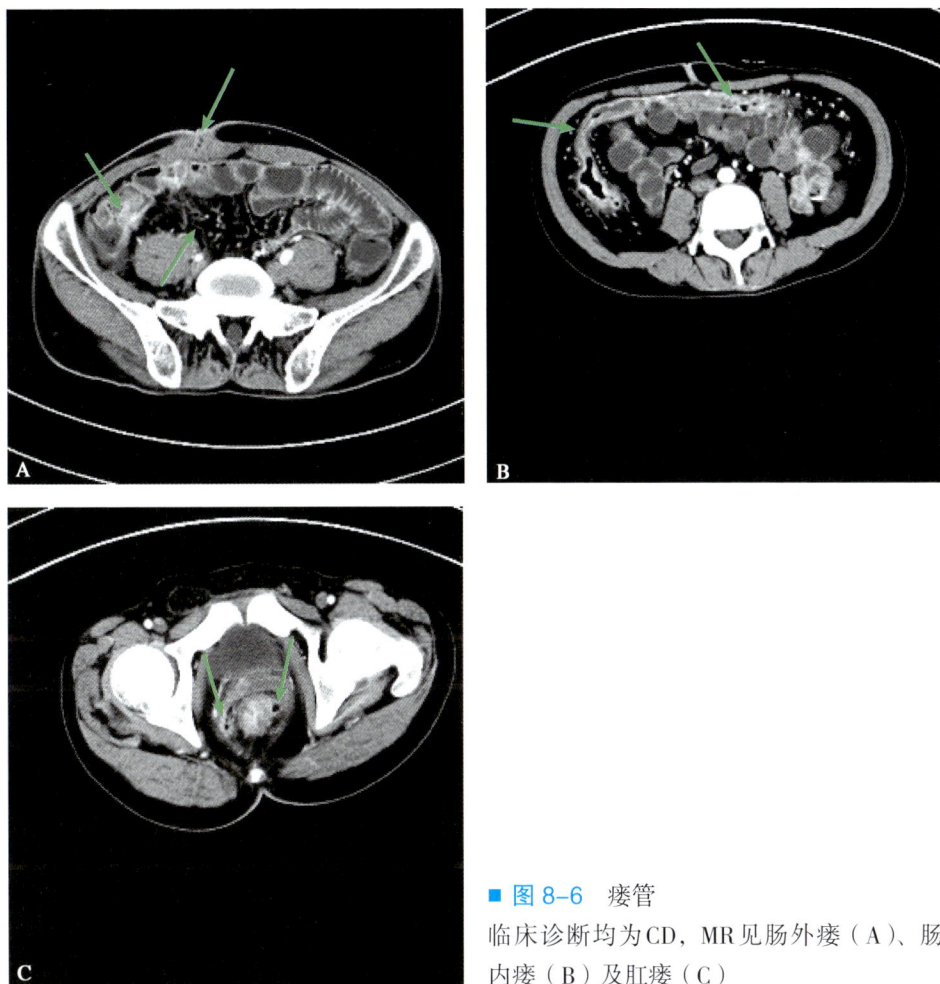

■ 图 8-6 瘘管
临床诊断均为CD，MR见肠外瘘（A）、肠内瘘（B）及肛瘘（C）

　　SBCE 检查的禁忌证包括：消化道梗阻、狭窄或瘘管、装有起搏器或其他电子医疗器械以及吞咽功能异常患者。

（三）小肠镜检查

　　目前我国常用的小肠镜是气囊辅助小肠镜（BAE），包括双气囊小肠镜（DBE）和单气囊小肠镜（SBE）。小肠镜检查可直视观察病变、取活检和进行内镜下治疗。小肠镜检查为侵入性检查，有一定并发症的风险。

　　BAE 主要适用于其他检查（如 SBCE 或放射影像学）发现小肠病变或尽管上述检查阴性而临床高度怀疑小肠病变需进行确认和鉴别者，或已确诊的

CD 需 BAE 检查以指导或进行治疗者。

小肠镜下 CD 病变特征与结肠镜所见基本相同。

DBE 与 SBCE 相比最主要的优势是可以取活检和在检查过程中可以进行一些治疗。DBE 比放射学检查在发现小肠病变具有更高的敏感性。然而，完整的小肠评估在病变严重时受限，风险比 SBCE 要高。但是，DBE 在需取组织做病理检查以及需要进行治疗时是必需的。

（四）胃镜检查

部分 CD 病变可累及食管、胃和十二指肠，但一般很少单独累及。原则上胃镜检查应列为 CD 的常规检查，尤其是有上消化道症状者。

四、病理学检查

临床上无论 CD 内镜表现是否具有特征性，均应行黏膜活检及组织病理学检查，必要时行免疫组织化学检查，活检对诊断和鉴别诊断有重要价值。

CD 典型组织病理学改变是肠壁透壁性炎症及肉芽肿，还可见裂隙状溃疡、局灶性隐窝不规则、黏膜下层及浆膜层纤维组织增生、淋巴管扩张及神经组织增生等。

虽然目前国内外的指南均主张为了明确诊断和鉴别诊断，结肠镜检查时应行多段多点活检，包括病变部位和非病变部位，但这种活检具有盲目性，损伤大，易漏诊和误诊。

随着内镜下染色（包括化学染色和电子染色）、放大以及超声技术的逐渐普及，有越来越多的学者主张在内镜染色、放大以及超声技术的全程指导下在可疑病变部位行定点活检。定点活检能够确保活检阳性率高，诊断准确，损伤小。

由于取材的局限性，CD 活检标本的病理学检查常不能反映肠道病变的全貌，因而诊断价值明显低于手术切除标本病理学检查。

详细的相关内容及典型病理学图片见病理学章节。

五、其他检查

CD 常累及小肠，因而常伴有消化吸收不良。同时，部分患者可因小肠病变而作广泛肠切除，可进一步加重小肠消化吸收不良。对于有消化吸收不良的 CD 患者，可行肠吸收功能试验检查，详细评估小肠消化吸收功能。

（李明松　殷健　郑浩轩）

主要参考文献

［1］Rahier J F，Magro F，Abreu C，et al. Second European evidence-based consensus on the prevention，diagnosis and management of opportunistic infections in inflammatory bowel disease[J]. J Crohns Colitis，2014，8（6）：443-468.

［2］Magro F，Langner C，Driessen A，et al. European consensus on the histopathology of inflammatory bowel disease[J]. J Crohns Colitis，2013，7（10）：827-851.

［3］Annese V，Daperno M，Rutter M D，et al. European evidence based consensus for endoscopy in inflammatory bowel disease[J]. J Crohns Colitis，2013，7（12）：982-1018.

［4］Panes J，Bouhnik Y，Reinisch W，et al. Imaging techniques for assessment of inflammatory bowel disease：joint ECCO and ESGAR evidence-based consensus guidelines[J]. J Crohns Colitis，2013，7（7）：556-585.

第九章

诊　　断

CD 诊断无金标准，需要结合病史、临床表现、内镜及组织病理学、影像学和实验室检查综合分析。基因检测对 CD 的诊断和病情评价可能具有积极意义，但尚未常规应用于临床。

第一节　临床资料

一、病史

详细的病史对 CD 的诊断和鉴别诊断有重要参考价值。

详细的病史应该高度关注症状初发时各项细节问题，包括近期的旅行、食物不耐受、用药史（包括抗生素和 NSAIDS），同时，还应详细了解吸烟史、CD 家族史、阑尾手术史及近期胃肠道感染史等 CD 的高危因素。

此外，详细的病史还应包括肠外表现（包括口、皮肤、眼睛、关节及肛周病变）。

二、临床表现

CD 患者以消化道症状为主要表现，包括腹痛、腹泻及肠梗阻，可有腹部包块及瘘管。部分 CD 患者以肛周病变为首发和主要临床表现。常有肠外病变及全身表现。

部分 CD 患者早期无明显或无特异的临床表现。当有典型且明显的临床表现时，提示病变可能已导致消化道结构和功能障碍。

CD 患者的体征包括一般情况、生命体征（脉搏、血压、呼吸、体温）、四肢和皮肤、腹部、会阴、口腔以及直肠指检情况。应常规测量体重及计算体重指数（BMI），同时进行营养评估。

三、消化内镜检查

无论是否已波及全消化道，全消化道内镜及活检标本组织病理学检查是必要的。内镜下的染色、放大及超声检查对诊断和鉴别诊断有重要价值。

内镜下的典型表现为节段性病变、纵行溃疡及鹅卵石样，可有炎性息肉、肠道狭窄及窦道和瘘管形成。

四、病理学检查

病理学检查结果有一定的特征性，具有重要的参考价值，尤其是外科手术标本的病理学检查结果。

CD 典型的组织病理学改变是肠壁透壁性炎症及肉芽肿，还可见裂隙状溃疡、局灶性隐窝不规则、黏膜下层及浆膜层纤维组织增生、淋巴管扩张及神经组织增生等。详细的相关内容见病理学章节。

尽管 CD 的活检标本及手术切除标本的病理学检查结果有助于诊断和鉴别诊断，但是，由于病变形态多样，而且缺乏特异性，不能单纯依靠病理学检查确定诊断。

五、影像学检查

包括 X 线、CT、PET–CT、MR、B 超检查以及 CTE 和 MRE。其中，CTE 和 MRE 对肠壁和肠外病变有重要的诊断价值，MR 和 B 超对肛周病变有重要诊断价值。

常见的影像学异常有消化道管壁缺损及增厚、肠道狭窄、梗阻、窦道和瘘管、腹腔包块、肛周脓肿及窦道和瘘管。详细的相关内容见影像学检查章节。

六、实验室检查

临床血液、生化、免疫学及病原学检查对 CD 的诊断、鉴别诊断和病情评估有重要意义。CD 常见的实验室检查异常包括贫血、低蛋白血症以及 ESR、CRP 和 PCT 等炎性指标增高，其中 CRP 和 PCT 能够更好地反应炎症的严重程度。

粪便 CP 和 LF 在确认肠道炎症性病变中有良好的特异性和敏感性。

针对感染性腹泻的微生物学检查应包括艰难梭菌和 CMV。

详细的相关内容见实验室检查章节。

第二节　诊　断　要　点

在排除其他疾病基础上，可按下列要点进行诊断：

1. 具备典型的临床表现者可临床疑诊 CD，同时应进一步检查，尤其是全消化道内镜检查。

2. 同时具备典型的结肠镜或小肠镜（病变局限在小肠者）特征以及影像学（小肠造影 CTE 或 MRE）特征者，可临床拟诊 CD。

3. 如再加上活检标本的组织病理学检查结果提示 CD 特征性改变，且能排除肠结核和淋巴瘤等疾病，可临床诊断为 CD。

4. 如有手术切除标本（包括切除肠段和病变附近淋巴结），可根据相应的病理学检查结果确诊为 CD。

5. 对无病理确诊的初诊病例，可予对症处理，并随访 3 ~ 6 个月，其后根据对治疗的应答和病情变化作出进一步判断，尤其是消化内镜复查，符合 CD 自然病程者，可确诊为 CD。

6. 如与肠结核混淆不清，但倾向于肠结核者，应按肠结核进行诊断性治疗 8 ~ 12 周，然后复查结肠镜，根据症状、体征及结肠镜检查结果再行诊断和鉴别诊断。

WHO 曾提出含 6 个诊断要点的 CD 病理诊断标准（表 9-1），该标准最近再次被 2010 世界胃肠病学组织（WGO）推荐，可供参考。

表 9-1 2010 世界胃肠病学组织（WGO）推荐的 CD 诊断要点

项目	临床	X 线	内镜	活检	切除标本
①非连续性或节段性改变		+	+		+
②鹅卵石样表现或纵行溃疡		+	+		+
③肠壁全层性炎性反应改变	+（腹块）	+（狭窄）	+（狭窄）		+
④肉芽肿				+	+
⑤裂沟、瘘管	+	+			+
⑥肛门部病变	+			+	+

注：具有①、②、③者为疑诊，再加上④、⑤、⑥三者之一可确诊；具备第④项者，只要加上①、②、③三者之二亦可确诊；应用现代技术 CTE 或 MRE 检查多可清楚显示全壁炎而不必仅局限于发现狭窄。

第三节 诊 断 流 程

一、确立诊断

对于疑诊 CD 的患者，应及时行结肠镜或小肠镜检查及活检标本的组织病理学检查，寻找 CD 的镜下和组织病理学证据，是建立诊断的第一步。

无论结肠镜或小肠镜检查结果如何，都需要进一步检查全消化道，了解 CD 病变的性质、位置及范围。

怀疑重症 CD 的患者，影像学检查在早期诊断中是很有价值的，可发现小肠或结肠病变、钙化的骶髂关节炎及右髂窝见大块压迹，同时能避免内镜检查的风险，但它不是 CD 诊断性的检查。

血常规、生化及炎症指标的检查对确立诊断和鉴别诊断也有重要价值。

排除感染性和肿瘤性疾病也是必要的。

二、明确病变范围、严重程度

内镜及影像学检查相结合可确定病变的性质、部位和累及范围，以此为依据才能制定出最佳的治疗方案。

MRE 和 CTE 是一种诊断 CD 肠壁受累及透壁性病变具有高度精确性的成像技术。MRE 和 CTE 检查小肠需要经口服造影剂或造影剂灌肠对比来获得足够的扩张。造影剂灌肠比口服造影剂能更好使小肠扩张，肠腔对比更好，小肠气钡双重造影可了解小肠黏膜及腔内病变。选择检查方法时需考虑辐射，因为钡剂造影敏感性低。

腹部超声是一种有用的评估肠道炎症的辅助技术。可透过腹部的超声代表另一种非离子技术，而且能发现疾病的活动性，特别适用局限于回肠的 CD。

SBCE 在诊断小肠病变时比 MR 或 CT 的敏感性要高，特别是发现黏膜表面的病变。SBCE 可作为一线检查用于结肠镜检查及放射学检查阴性患者。

DBE 比放射学检查在发现小肠病变具有更高的敏感性，在需取组织做病理检查及治疗时是必需的。然而，完整的小肠评估在病变严重时受限，风险比 SBCE 要高。

三、确认有无狭窄性病变

CD 合并的狭窄包括炎症性及纤维增生性狭窄。区分炎症性及纤维增生性狭窄对治疗方案的选择是重要的，因为前者可通过内科治疗缓解，而后者必须通过内镜治疗或外科治疗才能缓解或解除。

对于狭窄性病变诊断最可靠的标准是局部的、持久性的狭窄，可通过狭窄前肠道扩张来排除功能性病变。

确诊结肠及末端回肠是否有狭窄首选结肠镜，同时还可以取组织做病理诊断。当病变处内镜不能通过时，放射学检查是必要的。简单的消化道造影可以确定小肠有无梗阻，但是不能确定病因，另行 MR 或 CT 检查是必要的。

超声有利于发现小肠狭窄段近端的肠腔扩张。如果结肠镜因为狭窄不能检查，MRE 或 CTE 可用来评估内镜未能发现的肠壁和肠道外病变肠段。

对于 CD 任何部位的狭窄性病变，都要首先除外肿瘤。

四、确认有无腹部穿透性疾病

CD 腹部穿透性疾病包括腹腔脓肿、窦道和瘘管。

尽管腹部 MR 和 CT 对该类并发症的诊断具有高度精确性，但超声仍是最简单易行的诊断方法。

五、确认有无肛周病变

CD 肛周病变包括肛周脓肿、窦道和瘘管。

盆腔 MR 是 CD 肛周病变最有效的诊断技术。

超声（包括体表超声和腔内超声）也有重要诊断价值。

肛周病变中最常见、预后最差的是肛瘘。有关肛瘘的相关内容见附件。

第四节 疾 病 评 估

一、临床类型

2005 年蒙特利尔会议修订的维也纳分型为目前 CD 分型的国际标准（表 9-2 ）。

表 9-2 CD 临床类型

确诊年龄（A）		病变部位（L）			疾病行为（B）		
A1	≤16 岁	L1	回肠末端	L1+L4[b]	B1[a]	非狭窄非穿透	B1p[c]
A2	16 ~ 40	L2	结肠	L2+L4[b]	B2	狭窄	B2p[c]
A3	>40 岁	L3	回结肠	L3+L4[b]	B3	穿透	B3p[c]
		L4	上消化道				

注：[a] B1 可发展为 B2 或 B3；[b]L4 可与 L1、L2、L3 同时存在；[c]P 为肛周病变，可与 B1、B2、B3 同时存在。

二、疾病活动度

CDAI > 150 定义为活动性病变（表 9-3 ）。由于 CRP > 10 mg/L 提示炎症活动，现在更倾向于 CDAI 联合 CRP 来评价 CD 的活动度。

CD 的临床疾病活动度分为轻度、中度和重度（表 9-4 ）。

疾病缓解的标准为 CDAI < 150，生物学指数 Brignola < 100 也是必须条件，这一指标的优点是更客观，对 CD 缓解期维持的评估研究应持续至少 12 个月。

表 9-3 Best CDAI 计算法

变量	权重
稀便次数（1 周）	2
腹痛程度（1 周总评，0 ~ 3 分）	5
一般情况（1 周总评，0 ~ 4 分）	7
肠外表现与并发症（1 项 1 分）	20
阿片类止泻药（0、1 分）	30
腹部包块（可疑 2 分；肯定 5 分）	10
血细胞比容降低值（正常值[a]：男 0.40，女 0.37）	6
100 × (1– 体重 / 标准体重)	1

注：血细胞比容正常值按国人标准；总分：各项变量分值 × 权重之和，CDAI < 150 分为缓解期，CDAI ≥ 150 分为活动期，150 ~ 220 分为轻度，221 ~ 450 分为中度，> 450 分为重度。

表 9-4 CD 活动度分级

轻度	中度	重度
CDAI 在 150 ~ 220 之间	CDAI 在 220 ~ 450 之间	CDAI 大于 450
可步行和日常饮食，体重减轻 < 10%	间歇性呕吐，或体重减轻 > 10%	恶病质（BMI < 18 kg/m^2）
没有肠梗阻、发热、脱水、腹部包块或触痛	按轻度治疗无效，可有腹部触痛的包块。没有明显肠梗阻	有肠梗阻或脓肿。经强化治疗后症状持续
CRP 通常高于正常值上限	CRP 高于正常值上限	CRP 明显升高

三、应答

CD 对治疗的应答定义为治疗后 CDAI 下降幅度 ≥ 100。

四、复发

是指确诊为 CD 的患者在经过内科治疗取得临床缓解或自发缓解后，再次出现症状。复发须经实验室检查、影像学或内窥镜检查证实，同时 CDAI > 150，且比基线升高 ≥ 100 点。

五、早期复发

经治疗取得缓解后 3 个月内出现复发称为早期复发。

六、复发的方式

包括：不频发型（≤1/ 年）；频发型（≥2/ 年）；持续发作型（活动性 CD 患者症状持续，无缓解期）。

七、激素抵抗

激素抵抗是指活动期 CD 以足量激素（相当于泼尼松龙用量 0.75 mg/kg·d）治疗时间超过 4 周，疾病仍然活动。

八、激素依赖

符合下列两项中一项即为激素依赖。

1. 在保证没有疾病复发的情况下，自开始使用激素算起 3 个月内不能将激素用量减少到相当于泼尼松龙 10 mg/d（或布地奈德 3 mg/d）。

2. 完全停用激素后 3 个月内复发。

必须高度重视的是，在确定激素抵抗或激素依赖前，应仔细排除是否存在感染等并发症。如果存在能够解释激素疗效不佳的原因，则不能视为激素抵抗或激素依赖。

九、再发

CD 患者外科手术后再次出现肠道病变及相应的临床表现（以上提到的复发是指症状的再次出现）称为再发。

十、形态学再发

形态学再发是指手术彻底切除肉眼可见的病变后，患者再次出现肠道病变。通常出现在"新"回肠末端和 / 或吻合口，可通过内镜、影像学及外科手术发现。

镜下再发：目前根据 Rutgeerts 标准进行评估和分级。

0 级：没有溃疡。

1 级：阿弗他溃疡，少于 5 处。

2 级：阿弗他溃疡，多于 5 处，溃疡间黏膜正常；或跳过较大的病变区域，或溃疡局限于回结肠吻合口黏膜（＜1 cm）。

3 级：弥漫性阿弗他回肠炎，伴有弥漫性黏膜炎症。

4 级：弥漫性回肠炎合并较大的溃疡、结节样病变或狭窄。单纯的充血水肿不能单独作为再发的标志。

十一、预后

CD 病程总的趋势是进行性的，病情会逐渐加重，但 CD 是慢性疾病，尤其是在优化的抗 CD 治疗基础上，CD 患者可维持长期的缓解，能像正常人一样学习、工作、生活以及生长、发育和生育。

但是，具有下列情形的 CD 患者，通常预后不良。

1. 有肛周病变。

2. 回结肠广泛受累，病变范围超过 100 cm。

3. 上消化道受累。

4. 青少年期发病。

5. 初始即需要激素治疗。

预后不良的主要表现为肠梗阻、腹腔脓肿、肠瘘、肠穿孔、消化道大出血、复杂肛瘘、肠切除手术和死亡等，发生率均较高。

（李明松　刘海峰　吴嘉煖）

主要参考文献

［1］Rahier J F, Magro F, Abreu C, et al. Second European evidence-based consensus on the prevention, diagnosis and management of opportunistic infections in inflammatory bowel disease[J]. J Crohns Colitis, 2014, 8（6）: 443–468.

［2］Magro F, Langner C, Driessen A, et al. European consensus on the histopathology of inflammatory bowel disease[J]. J Crohns Colitis, 2013, 7（10）: 827–851.

［3］Annese V, Daperno M, Rutter M D, et al. European evidence based consensus for endoscopy in inflammatory bowel disease[J]. J Crohns Colitis, 2013, 7（12）: 982–

1018.

［4］Panes J，Bouhnik Y，Reinisch W，et al. Imaging techniques for assessment of inflammatory bowel disease：joint ECCO and ESGAR evidence-based consensus guidelines[J]. J Crohns Colitis，2013，7（7）：556–585.

第十章

鉴 别 诊 断

典型的 CD，诊断和鉴别诊断比较容易。但是，大多数 CD 并不典型，需要与其他肠道溃疡性疾病进行鉴别诊断。常见的肠道溃疡性疾病包括 CD、UC、肠结核、肠道淋巴瘤、肠型白塞病、溃疡型肠癌。其中，CD 与肠结核、肠道淋巴瘤在临床表现、内镜所见非常相似，不易鉴别，有时需要进行诊断性治疗以及较长时间的评估来进行鉴别诊断。

第一节 肠 结 核

与 CD 鉴别最困难的疾病是肠结核（intestinal tuberculosis，IT）。近年来 CD 与 IT 的发病率均呈上升趋势，两者的临床、内镜、病理和影像学表现均相似。因此，两者的鉴别十分困难。

IT 在消化系统的表现常有腹痛、大便性状改变、腹部肿块、肠梗阻，这些与 CD 相似。但 IT 常有肠道外结核表现（胸膜增厚或肺结核）和结核中毒症状，皮肤、口腔黏膜、骨及关节病变少见，窦道、瘘管和肛周病变罕见。若有胸水或腹水，也支持肠结核。

CD 患者也以腹痛、大便性状改变、腹部肿块、肠梗阻为主要临床表现，无肠外结核和结核中毒症状，但肠道内外瘘和肛周病变较常见，而且是 CD 较为特征性表现，常合并有皮肤、口腔黏膜、骨及关节病变。通常无胸水或腹水。

结肠镜检查在 CD 与 IT 的诊断与鉴别中具有重要的作用。CD 内镜下见病变多累及末端回肠与邻近右半结肠，呈节段性与不对称性分布，可见纵行或阿弗他溃疡，溃疡周围黏膜正常或增生呈鹅卵石样。IT 内镜下可见病变多位于回盲部，溃疡多呈环形且较深，边缘呈鼠咬状，可见回盲瓣变形或功能受损（图 10-1）。

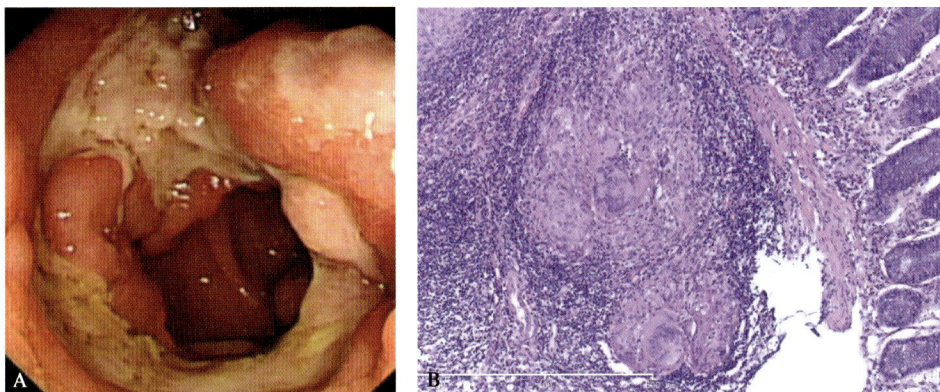

■ 图 10-1　IT
临床诊断 IT，结肠镜见溃疡位于回盲部，深大，呈环形分布，周边增殖明显（A），活检组织见病理学检查肉芽肿融合，并可见 Langhans 巨细胞（B）

IT 与 CD 的超声内镜主要鉴别点为 IT 的黏膜下层因瘢痕形成而变薄，CD 的黏膜下层则明显增厚。

内镜活检标本组织病理学检查在 CD 和 IT 的鉴别中起着关键作用。CD 肉芽肿一般体积较小，直径多在 0.4 mm 以下，境界不清，数量较少，细胞较疏松。IT 肉芽肿一般体积较大，境界清楚，数量多，相互融合，常可见 Langhans 巨细胞，若见干酪样坏死，则强烈提示 IT（图 10-1）。

IT 的实验室检查可有 PPD 阳性、结核抗体阳性、TB-spot 阳性，腹水或腹水 ADA 常大于 40，部分 IT 患者实验室检查项目可部分或全部阴性。CD 的上述指标则通常为阴性，除非同时存在结核病。

如患者有潮热、盗汗等结核中毒症状，以及 TB-spot、PPD 阳性，同时胸部 CT 见肺部（尤其是上肺）及胸膜病变，应高度怀疑肠道溃疡为 IT，同时，按 IT 行诊断性正规抗结核治疗，3 个月后复查肠镜。若复查结肠镜时见肠道溃疡明显缓解，则支持 IT，应继续抗结核治疗至 10～12 个月。若结肠镜复查时未见溃疡缓解，甚至病变加重，则不支持 IT，提示 CD 可能性较大，应进一步评估病情。

若较多资料支持 CD 诊断，IT 证据不明确或不充分，但又不能完全除外 IT，或合并肠外结核时，应在 CD 规范化治疗的同时，予预防性抗结核治疗；或以抗结核治疗为主，以营养治疗为辅治疗 CD，避免联合应用生物制剂和免疫抑制剂治疗。同时，在治疗过程中，应严密观察病情，并于治疗 2～3 个月后再次对病情进行综合评估，以明确诊断。

第二节　肠道淋巴瘤

肠道淋巴瘤可单独存在或为全身淋巴瘤的一部分，消化道症状常有腹痛、大便次数增多及大便性状改变，但通常不及 CD 多见和严重。

肠道淋巴瘤常伴不明原因发热，甚至高热，部分患者可以不明原因高热为首发或主要临床表现，但一般情况尚好。CD 也可有发热，但通常为低热，多为无菌性炎症或继发感染所致，一般情况多较差。

肠道淋巴瘤患者血象多基本正常，或有淋巴细胞增多，ESR 常明显增高，CRP 可正常或轻度升高，但免疫球蛋白常明显增高。CD 患者血象多有不同程度升高，常有不同程度贫血，ESR 可有轻度升高，但 CRP 常明显升高，免疫球蛋白也可轻度增高。

内镜下见肠道淋巴瘤的溃疡好发于回盲部，常孤立而深大，表面多覆盖污苔，周边增殖反应明显；超声内镜可见肠管壁结构破坏或层次消失，并呈较低回声；病理学见异型淋巴样细胞浸润（图 10-2）。PET-CT 检查发现有明显高代谢灶有助于肠道淋巴瘤诊断。

内镜下 CD 病变多累及末端回肠与邻近右半结肠，呈节段性与不对称性分布，可见纵行或阿弗他溃疡，溃疡周围黏膜正常或增生呈鹅卵石样；超声内镜可见肠管缺损或炎性增生，但管壁结构和层次尚在，黏膜下层常明显增厚，常为高回声或等回声；病理特征为非干酪性肉芽肿、淋巴细胞聚集、全层炎症。

需要警惕的是，目前已有报道 CD 患者长期联合应用生物制剂和免疫抑制剂治疗时可诱发淋巴瘤。

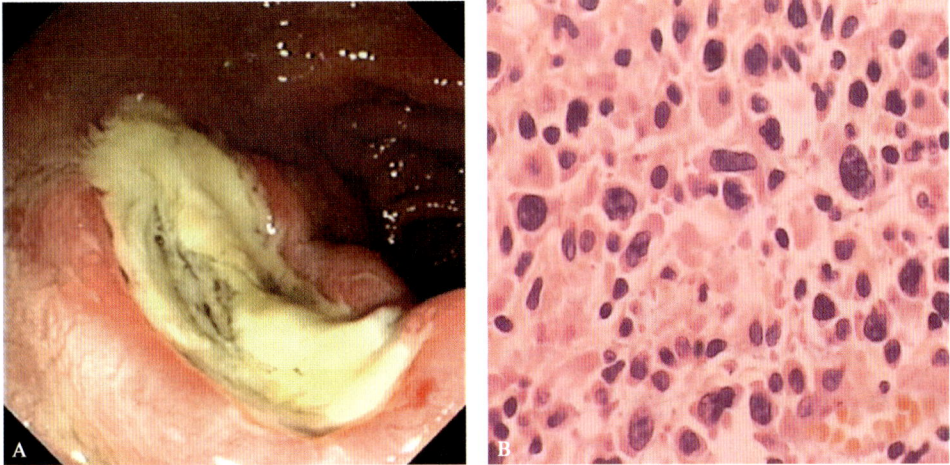

■ 图 10-2　肠道淋巴瘤

临床诊断肠道淋巴瘤，结肠镜见溃疡位于回盲部，孤立而深大，表面覆污苔，周边增殖反应明显（A），活检组织病理学检查见异形淋巴细胞浸润（B）

第三节　肠型白塞病

　　白塞病是一种全身性、慢性、血管炎症性疾病，属于风湿病范畴，其主要临床表现为复发性口腔溃疡、生殖器溃疡、眼炎、皮肤及关节损害，也可累及血管、神经系统、消化道、关节、肺、肾、附睾等器官。

　　肠型白塞病为白塞病的消化道损伤，临床以腹痛、腹泻及黏液血便为主要症状，但通常不及 CD 严重和多见，一般情况常较好，可有口腔及外生殖器溃疡，但一般无腹部窦道、瘘管及肛周病变，肠外病变较少见。针刺试验常阳性。血象多正常，一般无贫血，ESR 常明显升高，但 CRP 通常升高不明显，自身抗体可呈阳性。

　　CD 患者的消化道症状更为常见而且严重，一般情况较差，可有口腔溃疡，但常无外生殖器溃疡，腹部窦道、瘘管及肛周病变则常见，肠外病变也较常见。针刺试验阴性。血象多升高，贫血常见，ESR 多轻度升高，但 CRP 通常明显升高，自身抗体常阴性。

　　肠型白塞病内镜下的特征性改变为回盲部边缘清楚的圆形或近似圆形的单个或多个溃疡，周边无增殖性反应，溃疡底部大多覆以黄白苔（图

267

10-3）。X 线检查常在回盲部发现黏膜集中的溃疡龛影。特征性病理改变为血管炎，常为淋巴细胞性血管炎，无肉芽肿形成。

内镜下 CD 病变多累及末端回肠与邻近右半结肠，呈节段性与不对称性分布，可见纵行或阿弗他溃疡，溃疡周围黏膜正常或增生呈鹅卵石样。超声内镜可见肠管缺损或炎性增生，但管壁结构和层次尚在，黏膜下层明显增厚，常为高回声或等回声。病理特征为非干酪性肉芽肿、淋巴细胞聚集、全层炎症。

临床表现不典型的肠道白塞病与 CD 的鉴别诊断相当困难。

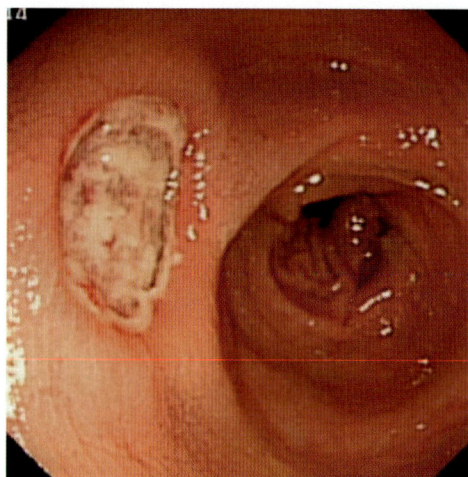

■ 图 10-3 肠型白塞氏病

临床诊断肠型白塞氏病，结肠镜见溃疡位于回盲部，孤立而深大，表面覆黄白苔，周边无明显增殖反应

第四节 UC

CD 与 UC 同属 IBD，两者的鉴别诊断根据病史、临床表现、影像、内镜、病理组织、及实验室检查等多方面综合分析常易区分，尤其结肠镜所见及活检标本的组织病理学检查有诊断和鉴别诊断价值（表 10-1）。

但是，如果 CD 或 UC 的表现不典型，或疾病的全貌未完全表现出来时，或继发感染时，CD 与 UC 就不容易区分。全消化道内镜检查（包括染色、放大和超声）以及 CTE 和 MRE 检查对两者的鉴别诊断是必要的。

值得注意的是，UC 严重时也可累及肠道管壁全层，也可发生穿透性病变，也可有肛周病变，也可累及小肠及上消化道，有时也表现为节段性。

临床上可见到初诊为 CD，随着病程进展，最后展现出 UC 的特征；也可见到初诊为 UC，随着病程的进展，最后展现出 CD 特征，提示 IBD 的诊断需要时间来检验。

表 10-1 CD 与 UC 的鉴别要点

临床特征	CD	UC
症状	脓血便少见	脓血便多见
病变部位	胃肠道任何部位，末端回肠和回盲部多见	仅结肠，直肠乙状结肠多见，可致倒灌性回肠炎
病变分布	局限性、节段性、跳跃性、透壁性	弥漫性、连续性，黏膜和黏膜下层
内镜表现	纵行溃疡，伴周围黏膜正常或鹅卵石样改变	溃疡浅，黏膜弥漫性充血、水肿、颗粒状，脆性增加
病理特征	透壁性炎症、裂隙状溃疡、肉芽肿	黏膜全层弥漫性炎症、隐窝变形、隐窝脓肿、杯状细胞减少
并发症		
肠腔狭窄	多见，偏心性	少见，向心性
瘘管	常见	少见
腹腔脓肿	常见	少见
肛周病变	常见	少见
癌变危险	少见	相对多见

第五节 感染性肠炎

感染性肠炎常有不洁饮食史，可为群发或偶发，腹痛、腹泻、黏液脓血便及里急后重常见而且较重，常有发热及畏寒，血象及 CRP 常明显升高，ESR 可正常或轻度升高，多无贫血，血清免疫球蛋白多正常。大便培养可见致病菌。

部分患者可继发于因基础疾病或药物所致的免疫功能低下，也可继发于较长时间应用强力广谱抗生素之后。

结肠镜检查可见肠道黏膜非特异性的充血、水肿、糜烂及溃疡（图 10-4）。

较轻的感染性肠炎可自愈，较重的感染性肠炎应予抗感染治疗，常有明显疗效。

对于初诊为感染性肠炎的患者，若抗感染治疗无效，应及时复查结肠

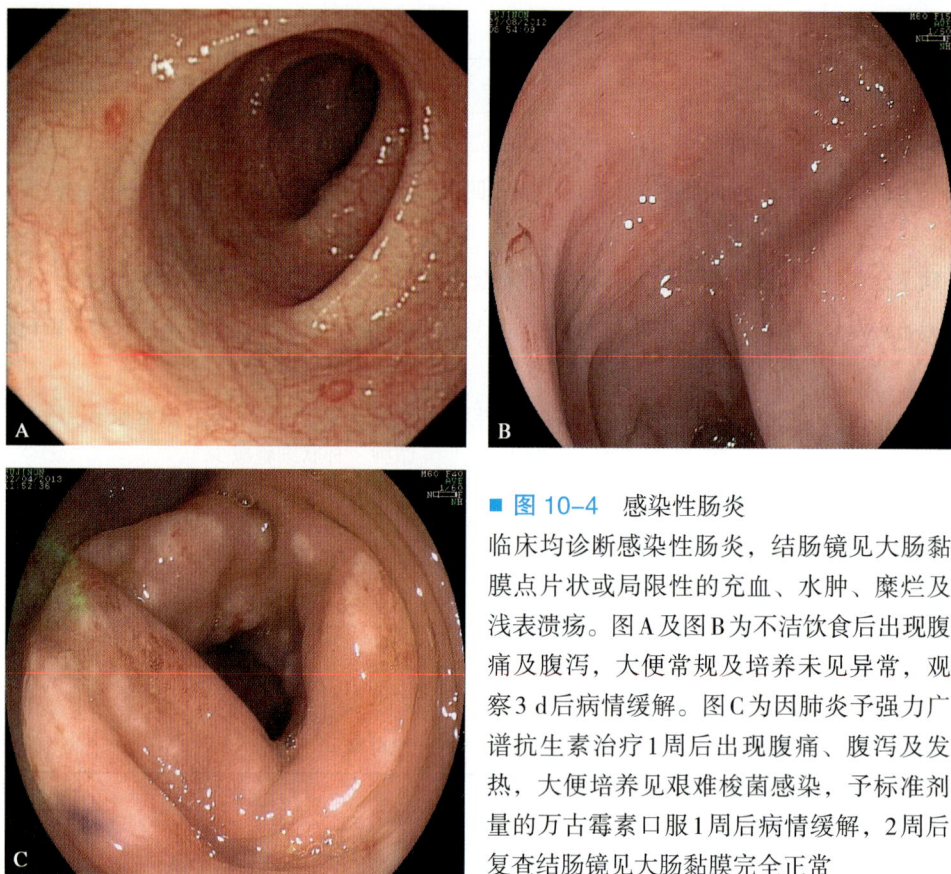

■ **图 10-4** 感染性肠炎
临床均诊断感染性肠炎，结肠镜见大肠黏膜点片状或局限性的充血、水肿、糜烂及浅表溃疡。图A及图B为不洁饮食后出现腹痛及腹泻，大便常规及培养未见异常，观察 3 d 后病情缓解。图 C 为因肺炎予强力广谱抗生素治疗 1 周后出现腹痛、腹泻及发热，大便培养见艰难梭菌感染，予标准剂量的万古霉素口服 1 周后病情缓解，2 周后复查结肠镜见大肠黏膜完全正常

镜，根据结肠镜检查结果调整诊断和治疗。

第六节　缺血性结肠炎

缺血性结肠炎并不少见，由支配肠道的血管发生栓塞或闭塞导致肠道发生缺血性损伤所致。缺血性结肠炎常有基础疾病（如高血压病、心脏病）或高凝状态。

缺血性结肠炎分为慢性缺血性结肠炎和急性缺血性结肠炎。

慢性缺血性结肠炎以腹痛为主要表现，餐后明显加重，休息可缓解。通常无黏液血便。改善微循环治疗有效。

急性缺血性结肠炎多起病急、进展快、病情重，临床多呈急性发作，

以剧烈腹痛和黏液血便为主要表现，常有高热和寒战，可继发感染性休克。

需要与 CD 鉴别的主要是急性缺血性结肠炎。

值得注意的是，CD 本身就有高凝状态，可继发血管栓塞或闭塞，但 CD 继发的血管栓塞或闭塞多发于双下肢血管，较少累及腹腔血管。

急性缺血性结肠炎的结肠镜检查可见到与肠道血管支配区域相匹配的结肠肠段系膜对侧黏膜连续性、弥漫性的充血水肿、糜烂及溃疡（图 10-5）。直肠由于有双重血管供血，通常不受累。

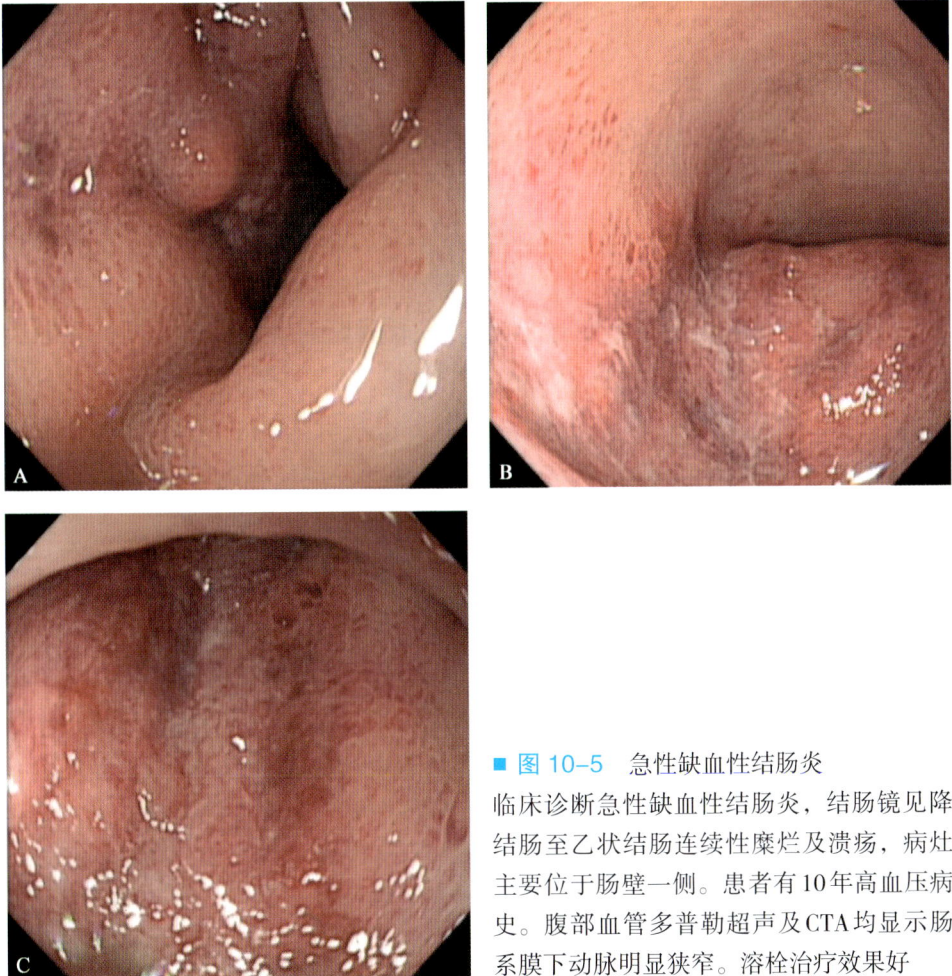

■ 图 10-5　急性缺血性结肠炎
临床诊断急性缺血性结肠炎，结肠镜见降结肠至乙状结肠连续性糜烂及溃疡，病灶主要位于肠壁一侧。患者有 10 年高血压病史。腹部血管多普勒超声及 CTA 均显示肠系膜下动脉明显狭窄。溶栓治疗效果好

内镜下 CD 病变多累及末端回肠与邻近右半结肠，呈节段性与不对称性分布，可见纵行或阿弗他溃疡，溃疡周围黏膜正常或增生呈鹅卵石样。超声内镜可见肠管缺损或炎性增生，但管壁结构和层次尚在，黏膜下层明显增厚，常为高回声或等回声。病理特征为非干酪性肉芽肿、淋巴细胞聚集、全层炎症。

急性缺血性结肠炎腹部血管多普勒超声及 CTA 或 MRA 检查可见腹部血管栓塞或闭塞，对缺血性结肠炎有重要诊断价值。

若急性缺血性结肠炎诊断成立，及时溶栓和抗感染治疗效果显著，患者病情可迅速缓解，1～2 周后复查结肠镜可见结肠黏膜恢复正常。

改善微循环和抗感染治疗对 CD 患者也可缓解部分症状，但总的疗效较差。

第七节　多发性骨髓瘤

多发性骨髓瘤通常不累及消化道，但若继发淀粉样变性，则可导致消化道损伤。

全球迄今一共报道了不超过 10 例多发性骨髓瘤继发淀粉样变性并累及消化道病例。

中山大学附属第一医院消化科和南方医科大学南方医院消化科分别于 2012 年和 2013 各发现一例多发性骨髓瘤继发淀粉样变性并累及消化道病例。

多发性骨髓瘤常以高热、贫血为主要表现。实验室检查见明显贫血象，血清球蛋白明显升高（可升高到正常水平的两倍以上），血清蛋白电泳见 λ 轻链高表达，尿检可见本－周氏蛋白，骨髓穿刺见大量骨髓瘤细胞。肠黏膜活检标本刚果红和甲基紫染色可见淀粉沉积。

结肠镜检查可见急性期肠道黏膜弥漫性充血水肿，散在形态及大小不等的血肿，经对症处理后，血肿消退，露出溃疡，多可自行愈合（图 10-6，图 10-7）。上述这些特点明显不同于结肠镜下的 CD 特征。

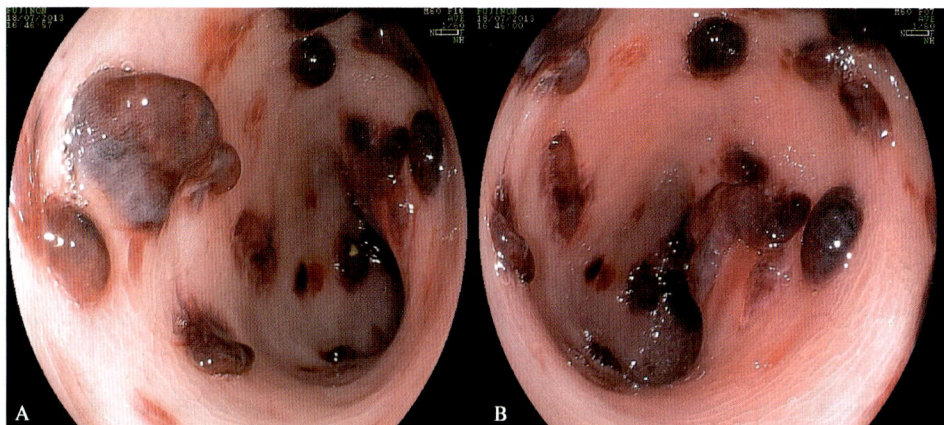

■ 图 10-6　多发性骨髓瘤继发肠道淀粉样变性（一）
患者因黏液血便住院检查，结肠镜见乙状结肠至横结肠黏膜密布大小形态不等的血肿，病变之间黏膜基本正常，骨髓穿刺标本病理学检查诊断为多发性骨髓瘤

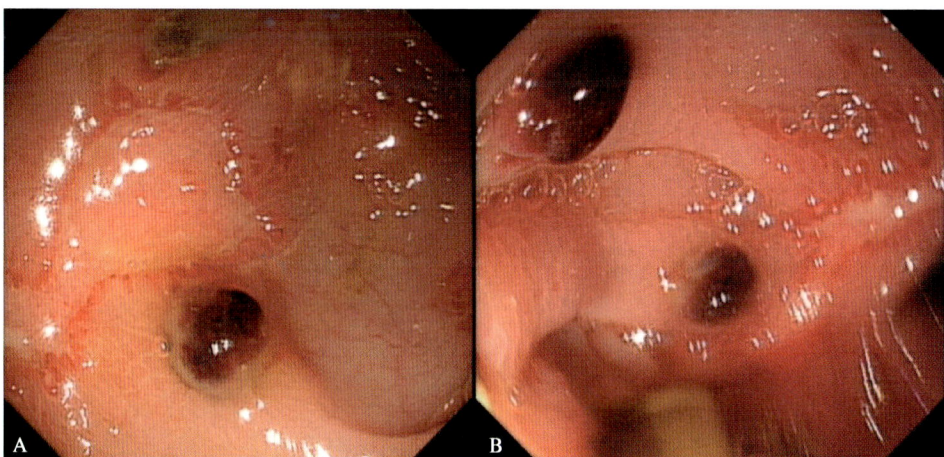

■ 图 10-7　多发性骨髓瘤继发肠道淀粉样变性（二）
上述患者经对症处理后，黏液血便逐渐缓解。一周后复查结肠镜见结肠黏膜血肿大部分消退，残留黏膜溃疡

第八节　其 他 疾 病

其他需要鉴别的疾病还包括放射性肠炎、药物性（如 NSAIDS）肠炎、嗜酸粒细胞性肠炎、憩室炎以及以肠道病变为突出表现的风湿性疾病（如系

统性红斑狼疮、原发性血管炎等）等。根据基础疾病、临床表现、实验室检查、影像学检查、内镜检查和组织病理学特征通常不难鉴别，关键是要考虑到有这些疾病发生的可能性并进行相应的检查。必要时可行诊断性治疗，或观察一段时间后复查。

（李明松　巩兰波　李夏西）

主要参考文献

［1］Rahier J F，Magro F，Abreu C，et al. Second European evidence-based consensus on the prevention，diagnosis and management of opportunistic infections in inflammatory bowel disease[J]. J Crohns Colitis，2014，8（6）：443-468.

［2］Magro F，Langner C，Driessen A，et al. European consensus on the histopathology of inflammatory bowel disease[J]. J Crohns Colitis，2013，7（10）：827-851.

［3］Annese V，Daperno M，Rutter M D，et al. European evidence based consensus for endoscopy in inflammatory bowel disease[J]. J Crohns Colitis，2013，7（12）：982-1018.

［4］Panes J，Bouhnik Y，Reinisch W，et al. Imaging techniques for assessment of inflammatory bowel disease：joint ECCO and ESGAR evidence-based consensus guidelines[J]. J Crohns Colitis，2013，7（7）：556-585.

第十一章

内 科 治 疗

CD 总的趋势是病情会反复发作，并逐渐发展到消化道结构和功能障碍，最终不得不手术治疗。但是，随着新一代疗效更好、不良反应更少的治疗 CD 药物的不断出现，以及治疗 CD 临床经验的逐渐积累，目前 CD 的临床治疗效果明显好于过去，可较长时间维持在缓解期。

目前 CD 的治疗强调在早期诊断的基础上，实行早期优化治疗方案，即在患者尚未出现消化道结构和功能障碍时，以免疫抑制剂＋生物制剂联合治疗。包括营养治疗和心理治疗在内的综合治疗具有重要临床价值，不仅能缓解病情，更重要的是能够提高 CD 患者的生活质量。

CD 的病程分为活动期和缓解期，活动期的诱导缓解治疗和缓解期的维持缓解治疗同样重要。

此外，CD 患者对疾病的认识以及对治疗的依从性对治疗效果和疾病的转归有重要影响。

第一节 一般治疗

CD 的治疗是一个系统工程，极其复杂。除了后面将涉及的营养治疗、药物治疗、内镜治疗和外科治疗外，下述治疗内容也有重要价值。

一、戒烟

戒烟不仅能够减少 CD 的发生，而且也能明显减少 CD 的复发，促进患者对治疗的应答，减少手术率及住院率，改善预后，而吸烟则明显恶化 CD

的进程，并严重影响 CD 患者的生活质量。因此，CD 患者必须戒烟。

不仅如此，CD 患者也应该远离其他吸烟者，因为二手烟对 CD 同样有显著的影响。

二、适度休息

活动期患者应充分休息。即使是在缓解期，适度的休息也是必要的。但是，体力完全能够耐受的适度的活动是必要的和合理的，尤其是在缓解期。剧烈的活动，尤其是无节制的狂欢则应该避免。

三、合理饮食

由于 CD 主要损伤胃肠道，同时，治疗 CD 的某些药物也会对胃肠道产生不良影响，CD 患者通常有食欲减退及消化、吸收不良。因此，给予开胃、清淡、少渣、易消化和均衡的饮食不仅能够保证 CD 患者的营养，而且能够减少对消化道的不良刺激，有利于病情的缓解。

事实上，要素饮食作为主要治疗对 CD 具有诱导缓解和维持缓解作用。

四、对症处理

由于 CD 本身所致的肠道炎症以及并发的腹腔感染及肠道狭窄和梗阻，CD 患者常有腹痛、腹泻及黏液血便。同时，一些检查和治疗也会诱发和加重病情，如肠镜检查及肠道清洁准备会明显诱发和加重腹痛、腹泻和血便，甚至诱发或加重肠梗阻。此外，由于 CD 患者肠道本身的炎症以及对肠道营养治疗的不耐受，腹胀及消化和吸收不良在 CD 患者中也非常常见。

对于有明显上述不适的患者，除了积极针对 CD 展开治疗外，及时给予对症处理，有效缓解患者症状不仅能解除患者痛苦，而且能迅速赢得患者对医师的信赖，增加患者对治疗的依从性。

对症处理包括以下内容：

对于腹痛、腹胀、呃逆及反酸等上消化道不适，应予 PPI 制剂（如潘妥洛克、耐信片）治疗，可联合莫沙必利类药物治疗。

对于腹痛、腹泻、黏液血便及里急后重等下消化道不适，斯巴敏（奥替溴铵）片、得舒特（匹维溴铵）片及诺仕帕等药物能够降低肠道对不良刺激的敏感性，减缓肠道蠕动，从而缓解症状。必要时可酌情使用抗胆碱能药物或止泻药如地芬诺酯或洛哌丁胺，但应慎用，避免出现肠麻痹甚至肠梗阻。

此外，思连康、金双歧等微生态制剂能够改善肠道微生态，不仅有利于病情缓解，而且也能促进消化和吸收。

泌特肠溶片、得每通等消化酶类制剂有助于消化和吸收。

口服云南白药对于缓解便血，尤其是渗出性出血有良好的治疗效果，同时也有助于改善腹泻和促进肠道溃疡愈合。

对于便血，尤其是肠道深大溃疡所致的活动性大出血，结肠镜在诊断和治疗中均有重要价值。

必要时应考虑急诊外科手术治疗或 DSA 诊断及治疗。

五、纠正贫血

由于营养不良以及消化道出血，CD 患者贫血非常常见，有时还非常严重。

对于 CD 患者的中重度贫血，除了积极治疗原发病以及合理的营养治疗外，及时输血也是重要的治疗措施。纠正贫血不仅能够迅速缓解患者症状，而且能够提高 CD 患者对治疗的应答能力，也有利于提高 CD 患者战胜疾病的信心，增加患者对治疗的依从性。

普遍认为，通过输血，将患者的 Hb 恢复到 100 g/L 左右是合适的。

第二节　营　养　治　疗

营养不良是一种机体功能和结构发生改变的状态，最终导致机体营养供需不平衡，同时也是 IBD 最常见的全身症状之一，尤其是 CD。营养不良在 CD 患者中不仅常见，而且通常非常严重，并严重影响治疗效果和疾病转归。因此，评估 CD 患者的营养状况并及时给予合理的营养治疗是 CD 诊断和治疗的重要内容之一。

一、CD 患者营养不良概况

住院 IBD 患者营养不良的发生率为 20%～85%。通常认为，营养不良最多见于 CD 患者，因为 UC 病变部位主要位于大肠，而 CD 病变部位多位于小肠，有时甚至可累及整个消化道，小肠是吸收营养物质的主要部位，故 CD 患者营养不良不仅较为常见，而且多较严重。然而，对于不论处于活动期还是缓解期的 CD 或 UC 患者，均可以出现营养不良状况。由于炎症因子和免疫因子对激素轴（生长素／高血糖素样激素轴）的抑制作用，使得儿童和青少年骨骼和性腺发育分化延迟，更易出现骨质疏松和生长发育障碍等情况，所以 32%～88% 的患有 IBD 的儿童会出现生长发育迟缓。营养不良的程度取决于病程长短、疾病分型、疾病活动度以及患病部位。疾病处于活动期的患者营养不良发生率高于缓解期。

（一）营养不良的原因

IBD 患者营养不良的原因如下。

1. 由于进食导致患者出现腹痛、腹泻、肠梗阻、消化道出血等胃肠道症状，造成患者畏惧进食，长期摄食不足，最终导致营养物质缺乏。

2. 人体吸收营养的主要部位位于小肠，小肠的吸收功能大于结直肠，空肠大于回肠。IBD 患者的肠道黏膜病变；肠外瘘、肠内瘘的形成；多次的小肠切除术等原因使得可供吸收的小肠面积缩小，瘘管形成和盲襻使得细菌过度繁殖，这些都不利于营养物质吸收。

3. 肠道炎症、瘘管的形成和慢性腹泻等因素的影响，使得从肠黏膜表面丢失的营养物质增加。

4. 活动期或合并感染的患者处于高分解代谢状态，能量消耗增加。

5. 用于治疗的药物（如激素、SASP 等）会影响营养物质的吸收，对代谢产生不良影响。

（二）营养不良的后果

1. 患者免疫功能降低，抗感染能力下降。

2. 术前营养不良常常导致术后感染和吻合口瘘等并发症发生率增加，并影响手术切口和肠吻合口的愈合，使得患者住院时间延长。

3. 患者生活质量下降。

4. 营养不良显著影响治疗措施疗效的发挥。

5. 营养不良是造成 IBD 儿童和青少年生长发育延缓、停滞的主要原因。

6. CD 患者多有营养不良，且多有长期使用 GCS 和免疫抑制剂的病史，因而外科手术并发症的发生率和死亡率均明显提高。

（三）营养治疗的目的

营养治疗不但能够增强 IBD 患者免疫力，改善患者营养状况，提高生活质量，同时也能减少手术并发症，并能够诱导和维持 CD 缓解，促进黏膜愈合，改善自然病程。所以营养治疗对于 IBD 患者至关重要。

二、CD 患者营养不良的主要表现

（一）宏量营养缺乏

宏量营养是指糖、脂肪和蛋白质。IBD 患者的营养不良多属于蛋白质 – 能量型营养不良，主要表现为消瘦和体重下降，同时伴有大量的营养物质缺乏，如蛋白质、微量元素和维生素等。对于住院的 IBD 患者，低白蛋白血症在 CD 和 UC 患者中的发生率分别为 25%～80% 和 25%～50%。CD 患者由于病程较为漫长，多半长期处于营养不良状态。疾病处于活动期时，炎症因子（包括促炎因子，如 TNF–α 等）的作用导致营养物质吸收障碍，并可引起厌食症和恶病质。此外，消化吸收不良、能量消耗增加、蛋白质从胃肠道丢失等改变也会引起能量和蛋白质的相对缺乏。儿童 IBD 患者主要表现为生长发育迟缓或停滞，而成人 IBD 患者往往表现为明显的营养不良。发生蛋白质 – 能量型营养不良的相关因素如表 11–1 所示。尽管蛋白质 – 能量型营养不良发生率在逐年降低，但大部分 IBD 患者尤其是 CD 患者仍需要进行营养治疗，所以无论从 IBD 患者的临床管理与护理角度，还是为了减少手术后并发症，营养支持都有着举足轻重的地位。

（二）微量元素缺乏

微量元素缺乏在 IBD 患者中十分常见，是营养不良的另一种表现形式，活动期和缓解期的患者均可发生，其严重程度取决于病程的进展和疾病活动度，病程较长患者尤为突出。UC 和 CD 患者微量元素缺乏比率如表 11–2 所示。由于大多数营养物质都是在小肠特定的部位进行消化和吸收，所以不同疾病、不同的活动程度以及不同的病变部位，会造成不同的微量元素缺乏，例如：病变部位位于回肠末端的患者容易出现 VB_{12} 缺乏，而病变部位位于近端小肠常导致钙和铁的缺乏。对于有肠切除史的患者，切除肠管的范围和部位不同会出现不同维生素和微量元素吸收障碍。治疗药物的相互作用也会

造成 VB_{12} 和叶酸缺乏。长期腹泻的患者还会造成不同程度电解质（钾、镁、钙和磷）和脂溶性维生素的丢失。限制 IBD 患者食用牛奶、乳制品或新鲜蔬菜水果等食物，对纠正营养不良没有任何好处。健康均衡的饮食配方对于缓解期 IBD 患者十分重要。

表 11-1　CD 患者营养不良的主要因素

主要表现	影响
厌食	食物摄入减少
①腹痛、恶心、呕吐	营养吸收障碍
②限制饮食	
③由于炎症存在使肠道吸收面积减少、肠切除术、瘘管形成	
肠道丢失量增加	蛋白质丢失
隐性或显性失血	铁缺乏
渗出性肠病、慢性腹泻	锌、钾、镁的丢失
由于炎症导致代谢过盛状态	静息能量消耗过度
药物的相互作用	厌食、恶心、蛋白质水解，影响营养物质的吸收和利用

表 11-2　CD 与 UC 患者微量元素缺乏发生率对比情况（参考）

微量营养素	缺乏率 /%	
	UC	CD
铁	81	39
叶酸	35	54 ~ 67
VB_{12}	5	48
钾		6 ~ 20
钙	10	13
镁		14 ~ 33
VA	26 ~ 93	11 ~ 50
VD	35	75
锌		40 ~ 50
硒		35 ~ 40

1. 铁缺乏

成人 IBD 患者中 36% ~ 90% 会出现铁缺乏，缺铁是 IBD 患者贫血的主要原因（根据 2008 年 WHO 规定，女性：Hb < 120 g/L；男性：Hb < 130 g/L 定义为贫血）。确诊的 IBD 患者中 56% 会发生贫血。

铁缺乏对患者的生活有较大的负面影响，并会造成儿童和青少年发育迟缓和认知不足。尽管铁蛋白水平是反映缺铁的最佳指标，但由于炎症的存在，血清铁蛋白水平通常正常甚至高于正常，所以不能很好地反映缺铁的程度。

2. 叶酸缺乏

IBD 患者中 20% ~ 60% 会出现叶酸缺乏。低渣饮食由于限制新鲜蔬菜水果的摄入，容易导致叶酸摄入减少。SASP 因为与叶酸竞争在肠道吸收的靶点，使得叶酸无法正常吸收，所以会加剧叶酸缺乏，此外，MTX 也会导致叶酸缺乏。上述原因导致的叶酸缺乏会加剧 IBD 患者贫血。此外，叶酸是同型半胱氨酸 – 甲硫氨酸代谢途径中的重要辅助因子，叶酸缺乏会导致高同型半胱氨酸 – 甲硫氨酸血症，这或许可以部分解释 CD 和 UC 患者血栓栓塞发生率高于正常人的原因。

3. VB_{12} 缺乏

VB_{12} 缺乏会加重 IBD 患者的贫血状态。成人和儿童 CD 患者 VB_{12} 缺乏的发生率均为 20%。VB_{12} 缺乏的相关因素包括病变部位、回肠末端切除和细菌过度繁殖。对于末端回肠病变或切除的患者，VB_{12} 缺乏的发生率会增至 48%，小肠切除超过 100 cm 的患者几乎 100% 会伴有 VB_{12} 缺乏。人体需要完整的回肠来吸收 VB_{12}–IF 复合体，同时，VB_{12} 是同型半胱氨酸 – 甲硫氨酸代谢途径中的重要辅助因子，低血清 VB_{12} 水平是发生高同型半胱氨酸血症的独立危险因素。

4. 钙和 VD 缺乏

大约 13% 的 CD 患者和 10% 的 UC 患者存在钙缺乏。其原因可能是：①回肠切除使得肠道吸收面积减少，钙被肠腔内未吸收的脂肪酸结合形成脂肪酸钙；② VD 缺乏进一步导致钙吸收障碍；③牛奶等乳制品摄入受限使得食物来源的钙减少。钙缺乏会导致骨质疏松，骨质疏松是 IBD 患者常见的营养相关并发症。对于接受激素治疗的患者，骨量减少和骨质疏松的发生率分别为 51% ~ 77% 和 17% ~ 28%。CD 相关骨疾病的发生可能与 VD 不足有关，也可能与使用 GCS 有关。另外，VD 通过抑制适应性免疫在免疫调节中扮演着重要的角色，有研究报道，较高的 25 羟 VD$_3$ 水平与 IBD 发病率成反比，并能减少 CD 相关不良事件的发生。因此，IBD 的发病机制可能与 VD 缺乏相关。

5. 脂溶性维生素缺乏

消瘦体质和体重不断下降导致机体脂肪分布减少，同时由于末端回肠选择性吸收胆汁酸，病变部位位于回肠末端或者回肠切除会导致胆汁酸和脂肪酸吸收不良，进而导致脂溶性 VA、VD、维生素 E（VE）、VK 吸收不良，造成血 25（OH）-VD 浓度降低，加剧钙的丢失，出现骨质减少或骨软化，如果使用激素，骨质减少和骨质疏松的发病率会进一步提高。特定的药物（例如消胆胺）会结合胆汁酸，使脂溶性维生素缺乏更加严重。

VK 是多种蛋白质（包括凝血因子和降钙素等）进行羧化反应的重要辅助因子。尽管受饮食限制和吸收障碍等方面因素的影响，IBD 患者却很少发生 VK 缺乏，只有病史较长的 IBD 患者才会出现血清或骨 VK 水平降低。

IBD 患者 VA 缺乏（血清 VA 水平 < 20 mg/dL）和 VE 缺乏（血清 VE 水平 < 5mg/dL）的发生率约为 16%，并且与疾病活动程度密切相关。

6. 其他营养物质缺乏

研究表明，IBD 患者存在抗氧化剂（包括抗坏血酸维生素 C、β 胡萝卜素、VE）缺乏。然而，这些元素的缺乏在临床上没有准确的定义，故不能为补充做指导。其他微量元素（包括锌、硒等）的缺乏也可导致营养不良。锌缺乏在儿童期 CD 患者较常出现，锌在促进伤口愈合中起着关键作用，锌缺乏可能是瘘管形成的相关因素。锌还是超氧化物歧化酶发挥作用的辅助因子，可以抗氧化保护细胞免受损伤。硒元素可影响与 p53 相关的不同蛋白凋亡基因的表达，NF-κB 与压力信号通路在炎症的发生机制和癌症进展的早期阶段发挥了重要作用。

三、营养风险筛查和营养状况评估

营养状况评估包括患者自身状态评估、体格检查以及相关的实验室检查，其中 BMI 和近期体重下降最为重要，是评价 IBD 患者营养状况的重要指标。临床需要建立起一个更加综合的评分系统，包括营养风险筛查评分 [如 NRS-2002（该评分能够体现近期体重下降程度和持续时间），表 11-3]、患者整体营养状况评估表（scored Patient-Generated Subjective Global Assessment，PG-SGA）、机体组成分析、近期食物摄入情况（食欲如何、每餐摄入的实物量、消化吸收情况以及是否存在相关精神压力等）。

评价患者营养状况时，首先要对患者进行营养风险筛查，确定存在营养风险的患者需要进一步进行营养状态评估，随后给予相应的营养支持，在营养治疗期间还需要进行反复多次疗效评定。

表 11-3　营养风险筛查评分简表

单位名称＿＿＿＿＿＿＿＿＿＿科室名称＿＿＿＿＿＿＿＿＿＿＿病史＿＿＿＿＿＿＿＿＿＿

入院日期＿＿＿＿＿＿病房＿＿＿＿＿＿病床＿＿＿＿＿姓名＿＿＿＿＿＿性别＿＿＿年龄＿＿＿岁

患者知情同意参加（是□　否□）

（一）疾病诊断＿＿＿＿＿＿＿＿＿＿＿＿＿＿＿＿＿＿＿＿＿＿＿＿＿＿＿＿＿＿＿＿＿＿＿

＿＿＿＿＿＿＿＿＿＿＿＿＿＿＿＿＿＿＿＿＿＿＿＿＿＿＿＿＿＿＿＿

如果患有以下疾病请在□打"√"，并参照营养需要量标准进行评分（无下列疾病为 0 分）

评分 1 分，营养需要量轻度增加：髋骨折□　慢性疾病有并发症者□　COPD□　血液透析□ 肝硬化□　一般恶性肿瘤患者□

评分 2 分，营养需要量中度增加：腹部大手术□　脑卒中□　重度肺炎□　血液恶性肿瘤□

评分 3 分，营养需要量重度增加：颅脑损伤□　骨髓移植□　大于 APACHE10 分的 ICU 患者□

小结：疾病有关评分　　　　□ 0 分　　　　□ 1 分　　　　□ 2 分　　　　□ 3 分

（二）营养状态

1. 人体测量：身高＿＿＿＿＿＿＿＿（m，精度到 0.005 m）（免鞋）

　　实际体重：＿＿＿＿＿＿＿＿（kg，精度到 0.5 Kg）（空腹、病房衣服，免鞋）

　　BMI＿＿＿＿＿＿＿＿kg/m^2（小于18.5 为 3 分，大于等于 18.5 为 0 分）

注：因严重胸、腹水、水肿等得不到准确 BMI 值时用白蛋白来替代＿＿＿＿＿＿＿＿（g/L）（＜30 g/ L，3 分）

　　　　　　　　　　　　　　　　　　　　　　　　　　　** 小结：＿＿＿＿＿＿分

2. 近期（3-1 个月）体重是否下降？（是□　否□），若是体重下降＿＿＿＿＿＿（kg）

　　体重下降 >5%，是在　□ 3 个月内（1 分）　　□ 2 个月内（2 分）　　□ 1 个月内（3 分）

　　　　　　　　　　　　　　　　　　　　　　　　　　** 小结：＿＿＿＿＿＿分

3. 一周内进食量是否减少?（是□　否□）

　　如果是，较前减少　□ 25%～50%（1 分）　□ 50%～75%（2 分）　□ 75%～100%（3 分）

　　　　　　　　　　　　　　　　　　　　　　　　　　** 小结：＿＿＿＿＿＿分

营养受损综合评分：上述 3 个小结评分取最高值。

　　　　　　　　　　□ 0 分　　　　　□ 1 分　　　　　□ 2 分　　　　　□ 3 分

年龄评分：超过 70 岁为 1 分，否则为 0 分。　　　　□ 0 分　　　　□ 1 分

（三）营养风险（指与疾病结局有关的风险）总评分：_____分

（疾病有关评分 + 营养受损评分 + 年龄评分）

（四）计算患者每日所需的能量_____kcal/day

（五）肠内营养□　肠外营养□　肠内营养 + 肠外营养□

（六）患者接受营养支持情况（入院 2 周时或 2 周内出院时）

A. 口服摄入营养：普通膳食（是□　否□）专业医用营养品（是□　否□）

　　_____kcal/day

B. 肠内营养 [商品名_____] ____瓶（500 ml）/ 天 × __天

（七）肠外营养

* 脂肪乳剂__瓶 / 天 × ____天（是□　否□）大约平均每天总热卡（糖 + 脂）_____kcal/day

* 氨基酸____瓶 / 天 × ____天（是□　否□）

　大约平均每天总氮（单瓶或全合一或 3 L 袋）____g/day

　（氨基酸 /7=N）____g/kg/day

* 全合一 × __天（是□　否□）预装脂肪乳氨基酸葡萄糖袋（2 腔或 3 腔）× __天（是□　否□）

　静脉输注胶体溶液（是□　否□）

* 白蛋白 10 g/20 g × ____天　　　　血浆及血浆代用品 × ____天

适用对象：18 岁以上，住院 1 天以上，次日 8 时前未行手术者，神志清者

调研者签名_____　　　　　　　　复核者签名_____

（一）营养风险筛查

营养风险不是指发生营养不良的风险，而是现存的或潜在的营养因素导致患者出现不良临床结局的风险。包括：①已经存在的营养不足；②手术或疾病有关的可影响患者结局的潜在的代谢及营养改变。营养风险筛查的工具有很多，通常使用营养风险筛查工具 2002（NRS–2002）。对于 NRS-2002 评分≥3 分的患者，提示存在营养风险，需要进行营养治疗。对于评分 < 3 分的患者，要反复多次对其进行筛查。研究结果表明，随着疾病严重程度的加剧，存在营养风险的 IBD 患者比例显著增加。

（二）营养状况评估

包括主观和客观两个部分。

1. 主观营养状况评估

应以患者整体营养状况评估表 PG–SGA 作为主观评定工具，并在营养支持小组指导下实施。根据 PG–SGA 最终评分结果，将 IBD 患者营养状况分为：营养正常（0~3 分），中度营养不良（4~8 分）和重度营养不良（≥9 分）。

2. 客观营养状况评估

包括静态和动态两种方法。

静态营养评估包括人体测量指标，如身高、体重、BMI、肱三头肌皮褶厚度、上臂围、上臂肌围、总蛋白、白蛋白及其他用于估计慢性营养不良的指标（表 11-4）。

表 11-4 营养不良分级

营养不良生化参数	轻度	中度	重度
白蛋白 / (g · dL^{-1})	3.5 ~ 3.0	2.9 ~ 2.5	< 2.5
转铁蛋白 / (mg · dL^{-1})	150 ~ 200	100 ~ 149	< 100
前白蛋白 / (mg · dL^{-1})	18 ~ 22	10 ~ 17	< 10
视黄醇结合蛋白 / (mg · dL^{-1})	2.5 ~ 2.9	2.1 ~ 2.4	< 2.1
淋巴细胞数 /mm^3	1 200 ~ 1 500	800 ~ 1 199	< 800

应用静态营养评估时应注意：体重和 BMI 等人体测量指标在患者大量输液、肥胖、水肿或体液潴留时，准确性会受到影响；血浆蛋白的水平亦受多种因素的影响，如白蛋白、前白蛋白是急性期反应蛋白，处于急性期时，它们的降低提示存在炎症，并不独立提示营养不良，故作为疾病急性期机体营养状况的评估并不准确；转铁蛋白也是一种急性期反应蛋白，它的降低能同时反映炎症状况和铁缺乏情况。

动态营养评估指标包括氮平衡和半衰期较短的内脏蛋白含量，氮平衡是可靠且常用的动态评估指标，可以帮助判断营养不良程度。

体脂和体细胞群分布能够比静态营养评估更准确地反应患者营养状况和机体组成的动态变化。常用的机体组成分析方法为生物电阻抗法和双能 X 线吸收测量法。活动期 IBD 患者 PG-SGA 评分、BMI 和血浆白蛋白水平可能正常，但是体细胞群可能已经减少。

四、营养治疗的应用

IBD 患者在初诊时多已伴有营养不良，病情进展、药物或手术治疗又能进一步加重营养障碍，一旦成人 CD 患者出现营养不良或儿童 CD 患者出现生长发育迟缓，很难通过饮食指导纠正，往往需要营养治疗，故作为 IBD 的治疗手段，营养治疗与药物、手术等治疗措施同等重要，且贯穿于 IBD 整个治疗过程。营养治疗的适应证如下。

（一）营养不良或存在营养风险的患者

营养状况正常但存在营养风险（NRS-2002 评分≥3 分）、中度营养不良预计营养摄入不足＞5 天以及重度营养不良者应给予营养治疗。营养摄入不足并且生长发育迟缓及停滞的儿童和青少年患者，应尽早给予营养治疗。在 CD 患者中，生长发育迟缓或停滞的儿童和青少年相当普遍，营养治疗具有促进生长发育的作用，而激素治疗却不具备这一优势。因此，营养治疗是其他治疗方式的基础。

（二）围手术期患者

有手术指征的患者（包括 CD 和 UC）合并营养不良或者存在营养风险时，应先进行营养治疗，后进行手术，以降低手术的风险。有研究表明，围手术期通过营养治疗诱导 CD 缓解后再实行手术，有助于降低术后复发率。

（三）活动期患者诱导和维持缓解

1. 儿童和青少年活动期 CD 患者诱导缓解推荐首选肠内营养（enteral nutrition，EN）。有足够证据证实，EN 诱导儿童和青少年活动期 CD 的缓解率与激素治疗相当。EN 还能促进深度缓解和肠黏膜溃疡愈合，并促进其生长发育。因此，儿童和青少年 CD 患者应首选 EN 诱导缓解。

2. 成人活动期 CD 药物治疗无效或有禁忌证（如激素无效或不耐受，骨质疏松）时可考虑使用 EN 作为诱导缓解的替代治疗。EN 能够诱导成人 CD 缓解，但其疗效不如激素，且成人对 EN 依从性差，因此，药物仍是诱导和维持成人 CD 缓解的主要手段，EN 可作为药物治疗无效或禁忌时的替代治疗。由于成人 CD 多伴有营养不良，因此营养支持治疗的使用范围仍较大。

3. 对生长发育迟缓或停滞的儿童，应该以 EN 维持缓解。虽然目前还缺乏大宗病例的随机对照研究结果，但有证据表明 EN 可用于维持 CD 缓解，其疗效与 6-MP 相比没有显著差别。

4. EN 并不适用于诱导或维持 UC 缓解。

（四）CD 并发症

CD 合并肠功能障碍的患者应视情况给予短期或长期营养治疗。

五、营养治疗的方法

（一）营养供给量

应采用间接能量测定仪测定患者的静息能量消耗（resting energy expenditure，REE）。根据患者活动量，每日总能量消耗为 REE 的 1.2 ~ 1.5 倍。无能量测定仪时，缓解期 IBD 成人的每日总能量需求与普通人群类似，可按照 25 ~ 30 kcal/（kg·d）（1 kcal=4.184 kJ）给予。但活动期 IBD 的能量需求增加，高出缓解期 8% ~ 10%，并受许多因素影响：体温每升高 1℃，REE 增加 10% ~ 15%，合并脓毒血症时 REE 约增加 20%。儿童和青少年患者处于生长发育期，摄入的营养除满足正常代谢需要外，还有追赶同龄人身高体重的需求，故每日提供的能量应为正常儿童所需的 110% ~ 120%。IBD 患者蛋白质供给量应达到 1.0 ~ 1.5 g/（kg·d）。

（二）营养治疗效果评价

如营养治疗的目的（纠正营养不良或诱导 CD 缓解）已经达到，可逐渐停用；营养治疗不能奏效时，应及时查明原因；营养治疗用于维持缓解时，可长期使用。

（三）营养途径

与肠外营养（PN）相比，肠内营养（EN）不但合乎生理，而且价格低廉，其改善营养状况的疗效也优于 PN。

EN 是促进肠黏膜愈合的重要因素，大量证据表明，长期应用 EN 的 CD 患者中，44% ~ 74% 处于黏膜愈合阶段。尽管机制不明，但使用 EN 能够降低炎症指标，缓解肠道炎症，控制疾病活动。EN 的抗炎作用远早于营养状况的改善，EN 开始 3 ~ 7 d 即能观察到炎性指标（ESR、CRP、IL-6 及胰岛素样生长因子 –1）水平下降。EN 还可以防止肠道菌群移位，保护胃肠道功能，是营养治疗方案中优于 PN 的选择，所以强烈推荐遵循 "if the gut function，use it" 的原则，即只要肠道有功能，就应该使用肠道，即使部分肠道有功能，也应该使用这部分肠道。

EN 对 CD 的缓解作用优于 UC。EN 控制 CD 主要是通过降低炎症反应，而对于 UC 的作用主要是纠正营养不良，不能诱导和维持 UC 缓解，所以 EN 在 UC 患者中的应用仍比较局限，营养治疗似乎没有显著的优势。

1. EN

（1）适应证和禁忌证

CD 患者营养不良常见。任何有营养不良及有营养风险的 CD 患者都应给予营养治疗，并首选 EN。

下列情况应予 EN：3~6 个月体重下降≥5%；重度营养不良；中度营养不良预计营养摄入不足 >5 d；或正常营养状况但预计摄入量不足 >10 d；BMI 低于 18.5 kg/m^2；或尽管药物治疗有效，但患者体重仍持续下降。

虽然肠内营养治疗的适应证较为广泛，但由于口味不佳，患者很难耐受长期的禁食和 EEN，因此，EN 的撤药率高达 39%。

EN 的禁忌证包括：消化道大出血；肠穿孔；短肠综合征；完全性肠梗阻；中毒性巨结肠。

（2）EN 方法

根据摄入量占营养需求总量的比例，EN 分为全肠内营养（exclusive enteral nutrition，EEN）和部分肠内营养（partial enteral nutrition，PEN）。EEN 指营养完全由 EN 提供，不摄入普通饮食；PEN 指在进食的同时补充 EN。以纠正营养不良为目的时，可用 EEN，也可用 PEN。PEN 作为一般饮食的辅助治疗，目的是改善营养状态和维持缓解。PEN 添加量根据患者营养不良程度和耐受情况来决定，治疗终点为营养状况恢复正常。围手术期营养治疗时间不应少于 10~14 d。

营养治疗用于诱导活动期 CD 缓解时，应采用 EEN。EEN 以 EN 作为唯一的饮食来源，是诱导儿童急性期 CD 缓解的一线治疗方案。研究证实，EEN 能够诱导 85% 的初诊 CD 患儿缓解。而对于成人患者，激素治疗失败或不耐受时，EEN 可作为诱导缓解的一种方案。EEN 诱导缓解率高于 PEN。儿童和青少年患者 EEN 诱导缓解的疗程为 6~12 周，成人为 4~6 周。

应用 EN 维持 CD 缓解时，可以采用 EEN 或 PEN。与 EEN 相比，PEN 同样可以延长缓解期，促进儿童、青少年 CD 患者生长发育。有证据表明，儿童 CD 患者摄入要素饮食，复发率可由 64% 降至 34.6%。缓解期 CD 患者长期予 EN 可以通过抑制炎症因子 IL-1β、IL-6 和 TNF-α 控制临床和内镜下病情活动，应用 EN 12 个月，维持缓解率可由 22% 升至 48%。使用 EEN 的阻力主要在于管饲对日间活动的影响以及患者对长期禁食的抗拒。为提高患者的依从性，对需要 EN 维持缓解的患者，平时可以在正常饮食基础上口服补充 EN，即采用 PEN，病情活动时转为 EEN；也可以白天正常进食，夜间鼻饲半量 EN；或者每 4 个月中用 1 个月的时间进行 EEN。日本一项 PEN 治疗缓解期 CD 患者的前瞻性研究发现，夜间补充 EN（PEN）有利于体重增加和临床缓解。但也有研究显示，对于使用 IFX 维持缓解的 CD 患者，联合应用 PEN 并不能延长缓解期。PEN 的推荐量为每日总能量需求的 50% 以上。不全性肠梗阻、肠动力障碍、围手术期、高流量肠外瘘或高位肠造口等患者如果使用 EEN，经常会出现供给量低于每日总能量需求 60% 的情况，如果这种现象持续时间超过 3 天，应补充 PN。

（3）EN 途径

EN 途径包括口服、管饲、胃 / 肠造口等。

口服补充对胃肠道功能要求较高，患者耐受量有限，依从性也较差。当口服补充 EN 量超过 600 kcal/d 时建议管饲。

管饲方法包括鼻胃管、鼻肠管、经皮内镜下胃造口（percutaneous endoscopic gastrostomy，PEG）和手术胃造口等。部分患者由于肠道运动、消化和吸收等方面的限制，必须将 EN 治疗的途径改为管饲，以泵缓慢、匀速和持续输注营养，并且添加一些辅助性的消化酶或胃肠动力药等。鼻胃管是最常见的管饲途径，其操作简单，适用于绝大多数患者。盲法放置的鼻胃管应通过 X 线影像学检查证实导管在位方可使用。为避免反流，管饲时卧床患者应处于头高脚低位（30°～40°）。喂养从较低速度开始（25 mL/h），并根据患者耐受程度在 48～72 h 逐渐增加至目标量。建议采取持续泵注的方法进行管饲。与间断输注相比，持续泵注能够提高胃肠道耐受性，改善吸收，增加输注量，减少 EN 并发症。管饲期间应监测胃排空情况，避免呕吐和误吸。有胃排空障碍、幽门或十二指肠狭窄、高位 CD（十二指肠或高位空肠）等误吸风险的患者，应采用鼻空肠管进行幽门后喂养，胃镜引导下放置鼻空肠管是常用的方法之一。

预计管饲时间在 4 周内时，应使用鼻饲管喂养；如超过 4 周或患者不耐受，推荐选择 PEG。CD 患者使用 PEG 并不增加胃瘘和其他并发症的风险。除非十分必要，一般不建议 CD 患者做空肠插管造口术。

由于 EN 涉及胃、空肠管鼻饲及口味、腹泻等问题，EN 在成人 CD 患者中的接受程度和依从性逊于儿童患者。

（4）EN制剂的种类与选择

根据氮源的不同，EN可分为整蛋白配方、低聚（短肽）配方或氨基酸单体（要素膳）配方。总的来说，应用这3类配方进行营养治疗时，疗效并无明显差异，但不同个体、不同情况对不同配方的耐受性可能不同。抗原性低的氨基酸型和抗原性高的整蛋白型EN，以及高脂肪含量和低脂肪含量EN对于诱导缓解的作用无明显差异。整蛋白型EN制剂更有利于儿童CD患者体重增长，但肠功能不全患者建议使用要素膳或低聚配方，IBD活动期时应减少膳食纤维的摄入。

低脂制剂能够提高EN诱导CD缓解的效果，但长期限制脂肪摄入可能导致必需脂肪酸缺乏。鱼油能够改善活动期CD的炎症指标水平，但未能改善CD的临床结局。没有足够证据证实鱼油能够维持CD缓解。谷氨酰胺有利于减轻肠道损伤，防止肠黏膜萎缩，补充谷氨酰胺可以改善活动期CD的肠道通透性，但未发现高剂量谷氨酰胺更有利于病情缓解的证据，也不改善CD临床结局。联合应用益生菌和益生元可能对CD有益。

目前临床常用的肠内营养制剂有安素、瑞代、能全力和百普力。根据笔者的临床经验，安素因具有营养全面均衡、肠道耐受性好和价廉物美等特点，在临床表现出更好的疗效，因而应用更加广泛。

（5）EN治疗的并发症及防治

EN的并发症重在预防，操作过程中必须遵循相关规范。

EN较PN安全，但使用不当也可能发生并发症，包括胃肠道并发症（腹泻、恶心、呕吐、腹胀）、代谢并发症（脱水、电解质异常、高血糖症）、感染并发症（吸入性肺炎、腹膜炎、鼻窦炎）及导管相关并发症（鼻咽部黏膜损伤、PEG造口旁瘘、喂养管堵塞、异位、导管错误连接等）。

采用管饲、缓慢增加输注量、适当加温、防污染等措施能够减少并发症的发生。

无论使用何种EN制剂，大多数CD患者都可能发生胃肠道并发症。处理方法首先是通过调节EN制剂的种类、剂量、时机等方法改善CD患者症状，必要时口服或与EN制剂一同管饲调节胃肠道功能和促进消化的药物，上述措施通常能明显改善CD患者对EN制剂的不耐受。常用的药物包括斯巴敏（每次 1 片，每日 3 次）或得舒特（每次 1 片，每日 3 次）、思连康（每次 1 ~ 2 片，每日 3 次）、泌特肠溶片（每次 1 片，每日 3 次）。

重度营养不良者在 EN 初期应特别警惕再喂养综合征。

2. PN

IBD 患者进行 PN 的目的主要是纠正营养不良，因为已经证实 EN 与 PN 同样有效，但是 EN 成本更低，不良反应更少。IBD 患者静脉血栓风险本身高于正常人，使用 PN 后，风险进一步增高。此外，IBD 本身即可造成胃肠功能减退和肠黏膜屏障功能破坏，接受 PN 后患者更易出现导管相关脓毒症、代谢并发症以及肝功能紊乱等并发症，所以 PN 只局限于 EN 无法达到目标量（＜总能量需求的 60%）或有 EN 禁忌证及重症患者的围手术期营养治疗。对于促进瘘管愈合和修复肠黏膜功能，PN 与 EN 相比不占优势。

（1）PN 适应证

① CD 继发短肠综合征早期或伴顽固性腹泻。

② 高流量小肠瘘（≥500 mL/d）无法实施 EN。

③ 低位肠梗阻无法实施 EN，或高位肠梗阻时肠内营养管无法通过梗阻部位。

④ 高位肠内瘘（胃 – 结肠内瘘或十二指肠 – 结肠内瘘）无法实施 EN。

⑤ 肠瘘造成的腹腔感染未得到控制。

⑥ 不耐受 EN 的其他情形，如重症 CD 或其他原因造成的肠腔严重狭窄、顽固性呕吐、严重腹胀或腹泻、严重的肠动力障碍，或由于其他原因无法建立 EN 途径。

（2）PN 途径的选择与建立

应通过周围静脉插入的中心静脉导管或中心静脉穿刺置管输注 PN。

经周围静脉向中心静脉置管并发症少，应为首选。只有在预计使用 PN 时间较短（10 ~ 14 d）和 PN 的渗透压≤850 mOsm/L 时，方可采用周围静脉输注，并应警惕血栓性静脉炎。

通常采用单腔静脉导管输注 PN，导管管腔越多，接口越多，污染的可能性越大。

通常选择右侧锁骨下途径进行中心静脉置管。股静脉置管极易污染，容易形成静脉血栓，为相对禁忌。高位颈内静脉置管难以护理，容易污染，故不采用。

应在 B 超引导下放置中心静脉置管。置管成功后必须进行影像学检查，确定导管尖端部位合适并排除并发症后方可使用。

（3）制定 PN 配方

IBD 患者能量需求应按非蛋白热卡：氮量 =（100～150）kcal：1 g 的比例提供。总能量构成中，脂肪应占非蛋白热卡的 30%～50%。不推荐使用 ω-6 PUFA 作为唯一的脂肪来源，可选择中长链脂肪乳剂或含有 ω-9 PUFA 的脂肪乳剂。尚无证据支持在 PN 中添加谷氨酰胺二肽或鱼油对 IBD 患者有益。

（4）PN 的并发症及防治

实施 PN 应严格遵循相关规范。即使如此，仍不能完全避免并发症。PN 并发症包括导管相关并发症（穿刺损伤、空气栓塞、导管异位、血栓形成、导管堵塞或折断等）、感染并发症（导管相关感染、营养液污染）、代谢并发症（高血糖、电解质紊乱、微量元素和维生素缺乏、脂代谢异常及高氮血症等）、脏器功能损害（PN 相关性肝损害）等。

3. 维生素及微量元素的补充

（1）铁剂的补充

对于缺铁性贫血，静脉补铁与口服补铁都能有效地提高血红蛋白含量，暂没有研究表明静脉补铁疗效优于口服补铁。口服补铁可以改善生活质量，但口服铁剂在肠道氧化可产生氧自由基，加重肠黏膜溃疡。静脉补铁需在特定的情况下选择：①严重贫血（Hb < 100 g/L）；②需要快速恢复贫血状态的中度贫血；③口服补铁不耐受或者无效的患者。口服补铁常见的不良反应（恶心、腹痛或腹泻等）主要与相对高剂量（> 120 mg/d）的补充有关。研究表明，低剂量（60 mg/d）补充铁剂与高剂量一样有效，并且能够避免高剂量补铁的不良反应。

（2）叶酸和 VB_{12} 的补充

通过补充叶酸或增加新鲜蔬菜水果类食物的摄入，可以有效降低叶酸缺乏的发生率，处于缓解期的患者应予考虑。上述措施疗效不佳的患者或者正在接受 MTX 或 SASP 治疗可常规补充叶酸。病变部位位于回肠或有回肠切除史的 IBD 患者应常规监测血清 VB_{12} 水平，对于已存在 VB_{12} 缺乏的患者，应通过肠外途径（例如：肌内注射）补充。

（3）钙和 VD 的补充

建议所有 IBD 患者每日摄入 1.5 g 膳食钙，膳食钙摄入不足的患者可以每日口服补充 500～1 000 mg 钙剂。IBD 患者普遍存在 VD 缺乏，且与疾病活动度相关。VD 可以增加骨矿物质密度，并有辅助治疗作用，因此，补充 VD 有助于控制 IBD 病情。

（4）维生素的补充

IBD 患者应增加日常饮食中蔬菜水果类和豆类食品的摄入，避免维生素缺乏。IBD 患者存在肠道病变，维生素等营养物质吸收障碍，当已监测到体内维生素缺乏时，短时间内很难再补充至正常状态，因此，在 IBD 患者营养支持过程中，应常规补充维生素制剂。

六、CD 并发症的营养治疗

（一）肠梗阻

肠梗阻并非 EN 的绝对禁忌证。CD 并发肠梗阻时应进行相关检查，了解梗阻原因（活动性炎症或纤维化），并了解有无肠绞窄。

活动性炎症造成的完全性梗阻，建议采用全肠外营养（total parenteral nutrition，TPN）联合药物（如激素）诱导缓解。

如肠道部分恢复通畅，可以管饲 EN，管饲达不到全量时，缺少的热卡通过 PN 补足，并逐渐过渡到 EEN。

对高位（十二指肠/幽门）梗阻，治疗开始即可置管至梗阻远端行 EEN，置管不成功者采用 TPN 联合药物的治疗措施，待梗阻部分缓解后，再尝试置管至梗阻远端做 EEN。梗阻近端的消化液可以收集后经导管回输至梗阻远端肠道。

低位梗阻时建议行梗阻近端肠外置造口，造口成功后给予 EN 和药物治疗。诱导缓解后，可视情况继续内科治疗或行内镜下狭窄扩张，有手术指征者应在纠正营养不良后进行确定性手术。

活动期不全性肠梗阻者应努力尝试 EEN，若不耐受则采用 EN+PN，诱导缓解并纠正营养不良后有手术指征者进行择期手术。

纤维化所致梗阻者若无营养不良，应进行手术治疗；合并营养不良时，无急诊手术指征者待纠正营养不良后再手术。

（二）腹腔脓肿和肠外瘘

腹腔脓肿和肠外瘘是 CD 的严重并发症。治疗分为即刻、早期和后期处理。即刻处理主要指腹腔脓肿的充分引流，是治疗关键。引流方法包括经皮脓肿穿刺置管引流和手术引流，首选前者。合并营养不良者应给予营养治疗并控制活动期炎症，营养状况改善后实施确定性手术。如脓肿得到充分引流，EN 改善营养状况的效果优于 PN。

脓肿没有得到引流前实施 EN 可能会加重感染，此时可选择 PN。脓肿得到引流、肠功能恢复并建立 EN 途径后，应进行 EEN。明确瘘管解剖部位对制定 EN 方案至关重要：低位肠外瘘可利用瘘管以上肠管实施 EN；高位高流量（≥500 mL/24 h）肠外瘘可将收集的消化液输入瘘口以远的小肠，同时给予 EEN。PN 能够减少瘘口肠液流出量，使用得当可能提高瘘口愈合率。某些单纯性小肠瘘经 PN 或 EN 治疗后有可能自愈。

（三）肠内瘘

高位内瘘（胃－结肠内瘘或十二指肠－结肠内瘘）可置肠内营养管至瘘口以下空肠进行 EEN；肠－膀胱瘘及肠－阴道瘘如果症状轻微，也可以尝试 EEN，部分患者瘘口可能自愈，但绝大多数患者最终需要手术治疗。

七、总结

营养不良导致的体重下降、免疫力低下、不能耐受手术、儿童生长发育迟缓或停滞等一系列并发症是 IBD 患者最主要的营养相关问题。早期诊断和相关的药物治疗能够部分降低 IBD 的复发率，但 IBD 患者营养不良仍十分常见，特别是儿童 IBD 患者。尽管经典的 IBD 治疗方法（包括 GCS、抗生素、免疫抑制剂、生物制剂等）诱导和维持缓解有效，但长期应用这些药物会出现很多不良反应，包括营养不良。

无论作为营养支持方案或是一线治疗方案，IBD 患者营养治疗都应首选 EN。对于成人 CD，已经证实 EN 可以作为 GCS 诱导缓解失败的补充方案。对于儿童 CD 患者，EN 与 GCS 诱导缓解率几乎相同，但 EN 又能促进生长发育，因此，EN 应作为诱导缓解的首选治疗方案。大多数 IBD 患者都会继发微量元素缺乏，其发生率取决于疾病的活动度、病程及药物治疗方案。

与 UC 患者相比，CD 患者微量元素和维生素缺乏更为常见。纠正营养不良并诱导缓解后，部分患者 CD 并发症可获得自愈，但绝大多数仍需要手术治疗。

第三节　药物及其他内科治疗

以药物治疗为主的 CD 内科治疗的目的是诱导和维持缓解，减少复发，防治并发症，改善生存质量。CD 的内科治疗除了药物外，其他一些治疗方法也有重要作用。

一、常用药物

（一）氨基水杨酸类制剂

氨基水杨酸类制剂在消化道局部发挥作用，直接作用于胃肠道黏膜，抑制炎症反应，发挥治疗效应。

氨基水杨酸类制剂确切的抗炎机制不明，有人认为是该类药物的活性成分 5- 氨基水杨酸 [5-ASA，又称美沙拉嗪（mesalazine）] 被结肠上皮细胞吸收后激活过氧化物酶体增殖物活化受体（PPAR），促进 PPAR-γ 转录和蛋白质的生成而发挥控制炎症、细胞增殖、凋亡，调节细胞因子产生以及抗肿瘤的效应；有人认为是 5-ASA 通过抑制花生四烯酸的环氧化物酶（COX）和 5- 脂氧合酶代谢途径而减少促炎因子前列腺素和白三烯的产生和释放，并抑制 IL-1、IL-2 和 TNF-α。另外，5-ASA 还有抗氧化和清除自由基的能力。

尽管国内外指南均不推荐氨基水杨酸类制剂用于 CD 的治疗，无论是诱导缓解治疗还是维持缓解治疗，但众多临床医师仍认为氨基水杨酸类制剂对 CD 有一定的治疗作用。目前比较多的临床医师认为氨基水杨酸类制剂适用于活动期结肠型 CD 的治疗，但对小肠型 CD 及主要累及上消化道的 CD 无效，也不适用于 CD 的维持治疗。

1. 氨基水杨酸类制剂类型

（1）5-ASA 前体药物

SASP 是磺胺吡啶和 5-ASA 以偶氮键相结合的产物，口服给药大部分以原形通过小肠，到达结肠后在细菌还原酶的作用下，其偶氮键断裂，SASP 裂解为磺胺吡啶和 5-ASA，磺胺吡啶仅起载体作用，5-ASA 大部分滞留在结肠内与结肠黏膜直接接触发挥治疗作用，直到随粪便完全排出体外。SASP 的有效抗炎成分是 5-ASA，大多数 SASP 的不良反应与磺胺吡啶有关。

（2）巴柳氮（basalazine，Colazide，贝乐司，塞莱得）是 5-ASA 经偶氮键与 4- 氨基苯甲酰 -B- 氨基丙氨酸连接而成。口服用药后，巴柳氮原形药物可一直到达结肠，在结肠处经细菌酶的作用使偶氮键断裂，释放 5-ASA 产生抗炎作用。

（3）奥沙拉嗪（olsalazine，Dipentum，畅美）系 2 个 5-ASA 借偶氮键相互连接而构成偶氮二水杨酸。奥沙拉嗪在小肠中不易吸收，进入结肠后在细菌作用下，裂解为 2 分子 5-ASA 发挥治疗作用。奥沙拉嗪具有一定的刺激小肠分泌（主要是重碳酸盐）作用，可使肠内液体负荷增加，软化粪便，甚至有一定的致腹泻作用。因此，奥沙拉嗪宜从低剂量开始，一般以一日 2g 为限。本品裂解时间集中，血药浓度偏高，胃肠道不良反应较大，因而有被巴柳氮取代的趋势。

2. 5-ASA 包衣制剂

5-ASA 包衣制剂是在 5-ASA 外包被被膜，从而起到定位或定点释放的作用，有助于提高口服制剂的治疗效果，并能减少不良反应。目前主要的包衣制剂有两种：一为时间依赖性缓释包衣制剂，当药物在消化道内前行时随着时间推移不断释放出活性 5-ASA 成分；另一种为 pH 依赖性缓释 / 树脂包衣制剂，在药物到达回肠末端和结肠时，一旦呈碱性，被膜即溶解，释放出 5-ASA。

（1）时间依赖性缓释包衣制剂

颇得斯安（Pentasa）由乙基纤维素制成包被的 5-ASA 控释微小胶囊剂，服用后在小肠中开始释放 5-ASA，其释放量随着时间的推移和肠道 pH 的升高而增加。服药后 60 min 可在小肠检测到溶解的本品，280 min 时可在结肠检测到，4 h 后血中乙酰化 5-ASA 达到高峰。本品在回肠造口术患者和正常志愿者中均易于耐受，口服后约 50％ 释放入小肠，随后被吸收入血并随尿液排出，其余 50％ 在结肠随粪便排出，提示其在小肠和结肠中均能达到有效治疗浓度。研究表明，本品对广泛性结肠炎或左半结肠型 UC 的疗效相似。

（2）pH 依赖性缓释 / 树脂包衣制剂

聚丙烯酯树脂 Eudragit 可用来包被 5-ASA 以延缓其释放。莎尔福（Salofalk）即是利用聚丙烯酯树脂 Eudragit-L 包裹的 5-ASA 肠溶片。本品在 pH＞6 时释放，口服后在小肠上端开始溶解，但主要在回肠末端和结肠释放。

安萨科（Asacol）是利用 Eudragit-S 包裹 5-ASA，当 pH 升高到 7 以上时崩解并释放 5-ASA。本品在回肠末段开始释放活性药物，但大部分可至结肠再释放。由于肠道通过时间及肠内 pH 的差异，本品个体间生物利用度差异较大，差异介于 15% 和 30% 之间。

艾迪莎是法国进口的 5-ASA 缓释颗粒剂，每个颗粒均为包被缓释剂型，由聚甲基丙烯酸酯 Endragit-S 与 Endragit-L 双层包裹 5-ASA，通过两种多聚体的配比，依赖肠道 pH 梯度变化逐步溶解，准确控制释放部位。聚甲基丙烯酸酯在进入小肠后（pH＞5.5）开始溶解，在回肠末端和结肠处（pH＞7）进一步溶解，开始释放 5-ASA，确保 5-ASA 有效药物浓度持续释放至整个结肠和直肠。艾迪莎有独特的超微丸颗粒，能够更广泛地分布于肠管，扩大 5-ASA 与病变黏膜的接触面积，从而更好地发挥局部治疗作用。

3. 氨基水杨酸类制剂适应证

关于氨基水杨酸类制剂对于 CD 的疗效，目前认为可能对回结肠型及结肠型 CD 有一定的疗效，但对小肠型及上消化道 CD 无效，也不宜用作 CD 的维持治疗。

4. 氨基水杨酸类制剂用法

SASP 的推荐剂量为 3～4 g/d，分次口服。

巴柳氮的推荐剂量为 4～6 g/d，分次口服。

奥沙拉嗪的推荐剂量为 2～4 g/d，分次口服。

艾迪莎、莎尔福和颇得斯安的口服推荐剂量均为 2～4 g/d，分次口服或顿服。莎尔福局部使用时：栓剂推荐剂量为 0.5～1 g/ 次、1～2 次 /d；灌肠剂推荐剂量为 1～2 g/ 次、1～2 次 /d。

5. 氨基水杨酸类制剂不良反应

该类药物最常见的不良反应有头痛、头晕、恶心、上腹痛、腹泻、食欲下降等，这些常跟剂量有关，餐后用药可减轻消化道反应。SASP 的这类不良反应主要与磺胺基团有关，而 5-ASA 制剂的这类不良反应相对较少，依从性相对较好。罕见但严重的不良反应包括肾损害（包括间质性肾炎和肾病综合征）、Stevens Johnson 综合征、胰腺炎、心包炎、肺炎、肝炎、粒细胞缺乏或肺泡炎，其中肝炎、粒细胞缺乏症较常见于 SASP 治疗的患者中，而间质性肾炎和胰腺炎则多见于 5-ASA 治疗的患者中。长期用药患者可发生 5-ASA 不耐受。

在使用该类药物时，需向患者解释用药的重要性和持续性，增加患者的依从性，而且需每 3~6 个月监测血肌酐水平及全血细胞计数。若患者既往有肾损害，或使用其他肾毒性药物，需严密监测肾功能。

（二）GCS

GCS 的作用机制为 GCS 扩散入胞质内，并与 GCS 受体（GR），包括热休克蛋白 90（HSP90）、热休克蛋白 70（HSP70）和亲免疫蛋白（IP）等结合。结合后受体构象发生变化，HSP90 和 IP 被解离，形成的 GCS 和 GR 复合物进入细胞核。与 GCS 反应成分（GRE）结合，增加抗炎细胞因子基因转录；与负性 GCS 反应成分（nGRE）结合，抑制致炎因子的基因转录，从而产生抗炎作用。临床上，GCS 分为局部作用型（布地奈德）和全身作用型（泼尼松、泼尼松龙、甲强龙等）。

布地奈德为局部作用型 GCS，推荐剂量为 3 mg/ 次、3 次 /d，口服，一般在 2~3 个月达到临床缓解后改为 3 mg/ 次、2 次 /d。延长疗程可延长疗效，但超过 6~9 个月则再无维持作用。布迪奈德适用于病变局限在回肠末段、回盲部或升结肠的轻度 CD 的诱导缓解，疗效优于 5-ASA。

全身作用型激素的具体用法为泼尼松 0.75~1 mg/（kg·d）（其他类型全身作用激素的剂量按相当于上述泼尼松剂量折算，即可的松 25 mg→氢化可的松 20 mg→泼尼松 5 mg→甲强龙 4 mg→地塞米松 0.75 mg）。完全缓解后开始逐步减量，每周减 5 mg，减至 20 mg/d 时减量宜慢，其后每周减 2.5 mg，直至停用。需注意快速减量会导致早期复发。该药适用于中重度活动性 CD 的诱导缓解，因长期应用不良反应较大，不能有效维持缓解和预防复发，不适用于 CD 的维持治疗。

GCS 的不良反应大体分为三大类：①为诱导缓解而使用超过生理剂量的激素产生的早期不良反应，包括外貌改变（痤疮、满月脸、水肿和皮肤紫纹）、睡眠和情绪紊乱、精神异常、消化不良及糖耐量异常；②长期应用（通常 > 12 周，有时更短）的不良反应包括：白内障、骨质疏松、股骨头坏死、肌病及易发生感染；③撤药反应，包括急性肾上腺功能不全（由于突然停药）、假风湿综合征（肌痛、全身不适和关节疼痛等类似 CD 复发的症状）、颅内压增高。布地奈德的全身不良反应显著少于全身作用激素。

在治疗过程中，若激素治疗时间超过 12 周，建议给予骨质保护性治疗，如加用钙剂并补充 VD。

在激素使用过程中可能会出现激素抵抗或激素依赖。激素依赖是在保证没有疾病活动复发的情况下，自开始使用激素起 3 月内不能将激素用量减少到相当于泼尼松龙 10 mg/d（或布地奈德 3 mg/d）的剂量，或停用激素后 3 个月内复发。激素抵抗是指泼尼松龙用量达到 0.75 mg/（kg·d），时间超过 4 周，疾病仍然活动。当存在激素依赖时，应选择嘌呤类药物或 MTX，同时给予抗 TNF 药物。外科手术也是治疗手段之一。当存在活动性病变客观依据且对皮质激素抵抗时，应该使用 IFX（联合或不联合嘌呤类药物或 MTX），外科手术治疗也应在早期考虑和讨论范围内。

（三）嘌呤类药物

嘌呤类药物是一类抗代谢药物，包括硫唑嘌呤（azathioprine，AZA）与 6- 巯基嘌呤（6-mercaptopurine，6-MP）。AZA 一旦吸收，通过非酶作用转化为 6-MP 和巯基咪唑。6-MP 可在肠黏膜中通过黄嘌呤氧化酶（XO）和巯嘌呤甲基转移酶（TPMT）合成非活性的代谢物（如 6- 甲基巯嘌呤核苷酸（6-MMP）），减少了嘌呤类药物的全身生物活动度。而 6-MP 发挥作用，需要在次黄嘌呤鸟嘌呤磷酸核糖转移酶（HPRT）的作用下合成第一个活性中间代谢物——巯基单磷酸肌苷（TiMP），该物质可迅速转化成活性成分——硫鸟嘌呤核苷酸（6-TGN），6-TGN 可插入到细胞内的核苷酸里，抑制淋巴细胞增殖而发挥抗炎作用；同时 TiMP 可通过一系列酶的作用转化为 6- 巯鸟嘌呤三磷酸腺苷（6-thio-GTP），在淋巴细胞凋亡信号的传导中可能有重要作用。

欧美推荐的 AZA 目标剂量范围是 1.5～2.5 mg/（kg·d），中国的经验认为对于亚洲人种剂量宜偏小，如 1 mg/（kg·d）。不过，AZA 存在量效关系，剂量不足则达不到应有的疗效，剂量太大不良反应风险增加。6-MP 的推荐目标剂量则为 0.75～1.5 mg/（kg·d），与 AZA 的疗效相当。在临床中，一般先使用 AZA，当出现不良反应无法耐受时，可换用 6-MP，部分患者可耐受并表现出良好的临床应答。当 AZA 和 6-MP 均不能被耐受时，可考虑换用 MTX。

嘌呤类药物起效较慢，通常在用药 3～4 个月后才能达到最大疗效。因此，临床上主要用于激素诱导 CD 缓解后的维持缓解，或 IFX 诱导缓解后的维持缓解，以及术后的维持缓解。嘌呤类药物与 IFX 联合应用较单用 IFX 有更好的疗效。嘌呤类药物通常不单独用于活动期 CD 的治疗。嘌呤类药物用于维持缓解治疗的疗程一般应不少于 1 年。

嘌呤类药物不良反应常见，且可发生严重不良反应，以服药 3 个月内常见，又尤以 1 个月内最常见，包括过敏反应、肝炎、胰腺炎、骨髓抑制及淋巴瘤等。值得注意的是，骨髓抑制（常表现为白细胞下降）可迟发，甚至有发生在停用药物 1 年及以上者。因此，用药期间应全程监测、定期随诊。第 1 个月内每周复查 1 次血常规，第 2～3 个月内每 2 周复查 1 次血常规，之后每月复查血常规，半年后血常规检查间隔时间可视情况适当延长，但不能停止；前 3 个月每月复查肝功能，之后视情况复查，一般每 3 个月甚至半年复查一次。出现白细胞下降者可减少药物剂量并适当给予升白药，若白细胞恢复正常，可逐渐增加剂量至目标剂量；若仍反复出现白细胞下降，可考虑予停药；出现肝功能异常者，可适当予护肝药治疗。

目前，临床上常用的嘌呤类药物的治疗方案有两种：一种是一开始即使用目标剂量，用药中再根据疗效和不良反应进行调整；另一种是逐渐加量，即从低剂量开始，每 4 周逐步增量，至临床有效或外周血白细胞下降至临界值，该方案判断药物疗效需时较长，但可能减少剂量依赖性不良反应。另外，治疗中检测嘌呤类药物的活性成分 6-TGN 浓度有助于迅速评价药物疗效和监测不良反应，6-TGN 的适宜治疗浓度范围为 235～450 pmol/（8×10^8 RBC）。当浓度小于 235 pmol/（8×10^8 RBC）且未达到临床应答时，可考虑增加剂量或加用别嘌醇或换用 MTX，这时，联合测定 6-MMP 的浓度有利于制定治疗策略：若 6-MMP 较低（小于 2 500），则加大剂量有助于达到治疗浓度；若 6-MMP 较高（大于 5 700），则考虑为药物代谢较快，可加用别嘌醇或换用 MTX。当 6-TGN 浓度大于 450 pmol/（8×10^8 RBC）仍无临床应答时，则考虑为发生嘌呤类药物抵抗，可考虑换用 MTX。

由于 TPMT 的活性高低与 6-TGN 的浓度存在负性关联，影响其疗效及不良反应的发生，推荐在使用嘌呤类药物前检查 TPMT 的基因型，对基因突变者避免使用或减量并在严密监测下使用。TPMT 基因型预测骨髓抑制（白细胞减少等）的特异性高，但敏感性低（尤其在汉族人群）。也可检测 TPMT 的浓度，在 TPMT 浓度小于 5 或大于平均水平（12）时需严密监测不良反应。

（四）甲氨蝶呤

甲氨蝶呤（Methotrexate，MTX）是二氢叶酸的类似物，可抑制叶酸依赖性酶如二氢叶酸还原酶（DHFR），而 DHFR 在嘌呤和嘧啶的合成中具有重要的作用。在相对高剂量时，MTX 可抑制 DNA 合成、抑制增殖及发挥细胞毒性作用。在低剂量时，MTX 可能通过影响细胞内外腺苷的浓度及腺苷对适应性免疫应答的作用或直接影响一系列细胞因子，如增加 IL-10 和 IL-2，抑制中性粒细胞趋化，减少白三烯（LT）B4、TNF-α、IL-6、IL-8 及选择性黏附分子（SAM），进而发挥抗炎作用。

MTX 可口服或肠外给药（皮下或肌肉注射），但口服给药的生物利用度相对较低。在诱导缓解时，国外推荐 MTX 的剂量为 25 mg/w，肌肉或皮下注射；至 3 个月达到临床缓解后，可减量至 15 mg/w，肌内注射或皮下注射，也可改为口服。疗程可持续 1 年以上。主要用于 AZA 或 6-MP 不耐受的 CD 患者的诱导和维持治疗。

MTX 的不良反应包括以下几个方面：①胃肠道反应：与叶酸依赖性酶的抑制有关，可表现为恶心、呕吐、腹痛、腹泻、口腔炎甚至食管炎等，可予口服补充叶酸缓解胃肠道反应。由于呕吐反应最常见，前 4 ~ 8 周用药前预防性使用昂丹司琼等止吐剂，可有效减少呕吐的发生；②肝毒性：可发展为肝纤维化和肝硬化，特别是在同时存在肝硬化的其他危险因素时，因此，在第一个月时每周监测肝功能，稳定后每 2 ~ 3 个月监测一次，若丙氨酸氨基转移酶（ALT）水平升高超过基线水平的两倍时，则 MTX 的剂量应减少一半，以避免肝损害；③骨髓抑制：可导致白细胞减少或血小板减少，由于甲氧苄氨嘧啶－磺胺甲噁唑可恶化骨髓抑制，应尽量避免合用这些药物，在第一个月时也需要每周监测血常规，稳定后每 2~3 个月监测一次。如果白细胞计数（WBC）$< 4 \times 10^9$/L，绝对中性粒细胞计数（ANC）$< 1\,500$ 或血小板计数（PLT）$< 120 \times 10^9$/L，应将 MTX 的剂量减少一半，若 WBC $< 3 \times 10^9$/L，ANC $< 1\,000$ 或 PLT $< 100 \times 10^9$/L，则 MTX 应减少至一半，且要维持两周；④感染：上呼吸道感染较常见，临床上一般不严重，较少由疱疹病毒引起；⑤肺炎：由免疫介导，比较罕见，但可致死。不过，MTX 使用时不需要筛查无症状的患者，但若患者出现持续的咳嗽或其他症状，应立即停用 MTX，并安排胸片和肺功能检查，以排除免疫相关性的肺炎；⑥致畸性：MTX 是孕 X 类药物，禁用于妊娠及哺乳期妇女，停药后数月内应避免妊娠。

（五）生物制剂

1. 现状及进展

CD 的发病机制主要是环境因素作用于遗传易感者，诱发免疫调节紊乱，最终导致不能自限的过激免疫应答损伤肠道。其中，炎症性细胞因子和化学因子在 CD 的发生和发展中起重要作用，某些炎症介质可能起关键作用。因此，以这些关键性细胞因子和化学因子及其受体为靶点，阻断或激活某一特定信号通路，有可能从根本上阻止 CD 的发生和发展，从而对 CD 起到治疗作用。

TNF-α 是由单核巨噬细胞、树突状细胞等免疫细胞产生的一种具有多种生物学效应的炎症介质。TNF-α 在 CD 患者外周血中表达水平明显增高，在 CD 的发生和发展中起关键作用。因此，中和 TNF-α，阻断 TNF-α 信号通路将对 CD 有治疗作用。

全球首个以 TNF-α 为靶点的生物制剂 IFX 是一种抗 TNF-α 人鼠嵌合体 IgG1 单克隆抗体，是临床上正式成功用于 CD 治疗的首个生物制剂，在 CD 的诱导缓解治疗和维持缓解治疗中均有明显疗效。

由于 IFX 在 CD 的治疗上取得了空前的成功，其后，以 TNF-α 和其他关键细胞因子和化学因子及其受体为靶点，开展了一系列的基础和临床研究，新一代治疗 CD 的生物制剂开始源源不断地上市或正在临床试验中（表11-5，表11-6）。

表 11-5 以 TNF-α 为靶点的生物制剂一览表

	IFX	ADA	CZP	AVX-470
制剂类别	抗 TNF-α 的 IgG1 人鼠嵌合型单克隆抗体	抗 TNF-α 的 IgG1 人源化单克隆抗体	聚乙二醇化抗 TNF Fab 抗体片段的人源化单克隆抗体	肠溶性牛源抗 TNF-α 多克隆抗体
作用靶点	TNF-α	TNF-α	TNF-α Fab 片段	TNF-α
作用机理	抑制 TNF-α 活性	抑制 TNF-α 活性	抑制 TNF-α 活性	抑制 TNF-α 活性
临床应用	在欧美及中国已上市，用于 CD 和 UC 的临床治疗	在欧美已上市，用于 CD 和 UC 治疗，在中国尚处于临床试验阶段	在欧美已上市，用于 CD 治疗。尚未进入中国	临床试验阶段

表 11-6 目前正在临床试验阶段的抗 IBD 生物制剂一览表

生物制剂	作用机制	结构	应用途径	临床试验	进展
Ustekinumab（CNTO 1275）	抗 IL-12/-23 单抗	人源 IgG1	皮下注射、静脉滴注	NCT01369355	临床 III
Tofacitinib（CP 690550）	JAK 抑制剂		口服	NCT01393899	临床 III
MEDI-2070;	抗 IL-23 单抗	人源 IgG	皮下注射、静脉滴注	NCT01714726	临床 II
AMG 139	抗 IL-23 单抗	人源 mAB	皮下注射、静脉滴注	NCT01258205	临床 I
PF-04236921	抗 IL-6 单抗	人源 IgG	皮下注射	NCT01287897	临床 II
QAX576	抗 IL-13 单抗	人源 IgG1	静脉滴注	NCT01355614	临床 II
Vedolizumab;	抗 α4β7 单抗	人鼠嵌合 IgG1 单抗	静脉滴注	NCT02038920	临床 III
AMG-181	抗 α4β7 单抗	人源 IgG	皮下注射	NCT01696396	临床 II
GSK-1605786	CCR9 拮抗剂		口服	NCT01277666	临床 III
CCX282-B	CCR9 拮抗剂		口服	NCT00306215	临床 II
BMS-936557	抗 CXCL-10 单抗	人源 IgG1	IV	NCT01466374	临床 II

生物制剂	作用机制	结构	应用途径	临床试验	进展
PF-00547659	抗 MAdCAM 单抗	人源 IgG2	皮下注射	NCT01276509	临床 II
NN8555	抗 NKG2 单抗	人源 IgG1	皮下注射	NCT01203631	临床 II
Cx601	人源干细胞	人源干细胞	病灶内注射	NCT01541579	临床 III
PDA001	人源干细胞	人源干细胞	IV	NCT01155362	临床 II

完全人源化的抗 TNF-α 单克隆 IgG1 抗体 ADA 是紧随 IFX 上市的生物制剂。ADA 为自身给药型生物制剂，用于中重度 CD 治疗，即使是对 IFX 抵抗或不耐受的 CD 患者，ADA 亦显示出了良好的疗效和安全性。因此，2007 年欧美批准 ADA 用于 CD 治疗。ADA 在中国目前处于 III 期临床试验阶段。

近期，另一种抗 TNF-α 单克隆抗体 Golimumab（GLM）也进入临床。GLM 为人源 IgG1 型单抗，对 CD 有良好的疗效和安全性，已于 2012 年被 FDA 批准用于中重度 CD 治疗，用法为皮下注射，100 mg/ 次，每疗程 2 次，间隔 2 周。该药目前尚未进入中国。

其后面世的以 TNF-α 为靶向的生物制剂是赛妥珠单抗（Certolizumab pegol，CZP）。CZP 是聚乙二醇化抗 TNF-αFab 片段的单克隆抗体，其特点是半衰期长、生物利用度高；易于渗透到炎症组织；由于没有 Fc 片段，不会产生补体和抗体介导的细胞毒作用；也不能透过胎盘屏障。CZP 虽然没有促凋亡效应，但已在临床试验中显示出良好的抗炎作用，2008 年被 FDA 批准用于 CD 的临床治疗。该药目前尚未进入中国。

最近，另一种以 TNF-α 为靶向的口服生物制剂 AVX-470 也进入临床试验阶段。AVX-470 是一种牛源性的抗 TNF-α 多克隆抗体，为肠溶剂型，通过口服在肠道黏膜释放并中和 TNF-α，在局部发挥抗炎作用。临床试验显示 AVX-470 对 CD 有良好的治疗作用。

以 TNF-α 为靶向的生物制剂在 CD 的临床治疗中取得了空前的成功，表明针对某种细胞因子和化学因子治疗 CD 不仅在理论上是可行的，而且在 CD 的临床实践中也显示出良好的治疗效果。近年来，为寻找到更多、更好的生物制剂，以其他细胞因子和化学因子为靶点的抗 CD 生物制剂的研发和产业化正在如火如荼的进行中（表11-5、11-6）。

整合素是一组细胞表面膜受体，介导免疫细胞信号传导和迁移，在炎症的发生和发展中起重要作用。阻断整合素信号传导将抑制炎症反应。那他珠单抗（Natalizumab，NTZ，Tysabri®）是针对整合素α4的人源化单克隆抗体，可抑制白细胞黏附和向炎症部位的趋化，临床试验显示对CD有良好的疗效和安全性，2008年被FDA批准用于中重度CD的治疗。该药目前尚未进入中国。维多珠单抗（Vedolizumab，VDZ）是对整合素α4β7的人重组型IgG1单抗，2012年已被FDA批准用于中重度UC的治疗，对CD的治疗尚在临床试验中。

最近，以Smad7 mRNA为靶点的新型口服生物药物GED-0301已进入Ⅲ期临床试验。Smad7为TGF-β1信号从细胞膜传导至细胞核所必需的蛋白质，抑制Smad7的表达能够增强TGF-β1活性。GED-0301是一种以Smad7 mRNA为靶点的反义DNA寡核苷酸，能够抑制Smad7的表达，从而增强TGF-β1的信号传导，对CD产生治疗作用。

此外，国际上治疗CD生物制剂的生物仿制药也取得了重要进展。2013年9月，全球第一个IFX仿制药获得欧盟许可上市，用于CD治疗，其疗效和安全性与IFX相仿。其他治疗CD的生物制剂仿制药也已经进入临床试验阶段。

目前，中国自己的ADA生物仿制药的研发和产业化也进入了快速发展阶段。位于中国广州的百奥泰生物科技有限公司已于2010年开始按照中国生物仿制药指导原则研发ADA生物仿制药（代号：BAT-1406）。该公司对自主研发的ADA生物仿制药与原创药ADA进行了系统的比较研究，包括结构、功能、药代、毒理、药理以及药效学评价，发现该ADA生物仿制药在疗效和安全性方面均与ADA有良好的相似性。目前该公司开发的ADA生物仿制药即将进入Ⅲ期临床试验。

虽然多种抗CD生物制剂已在欧美上市（表11-7），但在中国，仅IFX于2007年获准用于CD的临床治疗，ADA在中国仍处在Ⅲ期临床试验阶段，估计2015年将在中国获准用于CD的临床治疗。其他生物制剂尚未进入中国。因此，下面将重点介绍IFX在CD治疗中的应用。

表 11-7 目前已在欧美临床应用的抗 CD 生物制剂一览表

类别	TNF-α 抑制剂			整合素 α4 抑制剂
种类	Inflixima（IFX, Remicade®）	Adalimuma（ADA, Humira®）	Certolizuma（CTZ, Cimzia®）	Natalizumab（NTZ, Tysabri®）
上市年份	1998	2007	2008	2008
适应证	CD, UC	CD, UC	CD	CD
抗体类别	25%鼠源，75%人源	100%人源	95%人源	95%人源
作用机制	中和 TNF-α，阻断 TNF-α 信号通路，抑制炎症反应			阻断整合素与其配体的结合，抑制白细胞的迁移和黏附
用法、用量	静脉滴注 诱导治疗：第0、2、6周，5 mg/kg 维持治疗：每8周1次，5 mg/kg	皮下注射 诱导治疗：第0周160 mg，第二周80 mg 维持治疗：每间隔1周40 mg	皮下注射 诱导缓解：第0、2、4周400 mg 维持缓解：每4周400 mg	静脉滴注 诱导缓解：第0周300 mg 维持缓解：每4周300 mg
不良反应	机会性感染，包括结核；肿瘤；免疫性病变			进行性多发脑白质病变；机会性感染

2. IFX

（1）IFX 适应证

1998 年在美国获准用于 CD 诱导缓解治疗。

1999 年在欧洲获准用于 CD 诱导缓解治疗。

2002 年在美国获准用于 CD 维持缓解治疗。

2003 年在欧洲获准用于 CD 维持缓解治疗。

2003 年在美国获准用于 CD 伴瘘管诱导缓解和维持缓解治疗。

2004 年在欧洲获准用于 CD 伴瘘管诱导缓解和维持缓解治疗。

2006 年在美国获准用于儿童 CD 诱导缓解和维持缓解治疗。

目前认为，下列情况宜选择 IFX 治疗：中重度 CD；对激素抵抗、激素依赖或激素不耐受的 CD；具有不良预后的 CD（包括儿童 CD、活动性复发性结肠 CD、广泛小肠 CD、伴肛周病变 CD、重度或难治性胃及十二指肠或食管 CD）。

（2）IFX 禁忌证

IFX 禁忌证如下：①感染：包括 CD 并发的腹腔脓肿和肛周脓肿在内的活动性感染，慢性感染以及近期有严重感染或机会感染病史。其中，要特别注意结核分枝杆菌感染，可表现为活动性结核病，也可为无症状的隐性感染。乙型肝炎病毒（HBV）感染也值得关注；②充血性心力衰竭；③既往或现症恶性肿瘤；④神经系统脱髓鞘病变；⑤对鼠源蛋白成分过敏；⑥妊娠晚期；⑦近 3 个月内接受过活疫苗接种；⑧由于 IFX 对纤维性狭窄的作用有限，因此，CD 合并纤维狭窄性肠梗阻且不伴有炎症反应（如 CRP 正常）属相对禁忌。IFX 使用前应完善相关筛查，确定患者无上述禁忌证。

（3）IFX 用法

IFX 的使用方法为 5 mg/kg，静脉滴注，第 0、2、6 周为诱导缓解；之后每隔 8 周仍按 5 mg/kg 给予 IFX，为维持治疗。

在使用 IFX 前正在接受激素治疗时应继续按原方案进行激素治疗，在达到临床完全缓解后再将激素逐步减量至停药。

对既往已使用免疫抑制剂无效者无必要继续合用免疫抑制剂；但对 IFX 治疗前未接受过免疫抑制剂治疗者，IFX 与 AZA 合用可提高撤离激素缓解率及黏膜愈合率。

对 IFX 维持治疗达 1 年，保持临床无激素缓解、黏膜愈合及 CRP 正常者，可考虑停用 IFX，以免疫抑制剂维持治疗。

（4）IFX 的不良反应

常见的 IFX 不良反应如下。

① 急性输液反应：在药物输注期间和停药 2 h 内发生，包括呼吸急促、胸痛、心悸、脸红、头痛、荨麻疹及低血压等。对有急性输液反应史者应在给药前 30 min 先予抗组胺药和（或）GCS（通常予地塞米松 5 mg 肌注），可有效预防输注反应。对发生输液反应者暂停给药，反应一般可自行消失，消失后可继续用药，但速度要减慢。

② 迟发型变态反应（血清病样反应）：多发生在给药后 3 ～ 14 d，临床表现为肌肉痛、关节痛、发热、皮肤发红、荨麻疹、瘙痒、面部水肿和四肢

水肿等，多可自行消退，必要时可予短期激素治疗（一般口服泼尼松 30 mg/d，连续 3 d）。对有迟发型变态反应史的患者，应于 IFX 使用前 30 min 使用抗过敏药物，其后予 GCS 口服。处理后仍反复发生者应停用 IFX。

③ 自身抗体及药物性红斑狼疮。

④ 感染：机会性感染可涉及全身所有器官，但以呼吸系统和泌尿系统感染最常见。感染微生物包括病毒、细菌及真菌等。应注意定期监测结核分枝杆菌感染的发生，如进行胸片、T-SPOT 或 QuantiFeron-TB 检查，一旦发现结核感染，应立即停用 IFX。可以在一开始使用 IFX 时，即预防性地使用异烟肼（0.3 g，qd）抗结核治疗半年左右。即使结核筛查阴性，也可明显减少并发结核感染的发生。合用抗病毒治疗的 HBsAg 阳性者需定期随访监测 ALT、AST 及 HBV-DNA。

⑤ 淋巴瘤和其他恶性肿瘤。

⑥ 其他：中、重度充血性心力衰竭加重、视神经炎、横贯性脊髓炎、脱髓鞘样综合征、多发性硬化及格林巴利综合征等。

（5）IFX 使用注意事项

① 病情评估：在临床上，每次使用 IFX 前均需评估患者的 CDAI 及检测血常规、炎症指标（ESR、CRP 或超敏 CRP）和肝肾功能，并定期复查肠镜，了解肠道病变的改善情况。根据病情评估，按 Mayo 分级对 CD 患者病情进行临床分级，同时，评估并预测预后。

② 预测和监测应答：检测 IFX 血药浓度及抗 IFX 抗体浓度（ATI），特别是在失应答病人中，有利于指导治疗。因为治疗浓度的 IFX（> 4 μg/mL）和临床缓解、内镜改善和避免结肠切除有着明显的关联，而低浓度的 IFX 则与临床低应答有关；ATI（浓度 > 0.39 U/mL 以上有意义）的产生可降低血清 IFX 浓度，导致失应答，并可增加输液反应等不良反应。

当病人出现失应答时，则应检测其血清 IFX 浓度，当 IFX 浓度检测不出时应检测 ATI 的浓度，具体如下：当 IFX 浓度低于治疗浓度时，可加大 IFX 的剂量（即强化剂量方案：缩短输液间隔至 6 周或 4 周，或增加剂量至 10 mg/kg），可使大约 86% 的病人获得完全或部分缓解，而换用另一种抗 TNF 的药物只能使 33% 的病人有应答；当 IFX 浓度达到治疗浓度时，但疾病仍然活动时，强化剂量方案或换用另一种抗 TNF 药物可能不会使患者获益，应考虑停用IFX，使用不同作用机制的药物；当IFX浓度检测不出，而ATI阳性，但低滴度时，可加大IFX的剂量，也可以换用另一种抗TNF药物；当IFX浓度检测不出，而ATI高滴度时，换用另一种抗TNF药物可能会可达到临床应答；也可以尝试合用免疫抑制剂。免疫抑制剂可有效清除同源抗原再次暴露导致的记忆性T淋巴细胞克隆，使循环中ATI的滴度下降，促进抗TNF药物的有效浓度恢复和重新达到临床缓解。

当然，在我国换用另一种抗TNF药物还不现实，但是IFX血药浓度和ATI的检测仍有助于制定治疗策略，实现个体化治疗。

③ 权衡早期应用IFX的利弊。毫无疑问，早期应用IFX是有益的，包括：快速的应答和缓解；避免应用激素、降低复发率；减少并发症、手术机会和住院率；有利于黏膜快速、深度缓解。有下列情况时可优先考虑早期应用IFX：具有不良预后的CD患者，中重度CD患者。

高度关注IFX的不良反应，严密监测，及时处理。

（六）抗生素

CD的发病机制被认为是遗传易感性—环境抗原—宿主免疫应答三者的相互作用。由于外来细菌和宿主细菌均可在肠道增殖克隆，且有研究表明肠道细菌的某些方面可激发免疫应答，导致肠道黏膜炎症，而抗生素可减少肠腔细菌，改变肠腔细菌组成，减少细菌侵入肠道组织以及限制细菌移位，因此被认为具有改变CD病程的潜力。

目前已有研究证实甲硝唑在活动性CD中的疗效较SASP轻度增加。单独使用环丙沙星的疗效各个研究的结论不一，但是环丙沙星联合甲硝唑的疗效较佳，在累及远段小肠或合并与肠皮瘘相关的肛周病变的轻中度成人CD中有效，而且可能延迟回肠切除术后复发。同时，甲硝唑也被FDA批准用于儿童感染的治疗和IBD的慢性治疗，但是环丙沙星通常不在儿童中使用，这是由于动物实验中发现其对骨骼发育有不良作用。我国指南提倡环丙沙星和甲硝唑仅用于有合并感染者。

新兴的备受关注的抗生素具有以下特点：主要在肠腔发挥作用且全身吸收较少。利福昔明用于治疗大肠埃希菌相关的旅行者腹泻，在小肠有广谱的抗菌范围，覆盖大多数革兰阴性和革兰阳性细菌以及厌氧和需氧菌；不良反应较少，包括头痛、便秘、呕吐及腹痛，但未被FDA批准用于IBD的治疗。

硝唑尼特有片剂和混悬液两种类型，FDA 明确指出可用于儿童寄生虫感染导致的腹泻（隐孢子虫、蓝氏贾第鞭毛虫、蠕虫和绦虫等），不良反应较少，有腹痛、腹泻、头痛、头晕，有报道称与安慰剂组相似。

（七）益生菌

现今，益生菌主要有乳酸杆菌、双歧杆菌及鲍氏酵母菌，品种单一且成分明确，在治疗 CD 中的尝试相对令人失望。无论益生菌是作为诱导治疗、维持缓解还是术后预防用药，疗效均较差。目前主要用于 CD 患者的辅助治疗，用于调节肠道菌群及促进消化。

二、其他治疗

这里的其他方法是指除了上述常用药物之外的其他药物和非手术治疗方法，包括沙利度胺、外周血干细胞或骨髓移植、粒细胞单核细胞吸附法等。

（一）沙利度胺

沙利度胺的作用机制较多，包括以下方面：①促进 TNF-α 的 mRNA 降解；②抑制单核细胞中 TNF-α、IL-12 的生成及诱导单核细胞凋亡；③减少 CAM-1、VCAM-1 及 VEGF 的表达；④抑制朗格罕细胞的抗原表达，进而抑制其抗原呈递，减少 T 淋巴细胞激活。

许多非对照研究和病例报道提示沙利度胺在慢性活动性和瘘管型 CD 中可诱导缓解、维持 IFX 诱导的缓解；在对 IFX 存在高敏反应的病人中是一种有效的补救治疗措施。目前沙利度胺在成人型 CD 中的治疗尚无随机对照研究，而在儿童和青少年难治性 CD 中，Lazzerini M 等人则进行了一项多中心、双盲、随机对照临床试验，给予受试者沙利度胺 1.5 ~ 2.5 mg/（kg·d）或安慰剂，持续 8 周，在延长开放期，安慰剂无应答者另外给予沙利度胺治疗 8 周；8 周后所有的应答者（包括沙利度胺组和安慰剂组）均随访 52 周，结果显示 28 名儿童接受沙利度胺治疗，26 名接受安慰剂。8 周时，沙利度胺治疗组的临床缓解率明显高于安慰剂组（13/28 相对于 3/26）；尽管 4 周时两组的临床应答无差异，但在 8 周时，沙利度胺组明显优于安慰剂组（13/28 相对于 3/26）。安慰剂组无应答者在接受沙利度胺治疗时，8 周的临床缓解率达 52.4%（11/21）。另外，沙利度胺组的临床缓解持续时间明显长于安慰剂组。该研究显示沙利度胺在儿童难治性 CD 的诱导缓解和维持缓解中的疗效可观。而沙利度胺的类似物——雷那度胺与沙利度胺的疗效相当，但致畸性小，不过一项关于雷那度胺的随机对照研究显示，不管雷那度胺剂量如何（5 mg 或 25 mg），雷那度胺与安慰剂相比，在诱导缓解、临床应答方面无明显优势。目前，研究沙利度胺和雷那度胺在 CD 治疗中的疗效的高质量的随机对照研究较少，其有效性还有待进一步研究。

沙利度胺的不良反应较多，包括致畸性、外周神经病变、困倦、深静脉血栓形成、情绪失常、白细胞减少、皮肤红斑、腹痛、便秘、口干及脂溢性皮炎等。不良反应中致畸作用危害最大，因此，应慎重选用沙利度胺。孕妇应禁用，对育龄妇女用药前应检查是否怀孕，使用中要绝对避免怀孕，对患者要做好有关沙利度胺安全性的宣传和指导工作。

沙利度胺治疗免疫性疾病剂量从 25 ~ 400 mg/d 不等，青少年为1.5 ~ 2.5 mg/kg.d，临床应用沙利度胺一般的剂量为 100 ~ 200 mg/d，可从小剂量 25 mg/d 起，如无不良反应可逐渐增加剂量到 100 ~ 200 mg/d。

（二）造血干细胞移植

造血干细胞在治疗 CD 中有广阔的应用前景。其作用机制不明，可能的机制是：①可以增强肠道上皮细胞的修复能力；②干细胞可自我更新增殖。在肠上皮屏障被破坏时，隐窝内的干细胞被激活，分裂增殖并产生细胞因子，促进黏膜屏障的修复；③骨髓干细胞移植可能调节肠道免疫，具有免疫抑制的能力。可抑制树突状细胞的抗原的处理和提呈功能，抑制淋巴细胞的活化。另外，造血干细胞移植可使免疫系统恢复到初始状态，有助于免疫重建。

造血干细胞移植过程为通过大剂量放、化疗或其他免疫抑制预处理，清除受体体内异常克隆细胞，然后把经体外扩增的自体或异体造血干细胞多次反复移植给受体，使受体重建免疫功能，从而达到治疗目的。

造血干细胞移植主要分为自体和异体移植两种方式。自体造血干细胞移植的优点是不存在干细胞来源问题和不发生移植排斥反应，尽管不能消除遗传缺陷，但可能达到长期缓解；而异体造血干细胞移植，虽然能重新建立免疫系统，但存在移植物排斥宿主反应的风险及移植后免疫抑制剂的使用问题，当 HLA 相合供体干细胞来源缺乏时，该法并不适用。

不良反应有：①移植失败：在异体造血干细胞移植时发生率接近 20%，

原因可能是移植物植入失败，即造血干细胞不能归巢，供受者之间无法建立免疫耐受导致移植物被排斥；②感染：移植后易发生细菌、病毒及真菌感染；③移植物抗宿主病（GVHD）：是异体造血干细胞移植后常见且重要的并发症，常导致宿主的组织器官受损，如结肠溃疡。

（三）粒细胞单核细胞吸附法

在活动性 CD 中，粒细胞和单核细胞（GM）增殖、活化，而淋巴细胞相对减少；GM 一旦活化，可产生大量多效性的细胞因子，如 TNF-α、IL-1β、IL-6、IL-12 和 IL-23，有强大的致炎作用，而且这些炎症因子可促进中性粒细胞的寿命延长，导致恶性循环。

GMA 即通过安德康（Adacolumn）吸附性血液净化器选择性地吸附 GM，在吸附时，血浆中的 IgG 和免疫复合物（IC）可结合于 GM/巨噬细胞的 Fcγ 受体。继而，补体激活，产生补体片段，如 C3a、C5a 和调理素 C3b/C3bi。C3b/C3bi 可结合于吸附器上，并与 GM 的 building 受体结合而吸附。GM 普遍表达这些受体，因此 GMA 可选择性吸附外周血中的 GM，不影响红细胞和淋巴细胞。有研究发现结肠黏膜组织中的 GM 也相应减少了。

目前 GMA 在 CD 中的研究大多数为难治性 CD 的治疗，不过日本已批准 GMA 用于 CD 的治疗，一般一周 1 次，强化治疗为一周 2 次。

（四）肠道菌群移植术

目前的病原学认为 CD 的发生与肠道微生态失调有密切的相关性，因此，推测向 CD 患者肠道移植健康人群肠道菌有助于改善 CD 患者肠道菌群失调，重建正常的微生态，对 CD 有治疗作用。这一推测目前已经得到证实。

最近的一项临床研究显示，所有经肠道菌群移植治疗的 IBD 患者中 45% 能够达到临床愈合。另一项队列研究显示，经肠道菌群移植治疗后，36.2% 的 IBD 患者能够达到临床愈合。

目前肠道菌群移植治疗 IBD 的问题是尚不能确定哪些健康人群的肠道菌群适合行肠道菌群移植术，而且操作复杂，远期疗效尚不明确。

第四节　诱导缓解治疗

CD 的病程分为活动期和缓解期。活动期 CD 应予诱导缓解治疗，缓解期 CD 应予维持缓解治疗。无论是诱导缓解还是维持缓解治疗，都应基于每个 CD 患者的具体病情，制定兼具规范化和个性化的治疗方案。

一、基于活动度的治疗方案

（一）升阶梯治疗方案

CD 传统的治疗方法是升阶梯治疗，即以诱导和维持缓解为最终目标，依据 CD 疾病的严重程度，有序地使用一系列治疗方法。以低效、低毒性的治疗策略开始，如氨基水杨酸类、抗生素或布地奈德，如果治疗失败，则逐步按顺序升级到高效但毒性强的治疗策略，如激素、免疫抑制剂和生物制剂。例如，若一个 CD 病人开始使用布地奈德或甲强龙，如果出现激素依赖或激素难治，则加用 AZA 或 MTX，若免疫抑制剂治疗失败，则加用 IFX 来控制症状（图 11-1）。

在升阶梯治疗中，若临床疗效差，存在炎症持续或加重的客观证据，如影像学提示（超声、MR 检查）或生物标记物（CRP、粪便 CP 等）升高时，应推荐加速升阶梯治疗，通常可迅速促进临床缓解。

（二）加速升阶梯治疗方案

加速升阶梯治疗，即在新诊断的 CD 病人中，一开始即使用 GCS 联合免疫抑制剂（AZA、6-MP 或 MTX）治疗，若治疗失败，则升级为免疫抑制剂

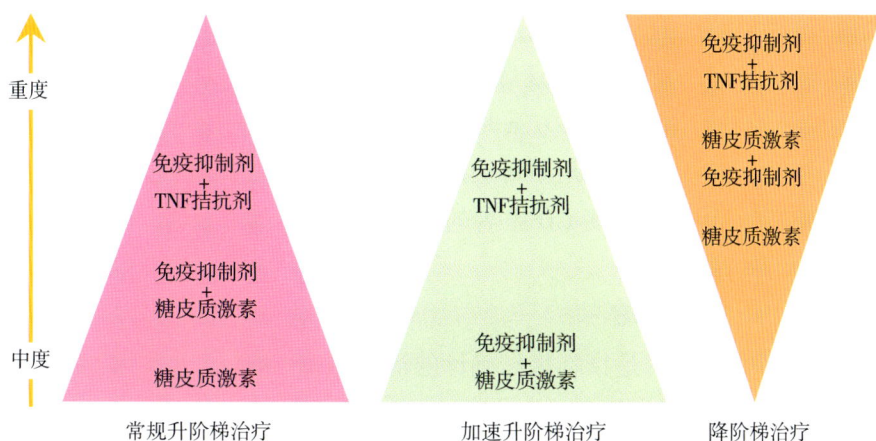

■ 图 11-1 CD 治疗方案示意图

联合 IFX 治疗（图 11-1）。

升阶梯治疗和加速升阶梯这两种治疗策略可成功地诱导临床缓解和维持缓解，避免过度治疗，减少使用不必要的药物和不良反应的发生。而且，嘌呤类药物（AZA 和 6-MP）可减少激素的用量，在维持缓解和无激素缓解方面有一定的疗效，且可以诱导黏膜愈合。而 MTX 在无并发症的 IBD 病人的长期治疗中耐受性较好。

在 CD 病人中，临床症状与黏膜病变之间存在较大的不关联性，而黏膜愈合与低复发率、低住院率和低手术率直接相关。因此，黏膜愈合目前已成为 CD 治疗中的主要目标，近期甚至提出深度缓解，经验性地定义为 CDAI < 150，且黏膜在形态学和组织学上完全愈合。尽管激素联合 AZA 可诱导黏膜愈合，但愈合率低，且不能改变 CD 的长期结局。

因此，近年来，更多学者倾向于降阶梯治疗。

（三）降阶梯治疗方案

降阶梯治疗，也称为联合免疫抑制治疗方案，即在 CD 病人中，从一开始即使用高效低毒的生物制剂联合免疫抑制剂治疗，大多数情况下为 IFX 联合 AZA 治疗（图 11-1）。

1. 优化治疗方案

优化治疗方案是指对于临床已确诊的活动期 CD 患者，当患者病情较重时，尤其是消化道可能已出现结构和功能障碍时，如窦道、瘘管等并发症时，立即使用 IFX 联合免疫抑制剂治疗。这一降阶梯治疗方案称也为优化治疗方案。优化治疗方案能够迅速缓解患者临床症状，促进黏膜愈合。但是，由于 CD 患者在应用优化治疗方案时，其消化道已出现结构和功能障碍，而这种消化道结构和功能障碍是不可逆的。对于这些患者，即使采用优化治疗方案，也不可能根本上改变 CD 患者的结构和功能障碍。因此，必须寻找更积极更有效的治疗方案。

2. 早期优化治疗方案

早期优化治疗方案是指临床已确诊的活动期 CD 患者，尤其是初发的 CD 患者，在未出现消化道结构和功能障碍时，立即使用 IFX 联合免疫抑制剂治疗。

CD 的病程是一个慢性、进行性、破坏性的过程。早期以肠道炎症病变为主，出现临床症状伴随生物学、内镜下、组织学等炎症表现，结构和功能的改变是可恢复的。随着疾病进展，黏膜炎症反复发作并逐渐加重，导致消化道出现狭窄性、穿透性病变等并发症，肠道结构和功能出现不可逆的改变，最终导致肠道结构损害和功能丧失（图 11-2，图 11-3）。因此，目前主流的观点是尽可能实施早期优化治疗方案。

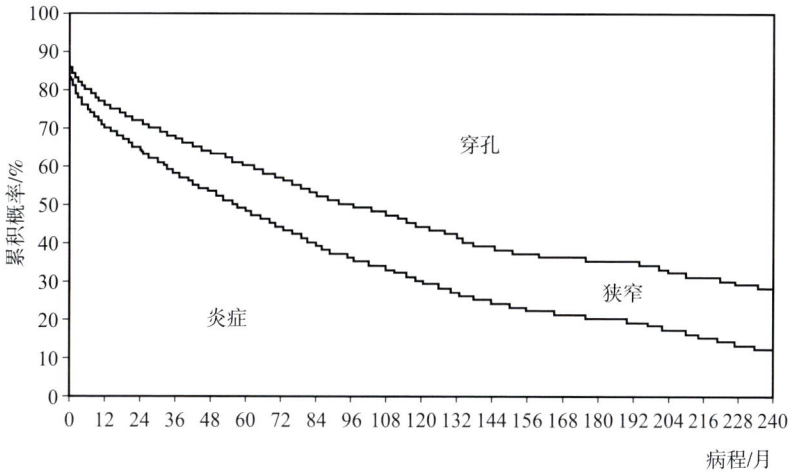

■ 图 11-2　CD 肠道炎症进行性发展示意图。
自 Cosnes J，et al. Inflamm Bowel Dis，2002，8：244-50.

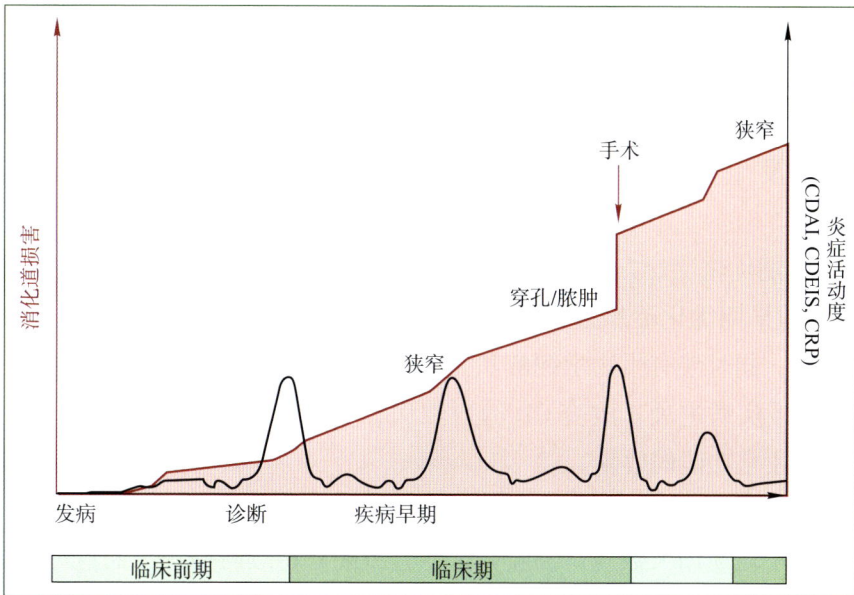

■ 图 11-3　CD 病程进展示意图
自 Pariente B，et al. Inflamm Bowel Dis，2011，17：1415-21.

3. 早期优化治疗方案的时机

早期控制肠道炎症，修复肠道黏膜损伤，可以阻止疾病进展，避免并发症，从而维持肠道正常结构和功能。因此，为了改变 CD 病程，治疗 CD 的有效药物必须在未出现并发症的早期使用，这一时期为 CD 的最佳治疗窗口，在这个时期给予优化治疗方案即为 CD 的早期优化治疗方案（图 11-4）。

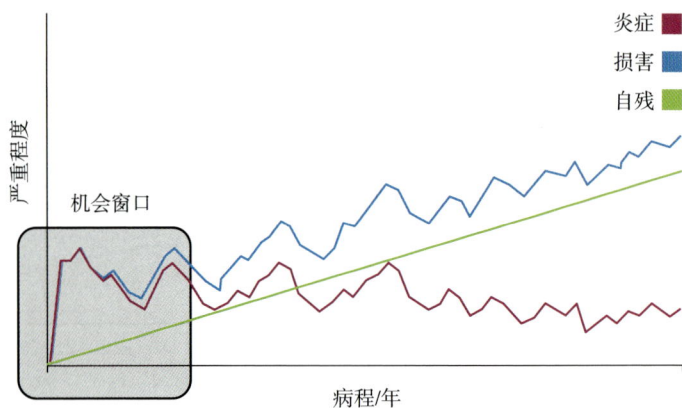

图 11-4 CD 治疗窗口示意图

自 Peyrin-Biroulet L，et al. Gut，2010，59：141-7.

关于何时为早期，目前国内外尚没有统一的定义，但通常认为应该包括以下两点：初诊并明确诊断时，尤其是没有出现消化道结构和功能的不可逆损害时；没有用过免疫调节剂或生物制剂，或者用过，但不是升阶梯治疗方案。

4. 早期优化治疗方案的优点

CD 的早期优化治疗方案可以快速获得临床应答和深度缓解，即无激素临床缓解，同时伴有生物学缓解和完全黏膜愈合。持续的缓解最终达到阻止和 / 或减缓疾病进展，改变 CD 的自然病程，避免肠道结构的损害和致残，维持肠道正常功能的效果。

早期优化治疗方案提倡及时早期治疗，不仅临床缓解率较高，复发率较低，激素平均使用天数短，黏膜完全愈合率高且持续时间长，而且可预防狭窄和穿透性病变（即瘘管或脓肿形成）或肠外并发症，避免反复使用激素的相关并发症，减少住院和手术率，最终可能会改变 CD 的自然病程。

5. 早期优化治疗方案的风险

（1）过度治疗

值得注意的是，有研究显示在生物制剂引入 CD 治疗前，大约 50.8% 的 CD 病人在确诊 20 年后会发展为狭窄或穿通性病变，最终进行手术治疗。相反，一半的 CD 病人长期以来仅有炎症活动，不会发展为复杂性 CD。值得注意的是，10%～20% 的 CD 病人在没有维持治疗的情况下也能维持缓解。因此，有学者认为降阶梯治疗方案，尤其是早期优化治疗方案不宜在所有新诊断的 CD 病人中应用，否则，那些病程良性的病人存在过度治疗的风险。

但问题是，我们如何事前就能确认哪些 CD 患者的病程为良性？

（2）感染

由于早期优化治疗方案是联合应用生物制剂和免疫抑制剂，将明显增加感染机会，包括再激活的潜伏性感染和机会性感染。因此，早期优化治疗前，必须除外感染性疾病；早期优化治疗期间，应严密监测可能出现的感染；一旦患者出现无法解释的病情复发或加重，应首先除外感染性疾病。

若感染成立，应及时予以处理。详见机会性感染章节。

（3）诱发癌变

使用早期优化治疗方案时，对于有应答的 CD 患者而言，毫无疑问，获益是巨大的。但是，早期优化治疗方案需考虑到长期的安全性，尤其是长期联合应用生物制剂和免疫抑制剂时，潜在的安全风险值得进一步研究。事实上，已有资料显示 IFX 使用过程中肿瘤发生率有所增加，而 IFX 联合 AZA 治疗更可增加恶性肿瘤，特别是淋巴瘤和肝脾 T 淋巴细胞增生所致淋巴瘤的风险。因此，对于早期优化治疗方案的使用，仍应保持谨慎态度，应向患者及其家属详细说明该治疗方案的利弊，并给予必要的随访和监测。

（4）经济负担

由于工作能力丧失以及诊断和治疗花费巨大，CD 患者及其家庭的经济负担沉重，尤其是早期优化治疗方案，在短期内费用相当高。但是，从 CD 患者的长期的病程来看，及时采用早期优化治疗方案可减少 CD 的复发率、手术率、住院率，患者整个病程中的总花费可能降低。因此，从卫生经济学的角度考虑，早期优化治疗方案是更合理的，而这也是欧美等发达国家所主张的、国内越来越多的学者也逐渐接受的。

6. 早期优化治疗方案的对象

早期优化治疗方案应针对早期 CD 伴有两个或两个以上预后不良因素的患者。

一项国际共识已提出早期 CD 的巴黎定义，需符合以下标准：确诊 CD 的时间少于 18 个月；既往或现在未使用免疫调节剂和 / 或生物制剂。在临床试验中可再考虑以下因素：活动性疾病［内镜下有疾病活动的证据：内镜下至少一个肠段的溃疡 > 5 mm 和简易 CD 内镜下评分（SESCD）或 CD 内镜活动度评分（CDEIS）> 4］或影像学上有疾病活动的证据：有对比增强、溃疡、水肿、肠壁增厚或任意肠段的 MR 活动度指数（MRAI）> 7；评估临床症状的 CDAI > 150；存在肠道损伤（有瘘管、脓肿或狭窄的形成）以及激素使用（既往或现在）。

CD 的预后不良因素有：广泛性肠道病变（病变累及肠段累计 > 100 cm）、严重的上消化道病变、直肠病变、肛周病变、早期出现狭窄或穿透性病变、严重的内镜病变（溃疡较深）、首次发作即需要使用激素治疗、回肠末段病变、吸烟、小于 40 岁的年轻患者等。

二、基于病变部位的治疗方案

基于病变部位及活动度的 CD 的治疗方案属于传统的升阶梯治疗范畴，只是根据不同病变部位的特点，选择更合理的治疗方案。

1. 回结肠型 CD 的治疗方案

（1）轻度活动性 CD

首选布地奈德口服（9 mg/d）。

美沙拉嗪的作用有限。

不宜使用抗生素。

某些轻症患者可以不予治疗。

（2）中度活动性 CD

首选布地奈德口服（9 mg/d）或 GCS 口服［1 mg/（kg·d）］。

可选用嘌呤类药物联合 GCS 治疗。

既往激素依赖、激素抵抗或不耐受的 CD 患者，应考虑 IFX 治疗。

合并感染时应加用抗生素。

（3）重度活动性 CD

首选 GCS 口服或静脉应用，可联合免疫抑制剂治疗。

IFX 联合免疫抑制剂疗效可能更好。

合并感染时应加用抗生素。

应考虑手术治疗。

包括营养治疗在内的综合治疗有重要意义。

2. 结肠型 CD 的治疗方案

（1）轻度活动性结肠 CD

SASP 或 GCS 治疗。

口服或局部应用美沙拉嗪对左半结肠及直肠 CD 可能有效，但疗效不确定。

（2）中、重度活动性 CD

首选 IFX 治疗，联合免疫抑制剂疗效更好。

GCS 联合免疫抑制剂治疗也有良好的疗效，但不良反应较多。

药物治疗无效时，应考虑外科手术治疗。

3. 小肠型 CD 的治疗方案

小肠型 CD，尤其是存在广泛性小肠病变（> 100 cm）的活动性 CD 常导致营养不良、小肠细菌过度生长、小肠多处狭窄、多次手术造成短肠综合征等严重而复杂的情况。因此，早期即应予积极治疗，尽量避免多次肠切除术。

过去多采用升阶梯或加速升阶梯治疗方案，即口服或静脉应用 GCS，必要时与免疫抑制剂（AZA、6-MP 或 MTX）合用，无效或激素依赖考虑生物制剂如 IFX。

现在观点认为对有广泛性小肠病变的中重度活动性 CD 患者开始即应使用早期优化治疗方案。同时，营养治疗应作为重要治疗手段。轻度患者可考虑试用 EEN 作为一线治疗。

4. 食管、胃及十二指肠 CD 的治疗方案

食管、胃及十二指肠 CD 可单独存在，亦可与其他部位 CD 病变同时存在。

食管、胃及十二指肠 CD 的治疗应优先考虑早期优化治疗方案，加用质子泵抑制剂（PPI）对改善症状有效。

食管、胃及十二指肠 CD 一般预后较差，应尽早考虑早期优化治疗方案。

三、基于疾病行为的治疗方案

1. 预后不良 CD

具有下列情况者预后不良：少年期发病；病变广泛；初期需要激素治疗；合并肛周病变。

预后不良 CD 应早期使用免疫调节剂或生物治疗，尤其是应用早期优化治疗方案。

外科手术治疗应早期考虑。

2. 早期复发 CD

任何早期复发的患者都应该使用免疫调节剂治疗，其好处是可减少再次复发的风险。

对于存在中重度活动性的早期复发病例，宜予 IFX 治疗。

可考虑早期优化治疗方案。

3. 激素抵抗型 CD

对于激素抵抗型 CD，应予 IFX 治疗，可联合嘌呤类药物。

第五节　维持缓解治疗

活动期 CD 经过积极的诱导缓解治疗后，应答良好的 CD 将在 2～3 个月后进入缓解期。一旦 CD 由活动期进入缓解期，则原来的诱导缓解治疗方案应及时调整为维持缓解治疗方案。

一、维持缓解治疗原则

确认进入缓解期后应立即调整诱导缓解治疗为维持缓解治疗。

所有进入缓解期的 CD 患者通常都应该接受维持缓解治疗。

维持 CD 缓解最有效的药物是嘌呤类药物。

GCS 包括布地奈德不能用于维持治疗，尤其是儿童及青少年 CD 患者。GCS 不仅维持缓解无效，而且影响生长发育和骨质形成，不良反应严重而持久。

美沙拉嗪的维持缓解作用不明确。

MTX 可作为对嘌呤类药物不耐受或无效的另一选择。

嘌呤类药物维持缓解治疗无效患者可选用沙利度胺，但有 25% 的患者因可能出现神经病变而不能使用。

维持缓解治疗的时间通常为 1~2 年，超过 3 年时应谨慎评估继续维持缓解治疗的利弊，尤其是继发肿瘤的风险。

所有维持缓解治疗的患者都应该定期接受随访，不仅要评估 CD 患者对维持缓解治疗的应答，而且有利于监测癌变。随访的基本内容包括以下三个方面：症状和体征；血常规、血生化和炎性指标；消化内镜（通常结肠镜足够）检查。

二、维持缓解治疗方案的选择

局限性病变首次发病经诱导缓解治疗获得缓解后，可选择嘌呤类药物或 MTX 行维持治疗，维持治疗药物剂量同诱导缓解治疗剂量。部分活动期病情较轻而且应答良好的 CD 患者无需行维持治疗。

若局限性病变再次复发，应强化维持治疗，包括延长维持治疗时间，或适当增加药物剂量。外科手术也是局限性病变复发的治疗手段之一。

嘌呤类药物可用于广泛性病变患者的维持缓解治疗。

激素依赖型 CD 应选择早期优化治疗方案诱导缓解，进入缓解期后可应选择嘌呤类或 MTX 维持缓解。有条件时可予 IFX 维持缓解治疗，每 8 周一次，剂量同诱导缓解治疗。外科手术也是治疗手段之一。

CD 患者在接受嘌呤类药物维持缓解治疗期间出现复发时，应评估患者对治疗的依从性，并优化维持缓解治疗方案。可改用 MTX 或 IFX 进行维持缓解治疗。对病变已局限的患者可考虑外科治疗。

经 IFX 诱导缓解的患者可接受规律的 IFX 维持缓解治疗，每 8 周一次，剂量同诱导缓解治疗。也可以嘌呤类药物维持缓解治疗，甚至 AZA 联合 IFX 维持缓解治疗。

第六节 肠外表现的治疗

一、关节病变

1. 外周关节炎

外周关节炎分为Ⅰ型和Ⅱ型。Ⅰ型与疾病活动性相关，Ⅱ型与疾病活动性无关。

在外周关节炎的治疗中，治疗重点应在于 CD 本身，尤其是Ⅰ型外周关节炎。对于Ⅱ型外周关节炎，通常短期使用 NSAIDS、局部注射激素和理疗有较好疗效。SASP 对持续性外周关节炎有一定疗效。

2. 轴性关节病变

对于轴性关节病变，多次理疗有明显疗效，联合应用 NSAIDS 则效果更好。但从安全性角度出发，应尽量避免长期使用 NSAIDS。SASP、MTX 和 AZA 一般无效，或疗效轻微。CD 患者合并强直性脊柱炎可以用 NSAIDS 治疗，若这些患者无法耐受或者抵抗 NSAIDS，可以使用 IFX 治疗，其有效性已得到确定。

二、代谢性骨病

伴有代谢性骨病的患者，应鼓励患者戒烟和运动锻炼。如果 T 评分小于 –1.5，则应使用钙剂和 VD 治疗。

骨密度降低的患者在使用激素时，应同时补充钙剂（100～500 mg/d）和 VD 制剂（800～1 000 IU/d），可以有效增加骨密度。尽管服用钙剂和 VD 可以改善类固醇激素引起的骨质疏松和绝经后妇女的骨质疏松，但其预防骨折的作用尚未得到证实。

慢性活动性 CD 患者应该使用 AZA 和 IFX，避免使用激素时间过长或病变持续活动。

合并骨折的患者应服用二磷酸盐药物。二磷酸盐药物可以有效预防绝经后妇女和服用 GCS 患者的骨折，但尚未在年轻、绝经前期的 CD 患者中得到证实。仅骨密度降低，不推荐使用二磷酸盐药物。骨密度降低同时合并其他危险因素的患者才推荐使用二磷酸盐药物。

绝经后妇女常规使用雌激素替代疗法的不良反应较大，因此不宜使用。雄激素水平较低的男性患者注射雄激素有效。

三、皮肤表现

1. 结节性红斑

结节性红斑的治疗以控制 CD 为主，短期常规剂量口服激素效果显著。反复发作或者对激素抵抗者可以加用 AZA 或 IFX。很少单独针对结节性红斑给予治疗。

2. 坏疽性脓皮病

治疗目标是促进愈合。治疗机制是抑制免疫反应。

应早期使用激素、钙调磷酸酶抑制剂或 IFX。病情顽固者可以静脉使用 CsA 和 FK506。

对造口周围的坏疽性脓皮病，关闭造口有助于治疗。可尝试局部使用 FK506。

3. Sweet 综合征

短期口服常规剂量激素治疗 Sweet 综合征有效。

4. IFX 诱导的皮肤炎症

治疗几乎全以在其他慢性疾病中似是而非的皮肤炎症的外推为基础，包括局部激素疗法、局部使用角质剥脱剂、使用 VD 类似物、MTX、转换其他类型生物制剂或停用 IFX。

四、眼部表现

巩膜表层炎是自限性的，不需要特殊治疗，只需要局部使用激素或者止痛药物等对症处理即可。

葡萄膜炎需紧急使用激素，应局部和全身同时使用。病情顽固者可以使用 AZA、MTX 或 IFX 等治疗，避免造成视力不可逆的下降。

五、肝胆疾病

对于 CD 合并的 PSC，熊去氧胆酸每日 20 mg/kg 有一定的疗效，但不能改变肝脏组织学和预后。

胆管狭窄可在 ERCP 下进行扩张或置入支架治疗。

晚期患者可考虑肝移植。

六、静脉血栓形成

所有 CD 患者均应考虑预防性使用抗凝血药物。

急性 DVT 和 PE 治疗以抗凝为主，并应遵循 IBD 诊疗指南，同时应权衡潜在出血风险。如果可能，尽早使用低分子肝素（0.4 mL，皮下注射，1/12 h）、普通肝素或磺达肝葵钠，继而使用 VK 拮抗剂的抗凝治疗应至少进行 3 个月。不明原因第二次发作静脉血栓栓塞的病人应考虑长期治疗。

已确诊有明显 DVT 的患者，为防止血栓脱落诱发或加重 PE，应考虑在栓塞部位的近心端置入血管网篮或取出血栓。

住院的 CD 病人与未住院的 CD 病人相比，VTE 风险较高，因急性重度或暴发性疾病而住院的病人最适合使用低分子肝素、普通肝素或磺达肝葵钠进行预防性抗凝，治疗至少 1 个月，特别是在需长期卧床者。此外，腹部手术后也应预防性抗凝治疗。

值得注意的是，由于 VTE 主要发生于活动期 CD，并与 CD 的活动度有密切的相关性，因此，在针对 VTE 及其继发的 PE 进行积极治疗的同时，不能忽视了对活动期 CD 本身进行规范化和系统性治疗。事实上，积极诱导缓解活动期 CD 能够使抗凝和溶栓治疗事半功倍。

七、心肺疾病

CD 相关性心脏疾病的治疗取决于受累的特殊形式，病人应在心脏病科医师的专业指导下进行治疗。

肺部疾病的治疗取决于受累的特定形式，包括 CD 并发症、抗 CD 药物所致或继发感染。若为 CD 并发症，通常随 CD 病情缓解而缓解；若为抗 CD 的药物所致，则应转换治疗方案或停用某些药物；若为继发发热，则应针对病原体进行治疗，尤其要警惕肺结核。

第七节　难治性 CD 的治疗

目前难治性 CD 没有统一的定义，有学者认为难治性 CD 为应用足量激素充分治疗、足量 AZA 或 6–MP 治疗满 3～6 个月、适量 IFX 治疗 2 次无反应，疾病仍处于活动状态的 CD。难治性 CD 的治疗有优特克单抗、GMA、造血干细胞移植、沙利度胺等，但目前没有达成共识，尚处于研究阶段。

William J. Sandborn 等人将难治性 CD 定义为对 IFX 原发性无应答、或继发性无应答、或因无法接受的不良反应而不能使用 IFX。他们将优特克单抗用于这些中重度难治性 CD 患者中，在诱导阶段（0～8 周），患者在第 0 周根据体重接受 1 mg/kg、3 mg/kg、6 mg/kg 的优特克或安慰剂，在缓解期时，第 6 周有应答的患者分别于第 8 周、16 周继续皮下注射 90 mg 的优特克或安慰剂。结果显示 22 周时优特克的临床缓解率和应答率明显高于安慰剂组（P=0.03 及 $P < 0.001$）。

Keiji Ozeki 等将难治性 CD 定义为对传统药物，包括规律的 IFX 维持治疗难治的 CD。在 5 个难治性 CD 病人中，联合使用强化 GMA 治疗（每周 2 次）和 ADA 诱导缓解，在第 10 周时，5 个病人同时达到临床缓解和 CRP 正常。因此，他们认为联合使用强化 GMA 和 ADA 诱导缓解是安全有效的治疗策略。Shingo Kato 等人发现也强化 GMA 治疗对难治性 CD（IFX+AZA+ 传统 GMA 治疗失败）是有效的。

Richard K. Burt 等人在 CDAI > 250 或 CD 严重指数 > 16 的 24 名难治性 CD（对包括 IFX 的传统药物治疗无效）患者中使用同源非骨髓造血干细胞移植（HSCT）治疗，并随访 5 年以上（其中 18 个病人随访 5 年以上），发现 1 年、2 年、3 年、4 年、5 年的临床无复发率可达 91％、63％、57％、39％ 和 19％，5 年以上 CDAI < 150、无激素使用率、无药物使用率可多达 70％、80％ 和 60％。

另有研究评估沙利度胺在难治性 CD 的儿童患者中的疗效，在第一个月时使用 2 mg/（kg·d）的沙利度胺，然后根据患者的应答，增加至 3 mg/（kg·d）或减量至 1 mg/（kg·d），继续减至 0.5 mg/（kg·d）。结果发现在所有病人都可耐受沙利度胺治疗，治疗后临床症状明显改善，内镜和肠道组织病理方面也有所改善。

临床中，一部分 CD 患者之所以表现出"难治"，是因为诊断和治疗不规范，或是出现了并发症，也可能是患者对治疗的依从性差。因此，详细分析并妥善处理患者"难治"的原因有重要的临床意义。

第八节 并发症的治疗

CD 常见的并发症包括腹部瘘管、腹腔脓肿、肠道狭窄和肛周病变。并发症的出现提示病情重，预后差，治疗极其复杂。这些并发症主要通过内外科的联合治疗方能取得较好的疗效。相关的内容详见内镜治疗和外科治疗章节。

第九节 治疗后随访

无论是内科治疗还是外科治疗，为及时了解 CD 患者对治疗的应答，以及及时了解治疗后出现的复发，CD 患者治疗后都必须进行随访，从而及时调整治疗方案，或采取有效措施治疗并发症。

对于初发的活动期 CD 患者，在确诊并开始正规治疗后，通常应每 1～2 周对患者随访 1 次，随访的内容按照指南所制定的内容进行。同时，在治疗开始后的 2～3 个月左右进行复查，包括临床表现、内镜（主要是肠镜）和实验室检查（主要是血常规、血生化和炎症指标），评估患者对治疗的应答，尤其是确认 CD 患者的病情是否已由活动期进入缓解期。

如果已经进入缓解期，则应立即制定并开始缓解期的治疗。如果仍处于活动期，则应继续原治疗方案，或调整治疗方案。并于其后 2～3 个月再次复查。

对于已处于缓解期并按缓解期的治疗方案维持治疗的 CD 患者，可每间隔 3～6 个月继续一次复查，内容同前。如果已复发，则应立即按复发型活动性 CD 制定并开始执行新的治疗方案。

（陈白莉）

主要参考文献

［1］龚剑峰，钮凌颖，虞文魁，等．克罗恩病的围手术期营养支持 [J]. 肠外与肠内营养，2009，16（4）：201-204，208.

［2］中华医学会消化病学分会炎症性肠病学组．炎症性肠病营养支持治疗专家共识 [J]. 中华内科杂志，2013，52（12）：1082-1087.

［3］朱维铭．炎症性肠病的营养支持治疗 [J]. 肠外与肠内营养，2011，18（4）：193-195.

［4］Vagianos K，Bector S，Mcconnell J，et al. Nutrition assessment of patients with inflammatory bowel disease[J]. J Parenter Enteral Nutr，2007，31（4）：311-319.

［5］Nguyen G C，Munsell M，Harris M L. Nationwide prevalence and prognostic significance of clinically diagnosable protein-calorie malnutrition in hospitalized inflammatory bowel disease patients[J]. Inflamm Bowel Dis，2008，14（8）：1105-1111.

［6］Mcclave S A，Martindale R G，Vanek V W，et al. Guidelines for the provision and assessment of nutrition support therapy in the adult critically Ill patient：society of critical care medicine（SCCM）and american society for parenteral and enteral nutrition（A. S. P. E. N.）[J]. J Parenter Enteral Nutr，2009，33（3）：277-316.

［7］Dupont B，Dupont C，Justum A M，et al. Enteral nutrition in adult Crohn's disease：present status and perspectives[J]. Mol Nutr Food Res，2008，52（8）：875-884.

［8］Sorensen J，Kondrup J，Prokopowicz J，et al. EuroOOPS：an international，multicentre study to implement nutritional risk screening and evaluate clinical outcome[J]. Clin Nutr，2008，27（3）：340-349.

［9］Bryant R V，Trott M J，Bartholomeusz F D，et al. Systematic review：body composition in adults with inflammatory bowel disease[J]. Aliment Pharmacol Ther，2013，38（3）：213-225.

［10］Ruemmele F M，Veres G，Kolho K L，et al. Consensus guidelines of ECCO/ESPGHAN on the medical management of pediatric Crohn's disease[J]. J Crohns Colitis，2014，8（10）：1179-1207.

［11］Van Assche G，Dignass A，Reinisch W，et al. The second European evidence-based consensus on the diagnosis and management of Crohn's disease：special situations[J]. J Crohns Colitis，2010，4（1）：63-101.

［12］Dignass A，Van Assche G，Lindsay J O，et al. The second European evidence-based consensus on the diagnosis and management of Crohn's disease：current management[J]. J Crohns Colitis，2010，4（1）：28-62.

第十二章

内 镜 治 疗

CD 为慢性、进行性疾病，最终不可避免地发展到结构和功能障碍。CD 的病变累及消化道管壁各层，可导致透壁性损害，而长期的慢性炎症以及局部组织修复可导致肠壁纤维化增生，最终导致肠壁增厚、肠腔狭窄。因此，狭窄是 CD 患者最常见的并发症之一。

肠道狭窄之后，患者可出现腹部疼痛、饱胀、恶心甚至呕吐，餐后尤甚。肠道狭窄不仅影响机体营养摄入、消化及吸收，加重肠道菌群失调，而且最终导致肠梗阻。因此，对于 CD 肠道狭窄必须积极干预。

绝大多数（85%）的 CD 患者最终不可避免地出现狭窄及肠梗阻等并发症，需要外科手术。适时而恰当的手术可使大约 72% 的患者症状消失，生活质量提高。但外科手术毕竟不是根治性治疗措施，约有 50% 的患者术后复发，需要再次甚至多次手术。由于手术本身的创伤性较大，有较多风险，而且有部分 CD 患者因为肠道慢性炎症的长期存在，术后伤口愈合差，甚至出现不愈合，形成瘘管，最终这类病人需在腹壁人工造瘘，大大影响了患者的生活质量。因此，需要寻求更积极有效的技术及方法来治疗 CD 相关的并发症。

除了狭窄，CD 还可能出现穿孔、出血、息肉、癌变等并发症。

随着消化内镜技术的进步，消化内镜不仅在 CD 的诊断中有重要价值，对 CD 的治疗同样有重要作用。消化内镜能对 CD 并发的狭窄、出血、息肉和异型增生进行有效的治疗，这些技术包括扩张术、高频电凝和高频电切除术、内镜黏膜下剥离术。

第一节 扩 张 术

CD 并发的狭窄包括炎症性狭窄和纤维增生性狭窄，前者可随 CD 病情而缓解，后者则需要进一步的治疗。对 CD 相关的纤维增生性狭窄，可首先考虑内镜下扩张治疗，若内镜治疗失败，再考虑外科手术治疗。

内镜下球囊扩张（Pneumatic Dilation）目前被认为是治疗 CD 肠道狭窄简捷而有效的手段。球囊扩张术是指在内镜下利用不同直径的充气球囊，扩张已出现梗阻症状的 CD 患者肠道纤维性狭窄处，从而解除梗阻。

一、适应证

CD 患者球囊扩张术的适应证包括：肠梗阻症状；纤维性狭窄的证据；总长度小于 4 cm；无胃肠镜检查禁忌证。

二、禁忌证

有下列情况之一者不宜行球囊扩张术：有胃肠镜检查禁忌证；狭窄为 CD 活动期炎症性；成角性狭窄；狭窄处有溃疡、穿孔、窦道、瘘管、脓肿；狭窄长度超过 4 cm；有明显的出血倾向。

三、常规操作

在行球囊扩张术之前，应行影像学检查（尤其是 MRE）明确患者梗阻部位的数量以及位置，然后通过内镜（食管胃十二指肠镜、双气囊小肠镜等）先行内镜检查。由于 CD 病情较长，肠道病变较重，患者的肠道准备可能欠佳，在进行球囊扩张前应尽量清洁肠道。

肠道准备好之后，首先内镜到达梗阻部位。球囊通过金属引线定位在梗阻部位。球囊直径有 8 ~ 20 mm，长度有 30 ~ 80 mm 不等。应根据梗阻的具体情况来选择不同直径和长度的球囊进行扩张（图 12-1）。对于同一个狭窄处，可以分别使用不同直径的球囊进行扩张，球囊直径由小逐渐增大，通常选择 2 ~ 4 种不同直径的球囊，每次可持续至 3 min，逐步扩张，每隔一周要重复上述操作，通常 2 ~ 3 次即可达到治疗目的（直径扩张至 15 ~ 20 mm）。

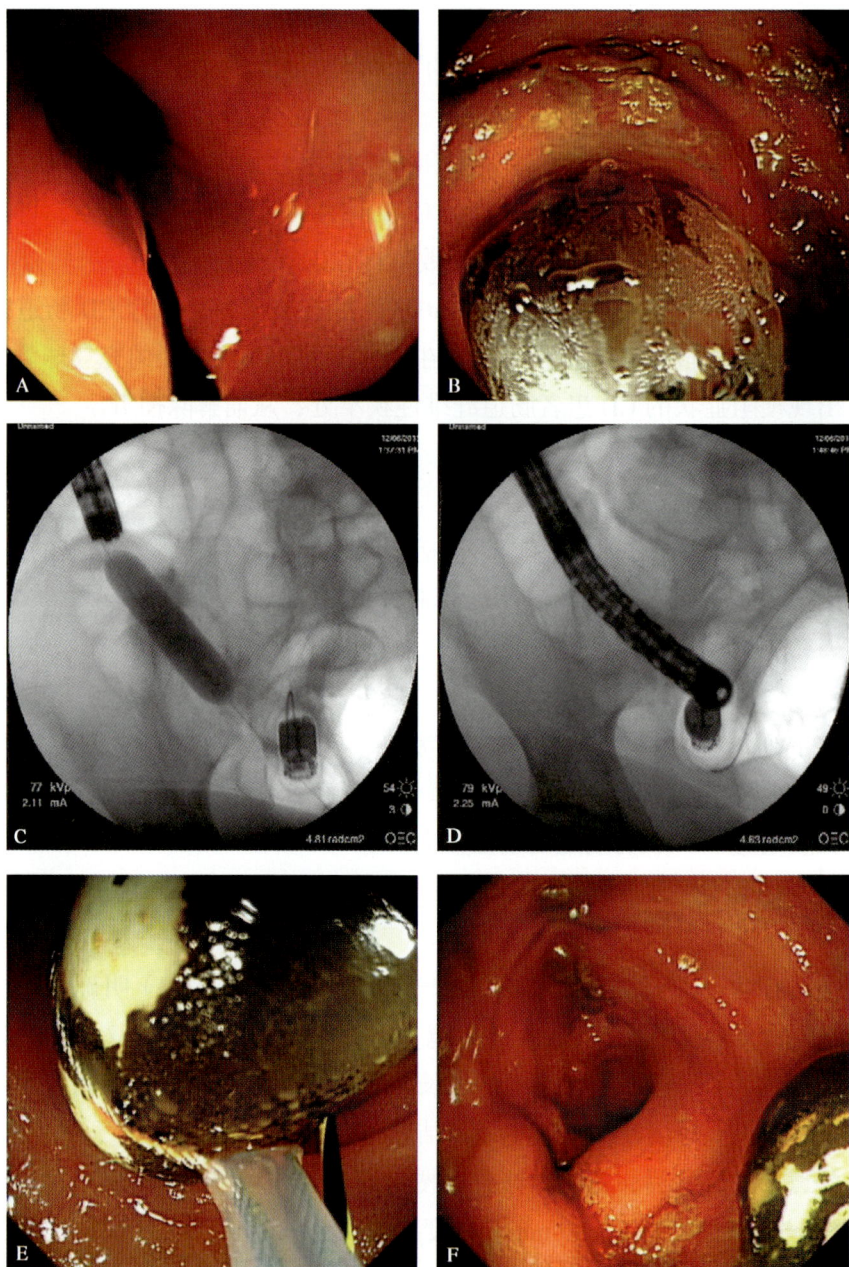

■ 图 12-1　回盲部狭窄并胶囊嵌顿

临床诊断CD（复发型，回结肠型，活动期，重度），以IFX及AZA治疗后复查SBCE，影像学见胶囊嵌顿于回肠末端，结肠镜见回盲部狭窄（A），行球囊扩张术后，狭窄处扩张到直径达20 mm（B、C、D），并顺利取出胶囊（E、F）

四、并发症

扩张时需注意，若球囊直径不够大，患者术后狭窄复发概率将会增高；而扩张过大过快，则容易出现肠壁撕裂、出血甚至穿孔等并发症，严重病例甚至需要外科手术介入。

即使球囊扩张术已经日趋成熟，但是失败以及并发症仍不可避免。根据日本截止至 2013 年的一次临床试验统计，针对 CD 肠道狭窄的球囊扩张术后症状缓解失败率可达 6.4%，其中有 1 例患者因为肠道炎症过于严重，黏膜黏连明显，金属引导丝难以通过，以致操作失败；约有 5% 的患者出现术后并发症：1 例出血，2 例出现术后高热，2 例出现结直肠穿孔，其中 1 例肠穿孔患者后来接受了外科手术。

对于 CD 患者球囊扩张术的长期疗效目前尚无可靠资料。

为减少并发症，CD 患者的球囊扩张术应由有丰富经验的高年资医师操作。如果发生了并发症，应优先考虑内镜下妥善处理，必要时请外科协助治疗。

第二节　高频电切割术

对于 CD 患者由于纤维性狭窄以及有黏膜桥形成等原因造成的狭窄，在经内镜及影像学确诊后，可考虑以针刀对狭窄部位进行适度的切割。

一、适应证

CD 患者高频电切割术的适应证包括：有黏膜桥形成（图 5-9，图 5-10）伴肠梗阻；有纤维性狭窄的证据，而且长度小于 1 cm，尤其是膜性狭窄；无胃肠镜检查禁忌证。

二、禁忌证

有下列情况之一者不宜行高频电切割术：有胃肠镜检查禁忌证；狭窄为 CD 活动期炎症性；狭窄长度超过 2 cm；有明显的出血倾向。

三、注意事项

术前应充分了解病情，尤其是通过内镜和影像学检查对狭窄部位进行详细评估。操作应由有丰富的内镜诊疗经验的高年资医师进行，操作时循序渐进，谨慎小心，勿冒进。万一出现意外，应沉着应对，优先考虑内镜下妥善处理。必要时请外科协助诊疗。

四、并发症

CD 伴有狭窄的患者行高频电切割术时，可出现出血、穿孔等并发症。

第三节　高频电切除术

CD 患者在反复发作后常继发炎性息肉。较小的炎性息肉（直径小于 1 cm）可随着 CD 的缓解而消退，通常不需要内镜下切除。较大的炎性息肉通常不会随着 CD 的缓解而消退，并可能继发缺血性的糜烂及溃疡导致出血，因而应行内镜下切除，即高频电切除术（图 12-2）。

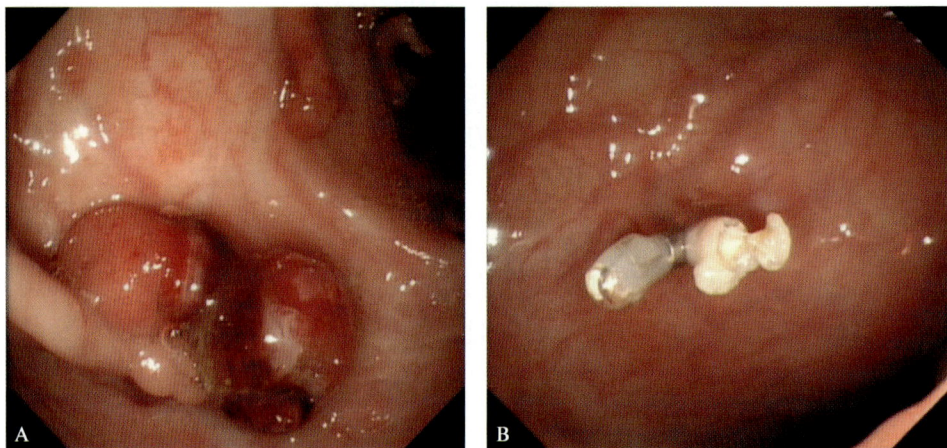

■ 图 12-2　炎性息肉内镜下切除
临床诊断CD，结肠镜见结肠大量炎性息肉，部分较大息肉继发出血（A），行高频电切除术，并以钛夹钳夹息肉残端（B）

一、适应证

CD 患者炎性息肉高频电切除术的适应证包括：有炎性息肉，且直径大于 1 cm；无胃肠镜检查禁忌证。

二、禁忌证

有下列情况之一者不宜行高频电切除术：有胃肠镜检查禁忌证；有狭窄及肠梗阻；有明显的出血倾向。

三、注意事项

术前应充分了解病情，尤其是通过内镜和影像学检查对消化道息肉进行详细评估。操作应由有丰富的内镜诊疗经验的高年资医师进行，操作时循序渐进，谨慎小心，勿冒进。万一出现意外，应沉着应对，优先考虑内镜下妥善处理。必要时请外科协助诊疗。

四、并发症

CD 伴有炎性息肉的患者行高频电切除术时，可出现出血、穿孔等并发症。

第四节　内镜黏膜下剥离术

由于慢性炎症的长期刺激，可诱导 CD 患者消化道病变部位黏膜发生癌变。因此，对于病程较长的 CD 患者，尤其是有癌变高危因素的 CD 患者，应定期随访及监测，争取早期发现癌前病变及早期癌。

对于已经发现的癌前病变及早期癌，应考虑及时行内镜下治疗，合适的选择是内镜黏膜下剥离术（endoscopic submucosal dissection，ESD）。ESD 能够将局限于黏膜层或仅累及黏膜下层浅层的病灶自黏膜下层完整切除，从而达到根治目的。

一、适应证

异型增生及黏膜内癌变。

二、禁忌证

有下列情况之一者不宜行 ESD：有胃肠镜检查禁忌证；有狭窄及肠梗阻；有明显的出血倾向；癌变累及黏膜下层深层。

三、并发症

ESD 时可出现出血、穿孔等并发症。

四、ESD 操作要点

ESD 的操作要点包括黏膜下注射、边缘切开、剥离和创面处理，其中完整切除病灶至关重要。

五、ESD 标本处理

为保证诊断的准确性，减少漏诊和误诊，ESD 切除的标本必须妥善处理，包括标本展平、大头针固定、福尔马林溶液固定、大体标本连续切割并编号以及筛选合适的组织块制备病理学切片（图 12-3）。

六、治疗时机及方法的选择

（一）隆起性异型增生

对于隆起性异型增生，无论异型增生级别，应首选并立即行 ESD 完整切除病灶，同时，还必须对整个切除病灶进行充分的组织病理学检查。

若上述 ESD 切除病灶的组织病理学结果显示隆起性病变已完全切除，紧连着隆起性病变附近的平坦黏膜活检后未见异型增生（图 12-4），同时，肠道其他部位未发现异型增生，则可以推迟结肠切除术。但是，此类患者应进行密切随访，最好在内镜治疗后的第一年的第 3、6、12 个月行结肠镜检查，以后每隔 1 年行结肠镜检查一次。

若上述 ESD 切除病灶的组织病理学结果显示隆起性病变完全切除，但紧连着隆起性病变附近的平坦黏膜活检后也有异型增生，则应立即追加外科手术切除适当长度的病变肠段。

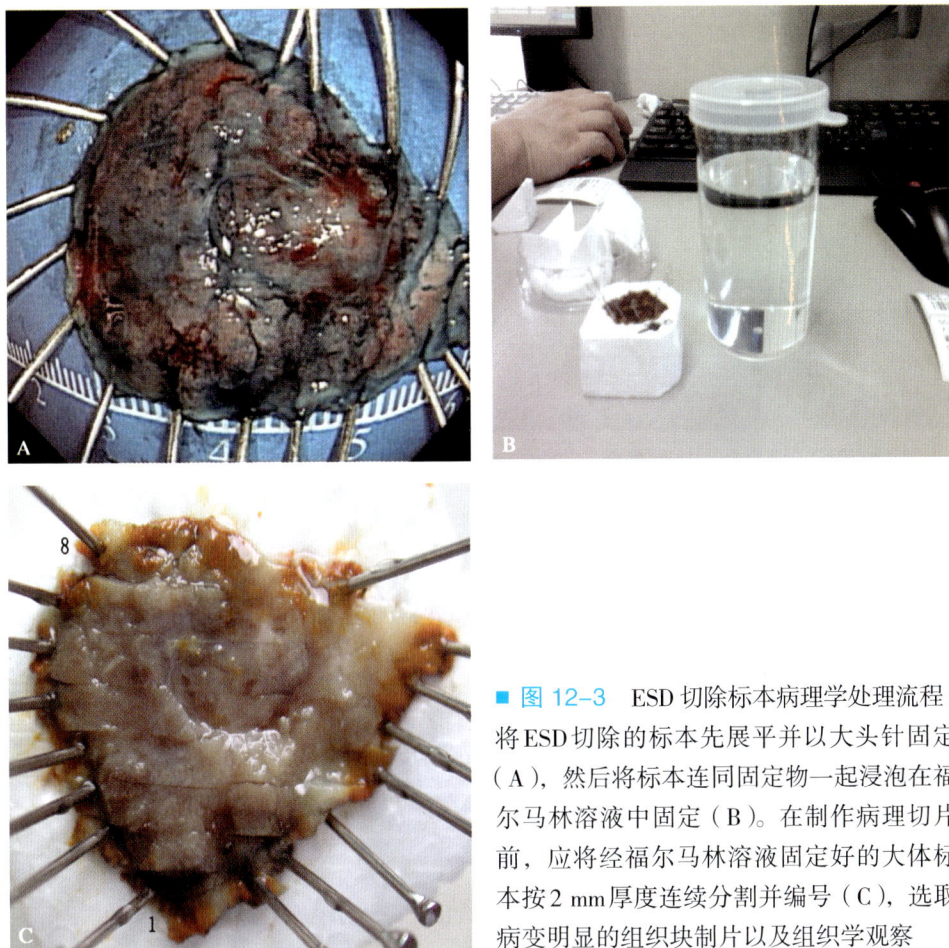

■ 图 12-3　ESD 切除标本病理学处理流程
将 ESD 切除的标本先展平并以大头针固定
（A），然后将标本连同固定物一起浸泡在福
尔马林溶液中固定（B）。在制作病理切片
前，应将经福尔马林溶液固定好的大体标
本按 2 mm 厚度连续分割并编号（C），选取
病变明显的组织块制片以及组织学观察

（二）平坦型异型增生

1. 平坦型高级别异型增生病灶，宜直接外科手术切除病变肠段，不宜内镜治疗。

2. 平坦型低级别异型增生病灶，首选 ESD 完整切除，同时，必须对整个切除病灶进行充分的组织病理学检查。

若切除病变的组织病理学检查显示病灶未发生癌变，并已完整切除，则不必追加外科手术切除病变肠段，但应 3~6 月内再次行结肠镜监测。

若切除病变的组织病理学检查显示病灶已发生癌变，但局限于黏膜内或仅累及黏膜下层浅层，也可不必追加外科手术切除病变肠段，但应 3 月内再

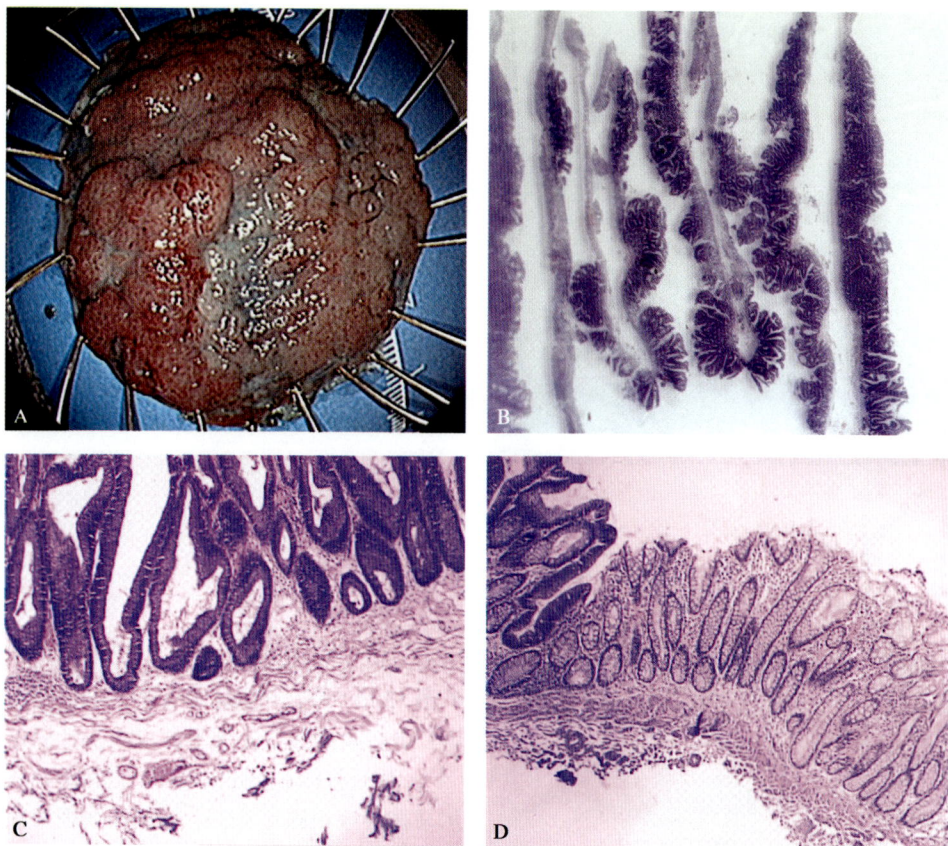

■ 图 12-4 ESD 切除标本病理学检查

临床诊断CD，病史15年，肠镜见直肠隆起性病灶，靛胭脂染色放大见 PitIV 型，NBI 放大观察见 CPII 型，行 ESD 切除（A），术后标本按 2 mm 厚度连续切片（B），病理学检查见异型增生病灶局限于黏膜层，黏膜下层及周边切缘未见异型增生（C、D）

次行结肠镜监测。

若切除病变的组织病理学检查显示病灶已发生癌变，而且癌变已累及黏膜下层中层甚至更深，则必须立即追加外科手术切除病变肠段。

3. 对于无法确定级别的平坦型异型增生，原则上定期监测。但也有学者认为应按高级别异型增生从严处理，因为 CD 患者肠道黏膜的异型增生通常是多发性的，而且一定会逐渐进展至肠癌。

（三）早期癌

对于 CD 已发生的癌变，若内镜下染色、放大及超声检查显示病灶局限于黏膜层，应考虑行 ESD 完整切除病灶，同时，还必须对整个切除病灶进行充分的组织病理学检查。

若上述 ESD 切除病灶的组织病理学结果显示癌变确实局限于黏膜层并已完全切除，则可以推迟结肠切除术。但是，此类患者应进行密切随访，最好在内镜治疗后的第一年的第 3、6、12 个月行结肠镜检查，以后每隔 1 年行结肠镜检查一次，连续 5 年，同时复查腹部 B 超以及肿瘤标志物。

若上述 ESD 切除病灶的组织病理学结果显示癌变已突破黏膜层，浸润黏膜下层，则应立即追加外科手术，切除适当长度的病变肠段。

也有部分学者认为，对于 CD 已发生的癌变，无论是否局限于黏膜内，均应行外科手术切除病变肠段。

（李明松　龚伟　张强）

主要参考文献

［1］Rahier J F，Ben-Horin S，Chowers Y，et al. European evidence-based consensus on the prevention，diagnosis and management of opportunistic infections in inflammatory bowel disease[J]. J Crohns Colitis，2009，3（2）：47–91.

［2］Magro F，Langner C，Driessen A，et al. European consensus on the histopathology of inflammatory bowel disease[J]. J Crohns Colitis，2013，7（10）：827–851.

［3］Annese V，Daperno M，Rutter M D，et al. European evidence based consensus for endoscopy in inflammatory bowel disease[J]. J Crohns Colitis，2013，7（12）：982–1018.

［4］Panes J，Bouhnik Y，Reinisch W，et al. Imaging techniques for assessment of inflammatory bowel disease：joint ECCO and ESGAR evidence-based consensus guidelines[J]. J Crohns Colitis，2013，7（7）：556–585.

第十三章

外 科 治 疗

CD 的治疗以药物治疗为主，但是，绝大多数 CD 患者随着疾病的不断进展，最终会出现消化道结构和功能破坏，不得不接受手术治疗。所以，手术是 CD 治疗的重要内容之一。手术切除无法根治 CD，绝大多数患者随着手术后时间的延长，无论是否使用药物或选择哪种药物维持缓解，都无法杜绝复发，因此，手术的目的主要是缓解临床症状，包括控制感染、解除梗阻、消除肠瘘、缓解消化道症状，从而改善营养状况，提高患者生活质量。CD 病理特点是节段性跳跃性病变，没有必要把术中见到的所有病灶一并切除，否则极易迅速发展为短肠综合征。手术目的只是解决造成临床症状的病灶。比如对于尚无临床症状的肠道狭窄，只要能够确保术后短期不至于再手术，可以不予处理，待术后通过药物控制其发展；如果病灶部位在内镜可及的范围内，也可以在出现梗阻症状时通过内镜扩张缓解症状；多发狭窄也可以在术中进行狭窄成形手术。

CD 手术不是一劳永逸，许多患者随着病程的延长需要反复手术，手术方案必须考虑到 CD 复发的再处理。太复杂的多脏器切除和重建手术一旦遭遇术后复发，再手术将面临巨大困难。因此，CD 手术越简单越好，只要能够达到解除临床症状的目的即可，尤其是在患者全身状况不允许，合并手术风险因素时，追求手术完美往往导致手术并发症。CD 的外科治疗充满手术风险，对于合并手术风险因素的患者，手术前应尽可能进行充分的术前准备，力争在消除风险因素的前提下进行手术，以争取最高的手术成功率和最低的并发症可能性。必须进行急诊手术时，应遵循损伤控制外科的原则，以最小的风险换取最大的收益。

第一节　CD 的围手术期处理

一、围手术期营养治疗

CD 目前已成为消化系统常见病和多发病，常并发感染，不但有营养物质的消化和吸收障碍，而且常处于高分解代谢状态，所以 CD 患者营养不良的患病率很高。统计显示，外科住院 CD 患者营养不良比例高达 86.7%。其表现形式多种多样，以蛋白质能量型营养不良多见，表现为消瘦和体重下降，后期也可呈现为混合型营养不良。

有手术指征的 CD 患者合并有营养不良或伴有营养风险时，无急诊手术指征者建议首先纠正营养不良，营养状况改善后再手术，以降低手术风险。围手术期营养治疗诱导 CD 缓解后手术有助于降低术后复发率。营养治疗相关内容见内科治疗章节。

二、围手术期激素的使用

GCS 是治疗 CD 的主要手段之一，通过局部、口服或静脉注射激素，能迅速地改善中到重度 CD 症状，但激素治疗不能促进内镜下黏膜愈合。

激素对复杂 CD 如伴有狭窄和穿透性病变的 CD 疗效不佳，对于合并有瘘管或腹腔感染的 CD，使用激素反而增加手术率和严重并发症的发生概率。除传统的全身性激素外，局部作用的激素如布地奈德也用于 CD 的治疗，虽然其不良反应较轻，但也增加手术风险，摆脱激素是手术前需要重点考虑的问题，也是手术治疗 CD 的重要目标之一。

大量临床研究证实，术前使用激素、腹腔脓肿、肠瘘和营养不良是 CD 患者术后出现并发症的危险因素。因此，临床医师必须清楚地认识激素的合理剂量和不良反应，在达到临床效果的同时要适时地撤除激素，拖延激素使用时间只能掩盖临床症状，增加手术风险。

根据 ECCO 的共识意见，术前使用 20 mg 以上的泼尼松超过 6 周是手术后并发症的独立危险因素。因此，既要充分利用激素诱导 CD 缓解的优势，同时在激素诱导缓解后即应开始维持用药，症状缓解后逐步撤除激素并进行维持治疗，不能姑息激素依赖，否则只能给外科治疗增加风险。比如，活动性 CD 导致完全性肠梗阻时，如果急诊手术，由于一期肠切除吻合风险较大，术后并发症发生率较高，此时可以给予激素诱导缓解，梗阻症状缓解后，可给予肠内营养治疗，同时逐步撤除激素。不能因为激素治疗有效而延长激素的使用时间，而应通过肠内营养支持的方法积极为手术治疗做准备，将急诊手术转变为择期手术，降低手术风险。

三、围手术期抗生素的使用

肠道菌群紊乱是 CD 发病机制中的重要因素。

结核分枝杆菌、假单胞菌、大肠埃希菌等均被报道与 CD 密切相关。CD 的好发部位为末端回肠、回盲部和近端结肠，是肠道菌群最多的部位；行肠造口术的患者，病变部位粪便得到转流，术后复发概率降低；在无菌动物体内构建 CD 模型失败等证据均提示肠道菌群在 CD 的发生发展过程中起着重要的作用。通过减少肠腔内的细菌、减少肠腔内的有害菌属、减少细菌移位、促进益生菌的生长改善疼痛和腹泻等症状，达到治疗 CD 的目的。

虽然目前尚缺少特异性的靶病原体，但临床已广泛采用甲硝唑和环丙沙星治疗 CD，二者对肠杆菌属和肠道厌氧菌均具有很强的抗菌作用，临床研究表明其对肛周 CD 合并感染、结肠型或回结肠型的活动期 CD 均具有较好的治疗效果。

甲硝唑是一种硝基咪唑类抗生素，对革兰阳性、阴性杆菌和厌氧菌均有强大的杀菌作用。常见的不良反应包括金属口味、舌苔厚、恶心呕吐、腹部痉挛等，这些症状常随着药物治疗剂量的减少或者停用而消退。周围神经炎是甲硝唑的另一常见不良反应，可表现为感觉异常或亚临床的延迟性神经传导。首次出现该症状后停用甲硝唑病变通常可逆，如继续使用可导致病变不可逆。

环丙沙星是一种氟喹诺酮类抗生素，能杀灭肠道革兰氏阴性和需氧革兰阳性菌，耐受较甲硝唑好。但仍可出现一些常见的不良反应如恶心呕吐、腹痛腹泻、头晕焦虑等症状。由于 CD 的治疗是长期过程，这些不良反应和耐药、肠道菌群紊乱及条件致病菌感染等一定程度上限制了其使用。

临床研究证实甲硝唑诱导 CD 缓解的作用较对照组并无明显区别，对完全小肠病变的 CD 无明显效果，但能够显著减轻患者症状。环丙沙星诱导缓解的效果和甲硝唑相似，使用 6 周后的有效率为 40%~50%。一项临床研究将环丙沙星和甲硝唑联用，和激素比较诱导缓解的效果，有效率为 46%，低于激素的 63%。

因此，根据 ECCO 的共识意见，目前仅推荐在合并感染性并发症、肠道细菌过度滋生或肛周疾病时使用抗生素。当活动性 CD 伴发脓肿时，共识意见推荐穿刺引流脓肿的同时使用抗生素治疗；当脓肿没有局限或仅为蜂窝织炎时，可使用抗生素治疗促使感染局限；如脓肿合并梗阻症状，可采用上述治疗，待病情稳定后择期手术。

抗生素治疗 CD 的另一适应证是肛周疾病。

由于 CD 常伴有肛周疾病，单一手术治疗效果不佳，因此常须积极给予药物治疗。临床研究证实，甲硝唑和环丙沙星能有效改善肛周瘘管的症状；对于难治性的复杂肛瘘，抗生素与生物制剂联用治疗效果更好。缺点是长期服药并发的不良反应，且停药后极易复发，抗生素能否促进瘘管愈合尚有争论。除口服用药外，外用 10% 甲硝唑软膏治疗肛周 CD，患者肛周流脓和疼痛症状明显好转，且不良反应较少，有良好的耐受性，可作为 CD 肛周流脓和疼痛的辅助治疗手段。

最近关于肛周 CD 的临床治疗共识推荐抗 TNF 抗体为治疗肛周 CD 的一线药物，可联合抗生素和 / 或 AZA 使用。

利福昔明是一种非氨基糖甙类肠道抗生素，与其他抗生素相比，口服不易被肠道吸收，可用于肠道局部感染。该药与其他药物几乎不发生相互作用，因而其耐药率低，不易导致全身不良反应。体外实验表明，利福昔明能够增加结肠中双歧杆菌和奇异杆菌菌属的数量，增加短链脂肪酸的含量，但并不引起肠道菌群紊乱。临床试验表明，402 例患者分别接受利福昔明 400 mg、800 mg、1 200 mg，2 次 /d 治疗 12 周，结果显示，800 mg 剂量组 CD 患者缓解率为 62%（61/98），安慰剂组为 43%（43/101）（P=0.005）。400 mg 剂量组与 1 200 mg 剂量组患者 CD 缓解率分别为 54%（56/104）、47%（47/99），与安慰剂组相比无明显差异。1 200 mg 剂量组不良反应明显高于其他组（16%），但仍较其他抗生素低。上述试验结果显示，利福昔明 800 mg 每日 2 次治疗 12 周可诱导中度活动性 CD 缓解，且不良反应低。除灭菌作用外，利福昔明还能够抑制细菌与肠黏膜黏附，减少炎症因子的释放，这也就解释了利福昔明对回结肠型的 CD 以及 CRP 或其他一些炎性指标较高患者疗效好的原因。因此，利福昔明被认为对中重度的 CD 具有诱导缓解的作用，12 周被认为是标准的疗程；也有临床研究证实其能改善激素抵抗或依赖的 CD 患者症状，被推荐用于对甲硝唑耐药患者的治疗。但其对菌群的影响如何使得患者症状缓解、更长时间的用药是否会带来耐药性等问题尚有待进一步的研究证实。

综合国内外关于 CD 治疗的指南，在合并感染和并发肛瘘的情况下推荐使用抗生素，但并不能用于术后的维持治疗。由于 CD 的病因尚在进一步的研究证实中，关于抗生素使用的最佳剂量、维持时间、是否和其他药物联用、不良反应和耐药性等相关问题，尚需进一步探讨和大样本的临床研究证实。

四、术前其他药物对手术的影响

由于 CD 患者病史较长，大部分患者在行手术治疗前均有内科药物治疗的病史。各类药物对手术的影响决定了外科医师需要何时停药并如何取舍。

虽然有研究表明 AZA 等药物并不增加手术并发症，但既然患者已经出现外科并发症，足以证明这些药物已经无效或疗效不足。继续使用只会保留其不良反应，因而应该停用。

长期使用 GCS 的患者，如果实施择期手术，应将激素逐步减量直至停药，然后再手术。但停药多长时间再手术才能避免其对手术造成不良影响尚无结论。

根据 ECCO 的共识意见，术前使用中等及以上剂量（甲强龙大于或等于20 mg）激素超过 2 月，手术并发症的风险便会明显增加。

如果是急诊手术，临时停用激素不但无法回避其对手术的不利影响，而且可能诱发术后的肾上腺危象。因此，不必停用，甚至术中和术后还得根据情况临时补充激素。

如果术后出现不明原因的生命体征异常或电解质紊乱等症状，应考虑到肾上腺皮质功能不全的可能，并给予激素治疗。

目前对于 IFX 对 CD 术后并发症的影响尚有争议。一般认为，术前 1 月内使用生物制剂的 CD 患者，其术后早期并发症和感染并发症均比普通患者要高。因此，在有可能的条件下，要尽量在使用 IFX 1 月后再行手术治疗。如需急诊手术，则要遵循损伤控制性外科原则，缩小手术规模，术后还需认真排查感染的可能。

五、术后复发的预防

术后的维持缓解和预防复发是治疗 CD 的难题之一，由于 CD 不能通过外科手段治愈，大部分患者在肠切除术后的 12 月之内会发生吻合口近端的内镜下复发，其中相当一部分需要外科手段治疗。

CD 的术后临床复发定义为在完整地切除了病变肠管后再次出现肠道病变，复发可通过内镜、影像学和（或）外科手术检查等明确。

我国专家共识将术后复发定义为：手术切除后再次出现病理损害；将内镜下复发定义为：在手术完全切除明显病变部位后，通过内镜发现肠道的新病损，但患者无明显临床症状。

吻合口和回肠末段处内镜下复发评估通常采用 Rutgeerts 评分：0 级：没有病损；1 级：≤5 个阿弗他溃疡；2 级：>5 个阿弗他溃疡，在各个病损之间仍有正常黏膜或节段性大病损或病损局限于回肠 – 结肠吻合口处（＜1 cm）；3 级：弥漫性阿弗他回肠炎伴弥漫性黏膜炎症；4 级：弥漫性黏膜炎症并大溃疡、结节和（或）狭窄；充血和水肿不能单独作为术后复发的表现。临床复发定义为：在手术完全切除明显病变部位后，CD 症状复发伴内镜下复发。

CD 术后复发的机制尚不明确。菌群、肠道连续性和遗传因素等均可能在其中发挥重要作用。行回肠造口术转流粪便后能有效地治疗 CD 结肠炎，同时降低小肠 CD 概率。既往有报道在回结肠吻合口近端行回肠造口转流后 6 个月，内镜以及组织学检查吻合口无复发，而未行转流患者复发率高达 71%，回肠造口还纳 6 个月后几乎所有患者均出现内镜下或者病理学的复发。还有研究报道称行回盲部切除、回结肠吻合术后，吻合口近端肠腔内细菌定植数目增多，而行回肠造口术后则无此改变。

由于外科手术的目的仅是解除 CD 并发症，对疾病进程等无根本影响，因此，包括环境、生活习惯、吸烟、肠道菌群、基因易感性在内的 CD 发病因素均能影响术后复发。

目前能确定的是纤维化狭窄型、非吸烟患者、行首次肠切除的患者复发率较低，而穿透型、吸烟患者和行多次肠切除术且术前病程较短的患者术后复发率高。其他如发病的年龄、家族病史、肠吻合部位和吻合方式、病变范围（>100 cm）、手术时的炎症指标和营养状况、吻合方式等均是影响复发的因素。

评价术后复发的标准较多，临床常使用的 CDAI 因患者主观感受较多，并不可靠。内镜下评分由于其成熟的评分标准，目前是主要的检查手段。内镜下复发往往较临床症状提前出现，且内镜下复发者预后较差。但由于内镜检查有创且伴有一定的风险，目前有肠道超声、CT 或 MR 肠道成像等检查手段评价术后复发。也有使用胶囊内镜评价术后复发，但由于可能有滞留风险，其价值尚待进一步的临床研究证实。

目前关于 CD 术后复发的预防和治疗尚无标准化的指南。

除术前营养治疗、围手术期对症治疗之外，应根据患者的具体病变部位和行为选择个体化的手术方案，必须要戒烟，加强营养治疗。

术前用于治疗 CD 的药物在术后均可用于预防复发，但效果存在差异。临床研究证实美沙拉嗪对预防术后复发有一定的效果。咪唑类抗生素等因长期服用耐受不佳，限制了其在临床的使用。嘌呤类药物的疗效要优于美沙拉嗪，但因其不良反应，需在定期监测下使用。生物制剂中的抗 TNF-α 抗体是目前所有药物中预防 CD 术后复发疗效较确切的，但是在术后立即使用，还是当内镜下出现复发即刻使用尚无定论。

目前就 CD 患者术后是否均要常规予预防复发药物治疗、用什么药物、何时开始使用、使用多长时间等问题尚无普遍共识。

我国的专家共识认为：①对有术后早期复发高危因素（如吸烟、多次手术史、穿透性病变、伴有肛周疾病）的患者宜尽早（术后 2 周）予积极干预；②术后半年、1 年以及之后定期行结肠镜复查，根据内镜复发与否及其程度给予或调整药物治疗。

在 CD 术后复发的预防中，提高患者的依从性和随访非常重要。定期定量地坚持服药、行全肠内营养治疗维持 CD 缓解、定期复查等均需要患者有较高的依从性。既往研究表明 CD 患者受教育和配合治疗的程度对 CD 治疗预后至关重要。尤其是术后预防复发的药物如 AZA 等，即使正规服药，有效率仍有差异。所以及早发现、尽快干预就显得尤为重要。

临床工作中，大多数的 CD 患者都愿意和主管医师交流，医师在治疗方案改变时也需及时与患者沟通。如果医师不能让患者主动配合，即使是最先进的药物也不能达到预防复发的效果。

根据笔者的经验，临床医师加强和患者的沟通，术前术后向患者以及家属交代病情及预后，专门临床随访人员负责和设立随访数据库，建立患者联系群或论坛等能够很好地增加患者对疾病的认识程度，提高患者的依从性，降低术后复发概率。

第二节　手术治疗

CD 的主要治疗方式为内科的药物治疗，但药物治疗不能代替外科治疗。

由于慢性炎症的反复发作，可能导致肠梗阻、内 / 外瘘、穿孔或癌变以及 GCS 依赖或治疗无效等原因，绝大多数患者最终仍需接受手术治疗，外科手术是 CD 不可缺少的治疗手段之一。有研究表明，CD 患者 1 年、5 年、10 年和 30 年累计手术率分别为 16.6％、35.4％、53％和 94.5％。因此，对于药物治疗无效、又有手术指征的患者来说，推迟手术只能延缓康复，增加并发症。

通过外科干预，常可缓解症状、改善病情、提高患者的生活质量，但术后较高的复发率及再手术率也不容忽视。因此，如果不得不在时机不成熟时勉强手术，应遵循损伤控制理念，避免实施创伤较大的手术，以减少手术并发症的发生，手术方式除应考虑手术的安全性外，还应考虑术后复发的预防。

一、手术治疗时机的选择

在临床工作中，医师和患者往往在药物治疗失败甚至出现生命危险时才考虑手术治疗，但此时无论从患者的全身状况、用药史还是病情程度而言，均不是最理想的手术时机，这是妨碍外科医师决定手术的最大障碍，亦是患者出现手术并发症的主要原因。因此，正确判断患者病情所处的阶段，做出恰当及时的判断，准确掌握手术时机，是治疗 CD 的关键。

（一）活动期和缓解期

根据 CD 患者的 CDAI 以及炎症指标如 CRP、ESR 等可将疾病分为活动期和缓解期。

由于 CRP 的半衰期较短仅为 19 h，因此可以作为评价炎症活动程度的较为精准的指标。

相对于 CRP，ESR 的灵敏度较低，对结肠疾病的活动程度较回肠疾病要灵敏。

此外，血清中的 PCT 等也可用来评价疾病活动程度；粪便中的 CP 也能精确地反映肠道炎症程度，其鉴别 IBS 的准确率可高达 85%～90%。

术前肠镜检查、CT 或 MR 肠道成像等均有助于判断病变活动程度。

由于"CD 是急性发作与缓解间隙交替的慢性炎症性疾病，在发作期行手术，创伤可促进炎症加剧，可能增加并发症发生率"，CD 的手术难点不在于手术操作技术，而是如何以最小的风险和最大的把握达到缓解症状的外科治疗目的。因此，外科治疗 CD 需要以损伤控制外科理念为指导，以避免激活或者放大 CD 的炎性反应为底线，以"扑灭"活动性 CD 的"火种"为上策，最终目标是在解除 CD 临床症状的同时减少术后并发症的风险。

根据笔者的经验，术前疾病处于活动状态显著增加术后并发症的发生率、延长术后住院时间、增加患者经济负担；且术前处于活动期的患者术后早期（1 年）内镜下复发率显著高于处于缓解期者。疾病的活动程度是术后早期复发的预测指标之一。通过全肠内营养等手段诱导 CD 患者疾病缓解，能有效减少术后并发症的发生率，提高患者的生活质量。因此，外科医师术前需对患者疾病活动程度作出准确判断，将损伤控制理念贯穿于治疗的始终，尽量避免在活动期行手术治疗。

（二）营养不良

CD 病程对营养状况的影响包括：①腹痛、腹胀和腹泻等胃肠道症状造成营养摄入不足；②反复发热、感染、消化道炎症和手术创伤等原因导致的营养消耗和丢失增加；③某些治疗药物不但导致食欲下降，而且影响蛋白质合成，加剧分解代谢（如 GCS 的使用等）；④反复禁食或患者对进食的恐惧导致营养摄入量明显减少。据统计，CD 患者术前营养不良的发生率高达86.7%。营养不良不但影响手术患者创口的愈合，增加切口裂开、切口疝和吻合口瘘的发生率，而且显著降低患者的器官功能储备，增加手术并发症的发生率和死亡率。

营养不良患者骨骼肌减少，术后卧床时间延长，咳痰无力，低蛋白血症导致患者免疫功能下降，因此，肺部和其他部位感染的可能性大大增加。

如果术前曾使用 GCS 或免疫抑制剂，感染性并发症发生的可能性还会进一步上升。

术前已有腹腔感染者术后感染很难局限，容易形成腹腔残余感染迁延，进入营养不良 – 感染 – 营养不良的恶性循环。术后感染和全身炎性反应的存在显著提高了机体的炎性介质和细胞因子水平，不但加重营养的消耗，且可能与 CD 术后复发有密切关系。

我们的研究表明，采用营养治疗或分期手术的方法使疾病活动程度降低后，术后维持缓解的时间明显长于急诊手术或一期手术患者。

（三）激素和免疫抑制剂的使用

激素目前仍是诱导活动期 CD 缓解的主要手段之一，但同时也是手术并发症的高危因素。在给 CD 患者使用激素之前，必须明确几点：一是患者的症状是否是由于炎症引起，在此之前患者有无使用过激素并且应答反应如何；二是患者有无激素能够加重的并发症如肠瘘、脓肿等。有研究表明，使用激素能延缓肠道瘘口的自愈；三是在使用激素诱导缓解的同时即应考虑并提前开始维持用药，症状缓解后应立即逐步撤除激素，开始维持治疗。对无法摆脱激素的患者，应考虑激素依赖或存在手术适应证，尽快采用生物制剂或使用外科手段控制症状，不能姑息激素依赖，或者误将外科适应证当做使用激素的理由，否则只能给外科治疗增加风险。

抗 TNF 单克隆抗体如 IFX 等生物制剂的出现使医患双方均对其寄予厚望。尽管有研究表明使用 IFX 等生物制剂能够促进黏膜愈合，缩短住院时间和减少 CD 患者的手术率，但大规模的人口研究却表示该类生物制剂对最终手术率的影响并不显著。事实上，多数 CD 外科并发症最终仍需手术解决，不恰当地使用生物制剂非但不能避免手术，而且可能导致感染播散、增加手术风险。对于有手术适应证的 CD 患者，及时进行手术治疗而不是给予无效的药物治疗，能减少免疫抑制剂的使用率，并推迟术后复发的时间。考虑到生物制剂对患者免疫功能的影响，一般主张在手术的后 1 个月内避免使用。

（四）腹腔感染

CD 患者常合并腹腔感染，并因感染而需接受外科治疗。

腹腔感染分为自发性的腹腔脓肿和手术后的腹腔脓肿。腹腔脓肿形成的机制，包括肠道透壁性炎症形成的瘘管或者肠腔内的细菌通过肠壁穿透至肠壁外、病变肠管处的细菌通过血流或淋巴转移至邻近组织、手术时腹膜组织受到污染。CD 患者自发性的穿孔常出现在末端回肠部位，约 80% 的脓肿混合有厌氧菌和需氧菌。需重视的是，使用免疫抑制剂、营养不良和长期反复使用抗生素的患者也经常出现真菌性的脓肿。

围手术期使用激素治疗是 CD 患者行肠切除术后发生腹腔感染的高危因素，而感染本身也是手术并发症的危险因素。因此，在合并感染的情况下不宜行确定性手术治疗，而应先处理感染，待感染消退后再进行确定性手术。

处理 CD 并发的腹腔感染不能仅依赖抗菌药物，而应积极采取外科手段进行充分引流。不进行充分的外科引流而长期不适当地使用抗菌药物，不仅不能控制腹腔感染，而且容易导致条件致病菌和真菌感染。

目前，CD 合并直径 >3 cm 的腹腔脓肿首选治疗方法是经皮穿刺脓肿引流（percutaneous abscess drainage，PAD），同时给予针对性的抗生素治疗；在穿刺后的 3~5 d 内若症状无缓解则需复查影像学检查，若腹腔脓肿无消退则需考虑行外科手术引流（surgical drainage，SD）。

Gutierrez 等比较了 62 例 CD 患者共 66 次腹腔脓肿的引流效果，其中 29 次行 PAD，37 次采用 SD，结果显示 PAD 组在腹腔脓肿消退后仅 9 次需行手术切除原发病灶，其手术率与 SD 组无明显差异。此外还有研究表明，PAD 组脓肿复发率和确定性手术率与 SD 组相比无明显差异，但 PAD 组并发症发生率明显低于 SD 组，且接受确定性手术时需行肠造口的比例亦明显下降。

二、手术适应证

根据中华医学会消化病学分会 IBD 学组 2012 年制定的《IBD 诊断与治疗的共识意见》，CD 外科治疗的手术适应证包括急性并发症、慢性并发症和药物治疗失败。急性并发症包括肠梗阻、急性穿孔、内科治疗无效的大出血。慢性并发症包括腹腔脓肿、瘘管形成、肠外表现和癌变等。药物治疗失败包括激素在内治疗无效的重度 CD 和内科治疗疗效不佳和（或）药物不良反应已严重影响生存者。

在临床工作中，CD 外科治疗适应证的选择是个相对复杂的问题，常需要外科医师、内科医师和患者及家属进行充分的沟通，不能完全照搬教条。某些适应证相对容易掌握，内、外科和患者容易达成一致，如肠穿孔和消化道大出血；但有些外科认为需要手术才能解决的问题，内科却认为能通过药物解决。比如治疗难以控制的 CD，某些水平较高的内科专家可能通过非常规的药物使病情达到缓解；而有些难治性 CD，比如需要反复大剂量 GCS 或免疫抑制剂冲击治疗、长期依靠 GCS 才能暂时控制症状者，往往合并肠道瘢痕狭窄、内瘘、巨大或穿透性的溃疡等，这些情况其实早已是手术适应证，但由于内科医师对手术适应证不够了解，患者不得不长期使用激素，造成全身状况极度低下，手术风险大大增加甚至丧失手术时机。

为避免以上情况的发生，临床医师应充分了解药物治疗和手术适应证，采取内外科协作的方式，并加强与患者和家属的沟通，以免其对治疗的期望值过高。由于 CD 是终生疾病，无法通过手术得到治愈，外科治疗的目的是解除症状、预防复发，手术目的主要是解除梗阻或肠内、外瘘等并发症，使症状缓解，再通过药物进行维持治疗。

因此，CD 手术的难点不在于手术操作技术，而是如何以最小的风险和最大的把握达到缓解症状的外科治疗目的，手术方式应尽可能保守，最终目标是在解除 CD 临床症状的同时减少术后并发症的风险。

（一）出血

CD 患者的消化道出血分为隐匿性出血和大出血，据报道 CD 引起致命的消化道出血发病率从 0.9% ~ 2.5% 不等。治疗 CD 的消化道出血和其他一样，首要的是确定出血部位，判断是上消化道出血还是下消化道出血，上消化道出血常需要和与 CD 无关的消化性溃疡出血相鉴别。放置胃管根据胃管引流液是否含有血性液体能够判断出血部位和出血量。呕血或胃管吸出血性或咖啡样物表明出血部位在 Treitz 韧带以上；胃管吸出清亮胃液表明胃无出血，但不能排除十二指肠出血的可能；如果胃管引出不含血的清亮胆汁，则可以肯定出血点在十二指肠以下。但是，必须牢记确定上消化道出血最有效、最可靠的方法是胃镜检查，必要时应行急诊胃镜检查。胃镜检查不仅能确诊上消化道出血，而且能够及时、妥当地进行有效的治疗。

下消化道出血的 CD，首选检查手段是结肠镜，其阳性率可达 76%。内镜对局灶性出血的止血效果良好，可以通过注射药物、电凝、机械（如金属夹或套扎）、氩气电凝或激光烧灼等方法止血。对伴有严重结肠炎的 CD 患者使用结肠镜检查需慎重，由于出血量较大或无法行有效的肠道准备常不能得到清晰的视野，并且有导致结肠穿孔的风险。对血流动力学不稳定或怀疑小肠活动性出血的患者应立即行肠系膜血管造影，定位出血部位，可以通过 DSA 超选血管栓塞阻止活动性出血，但应注意避免肠缺血，尤其是血供较差的左半结肠。对于弥漫性出血或多发出血灶，如果无法通过栓塞或手术切除止血，也可以经导管注射缩血管剂（如血管加压素），其止血成功率可达 50%。若上述方法仍不能有效缓解出血，也可留置导管，便于行术中造影明确出血部位，避免盲目切除过多的肠管。

患者血流动力学不稳定、经积极输血、保守治疗和上述措施仍无缓解者应急诊手术。通过术中探查肠管，病变最重的肠段常常是出血部位，准确率几乎 100%。极少部分隐匿性出血无法确定病变部位时，可借助术前钛夹标记、术中肠镜、DSA 检查等手段明确具体出血部位后，行确定性的肠管切除术，并根据患者的一般状况判断是否行肠吻合或肠造口术。对于伴有重度结肠炎且出血的 CD 患者，应切除病变段结肠，近端肠管造口。

（二）穿孔

CD 患者发生小肠游离穿孔并不常见，通常发生在狭窄部位或狭窄近端，术中应根据情况切除穿孔处肠管。对于治疗不及时、营养不良、同时患多种疾病或有全身性感染的患者，应避免行一期吻合术，推荐切除病变肠管，行近端回肠造口术。行单纯修补术和造口术的术后死亡率分别为 41% 和 4%。自发性的结肠穿孔同样少见，重度结肠炎、长期使用激素、行结肠镜检查等为大部分 CD 患者发生结肠穿孔的原因，推荐的手术方式为结肠次全切除术。

（三）肠梗阻

CD 合并肠梗阻多为慢性或不全性，通过非手术治疗措施（如纠正低蛋白血症和水电解质紊乱、肠外营养治疗、小肠置管减压、使用生长抑素和 GCS 等）能使大部分患者梗阻症状得到缓解。虽然多数患者最终仍需要手术治疗，但需要急诊手术的可能性很小。

肠梗阻缓解后，应尽快将营养治疗模式从肠外途径转为肠内途径，营养状况改善后择期行一期确定性手术。同时，CD肠吻合方式应采用侧侧吻合，其吻合口宽大，能够延缓术后吻合口复发后造成的再次梗阻；并且侧侧吻合时吻合口血供优于端端吻合。

吻合材料可采用吻合器或吻合环，也可以采用可吸收缝线，但不宜采用丝线缝合。

多发肠狭窄患者如果狭窄分布广，可只处理造成梗阻的部分肠段，未梗阻的部位可不予处理，术后通过药物治疗维持缓解。

对肠管局部的瘢痕狭窄，如果不适合做病变肠段切除，可做狭窄成形术，其适应证为小肠广泛多处狭窄、既往广泛小肠切除（>100 cm）、短肠综合征、十二指肠狭窄、术后近期复发伴肠梗阻。

（四）重度结肠炎

重度结肠炎在结肠型CD中的发病率为4%~6%，可导致中毒性巨结肠，有较高的致死率。诊断标准为出现疾病危象：每天至少六次脓血便、全身炎症反应、贫血（<105 g/L）、ESR上升（>30 mm/h）、发热（>37.8℃）或心动过速（>90次/分）。这样的评价标准相对客观，有助于与那些因使用大剂量激素、免疫抑制剂或生物制剂而症状和体征不明显的患者相鉴别。重度结肠炎患者治疗的首要步骤是通过静脉补液、纠正水电解质平衡和输血等手段维持内稳态。

对于疑似重度结肠炎的CD患者，药物治疗首先是激素、免疫抑制剂和生物制剂，广谱抗生素用于减少继发于透壁炎症或微小穿孔导致脓毒症的可能性。抗胆碱能、止泻药物和麻醉药物能够影响结肠动力，加重或掩盖症状，应避免使用。

药物治疗后应密切观察生命体征的变化，充分有效的复苏治疗之后，游离穿孔、持续的结肠扩张、大量出血、腹膜炎和脓毒性休克等症状是急诊手术指征；在没有以上症状的情况下，需要行粪常规检查和培养，排除肠道菌群紊乱或难辨梭菌等致病菌感染的可能性。

在内科干预后的24~72 h内，若症状无明显改善甚至加重，则应考虑手术治疗。在发生穿孔或者脓毒症之前行有效的手术治疗，能有效降低多器官功能衰竭发生的概率，降低术后死亡率。外科医师需要对病情进行精准的判断，并及时和患者及家属沟通，交代药物治疗和手术干预的风险和并发症，以及术中行肠造口的可能性，让患者和家属对病情有清楚的认识，降低期望值，是确保手术成功的必要条件。

外科治疗重度或暴发性 CD 结肠炎最常采用的方式是结肠次全切除、末端回肠造口术。该术式的难点是结肠残端的处理。残端通常使用手工或者吻合器关闭后留置于盆腔内，但术后残端出血和残端瘘的发生率较高，常导致盆腔脓肿等并发症，治疗难度较大。

目前有研究者推荐手术时将结肠残端在长度足够并且无张力的情况下包埋于皮下脂肪内，这样若术后出现残端瘘，打开皮肤就会形成皮肤肠管瘘，避免了发生盆腔脓肿等后果；在腹壁较薄弱不适合将残端缝合于皮下组织的情况下，也可直接行结肠双腔造口术。术后恢复良好的患者在 6 月后排除了黏膜病变、肛周病变，在营养状况良好的条件下可行回结肠吻合术。

由于全结直肠切除、回肠造口术的创伤较大，术后出现盆腔出血、神经损伤等并发症和死亡率的风险较高，目前较少使用。但对于那些直肠出血、直肠穿孔且一般状况良好能耐受手术的患者，在充分沟通的前提下，行全结肠切除、永久性末端回肠造口术也是选择之一。

（五）CD 并发腹腔脓肿的治疗

腹腔脓肿常发生于病史长、活动度高的 CD 患者，是术后并发症和术后复发的危险因素。腹腔脓肿的特征是腹部炎性包块，常起源于肠壁的微穿孔，并逐渐被周围组织包裹所致。包块内可能是脓液或蜂窝织炎，或二者皆有。

腹腔脓肿大多发生于回盲部，并累及无病变的肠管，40%会合并瘘管，超过 1/4 的回盲部 CD 因此需要手术治疗（图 13-1）。

初步治疗包括广谱抗生素（尤其是抗厌氧菌药物）、CT 或超声引导下脓肿穿刺引流，这些措施可以改善患者的临床症状。体检可触及炎性包块的时候，通常意味着药物治疗已不一定有效。大脓肿（＞5 cm）穿刺引流辅以抗生素治疗通常可以控制感染，较少导致肠外瘘；巨大肠袢间、肠系膜间或腹膜后脓肿也可通过经皮穿刺引流和抗生素而治愈。CT 或超声引导下的脓肿穿刺引流成功率近乎 100%，其中 50%的患者可避免短期内手术。

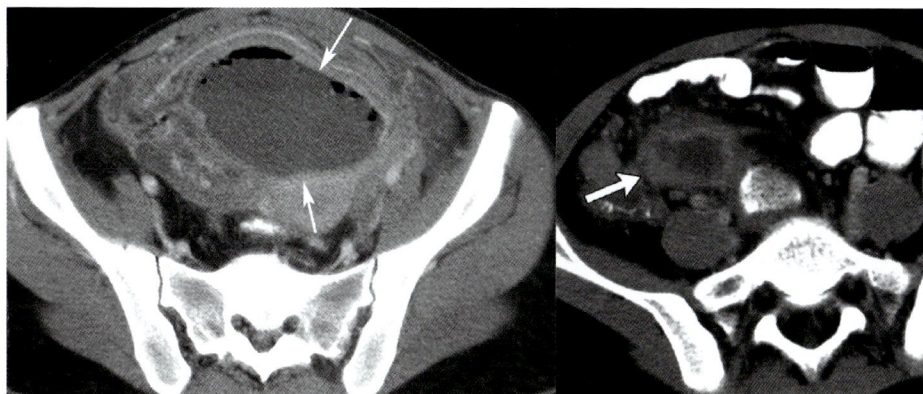

■ 图 13-1 腹腔脓肿
临床诊断CD，腹部CT见合并腹腔脓肿

　　虽然有报道称脓肿穿刺引流可明显改善病情，手术却是迟早的事，最终需要手术的患者可以在感染得到控制、机体状况更好的情况下行一期手术。如果穿刺引流不可行或不成功，引流之后感染无改善，则需要开腹手术，甚至进行急诊手术引流，并可能需要进行相应肠管切除。

　　手术也适用于多发脓肿影像学引导穿刺不可行的患者。手术治疗脓肿通常需要切除或外置病变肠管，被累及的非病变肠管也可能受损，广泛的肠损伤或切除增加了短肠综合征和肠外瘘的风险。

　　重视控制感染和CD活动程度，避免在急性期手术，重视围手术期营养治疗等措施可以在控制CD严重程度的同时改善营养状况，从而提高手术成功率，降低手术并发症。

　　活动性CD合并腹腔脓肿的治疗比较困难，临床医师需要在免疫抑制剂治疗的同时权衡其对腹腔感染的不利影响。大量研究证实，围手术期使用免疫抑制剂（类固醇、免疫调节剂、生物制剂）治疗增加了术后腹腔感染的风险，其中IFX的不良反应相对较小。

　　对于自发性脓肿的患者，穿刺引流后应尽快开始免疫抑制剂治疗，以控制肠道活动性炎症，促进脓肿消散，防止脓肿复发。

　　由于免疫抑制剂妨碍控制感染，使患者发生感染并发症的可能性增加。因此，对于术后腹腔脓肿的患者，不主张立即使用免疫抑制剂，而应在脓肿消失后使用。需要注意的是，合并腹腔或盆腔感染的患者在使用免疫抑制剂的同时，应给予抗生素治疗，以促进感染局限。

（六）CD 并发肠瘘的治疗

肠道炎症的发展可导致肠壁全层损伤，所产生的微小穿孔逐渐形成瘘管、脓肿和蜂窝织炎，穿透肠壁和周围组织甚至与另一器官相通。有研究显示，35%的 CD 患者会出现瘘管，20%合并肛周瘘管，5.0%～10.0%出现内瘘，1.6%～5.6%发生肠道膀胱瘘，这些瘘管通常形成于回肠（64.0%），结肠（21.0%）和直肠（8.0%），CD 肠切除术后的吻合口瘘和脓肿，60.0%伴随回肠乙状结肠瘘。

1. 肠外瘘

CD 并发肠外瘘常出现在腹部术后（＞85%），也有部分为自发性的肠外瘘（＜15%），瘘口大部分位于小肠、结肠、胃和十二指肠等部位，是较为严重的 CD 并发症。

肠外瘘常伴有腹腔感染、电解质紊乱、腹壁皮肤感染等严重并发症，病情复杂，治疗难度较大。据统计其病死率为 5%～29%，外科治疗后的病死率为 3%～3.5%。

对于手术后的肠瘘，往往伴有严重的腹腔感染，须遵循损伤控制外科的理念及时处理。术后肠瘘常发生于手术后的 3～10 d 内，其初发症状可为发热、心率增快、腹痛、腹肌紧张、肠管扩张并伴有血象改变，部分可经手术切口或引流管流出肠液。若高度怀疑有肠瘘，需及时行全腹部 CT 检查；为明确腹腔内脓腔或感染灶情况，必要时可行口服造影剂增强等检查。

腹腔内的感染或积聚的消化液可通过超声或 CT 定位的方法行穿刺引流；若距离手术切口较近，也可经原手术切口放置主动引流装置如黎氏双套管等行冲洗引流。

肠瘘除因腹腔感染、大量肠液丢失导致循环、内稳态紊乱等全身改变外，瘘口局部随着炎症、感染的发展而逐渐扩大，再随着感染、炎症得到控制与组织修复而又可逐渐缩小，在适合的条件下还可自行愈合。因此，经充分引流后的感染病灶可得到控制，经过 TPN 联合生长抑素减少消化液分泌，后逐渐过渡至 EN 治疗，部分患者可得到自愈。

感染灶得不到控制或不能进行穿刺引流的患者，在给予液体治疗、抗生素和必要的心肺复苏等支持后，应及时行手术治疗。此时，由于腹腔感染重，肠管常水肿并质脆，应采用大量温生理盐水冲洗腹腔，尽量寻找发生瘘的部位如吻合口或其他肠段，行瘘口外置肠造口术；在瘘口部位黏连无法分离的情况下，应遵循损伤控制外科的原则，于病变近端行单或双腔造口术转流肠液。术后进入损伤控制性复苏阶段，需行电解质监测、调节内稳态、纠正贫血等。

由于 CD 患者本身炎症反应较重，常伴有额外消耗和营养风险。因此，该阶段的营养治疗显得尤为重要，同时还需警惕再灌食综合征和过度喂养（overfeeding）的风险。

明确瘘管解剖部位对制定 EN 方案至关重要：低位肠外瘘可利用瘘以上肠管实施 EN；高位高流量（≥500 mL/24 h）肠外瘘可将收集的消化液输入瘘口以远的小肠，同时给予 EEN。

营养状况改善之后，可考虑行确定性手术。一般两次手术应间隔 3~6 月，此时腹腔炎症和肠管间黏连才能充分地消散。此外，疾病活动程度、腹腔炎症及黏连程度和腹壁完整性等因素也是选择手术时机的重要参考；术前应尽量注意瘘口和皮肤的保护，可以使用负压封闭引流技术（vaccum assisted closure，VAC）（图 13-2）减少腹腔内容物暴露和促进伤口生长。在排除了感染、远端肠管梗阻、CD 病变活动等禁忌证之后，可考虑二次手术恢复肠道连续性。

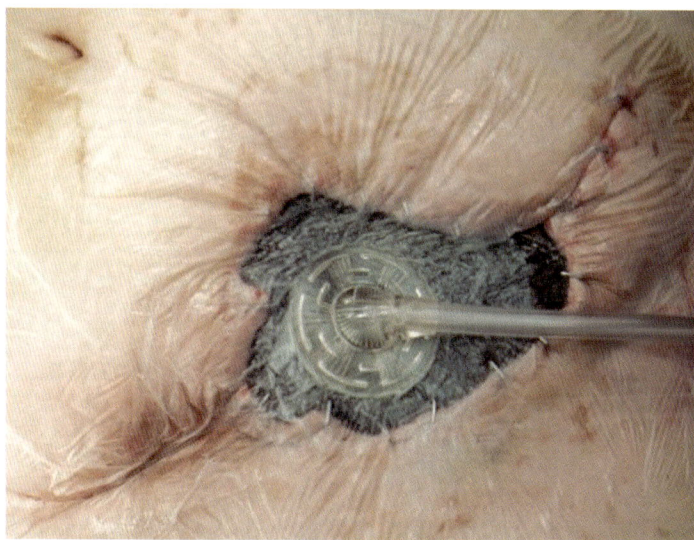

■ 图 13-2 负压辅助封闭引流术（VAC）

自发性的 CD 肠外瘘发病率较低（＜15%），多发生于末端回肠或回盲部，并且常合并有小肠、乙状结肠等处瘘管，行影像学检查明确病变部位十分重要。

脓肿穿刺引流或将被动引流改为主动引流、使用肠内营养或其他药物诱导缓解、待病情稳定后行确定性手术，是治疗的核心内容。

2. 肠内瘘

内瘘可合并有临床症状，如腹泻、发热、消瘦等，但其临床症状有时缺乏特异性，很难准确诊断。

对出现上述症状的患者，可根据不同部位内瘘表现出的不同特点，选择不同的检查手段进行证实，如全消化道钡餐，小肠气钡双重造影，钡灌肠，腹部 CT 或 CT 小肠造影，MR、小肠镜或结肠镜等。

MR 和 CT 小肠造影及成像在显示小肠病变如脓肿、瘘管时准确性较高；但在鉴别脓肿和扩张肠管方面，增强 CT 比 MR 更准确；而在显示肠壁和肠腔内的改变上，小肠 CT 造影更清晰，如发现肠壁增厚的不连续肠管间有瘘管形成可提示内瘘；MR 显示两段或多段不连续的炎性肠管，肠壁以某点为中心黏连纠集，状如星芒，称作星芒征，提示肠管间有内瘘（图 13-3）。

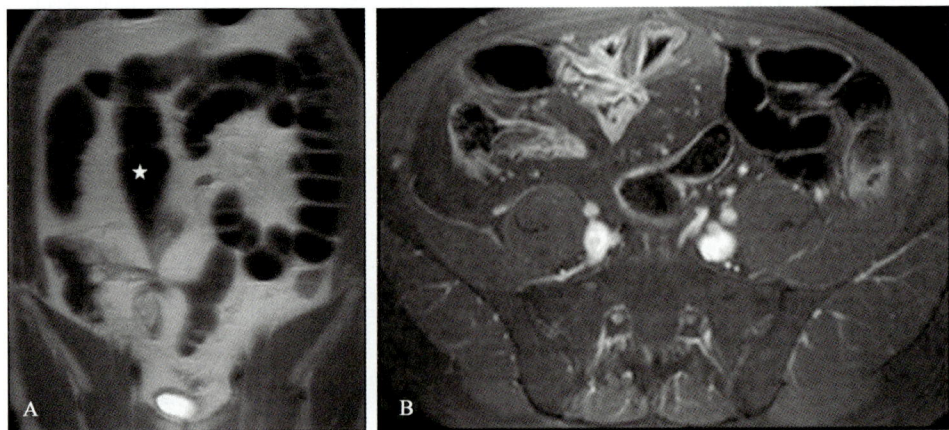

■ 图 13-3 小肠内瘘
临床诊断CD，MR见"星芒征"（A），提示有小肠内瘘（B）

腹部超声具有无辐射、无创伤的优点，在内瘘诊断方面具有一定的意义。内瘘在超声中表现为低回声管道，伴或不伴有高回声内容物，可见于肠管外（肠管系膜瘘或窦道），肠袢间，或肠管与膀胱间。但超声检查发现瘘道的假阳性率较高，不如 CT 可靠。

经鼻插管至十二指肠或小肠注入稀钡造影是十分准确的检查方法，能显示肠管扩张或狭窄，以及内瘘的存在。钡灌肠对了解结直肠与周围脏器之间存在的内瘘有一定的诊断价值，但由于内瘘往往较小，因此阳性率并不很高。口服钡剂小肠造影也是常用的检查手段，可以见到钡剂进入膀胱或结肠，或在尿中见到钡剂。膀胱镜检查不一定能够发现瘘管开口，但可见到膀胱受累部位黏膜充血肿胀，具有诊断意义。CT 或 MR 检查时可发现膀胱壁增厚毛糙，内有气体等表现。

手术是治疗内瘘最常用的方法，疗效肯定。

由于 CD 患者不仅存在需要外科解决的并发症，还存在由于长期消化吸收不良引起的营养不良和药物不良反应所造成的免疫功能和脏器功能异常。因此，应尽可能以最小的风险和最大的把握达到缓解症状的目的，在保证治疗效果的前提下，应尽可能选择微创治疗方法。对于全身状况较差或病情复杂的患者，在手术过程中应采取损伤控制外科（damage control surgery）原则，并可考虑多种治疗手段（手术治疗与药物治疗或营养治疗）联合应用。

最常用的手术方法是切除原发病灶包括瘘管在内的病变肠管，如果瘘口两侧肠管均有明显炎症或瘢痕，应同时切除，这种情况多见于小肠－小肠瘘。如果瘘口一侧炎症或溃疡明显，而另一侧为原发灶侵袭所致，本身病变轻微或无病变，则对无病变的一侧肠管或脏器可进行修补，不必切除，例如回肠－乙状结肠瘘或十二指肠－结肠瘘。对于回肠－乙状结肠瘘，原发灶多位于回肠，而乙状结肠瘘口多为继发，因此在处理时只切除病变的回肠，乙状结肠做修补，没有必要将回肠和乙状结肠两处病变肠管均进行切除吻合，只有在乙状结肠受累严重或受累肠段较长时才予以切除。对于回肠－直肠瘘或回肠－乙状结肠瘘的患者，如果结直肠局部炎症明显或周围有脓肿，在进行回肠病灶切除的同时应进行近端结肠转流性造口。胃结肠瘘和十二指肠－结肠瘘通常由横结肠 CD 或回－结肠吻合口 CD 复发所致，常用的手术方法为结肠或回结肠吻合口切除，受累胃可做楔形切除，也可将瘘口边缘修剪后做简单修补。十二指肠瘘常做单纯修补，如缺损较大，则需要行十二指肠空肠吻合术，或将十二指肠修补后插管造口，并做 Billroth II 式胃部分切除术，旷置十二指肠。为避免回－结肠吻合口溃疡复发累及胃或十二指肠，在做右半结肠切除时，回－结肠吻合口应尽量远离十二指肠。

以往对 CD 合并肠道膀胱瘘或肠道尿路瘘的患者多采用病变肠管切除和膀胱（尿路）破损修补，之后的研究发现，膀胱修补其实并不必要。因此，目前主张应遵守内瘘处理的一般原则，即"源器官切除、靶器官修补、吻合肠管、必要时加作近端改道手术"，对病变肠管做切除；如膀胱瘘口较小，破损膀胱可不做处理；如膀胱瘘口较大，局部感染较轻，可行一期修补，但不应将膀胱修补作为常规处理方法；如局部感染严重，可一期修补同时放置黎氏双套管冲洗引流。

无论是否行膀胱修补，均需留置导尿管至膀胱瘘症状消失且影像学证实瘘口闭合，留置导尿管平均时间 10 d，直到影像学检查证实膀胱瘘已愈合。如瘘管影响到膀胱三角区，或存在肠道输尿管瘘，术后可发生尿路梗阻，应放置输尿管导管。

根据笔者的经验，不伴有外科并发症的单纯性回肠－膀胱瘘可以通过抗生素、AZA、IFX 以及短期激素等诱导缓解，部分患者能够取得自愈；而伴有腹腔脓肿、出血、持续性尿道梗阻或感染、乙状结肠－膀胱瘘或回肠－乙状结肠膀胱瘘的患者则须行外科手术治疗（图 13-4）。

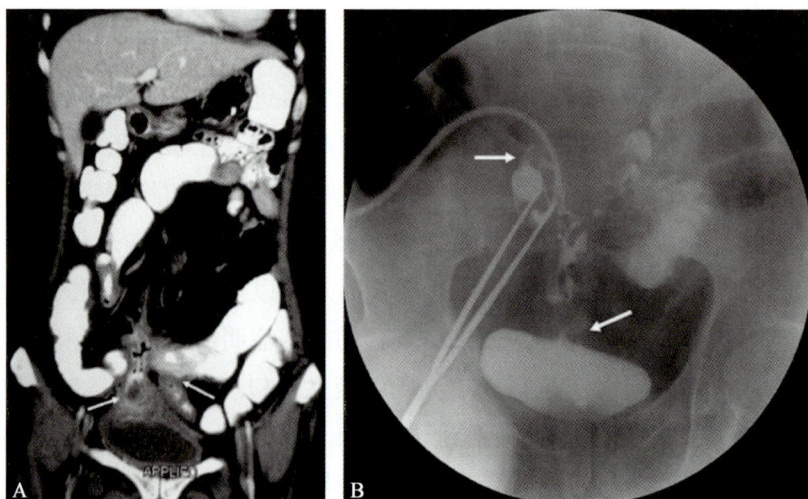

■ 图 13-4　肠－膀胱瘘
临床诊断 CD 合并肠－膀胱瘘，A. CT 图像；B. 窦道造影

直肠 – 阴道瘘手术方案的制订应遵循个体化的原则。手术方式取决于瘘管与肛门括约肌的解剖关系：低浅的或肛门括约肌以下的瘘管可以切开引流或切除，穿透括约肌或在括约肌之上的瘘管多需要经阴道或经腹处理。

近年来，保留直肠肛门的外科技术迅猛发展，极大地提高了患者的生活质量。修补技术包括经肛门和经阴道黏膜皮瓣推移术、皮肤皮瓣推移术和直肠狭窄切除术联合直肠黏膜袖套推移术等。推进式黏膜瓣能够保持黏膜的连续性，可用于所有穿透括约肌的瘘管。经阴道途径修补优于经直肠途径，因为 CD 发生在直肠或肛管，肠壁炎症和纤维化明显，皮瓣层次分离困难，而阴道无原发病变，因此皮瓣制作相对容易，经直肠行推进式黏膜瓣修补瘘管只适用于直肠黏膜正常的患者。也有报道称 CD 合并低位直肠 – 阴道瘘时经肛门行推进式皮瓣或袖套修补术，初次手术后瘘管关闭率达 54.0%，行结肠转流性造口的患者瘘管自行愈合率较高。但需要认识到，瘘口修补和转流性造口术并不能使直肠阴道瘘 100% 愈合。直肠推进式黏膜瓣不适用于活动期病变，活动期可采用推进式皮瓣。

以上术式只适用于低位直肠肛门瘘管，对直肠中上段的高位瘘管需要经腹手术。一般采用三期手术：一期行近端结肠造口转流术促使肠道炎症消散；二期将受累肠段切除，阴道瘘按层次修复；三期做结肠造口还纳。另一种手术方式是切除病变肠段并做近端转流性肠造口，引流阴道顶部，分开直肠阴道间隙，放置健康组织如网膜将肠管和阴道隔开。回盲部肠管与阴道形成内瘘时常需要切除病变肠管。对严重的结直肠或肛管病变，如药物治疗无效或外科修补术失败，应行全结肠直肠切除。乙状结肠 – 阴道瘘通常可通过切除病变肠管获得治愈，传统的冲洗引流或胶堵法缺乏临床研究的支持。无论采用何种方法，治疗成功与否取决于受累肠管质量，活动性病变肠管一般应予切除或旷置，非活动性病变或瘢痕化肠管可暂时关闭，但其愈合能力有限。消化道以外的其他脏器如膀胱和阴道不是 CD 的原发部位，可暂时性关闭，待炎症消退后通过二期手术修复。

（七）肛周病变

肛周病变（perianal Crohn's disease，pCD）在 CD 中较常见（图 13–5），且往往合并有结直肠的病变（14% ~ 38%），单纯的 pCD 仅为 5% 左右。80% 以上的肛周病变需要手术治疗，20% 需要行直肠切除。pCD 与其他 CD

的共同之处是病情同步，当肠道 CD 处于活动期时，pCD 也常处于活动期，其突出特点是活动期常合并感染。常见的 pCD 可表现为皮赘、痔、肛裂、溃疡、肛瘘、直肠阴道瘘、肛周脓肿、肛管直肠狭窄及恶性肿瘤。对于这些 CD 并发疾病的治疗应根据患者个体情况、医师的经验和判断，选择最恰当的治疗方式。手术治疗应尽量避免在直肠有炎症的情况下进行，除非是进行脓肿挂线引流。术中应将肛门失禁的风险最小化，同时避免直肠切除，提高患者的生活质量。

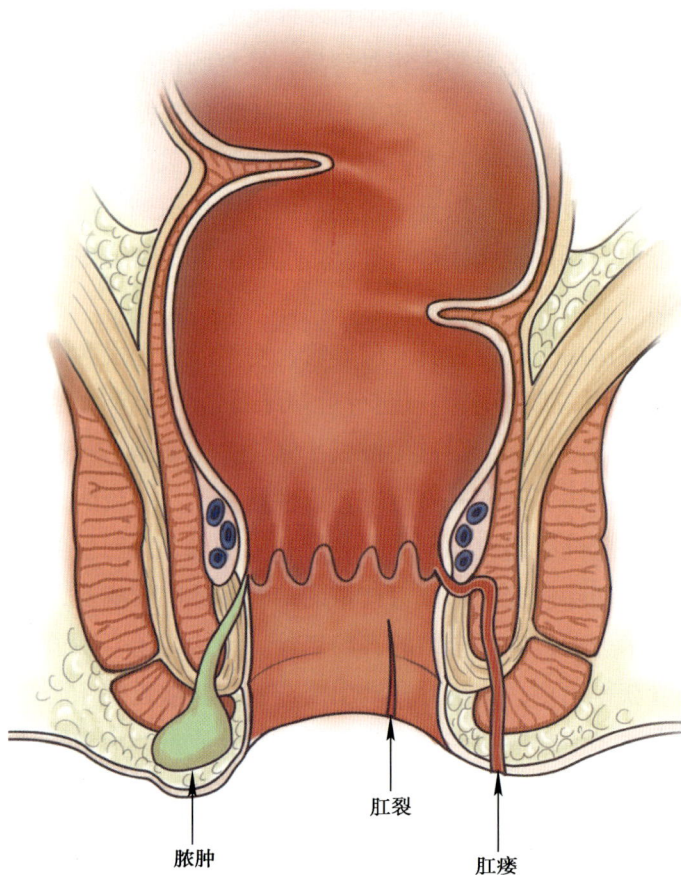

■ 图 13-5　CD 肛周病变示意图

1998 年的 CD 维也纳分型根据患者的年龄、表型、发病部位以及年龄等进行分型，并没有将肛周疾病包括在内，直到 2005 年的 CD 蒙特利尔分型中才将肛周疾病加入其中，并认为肛周病变是 CD 的一种单独表现形式。至今有数种 pCD 的分型系统，但均未得到一致认可。

根据病变部位与肛门外括约肌的关系，1976 年 Parks 等将肛瘘分为 5 种类型：浅表型、括约肌间型、经括约肌型、括约肌上型、括约肌外型（图 13-6）。由于没有考虑和其他器官如膀胱或阴道间的关系，该分型系统具有一定的局限性。1978 年 Hughes 根据 pCD 的表现形式如瘘、溃疡、狭窄等制定了 Cardiff 分型标准，由于没有和临床实践相关，仍未得到全球推广。

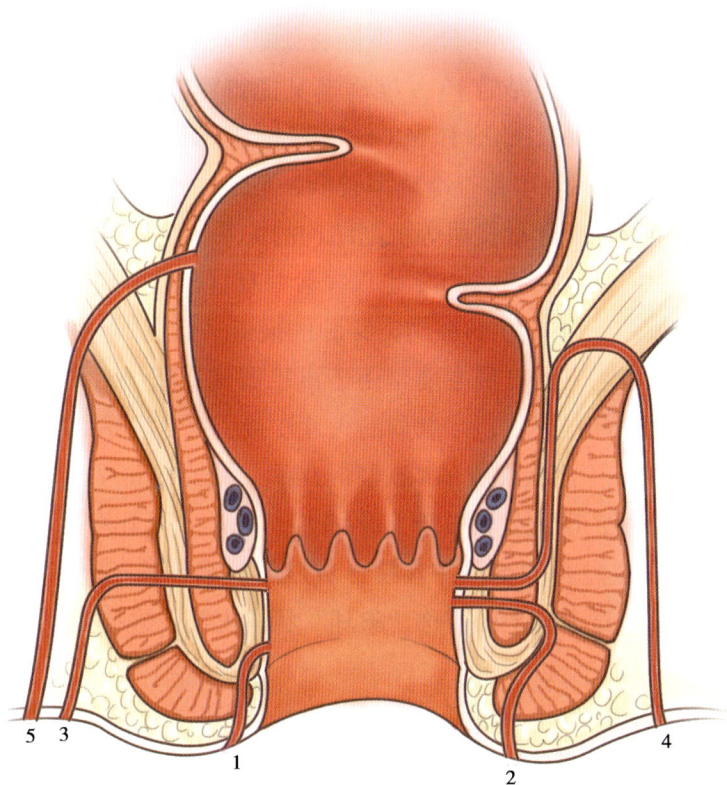

■ 图 13-6　肛瘘分型示意图
1. 浅表型；2. 括约肌间型；3. 经括约肌型；4. 括约肌上型；5. 括约肌外型

2003 年美国胃肠病学会将 pCD 分为单纯和复杂两类。单纯性的为浅表型或低位括约肌间型，仅有一个瘘口，不伴有肛周脓肿、肛门狭窄或直肠炎等，与膀胱或阴道等无关联；复杂型为经括约肌型、括约肌上型、括约肌外型等，有多个外瘘口，伴肛周脓肿、直肠狭窄、直肠阴道或膀胱瘘等病变。

1995 年 Irvine 提出了评估 CD 肛周疾病程度的标准，包括 5 类指标：瘘口排出物性状、疼痛、性功能、肛周病变程度和脓肿的性状，目前得到广泛使用。

除体格检查外，内镜检查能够诊断直肠狭窄和结直肠的病变。同时 AGA 和 ECCO 推荐以下手段用于 pCD 的诊断，包括麻醉下肛门指检（EUA）、肛周 MR 和 EUS。麻醉下肛门指检术被认为是诊断肛瘘的金标准，准确率可达 90% 以上，并能够区分肛瘘和肛周脓肿，同时还能进行外科手术治疗。但也有学者认为在麻醉状态下不能良好的辨认肛门括约肌。MR 准确率可达 76%~100%，如结合 EUA 准确率又能得到提高。EUS 的准确率在 56%~100% 之间，EUA、EUS 和 MR 任意两者结合其准确率可达 100%。而传统的窦道造影和腹部 CT 检查准确率较低，不超过 60%。由于窦道造影不能明确肛门内外括约肌和肛提肌等解剖结构的关系，并且可能带来窦道感染和患者不适，目前已较少使用；CT 也仅在合并有盆腔脓肿的情况下使用。

1921 年首次有非结核性的肛周肉芽肿的报道，但直到 1934 年才认识到是 CD 的临床症状之一。皮赘主要是由于淋巴回流受阻导致淋巴水肿所致，Crohn 教授在 1938 年描述了包括肛周的大片皮赘、反复发作的肛周脓肿、复杂肛瘘和肛门狭窄等症状在内的 CD 肛周疾病。肛周皮赘主要有两种类型，一种为宽大、质硬，颜色发紫并伴有疼痛感，这样的皮赘通常不建议切除，因为切除之后伤口愈合困难，并容易形成肛门狭窄，甚至最终需要行直肠切除术；第二种是宽大扁平的俗称"象耳"状的皮赘，这种类型皮赘可以切除，创面愈合相对安全。

痔在肛周疾病中发生率较低，大约在 7%。大部分的痔没有症状，患者并发腹泻时症状可加重。由于术后创面感染以及肛门狭窄等并发症，应尽量避免行痔的手术。

肛裂是另一并发症，约 12% 可合并创面较大的腔隙性肛管或直肠溃疡，常主诉为疼痛，其他症状包括分泌物增多、瘙痒、出血和大便困难等。溃疡边缘常水肿、不规则、潜行和分离。并发肛管狭窄的患者表现为排便困难、里急后重或急便感。CD 肛裂患者首选药物治疗，如硝酸甘油软膏等，常可自愈。伴有疼痛的复发性肛裂可行肛门内括约肌侧切术，术后愈合率较高。

愈合不佳的肛裂往往会伴发肛周脓肿或肛瘘，甚至部分伴有顽固性疼痛和大便失禁的患者最终需要行直肠切除术。局部病变可采用创面清创和皮下注射类固醇的方法缓解疼痛。

pCD 的肛门狭窄可分为低位肛门狭窄或累及直肠各段的管状狭窄。患者常表现为排便困难、里急后重、大便失禁或急便感。但也有肛门狭窄患者很少感觉有何不适，这是因为他们仍能排泄稀水样或糊状粪便。有症状的肛管狭窄可采用扩肛术，主要是在麻醉下轻柔地进行手指扩肛或球囊扩张治疗。

和其他的肛周病变一样，首先要明确是否存在直肠炎症，其次要明确狭窄的位置。单纯的不伴有肛周炎症的肛门狭窄可在麻醉下行扩张术；不伴有结肠炎的直肠狭窄患者可行低位的直肠前切除术、乙状结肠 – 肛管吻合术；伴有直肠炎症的肛门直肠狭窄并对药物治疗不敏感者可行直肠切除和永久性结肠造口术。

肛周脓肿和肛瘘是 pCD 的常见表现，发生率为 16%～43%。脓肿患者常伴有剧烈疼痛，需要急诊手术干预。

肛瘘的症状常表现为伴或不伴有外瘘口的脓肿和疼痛，偶尔伴有排便失禁。

肛瘘的发病机理尚不清楚，一种理论认为是由深大的溃疡穿透形成，另一种认为是由于腺体感染形成。

瘘管可分为简单型（皮下、括约肌间或经括约肌，位于齿状线以下，单个外口，不伴肛门直肠狭窄或脓肿）或复杂型（经括约肌或括约肌上、括约肌外的瘘，位于齿状线以上，或有多个外口的瘘）。

无症状的单纯性肛瘘无需处理。有症状的单纯性肛瘘以及复杂性肛瘘首选抗菌药物如环丙沙星和（或）甲硝唑治疗，并以 AZA 或 6-MP 维持治疗，存在活动性肠道 CD 者必须积极治疗活动性 CD。

在治疗肛周活动期 CD 时，首先要明确有没有合并感染。对合并感染的pCD，为避免术后创面的经久不愈和感染加重，关键的治疗措施是采用非切割挂线的方法进行引流（图 13-7），但仅此而已，不宜对肛周病变进行其他的外科处理，以免手术失败甚至肛门失禁。在引流感染的同时应给予甲硝唑或环丙沙星治疗，在此基础上给予治疗 CD 的药物诱导缓解，包括免疫抑制剂和生物制剂。因此，控制感染和诱导缓解是治疗 pCD 的两个重要环节，

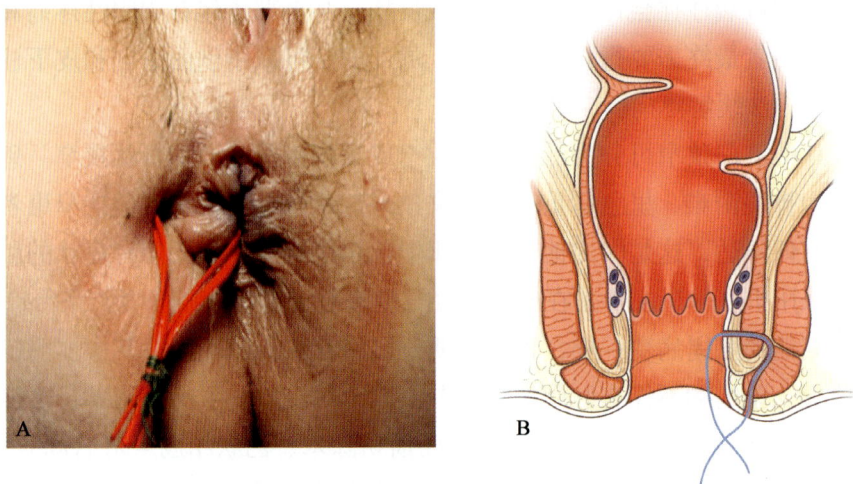

■ 图 13-7　CD 肛瘘非切割挂线肛周外观和示意图

联合应用效果满意，单独使用效果较差。

急性肛周脓肿的患者需在麻醉下仔细地进行肛门直肠检查，并尽快行脓肿穿刺引流术。穿刺的部位要尽量靠近肛门，避免窦道过长，尽量使窦道简单，尽量跨越最少的括约肌，在窦道形成后可以通过切开窦道的方式处理，但应避免反复行窦道切开术，这样容易损伤括约肌功能，造成大便失禁。

经统计，CD 患者的肛瘘内口常常位于齿状线以上，内口通常较多，并包含 > 50% 的肛门括约肌。使用盆腔 MR 或经直肠超声能详细评估病情并且能区分复杂肛瘘。直肠黏膜推进术对大部分肛瘘患者效果较好，但对伴有重度结肠炎的 CD 患者治疗效果较差。在合并活动性炎症，尤其是伴有肛周脓肿期间，只建议行脓肿挂线引流术；对于复杂难治性 pCD，可采用转流行造口旷置直肠，症状改善明显，但造口容易还纳难，还纳后 pCD 常很快复发。

（八）CD 伴癌变的外科治疗

CD 患者伴发肿瘤的概率较正常人群要高。

一项荟萃分析表明，CD 患者小肠、结肠、肠腔外发生相关肿瘤的概率分别为 28.4%（95% CI：14.46~55.66），2.4%（95% CI：1.56~4.36），1.27%（95% CI：1.1~1.47），发生淋巴瘤的概率为 1.42%（95% CI：1.16~1.73），并且术后肠管吻合口发生恶变概率较高。

一项临床研究调查了 259 例结肠 CD 患者，这些患者至少 1/3 的结肠有病变，5 例发现肿瘤。该项研究的后续随访报道，在内镜筛查阴性的患者中，进行十次检查后发现异常和肿瘤阳性的累积风险为 25%。因此，建议结肠病变范围超过 1/3 的 CD 患者以及慢性结肠炎病史在 8 年以上的患者应定期进行内镜检查。

值得注意的是，伴有 PSC 病史 8 年以上的 CD 患者结直肠癌发生风险明显上升，这些患者应加大内镜复查的力度。

随着病理和基因检测技术的发展，CD 伴癌变的早期检测率得到了进一步提高。有临床研究表明，CD 结肠病变行部分结肠切除或结肠次全切除的患者术后结肠癌变的概率较高，复发时可考虑行全结肠切除术。

根据笔者的经验，对于有癌变风险和高度怀疑肿瘤的 CD 患者，除定期复查、通过血清学检查和影像学检查早期诊断外，还要积极行内镜活检，明确诊断，必要时可适当放宽手术指征，行手术探查、术中冰冻切片检查等明确病变性质。由于 CD 的外科治疗策略是尽量保留肠管，当患者癌变时，要在维持正常肠道功能的情况下采取更为积极的外科手段，争取完整切除癌变肠段。

三、CD 外科治疗方式的选择

（一）手术治疗策略

在行手术治疗之前，必须明确如下几点。

1. CD 是终生性疾病，目前通过药物和外科手术尚无法治愈。

2. 手术主要针对肠道并发症，以切除导致临床症状的肠段或对侵蚀成瘘的器官（膀胱、阴道等）进行修复为主要目的。宗旨是缓解临床症状，改善生活质量，同时保持消化道的连续性，无症状的 CD 应避免手术。

3. 手术方式的选择受多种因素影响，包括患者年龄、发病部位、疾病表现、术前治疗、营养状况、伴随疾病及有无全身性感染等。

4. 非病变肠管常会因黏连或内瘘等原因受累，手术应尽量保留非病变的肠管。

5. CD 的小肠病变常可通过对相应系膜的触诊判断，肥厚肿胀的系膜和肠壁系膜缘的裂隙样溃疡是术中判断病变范围的重要依据（图 13-8）。分离

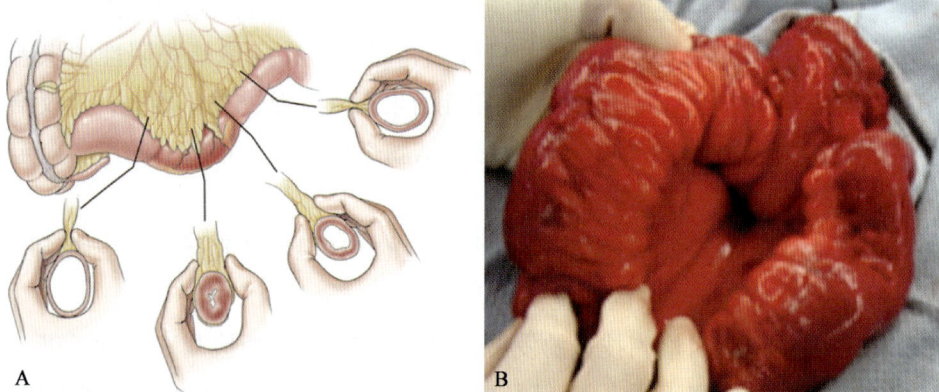

■ 图 13-8　CD 患者肠系膜肥厚
A. 肠系膜肥厚示意图；B. 术中所见明显肥厚的肠系膜

和切断系膜的过程中需小心，因为有炎性改变的肠系膜通常水肿充血，十分脆弱，操作过程中容易出血或撕裂，甚至造成系膜主干血管的损伤和出血。由于手术是针对并发症实施的，不能治愈其原发病，这与溃疡性结肠炎不同，后者在全结肠切除后，不再有肠道病变的复发，而 CD 肠管病变切除后，其他残余肠管仍有病变再发的可能。因此，CD 的外科治疗要取得满意的治疗效果，需要作好围手术期处理与术后的治疗、随访，外科医师需要与患者及亲属做好详尽的沟通，降低患者对手术的心理预期，才能做好手术后的维持治疗。

6. 手术后必须进行正规的药物治疗预防复发，并定期复查和随访，以便减少手术次数，争取以最少的手术次数获得最大的症状缓解。

（二）手术方式

根据处理病变肠管的方式，分为非切除手术和切除手术。非切除手术包括旁路手术（Bypass）和狭窄成形术（Strictureplasty）等；肠切除手术的吻合方式又包括侧侧吻合、端端吻合和端侧吻合等（图 13-9）。早在 1987 年，Alexander-Williams 等提出了外科治疗 CD 的五条金标准，其中讲到："CD 不能通过外科手段治愈，因此外科医师只能解决 CD 的并发症；外科手段治疗 CD 的关键是尽可能地保证安全；CD 患者术后不可避免地会复发和再次手术，因此要尽可能地保留肠管；只有出现并发症的肠段需要切除；在治疗狭窄型病变时，可考虑狭窄成形术或者内镜下的扩张术"。外科治疗 CD 的目

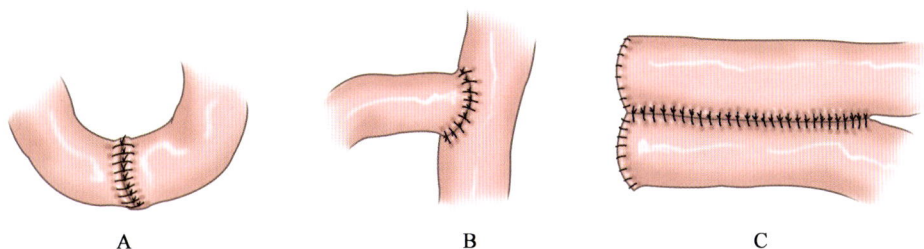

■ 图 13-9　三种吻合方式示意图

A. 端端吻合；B. 端侧吻合；C. 侧侧吻合

的从完整切除病变肠管的根治性手术转变为尽量减少手术创伤、仅切除炎症较重的肠段或穿透、狭窄的部位，因此必须根据患者的病情选择最适合的手术方式。CD 患者一次手术中可能包含多种手术方式。由于旁路手术未切除病变段肠管，病变肠管仍有穿透和出血甚至癌变的可能，术后复发和再手术率均较高，目前临床已极少使用，仅在一些特殊情况下比如胃十二指肠 CD 患者中仍有价值。

1. 狭窄成形术

由于 CD 无法根治、全消化道受累和术后复发等特点，所以无论采取何种手术方式，都要遵循尽量保留肠管的原则。对于肠道多处狭窄的患者，使用狭窄成形术扩张狭窄肠管能够最大限度地保留肠管。这种手术方式由 Katariya 等提出并应用于肠结核引起的肠管狭窄，取得了较好的效果；其后应用于 CD 患者，安全而有效。尽管有研究指出，单纯使用狭窄成形术而不切除病变肠管，术后复发的可能较大。但目前狭窄成形术仍是治疗 CD 的主要手术方式之一。以下几种情况需要考虑使用狭窄成形术：小肠多处狭窄；狭窄发生于既往行小肠广泛切除（>100 cm）的患者；症状为梗阻的复发 CD；狭窄发生于短肠综合征患者；非蜂窝织炎的纤维化狭窄。禁忌证为：小肠游离或包裹穿孔；蜂窝组织炎；内瘘或侵犯狭窄部位的肠外瘘；较短的肠管内有多处狭窄；狭窄部位距离预定切除的病变肠管较近；低蛋白血症患者；疑似肿瘤的狭窄；CD 结肠狭窄。而活动期 CD 并不是使用狭窄成形术的禁忌证。

根据欧洲 CD 和结肠炎组织（ECCO）2009 年发布的 CD 治疗共识，小肠 CD 或回结肠 CD 复发时使用狭窄成形手术，其近期和远期疗效与肠切除术相比无明显差异。可根据肠管狭窄程度和部位的不同采用不同的狭窄成形术式：小于 10 cm 的狭窄最好采用 Heineke-Mickulicz（H-M）方式（图 13-10A），当狭窄长度在 10 ~ 20 cm 之间时，可以使用 Finney 方式行狭窄成形术（图 13-10B）。当肠管狭窄长度超过 20 cm 时，则最好采用顺蠕动侧侧吻合狭窄成形术（图 13-10C）。

行狭窄成形手术时，沿系膜缘对侧将肠管切开，必须超过病变 1 ~ 2 cm，

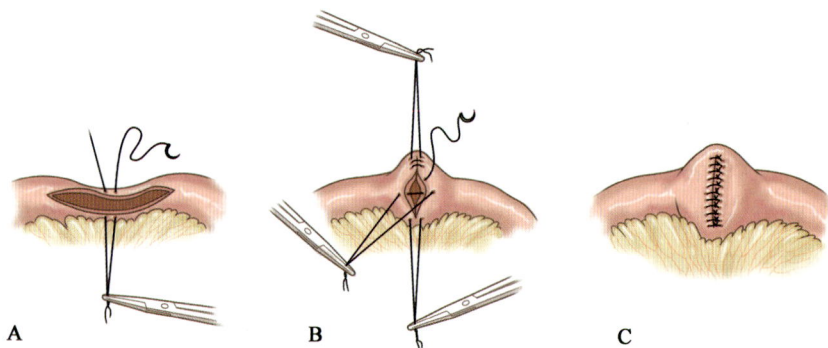

■ 图 13-10A　狭窄成形术 H-M 法示意图

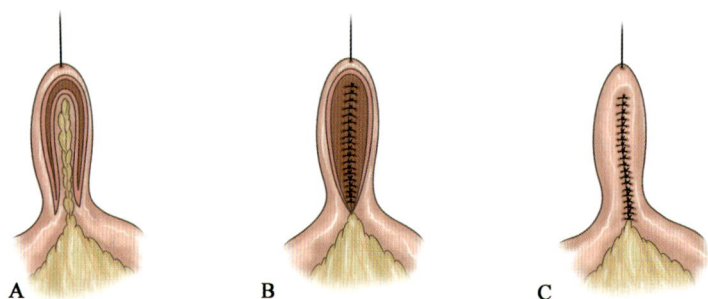

■ 图 13-10B　狭窄成形术 Finny 法示意图

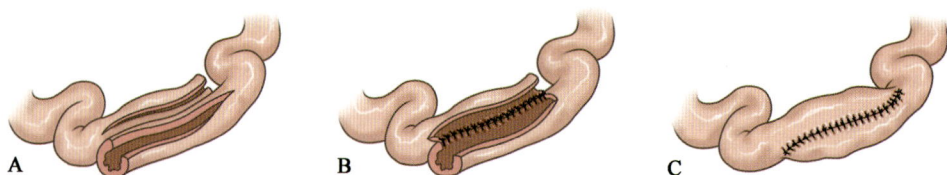

■ 图 13-10C　狭窄成形术顺蠕动侧侧吻合法示意图

切开范围可通过肠系膜的病变确定。怀疑肿瘤的病变可通过快速活检排除，使用可吸收缝线缝合肠管，对于复发风险较高的患者可以在肠系膜处用金属夹做标记，以便再次手术时与其他病变部位鉴别。有报道称使用 Finney 术式治疗末端回肠或右半结肠切除术后的复发病变，取得了良好的疗效。除了这两种传统的狭窄成形术之外，还有多种非传统的狭窄成形术式，如双 H–M 术（图 13–11）、H–M 结合 Finney 术（图 13–12）、加宽的回结肠狭窄成形术等等。但通过对大量样本的荟萃分析，非传统的狭窄成形术与传统术式相比并不能降低术后并发症的发

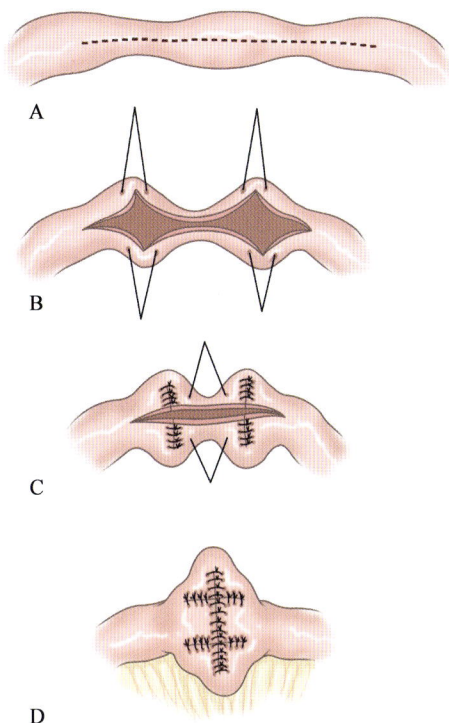

■ 图 13–11　双 H–M 狭窄成形术示意图

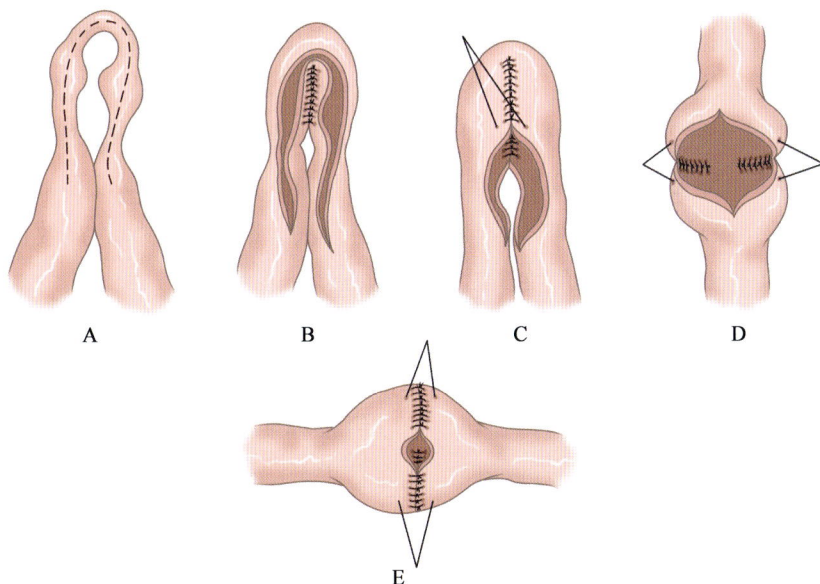

■ 图 13–12　H–M 结合 Finney 狭窄成形术示意图

生率及复发率。因此，临床医师要根据术中肠管病变部位、狭窄程度及周围组织的关系，掌握好狭窄成形的适应证。

2. 肠切除术

无论是开腹手术或者是腹腔镜下的肠切除术，最重要的基本原则是在广泛松解肠黏连的前提下，保证无张力的吻合术或造口术。在病变肠管切除后，需根据患者的病情及术中具体情况，决定行吻合术、肠造口术或是旁路吻合术。由于行外科治疗的 CD 患者常处于全身炎症反应状态，肠壁水肿、肠管间黏连以及内外瘘等增加了手术难度，术中黏连松解的过程也经常造成肠壁浆膜破损，再加上术前营养不良、长期使用激素等因素，均可能增加术后吻合口瘘的发生率。因此，给 CD 患者做肠吻合术较一般肠吻合术更应注重吻合口的质量，并遵循以下原则：肠管的血供要充足（good blood supply）；吻合口需处于无张力（tension free）状态；最大程度的通畅引流（maximal drainage），两侧肠腔的大小须尽量一致，必要时可术中放置肠内排列管引流减压。

手术中需切除足够的病变肠管。一项研究表明，切缘超过病变肠段 2 cm和 12 cm 对术后的复发并无明显影响。因此，一般认为切除范围超过病变肠段 2 cm 即可。肠切除后的吻合方式是影响 CD 术后复发的重要因素，同时也是外科医师关注和争议较多的问题。有研究指出，CD 手术时的吻合方式对 CD 术后复发并无显著影响；但根据我们的经验，术中使用大口径对系膜缘的肠侧侧吻合术（图 13-13），并且使用可吸收缝线包埋吻合口的残端，能够降低术后 CD 复发的风险。近年来针对吻合方式的改进文章较多，有学者使用对系膜缘功能性端端吻合的 Kono-S 吻合法，取得了较好的疗效，是否能推广使用尚需要大样本的临床试验证实。

CD 典型病理表现为肠系膜肥厚、匐行并包裹肠壁，术中在离断肠系膜时常因系膜肥厚难以止血。传统的结扎方法常难以彻底止血，或因损伤系膜血管而造成血肿，影响吻合口血供。有学者推荐使用高能量的 Ligasure 离断系膜后应用 2-0 可吸收缝线选择性缝扎血管主干，能有效减少肠系膜内血肿的形成。笔者在临床工作中使用超声刀结合传统的结扎方法离断系膜，然后使用 4-0 可吸收线间断缝合系膜止血，实际效果较好。

当肠吻合术风险较大，如腹腔感染、大量失血、严重低蛋白血症或严重

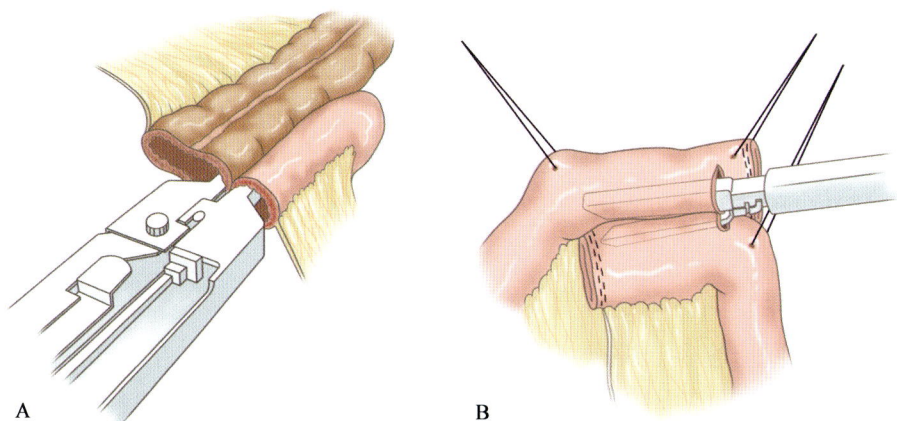

■ 图 13-13 肠管侧侧吻合示意图

A. 逆蠕动侧侧吻合；B. 顺蠕动侧侧吻合

免疫抑制时，应遵循"损伤控制外科"的原则，行暂时性单腔或双腔造口，术后给予营养治疗等治疗，待病情稳定后行二期确定性肠吻合术。

（三）CD 特殊情况的外科治疗

1. 十二指肠 CD

十二指肠是 CD 发病较少的部位，统计显示仅占全部 CD 的 1%~5%。高发部位为十二指肠球部，十二指肠 CD 常合并有其他部位的肠道病变。狭窄是十二指肠 CD 的常见表现，当出现梗阻症状时，如果通过药物治疗和内镜下球囊扩张无法缓解症状，可以行手术治疗。手术治疗的手段主要有狭窄成形、病变肠管切除或旁路手术。狭窄成形术和病变肠段切除术的效果尚有争议。最近的一项临床研究推荐，位置在十二指肠二、三段且狭窄段少于 2 处的病变可采用狭窄成形术，而位于十二指肠 1 段和 4 段的狭窄，可使用病变肠段切除的方式。

CD 十二指肠瘘的发生率为 0.3%~2.2%，多位于十二指肠二、三段。单纯的十二指肠瘘较少见，多继发于横结肠病变或回结肠吻合口复发，而非原发病灶。该类患者由于消化道短路，常伴有营养不良等手术风险。

笔者的经验，术前须放置 PEG/J 管行肠内营养治疗，既可将营养液输入近端空肠避免短路进入结肠，又可引流胃液并回输入空肠。在营养状况改善、十二指肠瘘口周围感染得到充分引流和控制的情况下，再行确定性手术治疗。手术方式包括切除原发病灶，充分游离、修剪瘘口周围组织直至正常肠管，在保证血供的情况下使用可吸收缝线按层连续缝合修补瘘口，能得到较好的效果。为避免周围组织的炎症感染影响修补口的愈合，术中需放置黎氏双套管行主动引流；同时将空肠营养管放过修补口置入空肠，术后早期可减少修补口压力，肠功能恢复后可用于肠内营养治疗，并可有效地避免术后十二指肠狭窄等并发症。

2. 广泛的空回肠病变

空肠和回肠的多节段病变在 CD 发病率中占 3%～10%，广泛的空回肠病变是 CD 外科治疗中较难处理的类型之一，大量切除病变肠段往往会导致短肠综合征。治疗该类病变时常需要肠切除结合狭窄成形术，尽最大可能保留肠管。Cleveland 医学中心曾报道，对 123 位广泛空回肠病变的 CD 患者施行狭窄成形术，总狭窄肠段数为 701 处，平均每位行 5 次狭窄成形，其中 70% 患者合并有肠管切除术，术后复发率较单纯行狭窄成形术的 CD 患者无明显变化。这种情况下，通过术前检查对病情的严重程度进行评估尤为重要。通过术前使用生物制剂及全肠内营养等手段诱导病变缓解，改善营养状况，可最大限度地保留肠管。

3. 广泛的结直肠 CD

全结肠病变是 CD 治疗中较为复杂的一类。回肠储袋肛管吻合术（ileal pouch-anal anastomosis，IPAA）适用于需要全结肠切除的溃疡性结肠炎等疾病。对于 CD 患者，IPAA 术后储袋并发症发生率较高，甚至 6 倍于溃疡性结肠炎患者，其中发生瘘、梗阻、吻合口瘘和盆腔脓肿等并发症时最终需要切除储袋，切除过多的肠管会导致肠液大量丢失和水电解质紊乱，影响营养吸收，因此并不主张给 CD 患者行 IPAA。但由于永久性回肠造口会带来生理和心理上的诸多不便，一些患者即使是承受复发或储袋失败的风险也愿意行储袋手术。

Cleveland 医学中心推荐对排除小肠病变、肛周疾病和肛门括约肌功能障碍的患者采取 IPAA 术式。该研究指出，对 CD 患者行 IPAA 术，术前患者和家属必须清楚地认识到储袋失败的后果，尤其是储袋失败后行再次手术，可能会损失较长段的肠管，带来短肠综合征的风险。

此外，也有研究建议通过对 CD 患者进行血清学检查，血清中表达

pANCA+/OmpC– 的患者术后发生储袋炎的概率要明显高于其他患者，当术后发生储袋失败，如盆腔脓肿、储袋瘘等并发症时，再行储袋重建或切除，做永久性回肠造口术。

由于 CD 患者行 IPAA 术后并发症的发生率较高，目前的诊疗共识认为，IPAA 术不适用于 CD 患者甚至是可疑 CD 患者，对于全结肠病变的 CD 患者，常根据直肠病变的情况，选择结肠次全切除、回直肠吻合或全结肠切除、永久性回肠造口术。

综上所述，CD 广泛结肠病变是较难处理的一种类型，术前须和患者及其家属做好充分详细的沟通，术前行 CT 或 MR 肠道成像检查明确病变范围，术后做好随访，出现并发症后及时处理。

（四）内镜下气囊扩张术

内镜可通过的 CD 肠道局部狭窄（长度 < 5 cm）在不伴有腹腔感染等并发症的情况下，使用内镜下狭窄扩张术进行治疗可取得不错的疗效，尤其是对回结肠吻合术后吻合口狭窄的患者使用内镜下的狭窄扩张术能有效推迟再次手术的时间。

影响内镜扩张成功的因素很多，如术者的技术熟练程度、狭窄段的长度、病变肠段有无溃疡或脓肿等均是影响扩张成功与否的因素；是否吸烟、CRP 水平、疾病的活动度和术后是否使用药物维持是影响术后复发的因素。有学者指出，当狭窄肠段 < 5 cm、不伴有腹腔脓肿或肠瘘等并发症且内镜能通过狭窄段的情况下，扩张的成功率能达到 80%，术后出现并发症的概率可控制在 1% 以下，明显低于外科手术并发症。尽管部分患者常需要反复进行扩张，有 2/3 的患者可避免外科手术。

内镜扩张的并发症主要有穿孔、腹腔感染、出血、腹痛等等，因此行内镜扩张的前提是必须有外科医师的技术支持，以备在发生穿孔以及腹膜炎等并发症时能及时处理。

（五）腹腔镜手术

与开腹手术相比，腹腔镜手术具有损伤小、疼痛轻、胃肠功能恢复快、术后住院时间短等优点。由于 CD 患者常伴有营养不良，往往接受过激素或免疫抑制剂治疗，免疫功能低下，抗感染能力差，而腹腔镜手术可减少创伤及免疫应激，有利于术后的恢复。

CD 腹腔镜手术治疗的探索始于 20 世纪 90 年代，目前已有明确的循证医学证据显示其较传统开腹手术有显著的近期优势，包括术后快速康复、住院时间缩短、术后并发症发生率降低等，但对术后复发的风险并无显著影响。目前也有应用单孔腹腔镜治疗包括合并肠瘘在内的一系列 CD，取得了较好的效果。在一些术前与 CD 难以鉴别的疾病如肠道淋巴瘤等，腹腔镜亦可作为诊断性探查使用。

腔镜手术的缺陷是探查时缺乏接触感，对明确病变范围常有一定困难，CD 肠系膜挛缩肥厚、伴随炎性包块、肠瘘和腹腔脓肿等病理特点也增加了腹腔镜手术的操作难度，部分手术过程中由于缺乏明确的解剖间隙，难以分离。

既往认为，肠穿孔引起的弥漫性腹膜炎、肠梗阻引起的肠袢扩张、合并有凝血功能障碍等腹腔镜手术禁忌证时应避免行腹腔镜手术。但随着腔镜外科技术的发展，一些治疗中心已经开始了对伴有并发症的 CD 进行腔镜手术治疗，并且取得了较好的疗效，使得腔镜手术的指征越来越宽泛。由于术前常难以充分评估复杂 CD 的病情，一些伴有腹腔脓肿或瘘管、需要行多处肠管切除的 CD 术中中转开腹和行肠造口术的可能较大。因此，手术医师在术前需要利用影像学等检查对患者腹腔内的情况进行充分的了解，在拥有熟练的腹腔镜手术技术前提下选择合适的患者，并在术前做好与患者的沟通，才能最大程度地实现腹腔镜手术的优势。

由于 CD 病变常发生于末端回肠及回盲部，因此腔镜下回结肠切除术是较常见的术式之一。荟萃分析显示，腔镜手术和开腹手术相比能降低切口感染率和再次手术率，术后肠功能恢复较快；唯一的缺点是腔镜手术耗时较长。术后复发率两者相比尚有争议，大部分研究认为腔镜术后远期并发症较少，但复发率无明显差异。Schmidt 等为了研究 CD 腔镜手术的中转开腹率，除急诊手术外一律行腔镜手术治疗，发现术前使用激素、肠管内瘘等因素均是导致中转开腹的原因。但中转开腹手术的术后并发症和病死率和直接开腹手术相比并无明显区别。肥胖患者虽中转开腹率较高，但腔镜手术时间和术后并发症却无明显差别。即使是对于肠管内瘘和术后复发的 CD 患者，通过选择合适的 Trocar 穿刺孔位置，依靠术者熟练的腔镜技巧，仍可取得良好的效果。因此适当放宽腔镜手术的指征可为更多患者带来益处。

目前腔镜手术的趋势是尽量减少穿刺孔数量、缩短取出标本和行肠管吻合所需的腹壁切口。因此单孔腹腔镜等技术逐渐运用到 CD 的外科治疗并取得了较好的效果。此外，全结肠切除时将标本从直肠取出、从腹壁 Trocar 戳孔处取出标本并于该处行回肠造口术等手段均能缩短手术切口，但需根据病变范围选择。若病变范围较广，炎症包块较大，仍需扩大切口。

笔者所在 IBD 临床治疗中心已成功采用腔镜手术治疗数十例患者。据我们的经验，使用四个 Trocar 穿刺孔，位置如图所示（图 13-14），左上腹肋缘下使用 12 mm Trocar 穿刺孔，既方便术者右手操作，并且在治疗复发性 CD 患者时，腔镜镜头也可通过该穿刺孔进入，超声刀松解腹腔内黏连可于左下腹反麦氏点进入；在行回盲部切除时选择外侧 – 中央入路，充分游离回盲部及升结肠后方，再于回结肠血管下方打开肠系膜，游离回结肠动静脉并

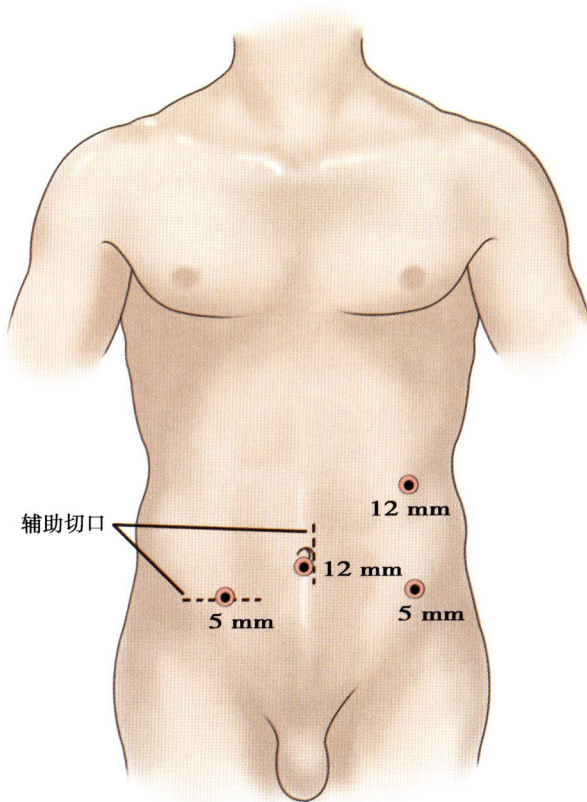

辅助切口

12 mm

12 mm

5 mm

5 mm

■ 图 13-14　腹腔镜 Trocar 穿刺孔位置示意图

于系膜根部离断，操作安全有效；术前通过 CT 评估病情，对于有腹膜后脓肿的患者术前放置输尿管支撑，能有效避免术中输尿管的损伤；使用爱惜龙闭合器行腹腔内肠管的顺蠕动侧侧吻合，尽管对术者操作技术要求较高，但能缩短切口的长度，与腹腔外吻合相比，术后并发症发生率并无明显差异。

（六）CD 术后常见并发症的处理

CD 术后并发症以吻合口瘘和腹腔感染较为常见，两者常被简称为 IASCs（intraabdominal septic complications），以便与其他系统的并发症如出血、肺炎等相区别。CD 术后发生 IACSs 的概率约为 5% ~ 20%，穿透性病变（包括腹腔脓肿或肠瘘等）、术前症状持续时间和疾病严重程度、近期体重丢失、低蛋白血症、贫血、使用激素等均为术后 IACSs 的危险因素。据统计，术后出现 IACSs 的 CD 患者再次手术率为 29%，远高于非并发症患者的 7%，同时术后病死率也较高。

根据笔者的经验，缓解期 CD 患者行手术治疗较活动期 CD 患者术后并发症发生率低，伤口愈合快，住院天数短，住院花费少，且术后早期内镜下复发率低。

因此，外科医师须在术前认识到影响 IASCs 的危险因素，尽量避免在 CD 患者活动期行一期肠切除吻合术，对术前的脓腔行穿刺引流、通过肠内营养或短期小剂量激素联合治疗诱导缓解后再行手术治疗。临床中也有部分患者营养指标和炎症指标均正常，但肠道水肿较重，行一期吻合风险较大，因此也需结合术中探查情况综合判断。

术后吻合口瘘引起的急性腹膜炎有较高的病死率（20% ~ 85%），病变部位没有切除和高龄患者更高。在能够充分引流的情况下，可将被动引流管更换为主动负压引流，保持引流通畅后的瘘管经营养治疗后部分能够获得自愈。但对于无法充分引流的腹腔感染，要尽早二次手术，彻底清洗腹腔感染并充分引流，切除病变肠管，行近端肠管腹壁造口术。二次手术越早，术后出现肠管残端瘘的概率越小，距离确定性手术（造口还纳手术）的时间越短；手术时机的延误会导致诸多问题，如感染状态加剧导致多器官功能衰竭、肠道炎症黏连较重增加再次手术的难度、肠管系膜高度水肿使得肠管拖出腹腔困难，增加造口的难度，并且术后造口旁瘘的概率增加等。外科医师须及时通过影像学等检查手段对吻合口或肠道瘘作出判断，尽快行脓腔引流或开腹手术，切除病灶，去除感染源。

（朱维铭　顾立立）

主要参考文献

［1］龚剑峰，钮凌颖，虞文魁，等 . 克罗恩病的围手术期营养支持 [Z]. 2009201-204.

［2］朱维铭 . 克罗恩病的外科治疗时机及治疗方式选择 [J]. 中华胃肠外科杂志，2011，14
（3）：162-164.

［3］李宁，朱维铭，左芦根 . 应用损伤控制外科理念指导克罗恩病的外科治疗 [J]. 中华胃
肠外科杂志，2013，16（4）：308-310.

［4］中华医学会消化病学分会炎症性肠病学组 . 炎症性肠病营养支持治疗专家共识 [J]. 中
华内科杂志，2013，52（12）：1082-1087.

［5］Magro F，Langner C，Driessen A，et al. European consensus on the histopathology of
inflammatory bowel disease[J]. J Crohns Colitis，2013，7（10）：827-851.

［6］Annese V，Daperno M，Rutter M D，et al. European evidence based consensus for
endoscopy in inflammatory bowel disease[J]. J Crohns Colitis，2013，7（12）：982-1018.

［7］Panes J，Bouhnik Y，Reinisch W，et al. Imaging techniques for assessment of inflammatory
bowel disease：joint ECCO and ESGAR evidence-based consensus guidelines[J]. J Crohns
Colitis，2013，7（7）：556-585.

［8］Vagianos K，Bector S，Mcconnell J，et al. Nutrition assessment of patients with
inflammatory bowel disease[J]. JPEN J Parenter Enteral Nutr，2007，31（4）：311-319.

［9］Lochs H，Dejong C，Hammarqvist F，et al. ESPEN guidelines on enteral nutrition：
gastroenterology[J]. Clin Nutr，2006，25（2）：260-274.

［10］Mcclave S A，Martindale R G，Vanek V W，et al. Guidelines for the provision and
assessment of nutrition support therapy in the adult critically Ill patient：society of critical
care medicine（SCCM）and american society for parenteral and enteral nutrition（A. S. P. E.
N.）[J]. JPEN J Parenter Enteral Nutr，2009，33（3）：277-316.

［11］Dupont B，Dupont C，Justum A M，et al. Enteral nutrition in adult Crohn's disease：
present status and perspectives[J]. Mol Nutr Food Res，2008，52（8）：875-884.

［12］Bryant R V，Trott M J，Bartholomeusz F D，et al. Systematic review：body composition
in adults with inflammatory bowel disease[J]. Aliment Pharmacol Ther，2013，38（3）：
213-225.

［13］Langkamp-Henken B. If the gut works，use it：but what if you can't?[J]. Nutr Clin Pract，
2003，18（6）：449-450.

［14］Vavricka S R，Schoepfer A M，Scharl M，et al. Steroid use in Crohn's disease[J]. Drugs，
2014，74（3）：313-324.

［15］Mayberry J F，Lobo A，Ford A C，et al. NICE clinical guideline（CG152）：the management of Crohn's disease in adults, children and young people[J]. Aliment Pharmacol Ther, 2013, 37 (2): 195-203.

[16] Dignass A, Van Assche G, Lindsay J O, et al. The second European evidence-based consensus on the diagnosis and management of Crohn's disease: current management[J]. J Crohns Colitis, 2010, 4 (1): 28-62.

[17] Kale-Pradhan P B, Zhao J J, Palmer J R, et al. The role of antimicrobials in Crohn's disease[J]. Expert Rev Gastroenterol Hepatol, 2013, 7 (3): 281-288.

[18] Gecse K B, Bemelman W, Kamm M A, et al. A global consensus on the classification, diagnosis and multidisciplinary treatment of perianal fistulising Crohn's disease[J]. Gut, 2014, 63 (9): 1381-1392.

[19] Mowat C, Cole A, Windsor A, et al. Guidelines for the management of inflammatory bowel disease in adults[J]. Gut, 2011, 60 (5): 571-607.

[20] Yang Z P, Hong L, Wu Q, et al. Preoperative infliximab use and postoperative complications in Crohn's disease: a systematic review and meta-analysis[J]. Int J Surg, 2014, 12 (3): 224-230.

[21] Sorrentino D. State-of-the-art medical prevention of postoperative recurrence of Crohn's disease[J]. Nat Rev Gastroenterol Hepatol, 2013, 10 (7): 413-422.

[22] Moss A C. Prevention of postoperative recurrence of Crohn's disease: what does the evidence support?[J]. Inflamm Bowel Dis, 2013, 19 (4): 856-859.

[23] van Loo E S, Dijkstra G, Ploeg R J, et al. Prevention of postoperative recurrence of Crohn's disease[J]. J Crohns Colitis, 2012, 6 (6): 637-646.

[24] Feagins L A, Holubar S D, Kane S V, et al. Current strategies in the management of intra-abdominal abscesses in Crohn's disease[J]. Clin Gastroenterol Hepatol, 2011, 9 (10): 842-850.

[25] Orangio G R. Enterocutaneous fistula: medical and surgical management including patients with Crohn's disease[J]. Clin Colon Rectal Surg, 2010, 23 (3): 169-175.

[26] Levy C, Tremaine W J. Management of internal fistulas in Crohn's disease[J]. Inflamm Bowel Dis, 2002, 8 (2): 106-111.

[27] Bouguen G, Siproudhis L, Bretagne J F, et al. Nonfistulizing perianal Crohn's disease: clinical features, epidemiology, and treatment[J]. Inflamm Bowel Dis, 2010, 16 (8): 1431-1442.

[28] Azuara D, Rodriguez-Moranta F, de Oca J, et al. Novel methylation panel for the early detection of neoplasia in high-risk ulcerative colitis and Crohn's colitis patients[J]. Inflamm Bowel Dis, 2013, 19 (1): 165-173.

[29] Rivadeneira D E, Steele S R, Ternent C, et al. Practice parameters for the management of hemorrhoids (revised 2010) [J]. Dis Colon Rectum, 2011, 54 (9): 1059-1064.

[30] Maser E A, Sachar D B, Kruse D, et al. High rates of metachronous colon cancer or dysplasia after segmental resection or subtotal colectomy in Crohn's colitis[J]. Inflamm Bowel Dis, 2013, 19 (9): 1827-1832.

［31］Yamamoto T，Fazio V W，Tekkis P P. Safety and efficacy of strictureplasty for Crohn's disease：a systematic review and meta-analysis[J]. Dis Colon Rectum，2007，50（11）：1968-1986.

［32］Campbell L，Ambe R，Weaver J，et al. Comparison of conventional and nonconventional strictureplasties in Crohn's disease：a systematic review and meta-analysis[J]. Dis Colon Rectum，2012，55（6）：714-726.

［33］Tonelli F，Alemanno G，Bellucci F，et al. Symptomatic duodenal Crohn's disease：is strictureplasty the right choice?[J]. J Crohns Colitis，2013，7（10）：791-796.

［34］Le Q，Melmed G，Dubinsky M，et al. Surgical outcome of ileal pouch-anal anastomosis when used intentionally for well-defined Crohn's disease[J]. Inflamm Bowel Dis，2013，19（1）：30-36.

［35］Atreja A，Aggarwal A，Dwivedi S，et al. Safety and efficacy of endoscopic dilation for primary and anastomotic Crohn's disease strictures[J]. J Crohns Colitis，2014，8（5）：392-400.

［36］Scaringi S，Giudici F，Liscia G，et al. Single-port laparoscopic access for Crohn's disease complicated by enterocutaneous fistula[J]. Inflamm Bowel Dis，2011，17（2）：E6-E7.

［37］Tavernier M，Lebreton G，Alves A. Laparoscopic surgery for complex Crohn's disease[J]. J Visc Surg，2013，150（6）：389-393.

［38］Canedo J，Pinto R A，Regadas S，et al. Laparoscopic surgery for inflammatory bowel disease：does weight matter?[J]. Surg Endosc，2010，24（6）：1274-1279.

［39］Aytac E，Stocchi L，Remzi F H，et al. Is laparoscopic surgery for recurrent Crohn's disease beneficial in patients with previous primary resection through midline laparotomy? A case-matched study[J]. Surg Endosc，2012，26（12）：3552-3556.

［40］Beyer-Berjot L，Mancini J，Bege T，et al. Laparoscopic approach is feasible in Crohn's complex enterovisceral fistulas：a case-match review[J]. Dis Colon Rectum，2013，56（2）：191-197.

［41］Khoury W，Strong S A，Fazio V W，et al. Factors associated with operative recurrence early after resection for Crohn's disease[J]. J Gastrointest Surg，2011，15（8）：1354-1360.

［42］Hesham W，Kann B R. Strictureplasty[J]. Clin Colon Rectal Surg，2013，26（2）：80-83.

［43］Rahier J F，Magro F，Abreu C，et al. Second European evidence-based consensus on the prevention，diagnosis and management of opportunistic infections in inflammatory bowel disease[J]. J Crohns Colitis，2014，8（6）：443-468.

第十四章

术 后 处 理

绝大部分 CD 不可避免地发展到需手术治疗。但是，手术只能治疗 CD 的并发症，并不能治愈 CD，也不能防止 CD 的复发。事实上，CD 术后均不可避免复发。因此，CD 术后复发的预防、诊断和治疗就显得非常重要。

第一节　术后复发

一、术后复发的流行病学

术后复发是指 CD 患者术后病情一度缓解，随后再次出现相应的临床症状以及内镜下的异常。

在 CD 的自然病程中，约 80% 的患者最终需行外科手术。但是，手术不是治愈手段。

术后复发率随不同的评价指标（包括临床表现、内镜、影像学及外科）变化较大。若以再次切除率作为评价指标，术后复发率最低；以临床症状为指标，复发率居中；以内镜为指标，复发率最高。

一项回盲部病变切除术后患者的随访资料显示，若不行相关的预防性治疗，内镜下 12 个月和 3 年内复发率分别为 65%～90% 和 80%～100%。若以临床症状为评价指标，复发率为 20%～25%/年。内镜表现是 CD 术后病程的最佳监测方法。

二、术后复发的高危因素

吸烟、既往肠道手术史（包括阑尾切除术）、穿透性病变、肛周病变和广泛小肠切除术均为 CD 术后早期复发的高危风险因素。

三、术后复发的诊断

术后复发的诊断基于临床症状和内镜下表现。

结肠镜检查是明确形态学复发的最敏感工具。组织学和内镜下复发可发生在术后数周至数月内。内镜下复发往往早于临床复发，且内镜下复发提示预后不良。经腹 US、MRE 及 SBCE 等检查侵入性较小，是评估 CD 术后复发的主要诊断手段。

第二节　术后复发的预防

一、戒烟

所有 CD 术后患者都必须戒烟。戒烟能有效减少 CD 术后复发及延迟复发时间。

二、预防性治疗人群的选择

原则上，所有的 CD 术后患者都应该进行预防性治疗。有复发高危因素的 CD 患者更应积极进行预防性治疗。但对某些复发风险低、无症状的患者，亦可不给予预防性治疗。

三、预防性治疗的时间表

术后 2 周即应行预防性治疗。预防性治疗的持续时间应不少于 2 年。

四、预防性治疗方案选择

（一）预防性治疗原则

预防治疗方案取决于患者术后疾病的活动状态。

如果手术已切除全部病灶，剩余消化道完全正常，则按缓解期 CD 进行维持缓解治疗：AZA/6-MP。

如果手术只是切除了主要病灶，剩余的消化道仍然有活动性病灶，则按活动期 CD 进行诱导缓解治疗。

（二）预防性治疗药物

常用预防性治疗 CD 手术后复发的药物如下。

1. 5-ASA

部分临床研究显示 5-ASA 可使 CD 术后复发率降低。但有更多的资料表明美沙拉嗪的作用有限，与安慰剂相似。

2. 抗生素

甲硝唑等咪唑类抗生素对预防 CD 术后复发是有效的，但由于长期治疗不良反应较大，因此临床上较少使用。

3. 嘌呤类

AZA 和 6-MP 可降低 CD 术后复发风险，尤其是合并高危因素的 CD，是预防 CD 术后复发的最常用的药物。

4. 生物制剂

IFX 可预防 CD 术后复发。但是，应权衡长期应用 IFX 的利与弊。

5. 其他治疗

尚无证据显示益生菌、合生素以及 IL-10 等对预防 CD 患者术后复发有效。

第三节　术后复发的治疗

无论是内科治疗还是外科手术治疗，即使是深度和长时间缓解以及术后给予了积极有效的预防性治疗，CD 都不可避免会复发。因此，CD 术后患者除常规进行预防性治疗外，还应定期复查及随访，包括症状、体征、实验室检查及内镜检查，必要时行影像学检查，以便及时发现并确认 CD 是否复发。

一旦确认 CD 术后复发，必须立即按活动期 CD 进行治疗。

CD 术后复发的治疗原则同复发型活动期 CD，具体治疗方案取决于 CD 当时的临床诊断：起病方式、病变部位、活动度、并发症、有无肛周病变、既往治疗方案和应答以及患者精神和心理状态。

CD 术后复发的治疗方案详见 CD 的内科治疗和外科治疗章节。

（李明松　顾红祥　王志青）

主要参考文献

［1］Dignass A，Van Assche G，Lindsay J O，et al. The second European evidence-based consensus on the diagnosis and management of Crohn's disease：current management[J]. J Crohns Colitis，2010，4（1）：28–62.

［2］Rahier J F，Magro F，Abreu C，et al. Second European evidence-based consensus on the prevention，diagnosis and management of opportunistic infections in inflammatory bowel disease[J]. J Crohns Colitis，2014，8（6）：443–468.

［3］Magro F，Langner C，Driessen A，et al. European consensus on the histopathology of inflammatory bowel disease[J]. J Crohns Colitis，2013，7（10）：827–851.

［4］Annese V，Daperno M，Rutter M D，et al. European evidence based consensus for endoscopy in inflammatory bowel disease[J]. J Crohns Colitis，2013，7（12）：982–1018.

［5］Panes J，Bouhnik Y，Reinisch W，et al. Imaging techniques for assessment of inflammatory bowel disease：joint ECCO and ESGAR evidence–based consensus guidelines[J]. J Crohns Colitis，2013，7（7）：556–585.

第十五章

机会性感染

IBD 是一种发病机制未明、累及全消化道的慢性复发性炎症性疾病，包括 CD 和 UC。需要在综合临床表现、实验室检查，排除感染性结肠炎等其他肠道炎症的基础上确诊本病。IBD 治疗过程中经常会使用激素、免疫抑制剂或生物制剂，这些药物的使用会抑制机体的免疫功能，增加机会性感染的风险，而感染的发生也是疾病加重的危险因素，会增加患者手术、住院的风险。因此，IBD 机会性感染的诊断和治疗也是 IBD 诊疗过程中的重点内容。

机会性感染是指条件致病菌引起的感染。条件致病菌寄生在正常人体时不致病，只在人体免疫功能低下时才会导致疾病的发生。

IBD 本身存在免疫功能调节异常。在 IBD 的治疗过程中，免疫调节药物的使用，包括 GCS、嘌呤类药物、MTX、钙调磷酸酶抑制剂（CsA 或 FK506）、TNF-α 拮抗剂（IFX、ADA 等）或其他生物制剂，都在一定程度上抑制了机体的免疫应答功能，导致免疫功能的降低。目前的研究显示，IBD 治疗过程中使用免疫调节剂会增加感染的风险。

故本章节对 IBD 的机会性感染的危险因素和常见病原菌机会性感染的诊断及治疗作简要概述。

第一节　机会性感染的危险因素

IBD 患者机会性感染的发生风险包括两个方面：其一，外在的因素，包括免疫抑制剂药物的使用、致病菌的接触以及地区性感染性疾病谱；其二，患者内在的因素，包括年龄、合并疾病以及营养不良。

一、免疫抑制剂的使用

首先，IBD 治疗中的免疫抑制剂的使用会增加机会性感染发生的风险，包括细菌、病毒、寄生虫和真菌感染，特别是在免疫抑制剂联合使用的时候。但是，迄今没有资料明确提示哪种免疫抑制剂会导致哪种机会性感染。现有研究提示：激素的使用可能与真菌感染相关，AZA 与病毒感染有关，而生物制剂的使用则与真菌及分枝杆菌的感染有一定的关系。但是，在 IBD 的治疗过程中，上述药物通常联合使用，故在发生机会性感染的时候，并不能明确区分是哪种药物导致的感染，可能是多种药物共同作用的结果。

目前，关于免疫抑制剂的使用可增加机会性感染的循证医学证据大部分来源于风湿性疾病的研究，例如，GCS 治疗类风湿性关节炎增加机会性感染的风险，且为剂量依赖性的。但是在 IBD 患者中并未发现激素的使用与感染的发生呈剂量依赖关系。激素和 IFX 可增加 IBD 术后腹腔内感染的风险，特别是在联合使用的时候。

IFX 可增加 IBD 机会性感染的风险。如 IFX 可增加 IBD 患者的术后感染并发症，但并不增加 UC 患者的术后感染风险，同时 IFX 可增加患者严重感染的风险。

尽管不同的免疫抑制剂增加机会性感染的风险不同，但是目前的研究都提示 IBD 患者在治疗过程中免疫抑制剂的使用会明显增加感染的风险，特别是在联合用药时，机会性感染的风险大大增加。

二、致病菌的接触及地区疾病流行

免疫功能低下的人群暴露于机会性致病菌下是机会性感染发生的必要条件，因此暴露于致病菌的环境也会增加 IBD 的机会性感染的风险。所以，避免与致病菌的接触，包括不接种活菌疫苗、远离感染性疾病的高发地区等，都会减少机会性感染发生的风险。

三、年龄

随着年龄的增加，机体的免疫功能也逐渐减退，包括固有免疫应答和适应性免疫应答。例如化脓性细菌感染，特别是社区获得性肺炎或尿道感染，在老年人中的发生率相对升高，但是结核分枝杆菌的感染则并未出现类似明显的差别。

对于 IBD 患者，年龄已被证实为感染相关的独立危险因素。有研究显示，在 IBD 患者中，年龄超过 50 岁者，机会性感染的比例明显增加。而与之相对的，在儿童的 IBD 患者中，免疫抑制剂的使用也会增加机会性感染的风险，但是大部分为轻度感染。而对于年龄小于 1 岁的婴儿 IBD 患者，由于免疫系统发育不成熟，例如 IL-10 受体缺乏、调节性 T 淋巴细胞功能改变以及 FOXp3 蛋白水平下调等导致免疫功能缺陷，可以合并严重的感染，例如 EB 病毒诱导的淋巴组织增生异常等。

四、合并疾病

已证实合并慢性肺部疾病、酒精中毒、脑器质性疾病和糖尿病的风湿性关节炎患者会增加机会性感染的风险，IBD 患者同时合并其他疾病也会增加感染相关的住院率，但是数据较少，尚需进一步研究。此外，对于有合并疾病的 IBD 患者，免疫抑制剂的使用需要综合考虑。

五、营养不良

机体处于营养不良的状态时，会影响免疫系统的有效应答，而免疫应答状况的不佳也会反过来影响患者的营养状况。营养不良会损害细胞免疫应答，下调细胞的吞噬功能，减少细胞因子的分泌，降低分泌性抗体的黏附与应答，影响补体系统的作用，进而增加感染发生的风险。

大部分 IBD 患者都存在营养不良和微量元素的缺乏（包括锌、铜、硒）的症状，大部分具有营养不良风险的患者消化吸收营养物质的功能都欠佳。IBD 患者中营养不良的发生率较高主要与以下因素相关：体内各种炎症因子的增加导致患者食欲较差；治疗药物与营养物质之间的相互作用，如 GCS 抑制肠道钙的吸收，促进肾的排泄，SASP 抑制叶酸的吸收等；肠道的病变导致肠道吸收功能较差，如肠道菌群的过度生长引起的脂肪泻会导致脂溶性维生素及 VB_{12} 吸收的减少；肠梗阻会导致肠道营养物质及能量的摄入不足；回肠手术切除影响 VB_{12} 的吸收；空肠的病变或手术导致铁的吸收障碍；反复多次的手术导致的短肠综合征等。

体内外的研究都证实合并营养不良会损害细胞免疫应答，目前关于营养不良时 IBD 机会性感染的相关研究尚较少。已有研究证实，在 IBD 患者中，营养不良会增加感染相关的住院风险。目前对于营养状况的评估还主要使用 BMI 和营养专家对于摄入和排出的量表计算，对于使用免疫抑制剂治疗前或手术治疗前的营养状况评估，BMI 小于 20 可能对于临床实践有一定的指导价值。

第二节　常见机会性感染的诊断及治疗

一、病毒感染

（一）丙型肝炎病毒感染

丙型肝炎病毒是黄病毒科的嗜肝性的 RNA 病毒，主要通过输血、针刺、吸毒、母婴等方式传播。丙型肝炎呈全球流行趋势，急性丙型肝炎常常为无症状，无明显黄疸；约 85% 为慢性感染，其中约 20% 的患者在 20 年内可进展为肝硬化，发展为肝癌的比率也较高。免疫抑制剂的使用对于丙肝的疾病发展也有一定的影响，目前研究提示免疫抑制剂的过度使用特别是大剂量 GCS 的使用可能会增加丙肝的病毒血症，进而促进肝纤维化，降低生存率。但是，在 IBD 患者中，使用免疫抑制剂治疗的丙肝患者与未使用的患者在肝纤维化的进展中无明显的区别。免疫抑制剂的使用并不明显损害 IBD 的丙肝疾病预后，但是对于同时合并乙肝病毒或获得性免疫缺陷病毒（HIV）感染时，会增加肝衰竭发生的风险。而拮抗 TNF-α 生物制剂似乎对于使用干扰素 / 利巴韦林方案治疗的丙肝患者，可提高病毒应答水平。

对于 IBD 患者，有必要筛查丙肝抗体。对于抗体阳性的患者，需要进一步行 HCV-RNA 检查以明确诊断。合并丙肝感染的 IBD 患者，免疫抑制剂的使用并不是禁忌，但是并不推荐丙肝的抗病毒治疗，因为其治疗方案中干扰素的使用可能会加重 CD 病情，但是干扰素并不会加重 CD 病情。特拉普韦（Telaprevir）和博赛泼（Boceprevir）是治疗丙肝的新型蛋白酶抑制剂，在体内主要是通过细胞色素 P450 3A 代谢来发挥药效的，但是细胞色素 P450

3A 同时也是 CsA 和 FK506 代谢的关键酶，当特拉普韦和博赛泼使用时会显著增加 CsA 和 FK506 的血药浓度，故对于使用 CsA 或 FK506 治疗的 IBD 患者，特拉普韦和博赛泼的使用会显著增加不良反应的发生率，特别是严重的甚至危及生命的不良事件。因此丙肝治疗药物对于 IBD 的疾病病程及药物治疗效果有一定的影响，故在对于合并丙肝的 IBD 患者，丙肝的治疗需要慎重对待，必须综合评估，在征求专科医师的意见后制定合理的治疗方案。

目前尚未发现使用免疫抑制剂会增加急性丙型肝炎的发生风险，故并不推荐在 IBD 治疗过程中停用免疫抑制剂。鉴于合并丙肝感染的 IBD 的治疗存在冲突，故对于 IBD 患者的丙肝预防也是十分重要的。目前尚无有效的丙肝疫苗或药物预防方法，故需要从传播途径等源头上预防，避免感染。

（二）HBV 感染

HBV 是嗜肝病毒科中的 DNA 病毒，主要通过胃肠外途径（血液传播）、性传播和母婴传播等方式传播。乙肝在全球流行，我国为乙肝感染的高发地区，乙肝感染率高。乙肝感染包括急性感染和慢性感染，感染时的年龄与感染类型有很大关系。慢性乙型肝炎疾病早期主要为病毒血症及活动性肝功能损害，而在疾病后期，病毒复制减低，肝功能损害好转。而对于母婴传播的慢性乙型肝炎疾病，早期主要为病毒复制但不伴有肝功能损害的免疫耐受阶段。

慢性乙型肝炎的暴发或再燃是指肝转氨酶升高伴随病毒的大量复制导致的高病毒血症。其中乙肝再燃是机体对于乙肝病毒免疫应答增强，这也可以解释大部分乙肝的暴发是在停用免疫抑制剂后机体免疫功能反跳性增加导致的免疫应答增强时发生。

IBD 患者在诊断的时候都要进行乙肝的检测（HBsAg、HBsAb、HBcAb），对于 HBsAg 阳性的乙肝感染者需要进一步行 HBeAg、HBeAb 和 HBV-DNA 定量检测。IBD 患者中的乙肝感染率与同地区的普通人群相类似。对于所有 HBsAb 阴性的 IBD 患者都要进行乙肝疫苗的接种，其中 IBD 患者的乙肝疫苗接种的应答率相对较低，这可能与 IBD 疾病免疫功能异常有关或与疾病治疗过程中 IFX 等药物抑制机体免疫功能相关。因此，对于接种乙肝疫苗不应答的 IBD 患者进行疫苗剂量加倍、缩短接种间隔时间（0，1，2 个月）都可以提高患者的疫苗应答率。在乙肝疫苗接种后 1~2 个月应进行 HBsAb 的检测，了解疫苗的接种率，HBsAb 滴度大于 100 IU/l 可达到有效的血清学保护作用。随着时间的延长，HBsAb 的滴度也会逐渐下降，故在中 – 高度流行地区需要每 1～2 年监测 HBsAb 滴度以评估乙肝抗体的保护情况。

对于 HBsAg 阳性的慢性乙肝 IBD 患者，不管 HBV–DNA 病毒定量的高低，都需在使用免疫抑制剂治疗前、治疗过程中以及治疗停止后的 12 个月内使用预防性抗病毒治疗，一般推荐在免疫抑制剂治疗开始前 2 周即开始预防性抗病毒治疗，一直延续到免疫抑制剂停用后 1 年。但是对于高病毒血症（HBV–DNA > 2 000 IU/mL）的乙肝感染者，需要按照乙肝治疗的指南进行抗病毒治疗。抗病毒的方案包括耐药率低的核酸或核酸类似物，以避免在免疫抑制剂使用过程中乙肝的暴发。例如恩替卡韦或替诺福韦起效快、抑制病毒作用强、耐药性低，用于抗病毒治疗疗效佳。相反，干扰素作为乙肝抗病毒的药物之一，并不推荐用于 IBD 患者的乙肝抗病毒治疗，主要是由于干扰素可加重病情，同时也可能会导致骨髓抑制白细胞降低等不良反应。

对于隐性乙肝感染（HBcAb 阳性，但 HBsAg 阴性）的 IBD 患者在使用免疫抑制剂治疗的时候，很少出现乙肝感染的复发。但是对于隐性乙肝感染的 IBD 患者需要每 1～3 个月检测转氨酶水平（谷丙转氨酶、谷草转氨酶）、乙肝血清学标志物以及 HBV–DNA 定量，除非 HBV–DNA 定量出现阳性，否则对于该类患者不推荐预防性抗病毒治疗。

（三）人类免疫缺陷病毒感染

人类免疫缺陷病毒（HIV）是艾滋病的病原体，是一种逆转录病毒，主要通过逆转录酶将 RNA 转录为 DNA。HIV 感染主要通过病毒表面蛋白 gp120 与表达 CD4 的辅助 T 淋巴细胞（Th 细胞）、单核巨噬细胞和树突状细胞表面的 CD4 受体作用，协同作用受体还包括 CCR5 和 CXCR4。病毒感染后主要是导致 $CD4^+T$ 淋巴细胞的数量的减少和 $CD4^+T$ 淋巴细胞介导的细胞免疫应答的损害，当 Th 细胞下降到一定程度的时候，会导致 HIV 相关的感染和肿瘤的发生。HIV 主要通过性传播、血液传播和母婴传播。HIV 感染后主要经历急性感染期、无症状潜伏期以及症状性进展期。目前，随着高效抗逆转录病毒疗法（HARRT）的应用，可在一定程度上抑制病毒的复制。

IBD 患者无论是儿童还是成年患者都需要进行 HIV 检测，特别是免疫抑制剂治疗前一定要进行该项检测。患者可以进行 HIV p24 抗原或抗体的检测，若怀疑感染，需进一步行 PCR 确证检测。对于合并 HIV 感染的 IBD 患者，可使用高效抗逆转录病毒疗法（HARRT）进行抗病毒治疗，抑制病毒的复制，有利于机体免疫系统的重建。

对于合并有 HIV 感染的患者，免疫抑制剂的使用并不是绝对禁忌证。但是需要综合各专科专家的意见后综合考虑治疗方案。对于有高危因素的患者，在病程中需要重复检测 HIV。HIV 的预防在 IBD 患者中与普通人相似，包括避免不洁性接触、静脉药瘾者避免共用针头等，对于有 HIV 暴露史的患者要及时进行暴露后的预防处理。

（四）CMV 感染

CMV 亦称细胞包涵体病毒，其感染的细胞体积增大，核内可见巨大病毒包涵体，是一种疱疹病毒组 DNA 病毒。CMV 感染大部分无症状，临床表现主要为单核细胞增多综合征，可以影响到机体的任何器官。尽管 CMV 在首次感染后可持续潜伏存在，但是在使用免疫抑制剂治疗的 IBD 患者中 CMV 相关的严重感染还是很少见的。CMV 可导致严重的肝炎、结肠炎、食管炎、肺炎、脑炎和视网膜炎。尽管 CMV 在全球分布很广泛，但是高发地区主要为发展中国家或经济水平较低的国家。CMV 的感染主要通过接触病人分泌物（唾液、尿液或宫颈分泌液等）。人群中 CMV 感染率较高，其中儿童的感染率达到 10%~20%，而在成人该比例上升到 40%~100%，在 IBD 患者中，依据目前的检测手段，CMV 的感染报道为 10%~43%，在激素难治性患者中，研究报道内镜组织标本免疫组化检出率达到 20%~67%。

CMV 感染后导致的结肠炎表现与 UC 或结肠型 CD 加重或复发相类似，病情凶险，结肠手术切除率高，因此对于该类患者应行血中 CMV-DNA 的定量检测，高滴度的病毒血症有助于 CMV 结肠炎的诊断。

免疫抑制剂的使用可以导致 CMV 隐性感染的亚临床复发，有研究显示使用 GCS 或 6-MP 治疗的 UC 患者中常常有 CMV 感染的再激活，但是常常无需抗病毒治疗即可自愈。目前尚无 CMV 的疫苗，考虑到抗病毒药物本身的不良反应，因此并不推荐预防性抗病毒治疗。

鉴于仅有很少一部分患者在 CMV 感染后可有临床症状，故并不推荐 IBD 患者进行 CMV 的筛查，但是对于发生激素抵抗的患者则需要进行筛查以排除 CMV 结肠炎导致的疾病加重。CMV 感染监测的方法众多，包括 CMV

抗体的检测（CMV-IgG，CMV-IgM）、病原学病毒培养（特异性高，但也存在培养耗时长，因接种差异导致的假阴性，无法进行病毒的定量等缺点）、PCR等。组织病理学及免疫组化的方法对于组织或活检标本诊断的特异性和灵敏度都很高。临床上常用的检测方法是通过 PCR 检测外周血或组织中的 CMV-DNA 定量，PCR 检测方法的优点较多，包括检测迅速，灵敏度高，可以进行定性或定量诊断，对于中性粒细胞减少的患者也可以检测。目前研究提示在重度结肠炎患者中，CMV 的检出率达到 21%～34%，而在激素依赖或激素抵抗的患者中则更高可达 33%～36%，而病毒载量超过 250 copies/mL 则认为是结肠炎激素抵抗的预测因素。

但是对于激素抵抗的结肠炎患者，在升级免疫抑制剂治疗方案前，需要对病变部位的组织应用 PCR 或免疫组化的方法排除有无合并 CMV 感染。对于使用免疫抑制剂治疗的激素抵抗的重度结肠炎患者，在组织黏膜检查证实存在 CMV 感染时，需要立即开始抗病毒治疗，同时停用免疫抑制剂直至结肠炎症状好转后才考虑重新使用。CMV 感染的抗病毒治疗为标准剂量更昔洛韦治疗 2～3 周，一般在静脉用药 3～5 d 症状好转后，可改为口服治疗直至疗程满 2～3 周。对于更昔洛韦不耐受或治疗不佳的，可转用膦甲酸钠治疗 2～3 周。

在使用免疫抑制剂治疗的同时，亚临床或轻度症状性 CMV 感染是无需抗病毒治疗或中断免疫抑制剂疗程的，但是对于很少见的全身性 CMV 感染（CMV 相关的脑膜脑炎、肺炎、食管炎和肝炎等）则需要积极抗病毒治疗，同时停用免疫抑制剂，因为 CMV 全身感染疾病预后较差，需要积极早期干预。

（五）单纯疱疹病毒感染

单纯疱疹病毒（HSV）属于疱疹病毒科。根据抗原性的不同分为 1 型（HSV-1）和 2 型（HSV-2）。HSV-1 主要由口唇病灶获得，HSV-2 可从生殖器病灶分离到。HSV 的感染一般为亚临床型，主要通过与含有疱疹病毒的疱液的直接接触传播。HSV 也会引起严重的感染，包括角膜炎、视网膜炎和脑炎。HSV 首次感染后，HSV 特异抗体 IgG 数月内都不会消失，并且为保护性抗体，体液免疫在控制病毒复制中发挥重要作用。HSV-2 血清阳性率主要与年龄、性别相关，女性中较高。

免疫功能不全的患者合并 HSV 感染的频率更高，感染严重程度更重，病变更广泛。有研究显示：与使用美沙拉嗪治疗的 IBD 患者相比，使用 AZA 治疗的患者在病程中出现口腔及生殖器 HSV 感染的比例更高。而 HSV 的感染复发可能会导致严重的系统性感染，包括脑炎、脑膜炎、肺炎、结肠炎、食道炎等，而这些感染常常疾病凶险，病死率较高，需要加以关注。

目前尚无 HSV 的疫苗，在使用免疫抑制剂治疗前需要采集患者既往有无口腔、生殖器或眼睛的 HSV 感染病史。对于反复发作的 HSV 感染或既往已经间断使用抗病毒治疗的患者，可以给予抗病毒药物来抑制病毒的复制预防 HSV 感染，预防用药可以采用更昔洛韦 400 mg bid，或万乃洛韦（valaciclovir）500 mg qd，或法昔洛韦（famciclovir）250 mg bid。

体内检测到 HSV 抗体的阳性表示既往或近期有 HSV 感染，但不能作为确诊的手段，HSV 感染可以通过特征性的疱疹初步诊断。免疫抑制剂治疗前无需常规进行 HSV 的筛查。HSV 感染主要使用治疗剂量的更昔洛韦或万乃洛韦（valaciclovir）或法昔洛韦（famciclovir）抗病毒治疗。

HSV 感染临床症状常常较轻微，且大部分为自限性的，并不需要停用免疫抑制剂或进行抗病毒治疗。但是对于有 HSV 现症感染时，最好不要加用免疫抑制剂治疗，因为这可能会加重感染，导致感染的扩散。

HSV 感染并不是免疫抑制剂使用的禁忌证。对于在免疫抑制剂治疗过程中，反复出现的口腔及生殖器 HSV 感染时，需要口服抗病毒药物治疗。对于使用免疫抑制剂治疗的难治性 IBD 患者，当怀疑合并有 HSV 感染的结肠炎时，需要采用免疫组化或 PCR 的方法检测。免疫抑制剂治疗过程中，合并重度 HSV 感染时，需要及时抗病毒治疗，同时停用免疫抑制剂直至疾病好转后才考虑重新使用。

（六）水痘 – 带状疱疹病毒感染

水痘 – 带状疱疹（VZV）首次感染即为水痘，主要表现为发热和出现特征性的水疱脓疱疹。水痘在儿童中一般不严重，但是成人中发生的水痘病情常常较严重，可导致致命性肺炎的发生，特别是在妊娠晚期更为严重。VZV 首次感染恢复后，病毒并未完全清除，可潜伏在背根神经节，在机体免疫力低下的时候可在此复发导致带状疱疹的产生，主要分布于躯干或面部、单侧、沿神经节分布的水疱样皮疹，疼痛剧烈。

　　免疫功能不全患者中水痘病情通常更严重，可导致水痘相关的肺炎、肝炎、脑炎和血液系统疾病等，疾病凶险。有研究显示：免疫抑制剂治疗的IBD患者中，水痘发生的风险明显提高，溃疡性结肠炎风险比为1.21，而CD为1.61。同时，免疫功能不全的患者发生带状疱疹后后遗神经痛的比例也大大提高。

　　目前已经有VZV疫苗接种来预防感染，但是我国尚未纳入儿童基本免疫接种规划中。两针VZV疫苗接种可有效预防严重水痘的发生。在IBD患者诊断时，对于既往未曾接种VZV疫苗的成年或儿童患者，需要追问既往有无水痘或带状疱疹感染病史，对于病史不明确或既往无感染的患者需要进行血清中VZV抗体（VZV-IgG）的检测。对于血清学抗体阴性的患者，需要至少在启用免疫抑制剂治疗前3周完成两针VZV疫苗的接种（两针接种间隔1个月以上）。但在免疫抑制剂（包括大剂量的GCS治疗）治疗过程中，不能进行VZV疫苗的接种，必须在停用免疫抑制剂3～6个月后才可接种。对于VZV血清抗体阴性、未接种过疫苗的且具有高危因素的IBD患者，当接触了水痘、带状疱疹等疱液时，需要在10天内给予水痘-带状疱疹病毒免疫球蛋白（VZIG）治疗，同时需要继续观察至少1个月以防止水痘的发生。

　　血清学检查并不是诊断水痘或带状疱疹的有效手段。病变部位特征性水痘对于诊断具有重要的价值，而核酸扩增技术具有灵敏度和特异度高可作为确诊的手段。其他检测手段包括快速抗原检测、细胞学检测、电子内镜技术等也是有效的检测方法。目前出现可检测VZV-IgG的商业化试剂盒，但是仍需要进一步改善以提高其灵敏度和可靠性。

　　对于怀疑有VZV感染的患者，在检查结果出来前即需要立即开始抗病毒治疗。VZV抗病毒治疗的剂量要高于HSV感染时的使用剂量，抗病毒药物中万乃洛韦（valaciclovir）或法昔洛韦（famciclovir）具有较高的口服生物利用度，优于阿昔洛韦。

　　对于水痘或带状疱疹感染的IBD患者，不能加用免疫抑制剂治疗。对于在免疫抑制剂治疗过程中出现的VZV感染，需要立即开始抗病毒治疗，同时停用免疫抑制剂以避免严重并发症的发生，待水疱消失、体温恢复正常后可考虑再次启用免疫抑制剂治疗。

（七）EB 病毒感染

EB 病毒（EBV）又称为人类疱疹病毒 4 型，普遍存在于自然界中。EBV 感染通常较迟，在青少年中约 40% 的患者未感染 EBV，但是到成年时，超过 90% 都感染过 EB 病毒。EBV 的感染表现多样，可以表现为临床非显性感染，也可以出现致命性严重感染。年龄为感染的主要影响因素，如在幼儿中仅仅出现单核细胞增多，而在青少年及成人可出现传染性单核细胞增多症，以咽喉痛、发热及淋巴结增大为主要表现，也可出现黄疸和肝脾肿大，淋巴细胞和单核细胞增多，异形淋巴细胞的出现。急性感染通常在 3 ~ 4 周后恢复，但是疲乏无力可能要在 8 周后才能恢复。大部分患者恢复后不伴后遗症，但是对于少数有潜在免疫功能不全的患者可能会导致脾破裂、呼吸道梗阻以及神经系统并发症等。

EBV 首次感染后，可持久存在于体内的 B 淋巴细胞中，可无症状复发且具有传染性，检测到外周血中有 EBV IgG 提示既往曾经感染过 EBV。目前认为 EBV 与多种疾病的发生有关，包括霍奇金淋巴瘤、非霍奇金淋巴瘤及肿瘤等。

鉴于 EBV 感染后，EBV 感染的 B 淋巴细胞持续存在于循环系统中，并且表达低剂量的病毒基因，而细胞免疫（如 T 淋巴细胞的细胞毒作用）对于病毒活化的监视和清除转化的 B 淋巴细胞有重要的作用。因此，当器官移植等破坏了 T 淋巴细胞的免疫监视功能后，体内的 EBV 感染的 B 淋巴细胞大量增殖最终可导致淋巴细胞增多症或移植后淋巴组织增生性疾病（posttransplantation lymphopro-liferative disorders，PTLD）的产生。有研究显示器官移植术后 1 年的 PTLD 的发生率明显增加。对于 IBD 患者而言，目前研究提示合并嘌呤类免疫抑制剂会增加淋巴瘤发生的风险，但是这可能与 EBV 感染也有一定的关系。

目前尚无 EBV 的疫苗，在肾移植术后推荐使用阿昔洛韦或更昔洛韦预防性治疗可降低淋巴瘤发生的风险，但是在 IBD 中因合并淋巴瘤发生较少，所以尚未建议进行抗病毒的预防性治疗。

血清中检测 EBV IgM 和 IgG 提示 EBV 的近期感染。EBNA1 IgG 抗体常常在感染后数周或数月后才出现。EBV 病毒载量的检测是器官移植的重要指标。

IBD 患者在使用免疫抑制剂药物治疗开始前建议进行 EBV 感染（EBV-

IgG）的检测。而对于血清学抗体检测阴性的患者，目前更推荐使用 IFX，因其优于嘌呤类免疫抑制剂。EBV 的感染的治疗，阿昔洛韦并不能改善传染性单核细胞增多症。对于合并有呼吸道梗阻的患者，可酌情给予激素治疗缓解症状。对于合并 EBV 感染时，需要进行密切的临床观察评价，同时进行血常规、血涂片、肝功能及 EBV 血清学检测。

对于在使用免疫抑制剂治疗过程中出现的 EBV 严重感染，需要立即开始抗病毒治疗，同时停用免疫抑制剂。抗病毒药物常使用更昔洛韦或膦甲酸钠，与阿昔洛韦相比，其抑制病毒复制作用更强，但是其毒副作用相对较严重。对于出现 EB 病毒诱导的淋巴组织增生疾病时，治疗方案的制定需要综合多学科专家的意见，同时停用免疫抑制剂。

（八）人乳头瘤病毒感染

人乳头瘤病毒（HPV）感染是最常见的性传播疾病，它的流行分布受性别（女性多于男性）、地区（经济条件差的地方发生率高）、年龄、性行为以及病毒的种类等因素影响。目前有 40 多个亚型 HPV 病毒通过性传播，根据致病性的强弱，可分为低危型病毒（可导致生殖器疣状增生）和高危型病毒［与高级别上皮内瘤变及生殖器肿瘤（宫颈癌）的生成有关］。

免疫抑制剂可增加 HPV 的持续感染及宫颈癌生成的风险。目前国际上已经有四价疫苗（HPV6、11、16、18）可以预防这四型病毒的感染，因为大部分宫颈癌的感染类型为 HPV16、18，所以疫苗可以降低宫颈癌发生的风险。目前欧洲和美国都推荐对于 11~14 岁的女性在首次性行为前即接种 HPV 疫苗。因为该疫苗为非活菌疫苗，所以对于免疫抑制剂治疗的 IBD 患者也可以使用。

HPV 感染的诊断可以通过检测血清中特定类型病毒的抗体（IgG 和 IgA）进行初步检查，HPV-DNA 的 PCR 检测的特异性高。由于 HPV 感染通常是一过性的，常常在感染后 2 年内清除，故目前的诊断仅仅针对现症感染，也可以宫颈刮片检查进行筛查。对于 HPV 感染，尚无有效的抗病毒方法。但是对于 HPV 相关的肿瘤的治疗，可采用手术、化疗或放疗等治疗。

IBD 患者中的 HPV 感染率与普通人群相似，但是 IBD 成年女性患者，特别是合并免疫抑制剂治疗的患者，需要定期进行宫颈刮片等检查。如美国癌症学会推荐免疫功能不全的女性在诊断第一年需要进行两次筛查，随后每年进行一次筛查。HPV 的现症和既往感染并不是免疫抑制剂使用的禁忌证。但是对于有大范围的皮肤尖锐湿疣的患者，需要考虑停用免疫抑制剂。

（九）流感病毒感染

流感病毒即流行性感冒病毒，是正黏病毒科的一种，可造成急性呼吸道感染，可在空气中迅速传播，在世界各地可造成周期性大流行。造成流行的流感病毒包括 A 型和 B 型，其中 A 型中根据表面抗原的不同分为多个亚型，其中 H1N1 和 H3N2 会造成世界范围内的周期性流行。

在 IBD 中，免疫抑制剂的使用并不会明显增加流感发生的风险，但是会增加流感严重感染和严重并发症发生的风险。目前，每年进行流感疫苗的接种可有效预防流感病毒的感染，因此对于免疫抑制剂治疗的患者推荐使用。目前有两种类型的流感疫苗：减毒活疫苗（适用于 5～49 岁的健康人群接种）和三价灭活疫苗（可适用于 6 月以上的婴幼儿及所有人使用，包括使用免疫抑制剂的人群）。对于 IBD 患者，推荐每年接种三价灭活流感疫苗进行流感感染的预防。但是目前研究提示免疫抑制剂治疗的 IBD 患者，特别是在联用免疫抑制剂时，对流感疫苗接种的应答率较低。但是流感疫苗的接种在一定程度上还是可以预防 IBD 患者流感的发生，且 IBD 患者接种流感疫苗是相对安全的。

与流感患者密切接触时，奥司他韦和扎那米韦早期预防可减少症状性流感发生的风险。因此对于接受免疫抑制剂治疗的 IBD 高危患者，在密切接触流感患者后，可早期给予药物，以预防流感的发生。

流感的诊断主要是依据典型的临床表现（如畏寒、发热、乏力、鼻塞等呼吸道症状），依据当地流感流行的状况可作出临床诊断。进一步病原学诊断可进行：病毒培养、快速抗原检测、血清诊断、逆转录 –PCR 和免疫荧光技术等。流感的抗病毒治疗方法包括：金刚烷胺、金刚烷乙胺、扎那米韦、奥司他韦等。目前金刚烷胺和金刚烷乙胺的耐药性较高，故目前较少使用。

对于怀疑或已证实流感病毒感染合并免疫抑制剂治疗的患者需要立即开始治疗，治疗可以根据当地流感病毒的分布情况及当地的指南进行经验性治疗。

二、真菌、寄生虫感染

IBD 患者中真菌的感染率相对较低，目前关于 ADA 治疗的大型临床研究发现真菌的感染约为 1.8%，其中主要为假丝酵母菌或球孢子菌感染。近期研究提示 CD 中肺孢子菌感染的风险增加，特别是在 GCS 联用其他免疫抑制剂治疗时。

真菌广泛分布于自然界中，部分真菌分布与动物、地区特异性有关。而寄生虫的分布则具有较明显的地区特异性，有疫区接触史是疾病诊断的重要提示。目前无预防真菌和寄生虫感染的疫苗。治疗措施的制定需要综合考虑，目前并不推荐真菌感染的一级预防，在二级预防则需要综合各科专家的意见再来考虑。

就肺孢子菌而言，目前尚无预防的疫苗。对于联合使用钙调磷酸酶抑制剂（CsA 或 FK506）或 IFX 的三联免疫抑制疗法的患者，在可耐受的情况下，可使用标准剂量的复方磺胺甲噁唑进行预防性治疗。对于两种免疫抑制剂联用（特别是其中一种为钙调磷酸酶抑制剂）时，复方磺胺甲噁唑的预防治疗可酌情考虑使用，也可使用甲氧苄氨嘧啶 – 磺胺甲噁唑（TMP-SMZ）进行预防治疗。

使用免疫抑制剂治疗前无需常规进行真菌及寄生虫感染的预防性筛查。但是对于近期有疫区接触史的需要进一步行相关检查。例如，类圆线虫病，近期有疫区接触并且血清学检查阳性的患者需要给予伊维菌素或联合阿苯达唑治疗，对于部分血清学阴性的患者，应由专科医师根据其病史考虑是否也给予相应的治疗。

器官移植、肿瘤及 ICU 的病人在合并中性粒细胞减少时对假丝酵母菌或曲霉菌感染可进行二级预防措施，但是对免疫抑制剂治疗的 IBD 患者无需使用预防处理。对于长期免疫抑制剂治疗的患者，可以考虑给予一定的预防治疗，但是这也需要与专科医师讨论后再制定治疗方案。

真菌和寄生虫感染的诊断方法如表 15-1 所示。其中肺孢子菌是非典型真菌，支气管肺泡灌洗液（BAL）中检出阳性率高，血清中 1，3-β-D 多聚糖的检出也有助于诊断，也可以在显微镜下观察有无肺孢子菌的孢子或囊泡。

表 15-1　寄生虫和真菌感染的诊断方法

病原体	培养	血清学	分子学	其他检查方法
肺孢子菌	–	–	+/–	直接观察 / 细胞学
粪类圆线虫	–	+	–	直接观察 / 细胞学
弓形虫	–	+	（+/–）	临床指标 – 放射检查
白假丝酵母菌	+	（+/–）	（+/–）	
曲霉菌	+	+	–	临床指标 – 放射检查
组织胞浆菌	+	+	（+/–）	放射检查 + 直接观察（组织学）/ 抗原检测
新型隐球菌	+	–	–	细胞学 / 抗原检测

　　寄生虫或真菌的感染常常累及肺部，且合并肺部感染时病情较危重。例如隐球菌全身感染可导致隐球菌肺炎，但最常见的为隐球菌性脑膜炎。合并肺泡出血的类圆线虫炎症感染常见于大剂量 GCS 或其他免疫抑制剂治疗时，且类圆线虫感染时约有 70% 的患者出现嗜酸性粒细胞明显升高，故对于嗜酸性粒细胞明显升高时需要加以注意，早期的治疗对于疾病的预后改善有利。

　　患者在合并真菌或寄生虫感染时（除了口腔或阴道念珠菌感染外），合并的免疫抑制剂应停用，并开始进行抗寄生虫或抗真菌感染治疗（治疗方案如表 15-2 所示）。在使用免疫抑制剂的过程中，机会性真菌或寄生虫感染反复发作时，应该考虑在疾病允许的条件下停用该免疫抑制剂治疗，而对于因病情需要不能停用该治疗方案的，考虑在使用免疫抑制剂的同时加用抗真菌或寄生虫的二级预防治疗以预防机会性感染的反复发作。

表 15-2　寄生虫及真菌感染的治疗方案

	首选方案	二线方案	疗程
肺孢子菌	甲氧苄氨嘧啶 + 磺胺甲噁唑	喷他脒	14 ~ 21 d
粪类圆线虫	伊维菌素	阿苯达唑	2 ~ 3 d
弓形虫	磺胺嘧啶 + 乙嘧啶	克林霉素 + 乙嘧啶	21 ~ 28 d
侵袭性白色念珠菌	氟康唑	卡泊芬净	至少 14 d

续表

	首选方案	二线方案	疗程
非侵袭性 非白色念珠菌	氟康唑	伏立康唑	2周
曲霉菌	伏立康唑	两性霉素 B 去氧胆酸盐	直至症状好转
组织胞浆菌	两性霉素 B 脂质体， 继以伊曲康唑	两性霉素 B 去氧胆酸盐	2～3 个月
新型隐球菌	两性霉素 B 去氧胆 酸盐	氟康唑	诱导治疗 10 周，巩固治疗（两 性霉素 B 去氧胆酸盐 +5 氟胞 嘧啶治疗 2 周，继以氟康唑 400～800 mg/d 治疗 8 周）

三、细菌感染

（一）结核分枝杆菌感染

结核分枝杆菌也称结核杆菌，是结核病的病原菌。早期结核病的病死率较高，是全球重要的传染病，随着抗结核药物的广泛使用，结核病的发病率有所下降。但是近年来，随着免疫抑制剂的使用以及多重耐药菌（MDR-TB）和广谱耐药菌（XDR-TB）的出现，结核病的发病率又有上升趋势。结核主要好发于发展中国家，但是近年来，随着全球化的趋势以及艾滋病的流行，在经济发达地区，结核的发病率也有所上升。其中生物制剂的使用增加了结核发生的风险。如 TNF-α 拮抗剂的使用，使得结核的发病率有所提高，且患者临床症状不典型，易出现肺外表现及全身播散，结核病的诊断相对较困难。

在使用 TNF-α 拮抗剂治疗的患者中，隐性结核复发的比例逐渐升高，且病情一般较普通人群更严重。在 IBD 诊断时及拮抗 TNF-α 生物制剂使用前需要进行隐性结核筛查，筛查方法包括：结核接触病史、胸部 X 线检查、皮肤结核菌素试验（TST）以及 γ 干扰素释放试验（IGRA）。其中结核菌素试验是应用结核菌素进行皮肤试验来测定机体对结核分枝杆菌是否能引起超敏反应的一种试验，目前常用 PPD 试验，皮试后红肿硬结直径超过 5 mm 即为 PPD 皮试阳性。PPD 试验检测灵敏度高，但是对于结核复发诊断特异性较差，对于接种过卡介苗的患者都会出现阳性反应。同时，对于长期使用免疫抑制剂的患者也会出现假阴性，如使用 GCS 治疗超过 1 个月、使用嘌呤类免疫抑制剂或 MTX 治疗超过 3 个月的患者；在部分 IBD 的活动期时，也会出现皮试假阴性的现象。

与 PPD 试验相比，IGRA 检测的灵敏度和特异度较高，且不受卡介苗接种的影响。IGRA 通过采用酶联免疫吸附测定（ELISA）或酶联免疫斑点（ELISPOT）法定量检出受检者全血或外周血单个核细胞对结核分枝杆菌特异性抗原的 IFN-γ 释放反应，可用于结核菌潜伏感染的诊断，主要包括 Quanti FERON-TB Gold（QFT）和 T-SPOT 检查。QFT 主要采用 ELISA 方法检测上清液中 IFN-γ 的量，而 T-SPOT 则是采用 ELISPOT 方法检测分泌 IFN-γ 的细胞数，可避免与卡介苗和大多数非结核分枝杆菌抗原出现交叉反应，特异性较高。因此，在诊断前筛查隐性结核，特别是在启用 IFX 治疗前，建议使用 IGRA 进行结核的筛查。

在启用 TNF-α 拮抗剂治疗前，使用包含异烟肼的抗结核治疗方案治疗 6~9 个月可有效预防结核的发生，其中 9 个月疗程的保护率达到了 90%，6 个月的保护率达到了 80%。利福喷汀联合异烟肼一周一次给药治疗 3 个月的抗结核疗效与异烟肼一天一次的疗效相当，且严重不良反应的发生率不高，可用于结核的预防治疗。

异烟肼相关的药物不良反应的发生率达到 0.15%，而且也会出现少见的严重危害生命的不良反应，因此需要严密监测。异烟肼相关的不良反应主要是肝功能损害，但是研究发现其与药物的剂量、疗程无关，但是合并用药可能会对不良反应的发生产生一定的影响。如在风湿性疾病中，合并 MTX 和 SASP 会增加肝功能异常的发生率。目前认为，在异烟肼使用的过程中，需要定期检测肝功能，对于出现肝功能损害的症状或合并黄疸、同时转氨酶升高 3 倍以上时需要停药或改用其他药物，在肝酶升高 5 倍以上但无合并肝损的临床症状时也需要考虑停药或改用其他药物。

对于 TNF-α 拮抗剂使用前隐性结核筛查阳性者，需要给予抗隐性结核治疗，抗结核方案的制订可以根据当地疾病流行情况及药敏来制定，通常至少要进行 3 个月的抗结核治疗后才开始启用 TNF-α 拮抗剂治疗。但是对于部分病情危重、急需 TNF-α 拮抗剂治疗的情况，需要征求专家的意见综合考虑。

当患者在治疗过程中出现活动性结核病，需停用 TNF-α 拮抗剂，但可以在抗结核治疗 2 个月后根据病情决定是否再次启用生物制剂治疗。

（二）肺炎链球菌感染

免疫抑制剂治疗的 IBD 患者容易合并肺炎链球菌感染。已报道的在使用免疫抑制剂治疗的 IBD 患者中，肺炎链球菌感染为发生率最高的机会性感染。

因肺炎链球菌荚膜具有抗原性，目前已有相应的疫苗可用于预防肺炎链球菌的感染。目前有多糖疫苗（23 价，适用于 2 岁以上的适用人群）和蛋白结合疫苗（7 价或 13 价，适用 2 岁以下的婴幼儿）。免疫抑制剂开始治疗前，建议接种 23 价肺炎链球菌疫苗，但是免疫抑制剂会降低接种疫苗的应答，因此建议在启用免疫抑制剂治疗前 2 周接种疫苗。其中对于既往未接种过肺炎链球菌疫苗的 19 岁以上的患者，在使用免疫抑制剂前，建议先接种一剂 13 价疫苗，8 周后再接种一次 23 价疫苗，第二针 23 价疫苗在 5 年后接种。而对于既往曾接种过 23 价疫苗的患者，13 价疫苗需要在最后一次 23 价疫苗接种后 1 年以上再接种。

肺炎和脑膜炎是肺炎链球菌感染时常见且严重的表现。对于使用免疫抑制剂治疗的患者合并肺炎链球菌感染时，治疗方案应覆盖肺炎链球菌。青霉素是主要治疗的抗生素，但是青霉素的耐药性逐渐增加，故对耐药的致病菌，可考虑换用其他有效的抗生素（如 3 代或 4 代头孢等）。在肺炎链球菌活动性感染时，免疫抑制剂应考虑暂时停用。

（三）军团菌感染

免疫抑制剂的使用增加了军团菌感染发生的风险，特别是在 IFX 联用其他免疫抑制剂时。军团菌感染可导致军团菌肺炎，故对于免疫抑制治疗过程中出现的肺部感染，需要检查是否合并有军团菌感染。现已有免疫抑制剂治疗过程中严重军团菌感染的报道，感染的发生通常在免疫抑制剂治疗开始后的头 1 个月。

目前尚无预防军团菌感染的疫苗，也无预防感染的药物治疗方法。军团菌感染诊断可以依据痰液中细菌培养、尿液中抗原的检查，也可以进行呼吸道分泌物的直接荧光检测、分泌物的实时 PCR 检测，但是临床应用较少；急性期和恢复期血清中抗体滴度的改变也可诊断。

对于在使用免疫抑制剂治疗过程中出现的社区获得性肺炎，应该检测是否合并军团菌的感染。大环内酯类或喹诺酮类可用于感染的治疗。在急性感染期，免疫抑制剂应暂时停用。对于在免疫抑制剂使用过程中出现军团菌的反复感染时，需考虑停用免疫抑制剂治疗。

（四）沙门菌感染

沙门菌属于肠杆菌科，是肠道革兰阴性杆菌，根据其抗原性可分为多个血清型，其中能致病的为伤寒杆菌、副伤寒甲杆菌、副伤寒乙杆菌。免疫抑制剂的使用增加沙门菌感染的风险，特别是沙门肠炎和伤寒的发生。感染早期主要为胃肠道表现，但可播散导致脑膜炎、毒血症、泌尿系统感染或关节炎等，注意饮食卫生，如不食用生鸡蛋、未消毒的牛奶、未煮熟的食物或肉类，可有效预防沙门菌的感染，同时接触农场或农场动物时也需要注意感染。诊断主要通过从粪便、血、尿中分离致病菌。

沙门菌感染可根据当地的疾病谱经验性使用喹诺酮类或三代头孢治疗，对于合并沙门菌感染的骨髓炎或化脓性关节炎时，在抗生素治疗的基础上，需要外科清创治疗。在感染的急性期，需要暂时停用免疫抑制剂治疗，待感染恢复后，才能考虑重新使用免疫抑制剂。

（五）单核细胞增生李斯特菌感染

单核细胞增生李斯特菌属于乳酸杆菌属，为革兰阳性小杆菌，为人畜共患病，免疫抑制剂的使用可增加系统性或中枢神经系统感染的风险，特别是在使用 TNF-α 拮抗剂联合其他免疫抑制剂治疗时。预防方法为：避免食用未消毒的奶制品、未煮熟的肉类、生的蔬菜以及烟熏的海产品等。诊断主要通过病原学培养。治疗方案包括阿莫西林、氨苄西林、或磺胺甲噁唑 / 甲氧苄氨嘧啶。在急性感染时，需要停用 IFX，对于感染恢复后，是否可以再次使用 TNF-α 拮抗剂，需要征求感染科医师的意见综合考虑，并在治疗过程中密切观察。

（六）诺卡菌感染

诺卡菌属细胞壁含分枝菌属，是广泛分布于土壤中的需氧性放线菌，为革兰阳性杆菌。可通过直接接触导致皮肤感染或经呼吸道感染引起坏死性肺部感染，也可经血液循环到脑导致中枢神经系统感染，且大部分发生在免疫功能低下的患者中。免疫抑制剂（特别是 IFX）的使用可增加系统性或皮肤诺卡菌感染的风险，特别是在 TNF-α 拮抗剂与 GCS 联合使用的时候更容易发生感染。已有报道在使用激素或 TNF-α 拮抗剂的患者中出现了皮肤、肝、肺部及神经系统的诺卡菌感染。预防措施包括：避免破损皮肤接触污染的土壤，吸入污染的尘埃空气。其可以通过痰液、胸腔积液及支气管灌洗液的革兰染色及抗酸染色快速诊断，也可以进行病原学分离培养进行诊断。

诺卡菌感染的治疗可采用磺胺甲噁唑 / 甲氧苄氨嘧啶、头孢曲松钠、碳青霉烯类的单药或联合用药，治疗疗程推荐直至病变完全消失后才考虑停药。对于合并神经系统病变的免疫功能低下的患者，治疗疗程至少 1 年，对于需要长期使用免疫抑制剂治疗的患者，有建议抗生素的疗程无限期延长。

对于感染恢复后是否需要重新启用 IFX 治疗，需要征求感染科医师的意见综合考虑，在治疗的过程中，也需要密切随访。

（七）艰难梭菌感染

艰难梭菌（c-diff）属于厌氧性细菌，常寄居在人的肠道里，在过度服用抗生素时，艰难梭菌的菌群生长速度加快，影响肠道中的其他细菌而导致炎症，可引起伪膜性肠炎。

艰难梭菌的感染可为无症状性感染，也可为暴发性凶险性感染。它主要通过粪 – 口途径感染，细菌产生的毒性产物——A 毒素（肠毒性）和 B 毒素（细胞毒性）是主要致病因素。

艰难梭菌相关性腹泻（CDAD）以水样腹泻、疲乏、腹痛、发热和白细胞增多为主要表现。CDAD 的发生率逐渐上升，不仅在普通人群中，同时在活动性或非活动性 IBD 患者中也有上升趋势，有报道显示 IBD 患者中艰难梭菌感染从 2004 年的 1.8% 上升到 2005 年的 4.6%。CDAD 发生标化的优势比（OR）在 CD 和 UC 中分别为 2.1 和 4.0，IBD 是艰难梭菌感染的独立危险因素。CDAD 的发生可延长 IBD 患者的住院时间、增加手术及病死的风险。艰难梭菌在住院 IBD 患者中感染率在 2004 年分别为 UC3.7%、CD1%。在 IBD 活动复发时，CDAD 的发生率在 UC 和 CD 中分别为 3%～7% 和 6%～9%，而儿童患者中则高达 26%。故在疾病病程中出现结肠炎复发时，需要排查是否合并艰难梭菌感染。

免疫抑制剂的使用可增加艰难梭菌感染率和 CDAD 的发生率。特别是 GCS 相对于其他免疫抑制剂而言可明显增加 IBD 患者中 CDAD 的发生率，而免疫抑制剂的长期维持使用也是 IBD 合并 CDAD 发生的独立危险因素。

　　预防医源性艰难梭菌感染可采取以下措施：抗生素规律的升阶梯疗法，手套、一次性温度计的使用，以及肥皂洗手消毒等都可以在一定程度上预防医源性感染。对于怀疑有艰难梭菌感染的患者，尽量采取适当的隔离措施避免交叉感染。

　　艰难梭菌感染的诊断方法多种多样，包括采用酶联免疫法（EIAs）和细胞毒中和法（CCNA）检测粪便中的细菌毒素，以及谷氨酸脱氢酶检测（GDH）或培养方法检测病原菌，也可以采用核酸扩增技术（NAT）来检测毒素基因，还有一些新的方法检测高毒性的菌株等。鉴于上述多种方法各有其优劣，目前 CCNA 和毒素 B 检测仍作为诊断感染的主要方法。内镜下表现并不能用于艰难梭菌感染的诊断，这主要在于仅有少部分感染会出现典型的伪膜性肠炎表现，且大部分感染时并没有出现内镜下典型的表现。然而，结合内镜下病变黏膜艰难梭菌培养阳性则能作出准确的临床诊断（图 15-1）。有报道提示合并 CDAD 的 IBD 患者中仅有 13% 有伪膜性肠炎的表现，故仅依据内镜诊断并不可靠。

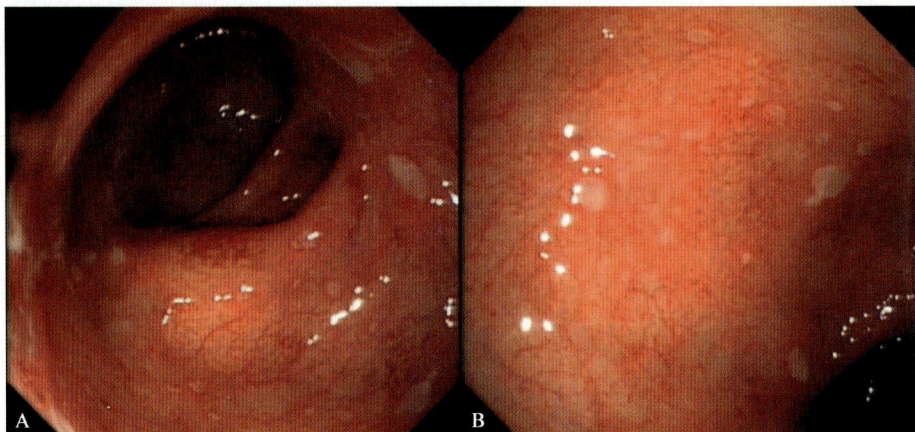

■ 图 15-1　伪膜性肠炎

临床诊断回结肠型 CD，GCS 按标准剂量治疗后 2 月余，症状逐渐缓解，复查结肠镜见黏膜愈合。其后 GCS 逐渐减量，并予硫唑嘌呤维持治疗，月余出现水样腹泻、疲乏、腹痛、发热和白细胞增多，结肠镜见结肠黏膜广泛充血水肿，散在点片状浅表灶，表面覆白苔，不易冲洗掉，取白苔行艰难梭菌培养呈阳性，以万古霉素抗艰难梭菌治疗 1 周后病情缓解在普通人群中，CDAD 的发生与滥用抗生素相关，但是在 IBD 患者中，抗生素的使用对 CDAD 发生的影响并不是很明显。甲硝唑是艰难梭菌感染的一线治疗用药，200～250 mg qid 或 400～500 mg tid 治疗 10～14 d 为标准疗法。口服万古霉素治疗 CDAD 疗效佳，特别是对于有多部位艰难梭菌感染或对甲硝唑耐药的菌株有效，125 mg Q6h 口服治疗 10～14 d 为治疗疗程。有研究显示两种药物在治疗 CDAD 疗效方面无明显差别，但是对于使用甲硝唑治疗 CDAD 症状无明显改善时，需要早期改用万古霉素治疗。其他的抗生素还有：硝唑尼特、利福昔明、替加环素、非达霉素，为二线治疗药物，在上述药物治疗无效时可考虑使用。近年来，粪菌移植也证实治疗 CDAD 有效。

IBD 治疗过程中免疫抑制剂的使用在一定程度上可增加艰难梭菌感染发生率，其中嘌呤类药物与 TNF-α 拮抗剂相比，更能引起艰难梭菌的感染。有研究显示联用免疫抑制剂和抗生素在治疗合并 CDAD 的 IBD 复发时，其手术、并发症（肠穿孔、中毒性巨结肠等）及病死率较单用抗生素治疗的患者要高，而且免疫抑制剂的联合使用也会增加 CDAD 感染后疾病预后不良的风险。故对于合并 CDAD 的 IBD 患者，免疫抑制剂的使用需要根据病情综合考虑。

本章节对 IBD 的机会性感染做了简要概述，包括 IBD 患者发生机会性感染的危险因素分析，以及对常见的机会性感染（包括病毒、真菌、寄生虫及细菌）从发病特点、诊断、治疗以及 IBD 患者中的治疗进行了分析，以期望通过本章节的介绍，丰富 IBD 治疗措施，为临床工作提供一定的指导价值。

（陈白莉　徐萍萍）

主要参考文献

［1］Dignass A，Van Assche G，Lindsay J O，et al. The second European evidence-based consensus on the diagnosis and management of Crohn's disease：current management[J]. J Crohns Colitis，2010，4（1）：28–62.

［2］Rahier J F，Magro F，Abreu C，et al. Second European evidence-based consensus on the prevention，diagnosis and management of opportunistic infections in inflammatory bowel disease[J]. J Crohns Colitis，2014，8（6）：443–468.

［3］Magro F，Langner C，Driessen A，et al. European consensus on the histopathology of inflammatory bowel disease[J]. J Crohns Colitis, 2013, 7（10）: 827-851.

[4] Annese V, Daperno M, Rutter M D, et al. European evidence based consensus for endoscopy in inflammatory bowel disease[J]. J Crohns Colitis, 2013, 7（12）: 982-1018.

[5] Panes J, Bouhnik Y, Reinisch W, et al. Imaging techniques for assessment of inflammatory bowel disease: joint ECCO and ESGAR evidence-based consensus guidelines[J]. J Crohns Colitis, 2013, 7（7）: 556-585.

[6] Van Assche G, Dignass A, Bokemeyer B, et al. Second European evidence-based consensus on the diagnosis and management of ulcerative colitis part 3: special situations[J]. J Crohns Colitis, 2013, 7（1）: 1-33.

[7] Dignass A, Lindsay J O, Sturm A, et al. Second European evidence-based consensus on the diagnosis and management of ulcerative colitis part 2: current management[J]. J Crohns Colitis, 2012, 6（10）: 991-1030.

[8] Dignass A, Eliakim R, Magro F, et al. Second European evidence-based consensus on the diagnosis and management of ulcerative colitis part 1: definitions and diagnosis[J]. J Crohns Colitis, 2012, 6（10）: 965-990.

[9] Dan T, Arie, Johanna C E, et al. Management of pediatric ulcerative colitis: joint ECCO and ESPGHAN eidence-basedc consensus guidelines[J]. JPGN, 2012, 55（3）, 340-361.

第十六章

儿 童 特 点

CD 多起病于青少年时期。对于儿童 CD 患者，由于仍处于生长发育期，其疾病特征不同于成年人，而且疾病本身及相关的治疗方法和药物会影响患儿的生长发育及心理健康。同时，还由于儿童 CD 患者对治疗的依从性较差，其治疗效果及预后也较差。因此，必须对儿童 CD 予以更多的关注。

第一节　病史采集和体格检查

一、病史采集

欧洲儿童胃肠肝病学和营养学会发展了一套基于共识的 IBD 诊断标准。这个协会建议任何儿童如果有持续性（≥4 周）或反复发作性（6 个月内发作次数≥2 次）的腹痛、腹泻、血便和体重下降症状，则应临床怀疑 IBD，其他支持的症状和体征包括昏睡及厌食。

尽管腹痛、体重下降、直肠出血和腹泻是 IBD 中很常见的症状，但是体重下降在 CD 病人中较常见，也可以表现为直肠周围脓肿、发育期延迟、关节痛或发热等单一症状。

腹痛的类型可提供重要的信息。有食管溃疡的病人在进食时会有吞咽痛或吞咽困难，或烧心感。胃炎或十二指肠炎可导致早饱感或呕吐。回肠远端狭窄常在餐后 1 h 或更长时间后引起腹痛及恶心，也可引起腹胀和呕吐。小肠炎症常导致腹部饱胀感和乏力。下腹部痉挛性疼痛指向结肠炎症，而直肠炎症常有排便的紧迫感和血便。需要强调的是，年少的儿童常常忍受力较强，可能将疼痛评估得较低。而且他们也不能像年长的儿童那样描述或定位疼痛。

患儿的大便情况相对难以获得，但是必要的。一旦如厕训练完成，父母便不会留意小孩的大便，而且青少年不会刻意观察自己的大便，更别提讨论。在临床诊治中，不仅要询问大便的次数，还要询问大便的性质。每个人对腹泻的定义不同，因此，让患儿或家长详细描述大便是重要的。如大便碰到水会不会分散了是区别成形便和稀便的非常有用的问题。夜间排便是不正常的，常反映结肠炎症，应高度怀疑IBD。学龄期儿童可能会害怕说出大便中有血，青少年可能不会看他们的大便，因此，询问病人是否有血便以及是否会看是必要的。大便的性质和次数可以帮助判断结肠炎的严重程度。排便紧迫感、大便次数增加以及里急后重是直肠炎症的症状，在CD和UC中均可出现。

IBD儿童常常会表现出体重下降或体重不增、生长障碍以及青春期延迟。和成人IBD相比，生长障碍是儿童IBD病人独有的特征，在10%~40%的病人中可见。尽管其在CD和UC患儿中均可出现，但在CD中更常见。当患者仅仅表现出营养不良和生长障碍时，IBD有时会被误诊为神经性厌食症。

IBD病人也可能表现出非特异性症状或仅仅表现出IBD的肠外表现。未知来源的发热（FUO）定义为每天体温超过38.3℃，持续3个月以上，尽管广泛筛查仍未找到病因。FUO儿童中5%最终诊断为IBD，而且大约2%的确诊为IBD的病人可只表现出发热。

大约4%的IBD病人以关节炎为主要症状。IBD中的关节炎是典型的少关节性，累及大关节。关节炎有在早晨加重的倾向，与感染性关节炎的鉴别显而易见是重要的。

CD病人可能会因为肛周脓肿、小肠梗阻以及阑尾炎的征象，首先就诊于外科医师。游离的肠穿孔偶尔可见。CD病人中可出现瘘管，或肠道与肠道、肠道与皮肤、肠道与泌尿道的交通。除非被特别地问及，病人一般不会提及尿中出现气体或大便。

CD病人也可能因为痛性非特异性皮疹，尤其是四肢末端的，而首先就诊于皮肤科医师。有很大比例的结节性红斑或脓皮病的患者被发现患有

IBD。极少数病人仅仅会出现 IBD 的肠外表现——口唇肿胀。

除了现病史，家族史也可能为诊断 IBD 提供线索。11%～29%新诊断的 IBD 患者的一级或二级亲属有 IBD 的病史。当小孩诉任何胃肠道不适时，许多 IBD 父母会担心他们的小孩会患 IBD。兄弟姐妹中的症状较先证者更易被发现。社会史和系统回顾以及详细的过敏史也应常规收集。

二、体格检查

体格检查通常能证实你通过全面的病史采集后得出的怀疑。病人的一般情况可能会提示疾病。病人常有情感和疲乏。严重的贫血常表现为面色苍白。伴生长和发育迟缓的儿童常较他们的实际年龄看起来小很多。虽然眼睛是评估营养状况的敏感性部位，仔细测量身高和体重以及获得既往生长数据也是相当重要的。这些数据必须标在生长速度表和身高速度表。生长速度下降是疾病活动的重要指标。随着近来肥胖的发生率上升，正常的营养状态甚至肥胖也不能排除 IBD 的可能性。生命体征可能会有重要的改变。发热可出现在 IBD 病人中，在检查时需注意。心动过速可以提示发热、贫血、低血容量以及脱水。

眼睛的体检中可发现葡萄膜炎和巩膜表层炎。新诊断的 IBD 病人需转诊到眼科医师处行全面的眼部检查，来评估 IBD 的这些肠外表现以及可在激素治疗后出现的白内障和青光眼。由于这些发现可没有明显的临床症状，这部分病人需每年到眼科随访。

口咽部也应全面检查，观察有无口腔溃疡。口面部肉芽肿病史是 CD 的罕见症状，可表现为非特异性的口唇肿胀。

评估 IBD 病人的心肺功能也是重要的。极少数的 IBD 病人可发展为有较少体征的间质性肺炎或伴有摩擦音、心音低钝以及心包积液。

腹部体检常有欺骗性，IBD 患者常无阳性体征，或仅仅表现出非特异性的压痛。腹胀可能见于肠梗阻、穿孔或中毒性巨结肠。肠鸣音一般会随着肠襻扩张而增高，随着炎症的加重、腹膜炎或由于药物或电解质紊乱导致的肠梗阻而次数减少甚至消失。右下腹的"充满感"可能提示回肠末段（CD 常累及的部位）的肠壁增厚。在 CD 病人中可能会触及到有压痛的炎性包块，可能提示活动性炎症或脓肿。

肛周的视诊和直肠指检（DRE），尽管给病人带来不便，在怀疑 IBD 病人的体格检查中是非常重要的。痔疮在儿童中并不常见，通常只在压力下出现，有反映静脉曲张的蓝色变色。小的皮赘（＜0.5 cm）常见于慢性便秘的病人的肛周 12 点方向上。大的皮赘或其他部位的皮赘常常提示 CD。深的皮裂也常常提示 CD，而肛周瘘管几乎是 CD 的特异性病征。通常，CD 的肛周病变可能不会疼痛，病人也可能不知道他们肛周病变的范围。肛周脓肿通常以红斑、硬结、波动感以及明显的压痛为特征。在有严重肛周病变且意识清醒的病人中，行直肠指检几乎是不可能的。如果直肠指检在病人感到适当地舒适下进行，可以提供关于大便有无带血、肛管有无狭窄的重要信息。如果肛管狭窄，但小指可以通过肛管，那么这种狭窄通常不会阻碍大便的通过。在直肠指检中，如果在骨盆中可触及有压痛的包块则可能提示阑尾破裂而不是 IBD，是导致里急后重的原因。

皮肤、指甲和关节的检查也可能提供重要的信息。可能存在杵状指。皮疹，如结节性红斑和坏疽性脓皮病，可在 IBD 病人中发现，且相对容易和其他更常见的皮疹区分。关节积液可能不明显。

体格检查也应注意对身高和营养状态评价，包括目前的身高、体重、上臂中段周径，三头肌皮褶测量，父母平均身高以及青春期性发育的评估。

（一）体重

体重是生长和营养状态评估的关键指标。作为整个身体的质量，它是生长的指标；由于它可以迅速改变，所以也是测量营养状态的指标。体重的测量是与年龄和性别对应的体重表来获得的。然而体重低下和超重的确定需要测量身高，因为相同体重的儿童的身高可以不相同，导致差异较大的"相对体重"。

（二）身高

身高是儿童营养状态的累积指标。身材矮小可以代表既往营养缺乏或目前生长障碍。随着时间的身高测量数据可以用来评估目前的是否存在生长障碍，并指导生长追赶。

（三）生长速度

生长速度是用某段时间身高（或体重）的改变除以对应的这段时间（年龄改变），如生长速度 =（身高 2– 身高 1）/（年龄 2– 年龄 1）。对于还没有完全成熟的儿童，生长速度是目前营养状态和健康状态评估的良好指标。生长速度随着年龄、性别、性成熟状态以及季节改变，因此，当解释生长速度时，这些因素需要考虑在内。生长速度应根据使用的生长速度标准指南来计算 6 个月或 12 个月的时间间隔。较标准指南短或长的时间间隔可能会高估或低估真实的生长速度，这是由于存在生长速度的季节性波动和其他生长因素。

（四）BMI

在成人中，BMI 是一种简单的相对体重的测量方法，因为其与身高无关，而且性别间无明显差异。因此，成人的营养状态可根据 BMI 的范围分类。在儿童中，BMI 随着年龄和性别有明显的变化，因此，将 BMI 与生长图表对比来确定相应年龄的 BMI 比例是十分重要的。

（五）上臂围和肱三头肌皮褶厚度

上臂中段周径是短期营养状态的良好指标，它综合测量了手臂上的肌肉、脂肪和骨骼，只需要简单的仪器即可完成。肱三头肌皮褶厚度是在上臂围测量的相同部位，肱三头肌的上面，上臂的伸面进行的。它是对皮下脂肪储量的测量，可作为能量储存的总的指标。它与通过其他方法测量的身体的总脂肪量相关性好。上臂围和肱三头肌皮褶厚度可以用于计算上臂脂肪面积和上臂肌肉面积，而且这与身体的脂肪总量和肌肉总量相关性高。

（六）骨骼成熟评估

骨骼成熟评估是儿童生物成熟的良好指标。骨骼成熟延迟可由多种原因引起，包括慢性营养不良。手 – 腕部 X 光上所见的手部和腕部的骨骺成熟情况与 atlas 或健康儿童的标准特定发展阶段相对比来确定骨龄。在美国，The Greulich and Pyle Atlas 标准使用较广泛，而在其他地方则常使用 The Tanner-Whitehose III 系统。

（七）性成熟评估

性成熟延迟在 IBD 儿童中较常见，是儿童生长迟缓的特征性表现。青春期激素的改变促进迅速的线性生长、身体组成部分的改变以及骨骼矿物质的增加，因此，处于青春期的儿童中，性成熟评估应作为生长和营养状态评估的一部分。性成熟评估将在女孩的乳房发育、男孩的生殖器发育以及男孩和女孩的阴毛发育根据 Tanner 标准分为五类。性成熟也可以女孩的月经初潮和男孩的晚上射精为标准。

第二节　实验室检查

一、血液学检查

许多儿科医师都一致同意血液学检查在有与 CD 相似的症状的儿童中是初诊的一部分。血液学检查至少应包括全血细胞计数，包括白细胞计数及分类、血红蛋白和血细胞比容、红细胞特点或指数如平均红细胞体积等。另外，肝生化 [谷丙转氨酶（ALT）、谷草转氨酶（AST）、谷氨酰转肽酶（GGT）、碱性磷酸酶（ALP）]、白蛋白和总蛋白以及系统性炎症指标（如 ESR 和 CRP）都应该纳入最初实验室评估中。尽管检查结果正常不能排除肠道炎症的可能，但是如果存在异常，则需要进一步的检查。而且，血清生物指标，如 ESR 和 CRP，可鉴别是非活动性还是活动性病变，其升高已证实与肠镜下黏膜病变是相关的。另外，由于白蛋白和 ESR 都纳入到了儿童活动指数中，因此可提供疾病活动度信息。

（一）贫血

贫血是 IBD 常见的并发症。贫血通常定义为血红蛋白 < 120 g/L 或血细胞比容 < 0.4。严重的贫血定义为血红蛋白 < 100 g/L。不过，根据 WHO 的资料，儿童和青少年中贫血的定义与成人不同：0.5 ~ 6 岁为 < 110 g/L，6 ~ 14 岁为 < 120 g/L。6 个月以下婴儿由于生理性贫血等因素，血红蛋白值变化较大，目前尚无统一标准。我国小儿血液会议（1989 年）暂定：血红蛋白在新生儿期 < 145 g/L，1 ~ 4 个月时 < 90 g/L，4 ~ 6 个月时 < 110 g/L 者为贫血。由于一些尚未被认识的原因，许多 IBD 的病人不能耐受口服铁剂治疗或者他们的贫血具有难治性，补充铁剂疗法对其无效。文献报道的 IBD 中贫血的发病率不一，但似乎 CD 较 UC 多。另外，贫血在儿童中较青少年和成人更常见。

CD 中，贫血可能起因于营养不良导致的铁剂、叶酸或 VB_{12} 等微量营养物缺乏，这在广泛小肠病变，尤其是回肠受累时常见。另外，贫血可能起因于潜在的肠道炎症所致的肉眼或隐性的胃肠道血液丢失。最后，铁缺乏和或贫血可能起因于慢性疾病或膳食摄入不足导致的总铁储量不足。也可是由于慢性疾病所致的贫血，其机制可能包括：①细胞因子激活和继发铁稳态改变所致的贫血；②由于红细胞生成受到抑制所致的贫血；③与慢性疾病相关的红细胞半衰期缩短。由于继发于慢性疾病的炎症的共同存在，在 IBD 中评估铁状态是相当困难。对于这项评估，建议使用几个指标和标志物。铁蛋白在 IBD 贫血的定义和诊断中起着中心作用。转铁蛋白、转铁蛋白饱和度和可溶性转铁蛋白受体在临床实践中都被发现是有用的指标。所有这些生化指标都有局限性，因为他们可能被除了铁平衡以外的因素所影响。红细胞指标［如红细胞分布宽度（RDW）和低色素性红细胞的比例］以及网织红细胞指标（如网织红细胞的血红蛋白浓度，红细胞大小，网织红细胞分布宽度）都可能是评估贫血的有用指标。

（二）急性反应物：血小板

在炎症情况下，由于趋化因子的刺激，急性时相反应蛋白会升高。反应性血小板增多症，一个非特异性炎症指标，是急性时相应答的结果，是疑诊 IBD 病人评估中的标准部分，并用于监测其疾病活动度。然而，最近，IBD 发病机制的研究提示血小板在传播肠道炎症中起着作用。凝血机制激活可能介导并扩大 IBD 中的炎症瀑布，特别是通过蛋白酶激活的受体相关通路。CD 病人发展血栓栓塞（TE）的风险比对照人群多至少 3～4 倍。尽管病因是多因素的，IBD 中的 TE 现象大部分归因于在全身炎症时凝血功能激活和血小板聚集。因此，血小板可能实际上在传播肠道炎症及 IBD 全身炎症的一些严重的后遗症（如 TE 过程）起着很重要的作用，而不是 IBD 中简单的生物标志物。

平均血小板体积（MPV）受黏膜和全身炎症的程度和类型的影响，可能是肠道炎症的另一个有用的指标。

（三）急性时相反应物：ESR 和 CRP 及其他标志物

ESR 和 CRP 是两种炎症的非特异性指标，在 IBD 病人的评估中可用于：①诊断和鉴别诊断目的；②评估疾病活动度（如 PCDAI）和并发症风险；③预测 CD 复发；④监测治疗的疗效。CRP 与其他急性时相蛋白相比，半衰期相对较短（19 h），因此，在炎症早期即升高，在炎症缓解后迅速下降，可能是评估疾病活动度和预测复发的良好指标，可能有助于鉴别 IBD 和其他炎症疾病。另外，在生物制剂的临床试验中，在治疗开始前 CRP 水平升高与较高的应答率有关。然而，不是所有的 CD 病人 CRP 均升高。ESR 和 CRP 的联合有助于提高诊断率。

最近，一项研究发现一种新的肠道炎症指标，即中性粒细胞明胶酶相关脂质转运蛋白（NGAL），是即使不优于也是与 ESR 和 CRP 相当的疾病指标。

（四）其他实验室评估

肝功能和电解质检测可提供临床医师更多的信息。尽管严重的肝疾病在 IBD 患儿中可以是首发表现，但是低白蛋白血症在诊断时较常见。据报道，在儿童中低白蛋白血症可出现于 35% ~ 64% 的 CD 患儿，可用于评估儿童整体营养状态（白蛋白反映的是最近一个月的，半衰期为 18 ~ 20 d，前白蛋白反映的是最近一周的，半衰期为 2 ~ 3 d），也可预测手术风险及作为疗效应答的指标。

AST 和 ALT 可出现一过性升高。然而，当 AST/ALT 持续升高或 AST/ALT 升高伴 ALP、直接胆红素和或 GGT 升高时，应考虑到 PSC 或自身免疫性肝炎 / 重叠综合征。据报道，PSC 可出现于 3% 的 IBD 儿童中，可与 IBD 同时或先于 IBD 出现，可明显降低儿童的存活率。肾疾病和胰腺疾病可能是 IBD 重要的肠外表现，也可能是 IBD 药物治疗的不良反应，应注意检测淀粉酶和脂肪酶。

还有营养状态和骨骼健康的相关评估，如血清钙、锌、镁、VD、VK 和 ALP 等。

（五）特殊的血液学检查：IBD 血清学

ASCA 和 p-ANCA 是在 IBD 中检测的两种免疫指标。在儿童中，联合两种血清学指标在鉴别 IBD 和非 IBD 中的特异性波动于 84% ~ 95%。不幸的是，这些血清学的敏感性都较低，据报道总体上的敏感性波动于 55% ~ 78%，整体上不如临床病史和常规实验室检查（HB 和 ESR）敏感。因此，阴性的血清学检测结果并不能够排除 IBD。另外，在儿童中抗 OmpC 和抗 IL-2 抗体与并发症（如肠内瘘、纤维狭窄）独立相关。

二、大便检查

（一）大便培养及涂片

对有腹泻和腹痛的儿童应进行全面的检查，需在侵入性操作前采集大便标本，以排除细菌或寄生虫感染。标准大便培养可用于寻找肠出血性大肠埃希菌、沙门菌、志贺菌及弯曲菌属和艰难梭菌（最好是通过 PCR 法）；寄生虫及虫卵检测用于寻找溶组织性阿米巴和其他寄生虫。在特殊情况下，小肠结肠炎耶尔森菌感染可以模拟 CD，因此，特别强调应使用选择性培养基分离该病原体。另外阳性的大便检测结果并不能排除 IBD 的可能性，所以，病史可疑的，使用针对大便病原体的合适的治疗方案，却不见好转的病人需要进一步的评估。

（二）粪便 CP

CP 是 S100 家族的一种钙结合蛋白，在中性粒细胞中大量存在，在巨噬细胞和单核细胞中存在较少，大约占中性粒细胞胞浆蛋白的 60%，具有抑制细菌生长和抗真菌的特性，因此可能有助于中性粒细胞性防御。在健康人群中，粪便中的 CP 浓度大约比血浆中的高 6 倍。在 IBD 中，粪便 CP 与粪便中铟标记的白细胞相关性良好，表明这种蛋白是肠道炎症的指标，可作为疾病活动度和复发的前瞻性指标。尽管需要更大型的前瞻性儿童临床试验来证明 CP 的临床意义，但是粪便 CP 在疑诊 IBD 的评估中提供了希望。

（三）粪便 LF

IBD 病人中另一个潜在有用的大便指标是 LF。和 CP 类似，LF 也可能在检测对治疗的应答情况时有用。

三、小便检查

当 CD 合并肾脏病变时，可有肾功能异常。尿常规检查时可见蛋白尿，血生化检查时常有严重的低蛋白血症。

当 CD 病变波及泌尿系时，尤其是出现肠 – 膀胱瘘时，或继发尿路感染时，可出现尿路感染征。尿常规检查时可见明显增多的白细胞和红细胞，甚至粪水样小便。

第三节　影像学检查

CD 的特点是慢性复发性、节段性、透壁性肠道病变，可累及消化道的任意部分，同时可因肛周病变、狭窄、瘘管和脓肿的存在而使病情复杂。影像学在 CD 的诊断、鉴别诊断和监测中有重要作用。但由于儿童 CD 仍处于生长发育期的特点，影像学对儿童 CD 的检查必须慎重，应严格掌握适应证，并高度关注电离辐射对儿童的损伤。

一、腹平片

腹平片在 CD 病人的初次评估中几乎没有作用，在急性腹痛中可见到提示肠梗阻的扩张的肠袢和气液平面及提示肠道穿孔的气腹征。

二、对比影像学

传统的对比检查可直接评估黏膜病变。上消化道（UGI）造影可用于评估胃和十二指肠黏膜有无病变。小肠造影（SBFT）则可获得小肠，特别是回肠末段的透视压缩图像。小肠灌肠检查可获得小肠双重造影图像。然而，通常会选择 SBFT 而不是灌肠检查，因为灌肠检查使病人很不舒服，辐射剂量较高，而且很难操作。考虑到内镜通常可进入回肠末段，钡剂灌肠（BE）给病人带来的不适以及并发中毒性巨结肠的风险，大部分 BE 已经被结肠镜所取代。对比检查在肠腔外或肠外表现的显像上有所限制。

（一）CT

CT 在评估儿童的疾病范围、并发症（如狭窄、瘘管、脓肿等）以及肝胆管、胰腺、泌尿系、肌肉骨骼系统的肠外表现中起着非常重要的作用。CT 灌肠检查在诊断 CD 方面比 SBFT 更准确，但需要鼻空肠管的辅助，通常不被儿童接受。CT 可检测到的改变包括肠壁增厚、肠腔狭窄以及肠系膜受累（肠系膜增厚，淋巴结肿大等）。患儿中肠壁增厚超过 3 mm 通常即认为异常。考虑到年轻的病人通常会做大量的检查，目前趋向于在非急性情况下使用 MRI 检查，可使电离辐射最小化。

在骨骼状态测量中，骨密度仪（DXA）是已经广泛接受的定量检测手段。WHO 中成人骨质疏松诊断标准是基于 T 评分的，即测量的骨密度（BMD）结果与处于骨量高峰期的年轻成年人的平均 BMD 对比，T 评分≤2.5 倍标准差的平均高峰骨量即可诊断。尽管 T 评分是骨密度仪 BMD 的标准组成部分，但是通过与成人高峰骨量对比来评估儿童骨骼健康是不适合的。儿童中的评估是相对于年龄或身材，即 Z 评分。许多研究均报道过 IBD 儿童中

DXA BMD 下降。然而 DXA 检查经常因疾病对生长的影响而受到影响。一些研究证实 IBD 儿童由于生长迟缓，其骨骼相对于年龄来说较小，但是相对于骨骼大小来说其骨质含量是足够的。因此，一些研究开始通过三维定量计算机断层扫面（QCT）评估相对于身高的整个身体的骨质含量（BMC）。

（二）MR

MR 在儿童和青少年中有独特的优势，不仅为非侵入性，而且避免了接触电离辐射，其良好的软组织对比和三维重建能力可获得良好的肠道显像，这也取决于对比剂所致的肠道的充分扩张。结合灌肠检查和三维断层成像的优点，MR 灌肠检查被吹捧为可提供小肠型 CD 全面的诊断性信息的手段，然而，由于需要在 X 线透视下插入十二指肠管，在儿童中尚未广泛使用。

小肠活动性 CD 的 MR 表现包括黏膜高度强化、肠壁增厚、受限扩散、溃疡、肠系膜血管增多（梳状征）、肠系膜炎症以及反应性肠系膜淋巴结肿大。纤维性狭窄病变可能表现出均质的 T2 高强度，相同的对比强化和邻近部位最小的炎症改变。CD 的并发症包括穿通性疾病和肠梗阻，窦道、瘘管和脓肿的形成也可在 MR 下观察到。同时，我们也使用盆腔 MR 评估复杂性肛周病变。

（三）超声检查

超声检查无电离辐射且为非侵入性手段，不需要清洁肠道，也不需要肠道或静脉对比剂，是评估儿童 CD 中的理想手段。但目前极少用于初诊，通常局限于评估并发症，特别是脓肿和肠外疾病，其最具潜力的作用可能在于疾病活动度和治疗应答方面的持续评估中。在儿童中，超声检查中肠壁增厚作为疾病活动的指标已被证实，如回肠肠壁增厚超过 2.5 mm 预测疾病活动度的预测值为 88%（结肠 > 3 mm 为 82%）。

第四节　内　镜　检　查

一、病人准备

理想上，儿童和家长都应该被预告知和观看内镜检查，并回答他们的疑问，平息他们关于操作的任何担心和焦虑。对内镜操作了解越多的儿童越少担心。焦虑的减轻甚至可减少静脉镇静药物的剂量。在高度紧张时，儿童友好型装饰的内镜房间以及年龄适当的录像和熟悉的面孔是很重要的。

全面筛查以鉴别潜在的镇静或麻醉的风险是很重要的。尽管黏膜活检后出血与外周血凝血功能轻度紊乱几乎没有关系，但是易出血体质可能要求提前配好血以备用。在怀疑心内膜炎或免疫抑制的儿童中，抗生素的预防性使用是有指南支持的。由于操作过程可导致由肠道细菌移位引起的低级别菌血症，通常推荐在操作前 30 min 及操作后 6 h 静脉或肌注氨苄青霉素（50 mg/kg，最大量 2 g）联合庆大霉素（2 mg/kg，最大量 120 mg）。万古霉素（20 mg/kg，内镜操作前 1 h 缓慢静脉点滴）可在青霉素过敏时用于替代氨苄青霉素。

二、肠道准备

大剂量口服电解质灌洗液有明显的缺点，如使用鼻胃管以及在较小的儿童及婴儿中有引起水电解质紊乱的可能。这些口服灌肠液的改进更易被儿童接受，如低容量不可吸收聚乙二醇的肠道准备方法在儿童病人中越来越受欢迎，而且耐受性好，无明显的电解质紊乱。

三、监测和镇静

镇静的目标包括确保病人的安全、缓解焦虑、止痛、遗忘以及保证充足的检查时间。在儿童中关于上消化道镜和回结肠镜的检查过程中镇静和全麻使用的优缺点已经争论了好几年。在所有的年纪中，由于回结肠镜检查的痛苦，使用深度镇静通常是必要。当镇静时，复苏设备应放在易于获取的地方，由接受过儿童高级生命支持培训的 1~2 个医师负责保持气道的通畅，并监测呼吸、心率、血压和氧饱和度，并注意严重的风险如低血压、呼吸功能下降甚至呼吸抑制等。目前尚缺乏全麻较镇静有更高的并发症发生率的证据。事实上，全麻中气道的管理更有效和安全。

四、内镜检查

（一）胃镜检查

食管、胃及十二指肠检查（EGD）在 CD 初诊中也有决定性作用。上消化道受累长期被认为相对不常见，因此常规并不进行 EGD 检查，除非存在上消化道症状，如吞咽困难，吞咽不适，恶心和或呕吐以及口腔阿弗他样溃疡。研究表明即使不存在任何上消化道症状的情况下，胃镜下上消化道黏膜病变较过去认为的有较高的发生率。因此，即使上消化道外观正常，胃镜检查及多部位取活检也是重要的。6%～68%病人的上消化道活检中可发现非干酪样肉芽肿，且倾向于存在于黏膜浅层，而回肠型 CD 更多存在于黏膜肌层以及浆膜层。

（二）结肠镜检查

通常来说，成人结肠镜的直径较大，在儿童中使用低限是 3～4 岁和（或）体重 12～15 kg，使用时需要特别小心，当有过度的抵抗时不要继续进镜，以避免结肠穿孔的并发症。与成人不同，在儿童中未发现结肠镜后菌血症，且并发症较少见。正常的结肠黏膜呈闪闪发光的肉粉色，并可见黏膜下血管分支网。黏膜表面光滑是健康结肠的特征，同时没有接触性出血、易脆性和渗出物。CD 的早期表现为局灶性溃疡（阿弗他溃疡），且逐渐变大变深，最后形成线状溃疡，间隔以正常的黏膜，即跳跃性病变。严重的疾病可导致结节样改变，引起鹅卵石样外观和狭窄。回肠末段在 CD 中是最常受累的部位，应尽量进入回肠末段。

（三）推进式小肠镜检查

小肠镜检查是成人医学中的标准内镜操作，目前已经发展成熟了。目前有许多研究报道推进式小肠镜在成人中的应用，而在儿童中目前的研究还较少。

（四）DBE

DBE 在成人不明原因消化道出血中已广泛使用，在 CD 中应用较少。

（五）胶囊内镜（CE）

CE 已被证明在儿童中是安全有效的。由于：①高达 30% 的 CD 病人中有孤立小肠受累；②结肠镜下正常表现并不足以排除 CD；③尽管横断面检查可以检测透壁性炎症，表浅的黏膜炎症可能被忽略使胶囊内镜在怀疑 CD 中有潜在作用。关于 CE 在儿童 IBD 诊断中的作用目前很局限。初步的研究证明 CE 在年轻病人出现蛋白丢失肠病和 / 或生长迟缓而其他检查无阳性发现时可能是有效的。

（六）超声内镜

在成人中，肿瘤分期是超声内镜检查的主要指征；在儿童和青少年中，其指征包括怀疑存在起源于腺瘤的早期浸润性肿瘤，评估无蒂息肉的深度和范围以指导切除，评估结肠狭窄、瘘管和吻合口，评估 IBD 的范围和深度，评估血管病变的范围和深度，检查直肠和结肠门静脉高压时的静脉曲张情况以及怀疑淋巴瘤时。

第五节 组织病理学检查

一、早期组织学特点

局灶活动性结肠炎（FAC）、黏膜嗜酸性细胞增多等可在 IBD 早期出现，但也可以出现在其他疾病中，如自限性结肠炎、食物过敏及原发性免疫缺陷病和自身免疫性肠病，需联合其他组织病理学特征，如炎症细胞浸润方式、隐窝结构、杯状细胞和帕内特细胞数量变化等情况予以鉴别。

二、特征性表现

儿童和成人 CD 的具有鉴别意义的表现大部分是相似的。然而，值得注意的是，回肠未受累并不能排除 CD，这在年幼的患儿中较年长的患儿及成人更常见。类似的，弥漫性结肠炎在儿童中也可出现。显微镜下，CD 以节段性肠道受累伴肠壁增厚（全层炎和纤维增生所致）为特征，常引起梗阻性狭窄，特别是在回盲瓣部位。浆膜层明显充血，伴黏连和脂肪增生或"爬行脂肪"。切除肠段的全层炎和肉芽肿的存在是 CD 鉴别于 UC 的主要组织学特征，也可见幽门腺化生、淋巴管扩张、神经节细胞增生及血管改变。

当肉芽肿形态规则、非干酪样坏死、存在于基底部以及远离活动性炎症部位时，其在 CD 中具有诊断性价值，可早于疾病的影像学表现的出现，更易在儿童中发现。另外广泛病变、存在肛周病变、病程较短、未治疗过及胃肠道的远端部位更易发现肉芽肿。值得注意的是，肉芽肿也可出现在许多其他疾病，如胃肠道结核感染、慢性肉芽肿性疾病等，需注意鉴别。

第六节 鉴 别 诊 断

一、急性期

急性腹泻时需注意与肠道细菌或寄生虫感染、食物过敏（通常为小于2岁且有特异性反应家族史的婴儿中出现，可行斑片实验明确）及急性阑尾炎鉴别。

二、慢性期

当出现慢性或复发性肠道症状时，应注意与肠道感染［如小肠结肠炎耶尔菌感染、致病性大肠埃希菌（EPEC）和侵袭性大肠埃希菌（EAEC）、溶组织阿米巴感染、肠道结核及原发性CMV肠道感染等］、乳糜泻、嗜酸性粒细胞胃肠炎、原发性或适应性免疫缺陷性疾病、自身免疫性肠病、肠道肿瘤（特别是肠道淋巴瘤）及血管疾病［如过敏性紫癜（HSP）］等相鉴别。

第七节 治 疗

一、营养治疗

营养不良在儿童CD中较常见，是生长迟缓的重要原因之一，因此，营养治疗在CD儿童和青少年的治疗中是很重要的。

EEN的作用机制包括使肠道相对得到休息、避免过敏原、提供营养物质、改变肠道菌群、特异性抗炎效应（IL-1RA/IL-1β升高，IL-8减少等）以及修复肠道上皮屏障功能等。

营养治疗用于诱导活动期CD缓解时，应采用EEN。EEN以EN作为唯一的饮食来源，是诱导儿童急性期CD缓解的一线治疗方案。研究证实，EEN能够诱导85%的初诊CD患儿缓解。

儿科医师在制定治疗决策时必须考虑到EEN，因为其疗效与生物制剂IFX相当甚至更优，在CD中可取得目标性疗效，如症状缓解、黏膜愈合、营养缺乏的纠正、生长优化以及生活质量的正常化，同时，没有大多数药物治疗的不良反应，其主要不良反应有稀便、恶心以及便秘。

二、GCS

GCS 在短期治疗中可导致外形变丑，在长期使用中严重影响内分泌系统，可导致骨质脱矿和生长发育迟缓，因此，限制了其在儿童和青少年中的使用。

除了不良反应外，激素抵抗和激素依赖也较常见。目前的趋势是在儿童 CD 中尽量避免使用 GCS，尤其是长期使用。在儿童 CD 中，肠内营养是泼尼松的一种安全而有效的替代选择，而在疾病早期引入免疫调节治疗和生物制剂是成功的无激素治疗策略。

三、6-MP

6-MP 和它的前代药物 AZA 以其免疫抑制和淋巴细胞毒性而知名，在儿童 CD 的维持缓解中的疗效已被证实。临床实践中，药物遗传学和代谢物检测的应用可提高 CD 儿童对抗代谢治疗的整体临床应答率，促进黏膜愈合，并减少抗代谢物导致的不良反应风险。6-MP 和 AZA 的代谢物 6-TGN（活性成分）和 6-MMP 的浓度检测有助于治疗中疗效的监测和为转换治疗提供依据。全血细胞计数和红细胞 6-TGN 监测适用于巯嘌呤甲基转移酶（TPMT）水平过低（<5）或过高（>12）时。

四、MTX

尽管 MTX 有包括叶酸独立通路的多种作用机制，一周一次的低剂量 MTX（口服或肠外使用），已证明能发挥其免疫调节作用。目前发表的数据已表明 MTX 在 CD 中是有疗效的，尽管在成人中有强有力的前瞻性数据支持，而在儿童病人中的大部分研究是回顾性的，但是仍鼓舞人心。直到在儿童 CD 中出现关于 MTX 的前瞻性、长期疗效和安全性的数据，常规推荐 MTX 作为一线免疫调节剂的时机才算成熟。MTX 的生殖系统毒性是需要特别注意的毒性。因此，对于那些不计划怀孕或者对嘌呤类物质不应答或不耐受的病人，MTX 是比较有潜力的二线免疫调节剂。

五、IFX

TNF-α 是主要的炎症因子，在 CD 病人的肠道固有层中 TNF 产生细胞数量明显增加，大便中 TNF 浓度也明显增加。IFX 是人鼠嵌合型的针对 TNF-α 的 IgG1 单克隆抗体，其作用除了中和 TNF 外，也阻止白细胞迁移、诱导 T 淋巴细胞和单核细胞凋亡以及补体依赖的细胞毒性和抗体依赖的细胞毒性。

IFX 在儿童 CD 中的使用取得了优于成人的惊人的应答率和缓解率，这可能是由于儿童的适应性和固有性免疫系统较成人更加活跃；可达到无激素缓解和恢复生长，这可能是由于：① TNF-α 对骨骼生长的作用消失；②由于疾病活动度改善而使 GCS 的使用剂量减少；③线性生长增加。

系统的每 8 周一次的 IFX（5 mg/kg）维持治疗在临床应答和缓解方面优于间断性治疗或每 12 周一次治疗。IFX 的安全性总体上令人满意，其不良反应主要与它的嵌合部分和 ATI 的形成有关，包括急性输液反应、失应答和迟发型过敏反应以及罕见但严重的并发症（包括机会性感染和恶性肿瘤）应提高警惕。

其他生物制剂中，ADA、赛妥珠单抗、CDP571、那他珠单抗还正处于 IBD 患儿研究中。

六、氨基水杨酸类制剂

5-ASA 在 CD 中诱导和维持缓解的疗效存在争议。在儿童 CD 中，目前还没有氨基水杨酸类诱导和维持缓解的相关随机对照研究。尽管如此，许多医师仍在 CD 诱导期中使用氨基水杨酸类，即使其疗效仅稍优于安慰剂，对于维持缓解中氨基水杨酸类的使用，目前还没有相关数据支持。

七、抗生素疗法

目前已有研究证实甲硝唑在活动性 CD 中的疗效较 SASP 轻度增加，单独使用悉复欢的疗效各个研究的结论不一，但是悉复欢联合甲硝唑的疗效较佳。目前 FDA 已批准甲硝唑用于感染和慢性 IBD 的治疗，在成人 CD 中最常使用的抗生素是甲硝唑和环丙沙星，但是环丙沙星通常不在儿童中使用，这是由于动物实验中发现其对骨骼发育有不良作用。

八、益生菌

现今，考虑到肠道菌群在 IBD 发展和慢性化中的重要性，益生菌在 IBD 治疗中的疗效相对令人失望。对于 CD，无论益生菌是作为诱导治疗、维持缓解还是术后预防，都经不起检验。个体间肠道菌群的高度多样性似乎过分强调肠道菌群的种类，应更加强调肠道菌群的功能方面。在科学临床研究前益生菌已商业化，我们应该要求在益生菌在 CD 中作为治疗的疗效还未证实时，我们应谨慎使用。

由于儿童 CD 的特点及其预后不良，儿童 CD 的治疗应高度重视如下几点：应在早期诊断的基础上，首选并尽早实施优化治疗方案，即生物制剂 + 免疫抑制剂治疗；避免尽量应用 GCS，尤其是长期应用，同时，GCS 禁用与儿童 CD 的维持治疗；营养治疗有重要价值，其诱导缓解治疗效果优于 GCS；家长更多的关照和心理辅导是必要的。

（陈白莉　冯婷）

主要参考文献

［1］Van Assche G，Dignass A，Reinisch W，et al. The second European evidence-based consensus on the diagnosis and management of Crohn's disease：special situations[J]. J Crohns Colitis，2010，4（1）：63-101.

［2］Dignass A，Van Assche G，Lindsay J O，et al. The second European evidence-based consensus on the diagnosis and management of Crohn's disease：current management[J]. J Crohns Colitis，2010，4（1）：28-62.

［3］Rahier J F，Magro F，Abreu C，et al. Second European evidence-based consensus on the prevention，diagnosis and management of opportunistic infections in inflammatory bowel disease[J]. J Crohns Colitis，2014，8（6）：443-468.

［4］Magro F，Langner C，Driessen A，et al. European consensus on the histopathology of inflammatory bowel disease[J]. J Crohns Colitis，2013，7（10）：827-851.

［5］Annese V，Daperno M，Rutter M D，et al. European evidence based consensus for endoscopy in inflammatory bowel disease[J]. J Crohns Colitis，2013，7（12）：982-1018.

［6］Panes J，Bouhnik Y，Reinisch W，et al. Imaging techniques for assessment of inflammatory bowel disease：joint ECCO and ESGAR evidence-based consensus guidelines[J]. J Crohns

Colitis, 2013, 7（7）: 556–585.

［7］Turner D, Levine A, Escher J C, et al. Management of pediatric ulcerative colitis: joint ECCO and ESPGHAN evidence-based consensus guidelines[J]. J Pediatr Gastroenterol Nutr, 2012, 55（3）: 340–361.

［8］Van Assche G, Dignass A, Bokemeyer B, et al. Second European evidence-based consensus on the diagnosis and management of ulcerative colitis part 3: special situations[J]. J Crohns Colitis, 2013, 7（1）: 1–33.

［9］Dignass A, Lindsay J O, Sturm A, et al. Second European evidence-based consensus on the diagnosis and management of ulcerative colitis part 2: current management[J]. J Crohns Colitis, 2012, 6（10）: 991–1030.

［10］Dignass A, Eliakim R, Magro F, et al. Second European evidence-based consensus on the diagnosis and management of ulcerative colitis part 1: definitions and diagnosis[J]. J Crohns Colitis, 2012, 6（10）: 965–990.

［11］Ruemmele F M, Veres G, Kolho K L, et al. Consensus guidelines of ECCO/ESPGHAN on the medical management of pediatric Crohn's disease[J]. J Crohns Colitis, 2014, 8（10）: 1179–1207.

第十七章

生　育

CD 以前在欧美国家多见，但近年来我国的发病率逐渐升高，已成为消化科常见疾病。CD 的发病高峰年龄多在 15～30 岁，与生育年龄重叠。由于 CD 本身的疾病特点，CD 与生殖能力、妊娠、分娩、哺乳等临床问题密切相关，并且越来越突出。此外，CD 患者的妊娠、分娩、哺乳等临床问题也影响 CD 的发生、发展和转归，影响 CD 的疗效和预后。因此，正确认识和规范化处理这一类特殊的 CD 患者关系着孕妇和胎儿的安全。

第一节　CD 与生殖能力

总体而言，CD 患者的生殖能力较正常人群下降。CD 患者和正常人群相比，更倾向于使用避孕措施。近期一项荟萃分析发现 CD 患者受孕率比正常人下降 16%～44%，可能主要与这部分患者主动避孕有关。与 UC 相比，CD 患者的生殖能力也有所下降。疾病活动情况、感染、营养不良和既往手术史等因素影响 CD 患者的生殖能力。

一、疾病活动情况

缓解期 CD 患者的生殖能力与正常人无明显差别，活动期患者的生育力有所下降，这可能与活动期 CD 引起输卵管炎和卵巢炎、手术干预、肛周病变引起性交困难等因素相关。

二、药物

（一）女性

大部分治疗 CD 的药物本身对女性患者生殖能力无影响。目前尚无氨基水杨酸制剂、GCS 和 AZA 降低女性生育力的报道。虽然 MTX 和沙利度胺有明确的致畸作用，但未见降低女性生育能力的报道。生物制剂方面 IFX 的研究比较多，认为女性备孕期使用是安全的，不影响女性生殖能力。

（二）男性

SASP 可导致 60% 男性出现可逆性不育。具体的作用机制目前仍不清楚，可能与 SASP 引起精子运动能力和数量下降有关。当停药或调整为 5-ASA 后，精子穿卵力以及其他生殖指标会有所改善，恢复正常生殖能力。鉴于精子的平均寿命为 120 d，建议男性患者在考虑生育时，提前 4 个月停用 SASP 或改用 5-ASA。虽然 SASP 会影响精子质量，男性在 SASP 服药期间仍然可使其配偶怀孕。一项纳入 22 名男性 IBD 患者的研究就发现有 5 名男性在持续服用 SASP 期间其配偶成功怀孕。对于 5-ASA，曾有一例病例报道一名男性服用 5-ASA 后出现可逆性不育，随后未见类似报道。

很多疾病需要使用激素治疗，泼尼松、泼尼松龙和布地奈德是最常用的激素。至今未发现激素会影响精子质量和生殖能力。男性患者在备孕期可短期使用激素以控制病情。

免疫抑制剂包括 AZA 和 6-MP。研究发现男性 IBD 患者使用这两种免疫抑制剂后不影响精子的质量，不会导致男性出现不孕。

MTX 对男性生殖能力的影响结论不一。部分研究认为 MTX 不影响精子质量，但一项 MTX 治疗银屑病的研究报道 MTX 可导致可逆性精子减少，停药数月后可逐渐恢复。在有关男性备孕期服用 MTX 的研究中，目前尚未发现 MTX 有致男性生育力下降的风险。由于 MTX 有明确的致畸作用，推荐男性备孕者应至少提前 3~6 个月停用 MTX。

IFX 可使精子能动性及正常椭圆形态出现轻微变化，但总体而言精子质量是没有变化的，这些改变是否会对男性生育力造成影响有待进一步研究。男性备孕期间可以使用 IFX。

三、腹部手术史

（一）女性

多项研究发现手术治疗后的女性患者生殖能力下降，可能与骨盆部位的手术导致输卵管积水、输卵管伞部结构破坏、输卵管堵塞等并发症有关。

（二）男性

少数男性患者骨盆部位的手术可能会导致阳痿和射精障碍等罕见并发症，影响男性患者生殖能力。

第二节　CD 与妊娠

在 CD 与妊娠之间有两个重要的问题：一是妊娠是否促进 CD 活动，增加患者治疗负担；二是 CD 及其治疗是否影响妊娠结果。

一、对孕妇的影响

（一）妊娠期间 CD 病情变化

绝大多数 CD 孕妇在妊娠前就已诊断 CD，CD 的初次发病很少发生于妊娠期。目前普遍认为妊娠期 CD 的病情变化主要取决于受孕时 CD 的疾病严重程度。若受孕时 CD 处于缓解期，仅约 1/3 的患者妊娠期间会出现复发，这与未妊娠患者相同，且病情复发仅为轻度，药物的控制效果好。CD 复发大多数发生在妊娠早期 3 个月和产褥期，可能与内源性皮质醇激素下降有关。若受孕时病情处于活动期，约 2/3 患者妊娠期间病情会处于持续活动状态，其中 2/3 的患者甚至会出现病情加重，此种情况下药物的治疗效果欠佳。所以，CD 患者应选择在疾病缓解期进行怀孕。CD 孕妇若出现病情复发，不建议患者终止妊娠，现无证据证明诱导流产能改善疾病活动度。妊娠对 CD 病情的影响可能与妊娠时人体免疫系统发生的变化有关。

（二）分娩方式

CD 患者剖宫产率研究结果不一致。早期研究发现 CD 患者剖宫产率明显增加，但近期一项大型研究发现 CD 患者总体剖宫产率与正常人无明显差别，且阴道分娩不会促进 CD 肛周病变进展。

CD 孕妇的最佳分娩方式目前仍存在争议，至今尚无前瞻性随机对照研究结果。现认为分娩方式应根据产科的需要及适应证来决定。剖宫产适用于存在会阴部病变或病变范围累及直肠的患者，阴道分娩适用于处于疾病缓解期或轻度活动的患者。既往有结肠造瘘术、回肠造瘘术等手术史的患者可经阴道分娩，但若存在其他导致分娩风险增加的原因时，应适当放宽患者剖宫产适应证。研究发现 IBD 患者经阴道分娩后永久性大便失禁的发生率较正常人高。阴道分娩时会阴切开术可能会出现肛周括约肌损伤，且发生率不低，影响患者排便功能。建议阴道分娩时应在避免会阴撕裂伤的前提下避免会阴切开术。括约肌损伤风险在第一次分娩时最高。总之，CD 患者分娩方式的选择主要取决于产科适应证，但需结合产后括约肌及盆底肌损伤对胃肠道可能产生的短期及远期不良影响权衡利弊后慎重抉择。

（三）分娩后 CD 复发情况

总体而言，CD 患者分娩后继续维持原有的治疗，其复发风险未提高。患者分娩后随访几年发现约 1/3 患者出现复发，总体与无分娩史患者相比无明显差异，与患者本人妊娠前相比复发率甚至有所下降，但该研究未排除或分析吸烟等混杂因素对疾病复发的影响。需要注意活动期穿透型 CD 产后复发风险增加（OR=9.7，95% CI：2.1 ~ 44.3）。

（四）其他

妊娠会减少患者的手术需求。与无生育史的患者相比，既往有生育史的患者手术切除范围较小，二次手术的间隔时间更长。

二、对胎儿的影响

CD 患者出现不良妊娠结局的整体风险较正常人高。目前较一致认为 CD 患者更易出现流产（包括人工流产和自然流产）、早产（妊娠满 28 周至不足 37 周分娩者）、低出生体重儿（出生体重小于 2 500 g 者）。近期瑞士一项研究纳入了 470 110 名单胎妊娠女性，其中包括 1 833 名 UC 患者和 1 220 名 CD 患者，结果发现 CD 患者流产、早产、低出生体重儿、小于胎龄儿、死产发生风险增高。目前尚不清楚患者发生妊娠不良事件主要与 CD 疾病本身、疾病活动情况或治疗药物有关。但研究发现患者在病情持续活动状态下受孕或妊娠，不良事件发生风险增高，若在疾病缓解期妊娠，患者不良事件发生风险与正常人无差别，说明疾病严重程度会显著影响 CD 患者的妊娠结局。此外，患者受孕年龄、吸烟状态等因素也影响 CD 患者妊娠结局。对于先天畸形发生风险，目前的研究结果仍模棱两可。就 IBD 而言，UC 较 CD 更易出现胎儿或婴儿先天畸形。

三、对新生儿的影响

除前面提及的早产、低出生体重儿外，CD 患者足月分娩的新生儿没有其他重大缺陷，其新生儿 Apgar 评分、死亡率、重症监护室住院率、癫痫发作等与健康对照组相比无明显差异。

四、对婴儿和儿童的影响

（一）遗传易感性

众所周知，IBD 是一种遗传易感性疾病，5.5%～22.5% 的 IBD 患者存在 IBD 家族史。CD 遗传易感性高于 UC。CD 患者的兄弟姐妹的患病相对危险度（RR）是 13～26。例如：假设欧洲和北美的 CD 发病率为 5～6/10 万，CD 患者的兄弟姐妹的患病风险为 2%～3%。CD 患者会影响下一代的患病率。CD 患者的子女的患病风险较正常人群增加，尤其是父母双方均患 IBD，其子女患病风险最高，子女 28 周岁时其患病风险高达 30%。与无家族史的患者相比，有家族史的 IBD 患者发病年龄较早，更倾向于表现出相同的疾病类型（CD 或 UC），甚至病变累及范围也相同，但疾病严重程度无明显差异。

（二）疫苗接种与感染风险

妊娠期使用抗 TNF 药物，其婴儿在出生后 6 个月内可检测到抗 TNF 药物，这种免疫耐受可能会增加婴儿后期感染风险和影响免疫系统发育、疫苗接种后的免疫应答。目前为止尚无感染不良事件报道及常规疫苗接种后异常免疫应答发生。子宫内暴露抗 TNF 药物的婴儿出生后可按正常婴儿的非活疫苗接种方案定期接种相关疫苗。但这不适用于轮状病毒活疫苗、口服型脊髓灰质炎活疫苗、卡介苗等活疫苗。有文献报道一例 CD 患者妊娠期接受 IFX，其出生仅 4.5 月的婴儿在接种卡介苗 3 个月后因播散性结核感染而死亡。2010 年 ECCO 指南建议轮状病毒活疫苗、口服型脊髓灰质炎活疫苗、卡介苗等活疫苗适用于 6～12 月婴儿，且婴儿血液检测不出 IFX、ADA 或抗

TNF 抗体。现无另两种抗 TNF 药物 CZP 和 NAT 的免疫接种方案。AZA 等其他治疗药物在婴儿血液中的浓度不高，可能不会影响疫苗接种方案，目前缺乏相关权威的数据。

第三节 妊娠期 CD 的诊断

妊娠期 CD 的诊断程序与一般患者没有区别。主要表现为腹痛、腹泻、体重增加不明显、瘘管形成等临床表现。体格检查可能没有明显的阳性体征，也可能出现一些非特异性的表现，如体重减轻、苍白、口腔溃疡等。部分患者可能会出现肛裂、肛瘘、肛周脓肿等肛周病变。此外，体格检查还可以发现一些皮肤、骨骼等方面的肠外表现。

在血液检查方面，由于妊娠期血液稀释，血红蛋白和白蛋白降低更为显著。因此，评价病情程度的血液学相关指标的价值受到影响，不能可靠地反映病情活动的真实性。慢性铁丢失在 CD 合并妊娠时也会加重，常常会引起小细胞性贫血。CRP 在妊娠期比较稳定，因此，可以用它来评估 IBD 的活动性。

大便培养可以用来鉴别诊断一些与 CD 具有相同症状的疾病，如肠道感染。

腹部 X 线平片对胎儿的影响几乎可以忽略。在暴露当量 < 0.05 Gy 时，不会导致胎儿异常及流产。因此，可以拍摄腹部 X 线平片来诊断肠梗阻。

至于 MR，由于没有电离辐射，因而可以放心地用于妊娠期 CD 的诊断。腹部超声也基本上无风险，可以用于观察是否有脓肿形成，判定肠壁厚度。

妊娠期 CD 的内镜检查仍有争议。一般来说，乙状结肠镜的检查是安全的，因此，这是确定 CD 是否处于活动期的重要检查手段。尽管目前还没有足够的证据证明妊娠期 CD 患者全结肠镜检查是绝对安全的，但是全球每年仍有约 20 000 名女性在妊娠期安全地接受了全结肠镜检查。有学者担心，妊娠前 3 个月行肠镜检查更有可能导致胎儿流产。在妊娠后期，由于巨大的子宫压迫腹腔和盆腔内器官，肠镜检查会变得比较困难。由此可见，负责检查操作的内镜医师必须技术熟练，检查前或检查中遇到复杂情况时应仔细分析，慎重权衡利弊，既要完成检查，又要保证胎儿与孕妇的安全。

第四节　妊娠期 CD 的治疗

有研究表明，若 CD 患者在疾病缓解期或轻微活动期受孕，大部分孕妇妊娠期间病情都维持在平稳状态，83% 孕妇会平稳度过妊娠期，1% 孕妇出现胎儿畸形，自发性流产与死产发生率与正常人无差异。相反的，若 CD 患者在病情活动阶段受孕，不良妊娠结局发生率较正常人高，且与缓解期受孕者相比，产程明显延长和低出生体重儿显著增加。

2010 年 ECCO 指南已明确提出，妊娠时病情处于活动期或出现加重所导致的妊娠不良事件远多于药物本身所致的不良反应，除 MTX 和沙利度胺外，CD 患者在妊娠期间需继续原有的药物治疗。

由此可见，在妊娠前和妊娠过程应及时有效地控制病情，诱导并维持疾病缓解是保证 CD 患者妊娠成功的关键。

妊娠期 CD 的药物治疗要比普通 CD 患者复杂困难得多，临床上应根据患者的实际病情，参照美国 FDA 关于药物妊娠安全等级划分，灵活地选用有关药物，积极地把病情控制在缓解期，并且要迅速果断地处理好并发症（表 17-1）。

美国 FDA 关于药物妊娠安全等级划分如下：

A 级：大量设计良好的动物和临床对照研究均未提示存在胎儿致畸的风险。

B 级：无胎儿致畸风险的临床证据。该证据可以是动物实验提示风险，但临床试验未证实；亦可以是动物实验未发现风险，但临床对照研究相对缺乏。

C 级：风险不能排除。缺乏来自设计良好的临床对照试验的证据，但动物试验已显示有胎儿致畸风险的发生或动物实验亦缺乏，然而药物潜在的收益可能远远高于其风险。

D 级：风险证据存在。临床调查提示有风险，然而药物潜在的收益可能高于其风险。

X 级：动物和临床试验已证实胎儿致畸作用，其风险远高于可能的收益，药物属于禁忌。

表 17-1 FDA 对妊娠 CD 治疗药物的推荐

药物分类	药物	FDA 分级	妊娠建议
氨基水杨酸类	SASP、巴柳氮、5-ASA	B	安全
氨基水杨酸类	奥沙拉嗪	C	安全
抗菌药物	甲硝唑	B	安全
抗菌药物	环丙沙星	C	证据有限，可能安全
GCS	泼尼松、泼尼松龙、	C	安全
	布地奈德	B	安全
免疫抑制剂	AZA/6-MP	D	安全
	MTX、沙利度胺	X	禁忌
生物制剂	IFX、ADA	B	可能安全（避免妊娠晚期使用）
	CZP	B	证据有限，可能安全（避免妊娠早期使用）

一、氨基水杨酸制剂

氨基水杨酸制剂包括 SASP 和 5-ASA 两类，运用氨基水杨酸制剂治疗妊娠期 CD 女性已有多年的历史。实践证明这类药物比较安全。FDA 将 SASP 列为妊娠 B 级药物，SASP 及其代谢产物磺胺吡啶能通过胎盘屏障和抑制叶酸的合成。根据 SASP 的这种化学特性，人们猜测 SASP 有致神经管缺陷、唇腭裂等畸形的发生风险，但临床未见相关报道。此外，磺胺吡啶能取代胆红素与白蛋白结合，导致新生儿出现黄疸，目前亦未见相关病例报道。大量研究表明胎儿的并发症和自发性流产等的风险并未因使用该药而增加。

5-ASA 曾在妊娠期 CD 女性广泛应用。由于 5-ASA 的肾排泄速率很快，其胎盘通过量很少。已有研究表明 5-ASA 并不增加妊娠期间如流产、先天畸形等不良事件的发生风险，而早产、死产、低出生体重儿的发生风险的研究结果不一致。早期一项纳入 165 名 5-ASA 治疗的 IBD 患者（其中 146 例在妊娠早期 3 个月使用 5-ASA），发现 5-ASA 与低出生体重儿和早产相关。该研究不能排除疾病活动度对研究结果影响。近期一项纳入 642 名 5-ASA 或 SASP 治疗的 IBD 患者荟萃分析，发现 5-ASA 或 SASP 不增加早产、低出生体重儿、死产的发生风险。就总体而言，目前认为妊娠期间服用常规剂量（3 g/d）5-ASA 是比较安全的。然而，有研究报道较大剂量给药（4 g/d），可能引发新生儿肾功能不全。较大剂量 5-ASA 的妊娠安全性仍需进一步研究。

某些 5-ASA 缓释片如安萨科（Asacol）表面会使用邻苯二甲酸二丁酯（DBP）涂层。最近动物实验发现 DBP 增加动物泌尿系统先天畸形的发生风险。一名妇女使用这类 5-ASA 后在其尿液中检测出高浓度的 DBP 代谢产物含量。生活中许多常用药物和膳食添加剂含有 DBP 成分，目前尚无 DBP 导致人类先天畸形的研究报道，但有研究发现 DBP 可能与青少年性早熟相关。FDA 将含 DBP 涂层的 5-ASA 从 B 级降至 C 级。CD 患者妊娠期避免使用这类 5-ASA。

尽管奥沙拉嗪在动物实验中有胚胎发育异常的个案，但是目前还未证实这一药物能否透过胎盘屏障。FDA 将奥沙拉嗪的风险列为 C 级，这表明当临床认为使用益处明显大于潜在的风险时，还是可以使用该药的。

此外，因为 SASP 影响叶酸的合成，而叶酸在神经管发育中起有重要作用，建议患者在服用 SASP 时，在妊娠前 3 个月、妊娠全程、产后 4～6 周及哺乳全程除进食富含叶酸的食物外，每日还要补充 2 mg 的叶酸。

二、GCS

GCS 是治疗中、重度 CD 最常用的药物，用于 CD 活动期诱导缓解可迅速奏效。这类药物的主要缺点是作用广泛，干扰全身各系统的生理功能，但并不能预防 CD 复发。所以，激素不宜作为 CD 维持缓解的药物。FDA 对激素的妊娠安全分级定义为可的松 D 级、倍他米松 C 级、地塞米松 C 级、泼尼松 B 级、泼尼松龙 B 级及布地奈德 B 级。

尽管激素可以透过胎盘屏障，但会在合体滋养层 11- 氢化酶的作用下快速降解成低活性的代谢产物，因而胎儿体内激素浓度很低，对胎儿的影响很小。泼尼松、泼尼松龙和甲强龙在胎盘的降解效率更高，其在胎儿体内的药物浓度明显低于地塞米松和倍他米松。CD 患者妊娠期间激素治疗首选泼尼松、泼尼松龙或甲强龙。动物实验提示激素可导致不良妊娠结果，但未能在人体身上得到证实。早期曾有研究发现妊娠前 3 个月服用激素会增加胎儿唇腭裂发生风险。然而另一项纳入 51 973 名孕妇的研究发现妊娠早期服用激素者的胎儿畸形发生率与未服用者无明显差异，均未发生唇腭裂。随后又有另外两项病例对照研究也证明激素不增加唇腭裂发生风险。这提示激素似乎对唇腭裂可能产生轻微的影响，但不会导致明显的畸形。丹麦一项全国性研究发现 CD 孕妇使用激素治疗后新生儿的先天畸形、低出生体重儿发生率没有升高，早产率虽然稍高于对照组，但无统计学意义。有部分研究提出激素可能会影响婴儿下丘脑 – 垂体 – 肾上腺轴的功能，导致新生儿肾上腺功能不全，但仅有 2 例病例报道称妊娠晚期使用激素可抑制新生儿肾上腺功能，证据等级低。目前仅有一项小样本研究报道 IBD 孕妇使用布地奈德不增加妊娠不良事件发生率。

总体来说，妊娠期间使用激素是相对安全的，为避免潜在的胎儿唇腭裂风险，妊娠期使用激素应尽可能避开妊娠早期 3 个月，且尽可能采用较小的有效剂量。此外，激素增加高血压与糖尿病的患病风险，严重影响母婴的健康。患者妊娠期间需严密监测血压、血糖、尿常规变化，及早发现妊娠期高血压和糖尿病并及时予以相应处理。

三、AZA 与 6-MP

AZA 能通过胎盘屏障，脐带血可测得相当于母体 1/2 水平的代谢产物 6-TGN。FDA 将 AZA 和其代谢产物 6-MP 的妊娠安全分级均定为 D 级。AZA 及 6-MP 可干扰腺嘌呤及鸟嘌呤核苷酸的合成，人们以细胞毒作用来推测这类药物可能存在胎儿致畸作用。动物实验已证实 AZA 或 6-MP 可导致胎儿腭裂、骨骼异常等先天畸形，但大量研究发现女性患者服用 AZA 或 6-MP 后不增加其子女先天畸形的发生风险。一项荟萃分析报道 AZA 除了会增加早产发生风险以外，不影响低出生体重儿、先天异常的发生风险。近期另一项大型的临床试验（PIANO study）亦报道妊娠期使用免疫抑制剂不增加先天畸形、新生儿生长发育异常及其他并发症的发生风险。另外，AZA 和 6-MP 为免疫抑制剂，能抑制免疫系统，可能会对新生儿的免疫系统及血液系统产生近期或远期影响。有一项研究对宫内暴露 AZA/6-MP 的婴儿平均随访 4 年后发现，这些婴儿的感染风险没有增加，生长发育及免疫系统功能未出现异常。对于血液系统，一项研究发现 16 名宫内暴露 AZA/6-MP 新生儿中有 10 名出现贫血。现普遍认为 CD 疾病活动度对胎儿的影响大于药物本身的影响。对于 CD 妊娠期女性，通常建议妊娠前停止服用此类药物，如果临床经过慎重考虑，认为有必要使用此类药物，则可以继续使用维持病情缓解。一般不建议此类药物作为治疗首选。AZA/6-MP 治疗期间出现怀孕，建议继续使用 AZA/6-MP 治疗及继续妊娠，同时密切注意患者是否出现 AZA/6-MP 相关不良反应。6-TGN 能通过胎盘屏障，目前尚无妊娠相关安全性研究，所以不建议 CD 患者妊娠期间使用 AZA/6-MP。

男性患者使用 AZA/6-MP 不影响其配偶的妊娠结局。一项研究发现男性 IBD 患者在其配偶受孕前 3 个月内仍服用 AZA，其配偶妊娠不良事件发生率与受孕前停药超过 3 个月者相似。

四、FK506

FK506 妊娠安全性的数据主要来源于移植患者。一项研究共纳入了 84 名孕妇，最终产下 100 名新生儿，其中 59% 新生儿为早产，3 例新生儿死亡，4 例先天畸形。此外，该研究还发现 14% 新生儿出现短暂但有意义的血钾升高（血钾 > 7 mmol/L）。另一项研究对 37 名孕妇分娩的 49 名新生儿进行 13 年随访发现 FK506 显著增加早产率，但不增加先天畸形的发生风险。目前无 FK506 治疗 CD 患者的妊娠安全性的研究。

五、MTX、沙利度胺

MTX 属于 X 级药物，有明显致畸作用。虽然有少数研究报道 IBD 患者妊娠期间暴露 MTX 后仍产下正常新生儿的个别病例，目前普遍认为 MTX 可使自发性流产的风险大为增加，导致孕妇反复自发性流产。此外，胎儿暴露 MTX 后出现宫内生长发育迟缓、颅面畸形、肢体缺失、中枢神经系统异常如无脑畸形、脑积水和脊髓脊膜膨出的概率很高。因此，MTX 禁用于妊娠或任何计划怀孕的女性，接受 MTX 治疗的患者应采取科学避孕措施。若患者出现意外受孕，立即停用 MTX 并同时补充大剂量叶酸、评估胎儿情况和考虑是否终止妊娠。MTX 在细胞内的代谢产物多聚谷氨酸 MTX 半衰期很长，需要经过 6 周左右的时间才会达到稳定状态或完全从患者体内清除。CD 男性或女性患者至少应在计划妊娠前 3~6 个月停药。

沙利度胺可导致胎儿肢体缺失、耳朵、眼睛和神经管缺陷等明显先天畸形和高达 40% 的新生儿死亡率。沙利度胺的半衰期是 8.7 h，数日至一周以后人体内剩余的沙利度胺含量非常少。畸形学信息专家组织（OTIS）推荐为降低出生缺陷发生率，女性应在计划妊娠前至少 1 个月停用沙利度胺。目前知道的所有沙利度胺相关胎儿畸形均有妊娠早期沙利度胺暴露史，所以现暂不清楚女性仅在妊娠前使用沙利度胺会对胎儿造成何种不良影响。目前暂无男性使用沙利度胺后导致胎儿出生缺陷的研究报道。然而，沙利度胺可排泄至精液中，且精液中的药物浓度高于血循环。畸形学信息专家组织建议男性在使用沙利度胺期间需采取科学的避孕措施。

六、生物制剂

TNF-α 主要由胎盘产生，妊娠期间母体 TNF 水平会升高。TNF-α 在妊娠早期对胎儿免疫系统发育发挥着重要作用。动物实验发现 TNF 不足会增加免疫系统发育异常的发生风险。同时 TNF 是发病过程中的一个主要的炎症因子。近年来随着生物工程技术的迅猛发展，人们将 TNF-α 作为一个药物靶点开发了许多新型生物制剂用于临床治疗。常见的生物制剂包括：IFX、ADA、CZP、NAT，多用于免疫抑制剂治疗无效或激素依赖的患者。

IFX 属 IgG1 单克隆抗体，是 FDA 妊娠分级 B 级的药物。动物实验的研究表明抗 TNF-α 单抗没有母体毒性、胚胎毒性和致畸作用等。许多临床研究也证实 CD 患者妊娠早中期使用 IFX 是安全有效的，能够使病情很好地维持在缓解期及顺利分娩足月新生儿。目前关于 IFX 药品安全性及妊娠安全最大样本量的资料主要来源于美国 Centocor 公司的 IFX 注册表及安全数据库，相关的临床试验于 2007 年进行，共纳入 6 200 余名 IBD 患者，其中有168 名孕妇，结果只有两名新生儿出现先天异常：室间隔缺损和无脑畸形。IFX 组与安慰剂组流产率分别是 10% 和 6.7%，新生儿并发症分别是 6.9% 和10%，两组的不良妊娠事件发生率无差别。

IFX 在妊娠早期几乎不通过胎盘屏障，但妊娠中晚期却能经主动运输有效地通过胎盘屏障。这虽可以避免胎儿在妊娠早期器官发育的关键时期暴露于 IFX，但会使胎儿及出生数月内的婴儿体内存在 IFX。已有研究在胎儿及出生 6 个月婴儿体内检出 IFX。文献报道，有 8 名 IBD 孕妇每隔 8 周注射一次 IFX，最后一次使用 IFX 中位时间是分娩前 66 d。8 名患者均产出 8 名健康新生儿。这 8 名婴儿出生时血液中的 IFX 含量较母亲高并持续至出生后 2~7 个月。由于新生儿的网状内皮系统发育不完全，抗体清除效率低下，新生儿出生时 IFX 浓度总是高于母亲，且常常需要更多时间方可降至检测值下限。新生儿体内存在 IFX 可能会增加婴儿后期感染风险及影响婴儿疫苗接种后的免疫应答。曾有病例报道一名 CD 女性患者妊娠期间使用 IFX 治疗，其出生仅 4.5 月的婴儿在接种卡介苗后 3 个月因播散性结核感染而死亡。妊娠中期末或妊娠晚期停用 IFX 有助于减少 IFX 胎盘通过量及降低 IFX 对婴儿的潜在不良影响。但这期间，患者可能存在病情复发的风险。一项研究曾有 22 名 IBD 患者在受孕前 3 个月和妊娠 20 周前使用 IFX，结果部分患者在妊娠晚期出现疾病复发，最终有 3 例自然流产，1 例稽留流产，1 例 36 周死胎（脐带异常），2 例早产，3 例低出生体重儿，无先天畸形发生。

　　针对这种情况，国外研究者的实践经验是若患者不临近分娩，可按照原有注射时间表给予原剂量 IFX 治疗。Centocor 公司 IFX 数据库中有 10 名 IBD 患者妊娠全程均持续使用 IFX 治疗，最终均顺利产出活婴。另外，有学者则认为此时应首选激素治疗。妊娠患者停用 IFX 确切时间目前仍存在争议。普遍认为患者妊娠早中期使用 IFX 是安全有效的。为减少对胎儿的影响，妊娠晚期应尽早输注最后一次 IFX。若患者具有 CD 高危因素或妊娠晚期仍处于活动期，可以妊娠全程使用 IFX。对于男性，有研究报道了 10 名使用 IFX 治疗的男性患者其配偶的妊娠结局，9 例活婴，1 例流产，无先天畸形发生。目前认为男性备孕期使用 IFX 是安全的。此外，近期的 PIANO 临床试验报道妊娠期间联合使用 AZA/6-MP 和 IFX 增加 9~12 月婴儿的感染风险。

　　ADA 是 FDA 妊娠分级 B 级的药物，相关临床资料较 IFX 少。现已有 CD 孕妇使用 ADA 治疗后成功妊娠的病例报道。畸形学信息专家组织（OTIS）进行了一项纳入 38 名使用 ADA 孕妇的前瞻性研究，同时还回顾性病例对照分析 133 名使用 ADA 孕妇。结果前瞻组有 5 人出现流产（5/38，13%），0 例死胎，妊娠不良事件发生率与病例对照组及健康人群相似，先天畸形（2/33，6.1%）与早产率分布在健康人群的预测值范围。还有一项研究纳入 3 名妊娠期间使用 ADA 治疗的 CD 患者，均无妊娠不良事件发生，婴儿出生后观察 6 个月生长发育均无异常。ADA 与 IFX 同属 IgG1 单克隆抗体，推测 ADA 的胎盘通过率与 IFX 类似。目前尚无检测 ADA 药物含量的方法，所以暂无法检测患者、胎儿和新生儿体内的 ADA 含量，不十分清楚 ADA 对患者及新生儿有何影响。通常认为妊娠早中期使用 ADA 是安全的，但 ADA 是每周或每两周给药一次，妊娠晚期过早停止该药可能难以避免病情出现复发，建议预产期前 8~10 周停止使用 ADA。与 IFX 相似，在具有 CD 高危因素或妊娠晚期仍处于活动期的特殊情况下，可以妊娠全程使用 ADA。有一个病例报道一名 CD 患者妊娠全程均每周使用 ADA 治疗，在皮下注射 ADA 38 次后成功分娩一名新生儿。现无男性患者备孕期间使用 ADA 的数据，不清楚男性患者使用 ADA 对其子女有何不良影响。

CZP 是一种聚乙二醇人源化 Fab' 片段的抗 TNF-α 单克隆抗体，FDA 妊娠分级为 B 级。CZP 的研究资料很少，现有的动物实验和 I 期临床试验数据显示 CZP 无胎儿致畸作用，认为女性患者妊娠期使用 CZP 是安全的。不同于 IFX 和 ADA 的 IgG1 单克隆抗体，CZP 的 Fab' 片段在妊娠晚期是通过被动扩散的方式通过胎盘，导致 CZP 胎盘通过率远低于 IFX 和 ADA。动物实验证实大鼠乳汁及幼年大鼠体内的 CZP 含量低于 IFX 和 ADA。在人类身上，有研究报道 4 名妊娠期间接受 CZP 治疗的患者，在分娩期前 1~4 周给予最后一次 CZP 治疗，测得患者分娩当日 CZP 含量为 4.9~59.6 μg/mL，新生儿为 0.4~1.0 μg/mL。新生儿体内这种微量浓度几乎可以忽略不计。从这点来看 CZP 相较于其他生物制剂在妊娠期的运用更具优势。但 CZP 在胎儿器官发育的关键时期——妊娠早期能通过胎盘，尽管通过量很少且不排除其他生物制剂亦会如此，我们仍需进一步研究验证 CZP 的妊娠安全性并避免在妊娠早期使用。目前无男性使用 CZP 生育安全性的研究。

NAT 是人 IgG4 的单克隆抗体，通过整合素 α4 抑制白细胞黏附，为妊娠 C 类药物。与 IgG1 类似，IgG4 在妊娠中晚期会通过胎盘。有一项研究纳入 164 名妊娠期使用 NAT 治疗的 CD 和多发性硬化患者，其中 35 名为 CD 患者。该研究发现这 164 名患者的新生儿出生缺陷率没有升高。NAT 不像其他抗 TNF 生物制剂被定为 B 级药物，可能与 NAT 是比较新的生物制剂，临床资料缺乏，无作用机制相似的药物可用于对照研究及成年患者使用后可能出现渐进性多灶性白质脑病并发症有关。目前尚不明确其在妊娠期使用的安全性，患者妊娠期间使用 NAT 需要谨慎评估潜在的风险，建议接受 NAT 治疗的患者应采取避孕措施，或在怀孕前 3 个月停药。

七、抗生素

CD 患者出现感染时常常需要抗生素治疗。常用的抗生素有甲硝唑和环丙沙星。甲硝唑属 B 级药物，动物实验中发现甲硝唑有致畸及致癌的作用。目前仅有少量文献报道妊娠中晚期暴露甲硝唑会增加唇裂发生风险，未见到其他严重的胎儿畸形。近期另一项研究发现不同妊娠期使用甲硝唑不会增加自发性流产、胎儿先天性畸形的发生风险，而且长期以来甲硝唑被广泛应用于妊娠期细菌性阴道炎的治疗，实践证明是十分安全的。所以 CD 患者妊娠期间短期使用甲硝唑是安全的。不过，没有数据证实甲硝唑长期给药治疗 CD 有无不良反应，建议妊娠早期 3 个月内应避免应用该药和避免长期使用甲硝唑。

环丙沙星 FDA 妊娠分级定为 C 级。关于环丙沙星妊娠安全性的证据有限。虽然动物实验发现环丙沙星会导致胎儿骨骼发育异常，但是人类致畸风险并未发现。现有研究发现妊娠期间服用环丙沙星的女性患者发生胎儿畸形、早产和低出生体重儿等妊娠不良事件的风险与未服用者相比无明显差异。CD 患者妊娠期间短期使用环丙沙星是低风险的。环丙沙星对软骨和骨组织的亲和力高，可能引起儿童骨关节病，虽然发生风险很低，妊娠早期 3 个月内仍应避免应用该类药物。

八、营养治疗

CD 患者营养不良的原因主要与食欲减退、药物治疗引起的味觉改变、腹泻等有关。CD 孕妇由于病情活动、失血过多、吸收不良及消耗增加等原因更容易出现营养不良，导致机体蛋白质缺乏，增加妊娠 CD 患者的发病率与病死率，且不利于胎儿宫内生长发育。所以营养治疗对 CD 孕妇尤其重要，但目前无针对 CD 孕妇的特殊营养建议。在平时的临床工作中，要注意 CD 孕妇体重变化，若发现患者早期体重无明显增加，应立即评估患者的营养状态，明确是否存在叶酸、VB_{12}、铁和 VD 的缺乏，及时加强营养治疗。长期应用 SASP 会显著降低叶酸的吸收，同时，CD 本身会导致叶酸盐不足。因此，对所有的计划妊娠及妊娠期 CD 患者都要应用叶酸制剂，若病变累及小肠，可适当增加叶酸的补充剂量。对于有缺铁性贫血倾向的 CD 孕妇，要补充铁剂。

凡是存在回肠疾病和小肠切除的患者要定期补充 VB_{12}。

九、手术

约 50% CD 患者需要行手术，约有半数可能需要二次手术。妊娠期 CD 手术适应证和非妊娠正常患者是一样的，主要是肠梗阻、肠穿孔、出血和脓肿。现有少数研究报道妊娠早期手术干预会导致胎儿流产，妊娠晚期手术治疗会导致早产，但若不及时手术治疗会严重威胁胎儿和母体的健康，甚至导致死亡。对于病情严重的患者，病情持续活动造成的危害远大于手术可能导致的风险。

目前普遍认为任何妊娠期手术治疗都是比较安全的。手术方式有直肠结肠切除术、部分结肠切除术、部分小肠切除术和回肠造瘘术等。为避免一期吻合可能发生的术后并发症，CD 孕妇一般首选造瘘术。

第五节　CD 与哺乳

母乳含有丰富的生物利用率高的营养物质，最适合婴儿消化吸收，其质和量随婴儿生长和需要发生相应变化，促进婴儿生长发育。另外，乳汁还含有丰富的免疫球蛋白和免疫细胞，母乳喂养能提高婴儿免疫功能。但是，CD 患者常因个人原因或对药物不良反应的担忧选择放弃母乳喂养。

一、母乳喂养与 CD 病情变化

一项研究认为患者产后母乳喂养会增加疾病复发风险，但若校正妊娠期中断药物治疗混杂因素后母乳喂养与非母乳喂养患者的疾病复发风险无统计学意义。近期另一项研究发现母乳喂养与非母乳喂养患者在产后一年内的 IBD 复发率无明显差别，分别是 26% 和 29.4%。现普遍认为母乳喂养不影响 CD 的病情变化。

二、母乳喂养与 CD 患病易感性

关于母乳喂养与 CD 患病关系的研究结果存在矛盾。有一项研究认为母乳喂养与 IBD 患病无关，而另外三项研究认为母乳喂养是一种保护性因素，

非母乳喂养的婴儿 CD 发病风险增高（*OR*=1.9，95％ CI：1.1～3.3）。有两项系统评价认为母乳喂养与早发性 IBD 发病风险降低相关。

三、药物

（一）氨基水杨酸制剂

乳汁中的 5-ASA 含量很低，其影响几乎微不足道。早期有两例研究报道婴儿暴露 5-ASA 会出现水样腹泻或血便，但随后未见类似报道。5-ASA 可安全用于哺乳期 CD 患者。SASP 和磺胺吡啶能排泄至乳汁，其含量分别只有母体的 30％ 和 50％。理论上 SASP 能引起新生儿黄疸，但迄今为止未见相关病例报道。另外，曾有一病例报道婴儿经乳汁暴露 SASP 后出现血便，但随后再无类似发现。CD 患者哺乳期可以服用常规剂量 SASP 或 5-ASA。

（二）AZA 和 6-MP

少量研究报道在乳汁可检测到微量的 AZA/6-MP 的代谢产物 6-甲基硫嘌呤和六尿酸，在服药后 4h 内浓度最高。新生儿体内的药物含量更是微不足道。一项病例对照研究发现婴儿乳汁暴露 AZA/6-MP 后不会增加婴儿感染风险。因目前 AZA/6-MP 哺乳期安全性研究资料有限，且新生儿肝发育不完全，AZA/6-MP 的吸收与代谢存在明显的个体差异，尚不清楚新生儿暴露 AZA/6-MP 是否存在潜在毒性。因此，哺乳期妇女是否可以使用 AZA/6-MP 有待进一步研究。若女性患者使用 AZA/6-MP 坚持母乳喂养，最好服药 4h 后再哺乳以减少 AZA/6-MP 进入新生儿体内。

（三）GCS

泼尼松和泼尼松龙在乳汁中的浓度很低，对新生儿影响较小，较为安全。为尽量减少乳汁中的药物浓度对婴儿的不良影响，建议服用 GCS 4 h 后再哺乳。

（四）FK506

乳汁中同样可检出 FK506，根据现有的少量资料，不建议女性哺乳期继续使用 FK506。

（五）抗生素

甲硝唑和环丙沙星乳汁中检出量很低，但目前缺乏哺乳安全性的临床资料，建议哺乳期妇女尽量避免使用，女性患者使用甲硝唑和环丙沙星时必须停止哺乳。

（六）MTX 和沙利度胺

MTX 可在乳汁中检出，而且会在婴儿体内积聚。MTX 有明显的致畸作用，对婴儿可能产生免疫抑制、中性粒细胞减少及潜在致癌性的不良影响。MTX 禁止用于哺乳期女性。

现在没有乳汁暴露沙利度胺后婴儿生长发育的研究。因沙利度胺与 MTX 类似，有明显的致畸作用，建议患者在使用沙利度胺期间禁止母乳喂养婴儿。

（七）生物制剂

研究发现乳汁中含有零至微量的生物制剂，但目前普遍认为新生儿血循环检出的生物制剂含量是通过胎盘而不是乳汁进入新生儿体内。目前仅有的少量研究发现哺乳期患者继续使用抗 TNF 生物制剂，其婴儿无不良事件发生。根据现有的少量相关研究推测哺乳期使用抗 TNF 生物制剂可能是安全的，哺乳期妇女必要时可在检测乳汁及新生儿血循环内的抗 TNF 抗体及药物浓度的条件下谨慎使用抗 TNF 生物制剂。

ECCO 对哺乳期 CD 治疗药物的安全性评定见表 17-2。

表 17-2 ECCO 对哺乳期 CD 治疗药物的安全性评定

安全	可能安全	未知是否安全	禁忌
口服 5-ASA	IFX	MTX	MTX
局部使用 5-ASA	ADA	环丙沙星	沙利度胺
SASP	CZP	布地奈德	
GCS（服药 4h 后）	AZA		
	6-MP，FK506		

第六节　特殊情况

一、CD 与性生活

目前关于 CD 是否影响患者性生活的研究结果相互矛盾。普遍认为 CD 的症状和病情活动会影响患者的性生活，尤其是女性。女性更易出现性交痛、性欲低下和月经异常等不适。女性患者的性生活次数及性欲较男性患者明显下降。手术因素对 CD 女性患者性生活的影响结论不一致，部分研究报道 CD 女性患者术后性欲和性活动显著下降，而有的研究报道 CD 女性患者术后虽然性交痛明显增加，但性欲和性活动与术前无差别。CD 对男性患者的性生活影响则较小。一些手术，尤其是盆腔手术可能会导致患者出现射精丧失或逆行性射精等罕见并发症，但总体而言男性患者术后依然维持正常甚至增强了性功能。这可能与手术治疗改善了患者整体的身体健康和心理健康，从而使患者性欲增加有关。

二、CD 与口服避孕药

目前已有一项大型前瞻性队列研究和多个病例对照研究提示避孕药不影响 CD 病情活动度，但尚无研究分析 CD 是否影响避孕药的避孕疗效。类固醇类避孕药主要是在小肠部位吸收，吸收率决定避孕效果。慢性炎症性疾病、腹泻、空肠回肠旁路术后的患者通常会出现消化道吸收功能障碍或肠内容物通过加快，可能会导致避孕失败。所以，上消化道型 CD 患者或消化道吸收功能障碍的患者的口服避孕药的避孕疗效可能下降。CD 患者服用避孕药后，若出现严重的呕吐或腹泻且症状持续超过 24 h，建议按药品说明书采取相应补救措施。

长期使用避孕药可能诱发或加重 IBD，尤其是 CD 的患病风险。既往曾有文献提出一个假说，认为避孕药的某些成分通过引起胃肠道多部位的微血管栓塞的机制参与 CD 的发病，是否与避孕药中的雌、孕激素有关仍有待进一步研究。CD 患者发生血栓形成及血栓栓塞的风险比正常人高，类固醇类药物是最有意义的危险因素。类固醇类避孕药会增加血栓栓塞的发生风险，可能与避孕药诱导机体对活化 C 蛋白产生拮抗作用，升高促凝血蛋白（凝血因子 II、VII 和纤维蛋白原）水平，降低抗凝血酶、S 蛋白、组织因子途径抑制物和纤溶蛋白的水平，并增加凝血和纤溶活化标志物的含量有关。血栓形成和栓塞风险与避孕药使用时间相关。使用避孕药的第一年风险最高，尤其是凝血功能缺陷的女性患者。炎症可使凝血因子 VIII 水平升高，促使血栓形成，所以 CD 患者是血栓形成和血栓栓塞的高危群体，临床上应根据患者具体情况综合决定是否可以使用避孕药避孕。CD 青少年女性患者若有系统性红斑狼疮病史、血栓栓塞史等血栓形成危险因素，应慎用类固醇类避孕药。

三、妊娠与血栓栓塞

妊娠妇女静脉血栓栓塞的发生风险较非妊娠妇女高 4～6 倍，是导致西方发达国家产妇死亡的首要原因。女性在产后 6 周内最易发生血栓栓塞。

在 CD 患者，尤其是病情处于活动期需住院治疗的患者，静脉血栓栓塞的发生风险比正常人高。研究发现住院治疗的 CD 妊娠妇女静脉血栓栓塞发生风险显著高于非 CD 妊娠女性（$OR=6.12$，95％CI：2.91～12.9）。

使用预防剂量的低分子肝素可使内外科患者的血栓栓塞风险下降 60％～70％。已有证据证明妊娠女性使用低分子肝素是安全且有效的。因此，强烈建议活动期或需住院治疗的 CD 妊娠患者使用预防剂量的低分子肝素预防血栓栓塞的发生。所有女性患者在妊娠前及妊娠早期需全面评估静脉血栓栓塞的发生风险。患者分娩后或因各种原因导致入院治疗时需再次评估静脉血栓栓塞的发生风险。

四、宫颈癌筛查

肾移植患者的人类乳头瘤病毒（HPV）相关宫颈癌的发生率及艾滋病患者的宫颈上皮内瘤变（CIN）的发生率比正常人高。据此推测，使用免疫抑制药物治疗的 CD 患者宫颈癌和宫颈上皮内瘤变的发生风险可能会比正常人高。现有的研究结果相互矛盾。有的研究发现 18％～42.5％ IBD 患者出现宫颈涂片检查异常，而正常人仅为 5％～7％，进一步分析发现使用超过 6 个月免疫抑制剂患者发生宫颈涂片检查异常的风险高于使用其他药物治疗的患者（$OR=8.12$，95％CI：1.2～7.1），提示 IBD 增加患者宫颈上皮内瘤变的发生风险，且可能与免疫抑制剂的使用相关。而近期有两项大型病例对照研究却发现无论 IBD 患者是否使用免疫抑制剂治疗，其宫颈上皮内瘤变发生率无明显增加。全世界范围内尚未对 IBD 患者宫颈涂片检查达成共识，建议按照各国指南常规筛查宫颈癌，特别是使用免疫抑制剂治疗的患者，并对患者进行相关健康教育，提高患者对其潜在风险的认识（表 17-3）。

表 17-3 2012 年 NCCN 指南宫颈癌早期筛查

年龄（岁）	推荐筛查方法	筛查结果的处理	备注
< 21	不进行筛查		不适合进行 HPV 检测，ASC-US 者也不使用 HPV 检测
21 ~ 29	单独细胞学筛查，每 3 年 1 次	HPV（+）的 ASC-US 或≥LSIL：参考 NCCN 或 ASCCP 指南进行处理	对这一人群进行筛查不适合用 HPV 检测
		细胞学阴性或 ASC-US 但 HPV（-）：3 年后再进行细胞学检查	
30 ~ 65	HPV 和细胞学联合筛查，每 5 年 1 次	HPV（+）的 ASC-US 或≥LSIL：参考 NCCN 或 ASCCP 指南进行处理	一般不推荐单独使用 HPV 筛查
		HPV（+）、细胞学（-），可选择：①1 年后再次复查细胞学和 HPV；②行 HPV16 或 HPV16/18 检测：如 HPV16 或 HPV16/18（+），行阴道镜检查；如果 HPV16 或 HPV16/18（-），1 年后复查细胞学和 HPV	
		细胞学（-）或 ASC-US+HPV（+），5 年后再次联合筛查	
	细胞学筛查，每 3 年一次	HPV（+）的 ASC-US 或≥LSIL：参考 NCCN 或 ASCCP 指南进行处理	
		细胞学（-）或 HPV（-）的 ASC-US，3 年后宫颈涂片检查	
> 65	既往筛查结果连续阴性时可终止筛查		如果既往有≥CIN2 病史，至少进行 20 年的常规筛查
子宫切除术后的女性	不接受筛查		宫颈已切除并且 20 年内无≥CIN2 病史者可不筛查
宫颈已切除且 20 年内无≥CIN2 病史者可不筛查	和无接种 HPV 疫苗者的筛查方式相同		

备注：ASC-US：不典型鳞状细胞，LSIL：鳞状上皮内低度病变；NCCN：美国国立综合癌症网络，ASCCP：美国阴道镜及宫颈病理协会。注意：对于任何年龄的女性，不论使用何种方法，筛查都没有必要每年进行一次；单使用细胞学进行筛查时，鳞状上皮内病变的检出率更高，但腺体病变及腺癌的检出率有限，同时进行 HPV 检测可弥补这一不足。

几乎所有的人群流行病学调查和实验室研究均显示，HPV 感染是子宫颈癌的主要病因，HPV 感染与子宫颈癌高度相关，其相对危险度或危险度比值高达 250，人群归因百分比大于 90%，HPV 阴性者几乎不会发生子宫颈癌。实验动物和组织标本研究还表明，HPV DNA 检测的病毒含量与子宫颈病变程度成正相关，而且 HPV 感染与子宫颈癌的发生有时序关系，符合生物学致病机理。这些证据都强有力地支持了 HPV 感染与宫颈癌之间的因果关系，均表明 HPV 感染是宫颈癌发生的必要病因条件。通常建议女性进行 HPV 疫苗接种预防宫颈癌。

2006 年欧洲开始出现 HPV6、11、16、18 型四价疫苗 Gardasil，现已获美国 FDA 批准上市。2007 欧盟委员会批准葛兰素史克公司的 HPV16、18 型二价疫苗 Cervarix 上市。两种 HPV 疫苗都是高免疫原性，能给免疫功能正常者提供安全、高效（95%~100%）的 HPV 预防作用。HPV 疫苗通常在 12~14 岁女性发生性生活前接种。若错过或推迟接种，女性在 26 岁前且无性生活史时可补种 HPV 疫苗。对于 Gardasil 四价疫苗，美国还建议用于 12~14 岁男性青少年，26 岁前仍可补种 Gardasil。这两种疫苗是非活疫苗，可用于免疫功能不全的 CD 患者，最好是在使用免疫抑制剂前。最近有一项研究纳入 37 名 IBD 患者，其中 51%接受抗 TNF 药物治疗，49%患者则给予免疫抑制剂治疗。这 37 名 IBD 均给予 3 剂 Gardasil 疫苗接种，结果均产生了高免疫原性免疫作用，且无严重不良反应发生。Gardasil 为妊娠 B 级药物，动物实验中 Gardasil 对母鼠的交配能力、生育力都没有影响，均未观察到妊娠毒性或影响子代的不良反应，但怀孕期间母鼠血液中、近足月的胎儿血液中、子代断奶期及出生后 11 周的血液中均可检测到高浓度的 HPV 抗体，即代表这些抗体可透过胎盘及母乳传给子代。人类临床试验中未发现对生殖、怀孕或婴儿具有不良的影响。同时 Gardasil 的临床试验中，总共有 995 位哺乳期母亲接种 Gardasil 或安慰剂，Gardasil 组与安慰剂组的母亲或母乳喂养婴儿的不良反应发生率无明显差别，授乳和没有授乳的妇女之间所产生的免疫应答类似。目前仍未知 Gardasil 引起的疫苗抗原或抗体是否会排泄在人类乳汁中，所以对哺乳期妇女应用 Gardasil 时应谨慎。现暂无动物实验及人类临床试验研究 Gardasil 对男性生育及其后代的影响。

Cervarix 已明确标明不建议用于孕妇，接种疫苗期间需采取避孕措施避孕，若出现意外怀孕，不需终止妊娠，后续剂量必须等产后再继续接种。

五、内镜检查

关于 CD 妊娠女性内镜检查的实用性及安全性研究十分有限。孕妇进行胃镜检查发生误吸等并发症的风险可能会增加，可能与食管下括约肌功能低下相关。同时要给孕妇提供足够的氧气供给及维持稳定的血压，保证胎儿有最佳的胎盘灌注。所以孕妇在进行胃镜检查时必须全程监测孕妇的生命体征及使用最小有效剂量的镇静剂。妊娠中晚期孕妇应采取左侧卧位，以减少腔静脉的压迫，防止血压下降。虽然胃镜检查的安全系数高于放射性检查及手术干预，但仍需严格把握妊娠女性内镜检查的适应证。目前认为孕妇进行胃镜检查是安全有效的。同样的，现有小样本研究报道孕妇行结肠镜检查后无不良事件发生。

六、肠道准备

肠道准备是内镜检查的一个重要环节。与正常人一样，CD 孕妇在进行结肠镜、乙状结肠镜、胶囊内镜等检查前都需要使用泻药清洁肠道。目前无关于 IBD 患者妊娠期间使用泻药进行肠道准备的相关研究。一项纳入 22 843 名便秘孕妇使用泻药治疗的研究发现泻药不增加先天性畸形的发生风险。临床上有多种泻药可用于清洁肠道，临床医师需根据泻药的 FDA 分级及药物属性等选择最适合用于孕妇的泻药。

磷酸二氢钠的主要成分是磷酸盐，是一种渗透性泻药。FDA 分级为 C 级。研究发现该药可能会导致人体水电解质失衡，大部分患者使用后会出现低钾血症、低钙血症和高磷血症。所以不建议孕妇选择磷酸钠类泻药进行肠道准备。柠檬酸镁是一种 FDA 妊娠分级为 B 级药物，偶尔用于治疗便秘或进行肠道准备是安全有效的，但长期使用会出现高镁血症、高磷血症、脱水等水电解平衡紊乱。聚乙二醇溶液是一种非吸收性非分泌性等渗的口服肠道清洗液，改进了其他泻药影响水电解质平衡的不良反应。聚乙二醇溶液口服后，其在人体肠道内吸收量甚少。FDA 分级为 A 级。由于孕妇使用聚乙二醇溶液的研究资料有限，尚不清楚其妊娠安全性。根据现有资料认为孕妇使用后肠道清洁效果佳且耐受性好，是孕妇妊娠期间进行肠道准备较佳选择。目前仅有一项便秘患者哺乳期使用泻药的研究，发现乳汁中不含任何泻药及其活性代谢产物。

七、镇静镇痛剂

内镜检查时经常使用哌替啶镇痛和镇静。哌替啶可快速通过胎盘屏障。两项分别纳入 268 名孕妇和 62 新生儿的研究发现，妊娠早期暴露哌替啶无致畸作用。孕妇静脉注射哌替啶 1 h 内会出现胎儿心跳间歇期变化减少，提示可能存在胎儿宫内窘迫。哌替啶的这种不良作用是短暂可逆的，不会导致不良妊娠结局。美国儿科学会批准哺乳期妇女可使用少量的哌替啶。

孕妇分娩期间常使用芬太尼止痛。虽然有个别病例报道称芬太尼可导致胎儿呼吸抑制、肌肉僵硬、阿片类依赖等不良事件，但普遍认为孕妇使用芬太尼是安全的。芬太尼可在乳汁中检出，但新生儿对其生物利用度很低，所以哺乳期妇女使用芬太尼是比较安全的。

越来越多的医师在内镜检查时使用丙泊酚进行麻醉。目前无妊娠早中期孕妇使用丙泊酚的大样本研究，所以不推荐孕妇妊娠早中期使用丙泊酚。少量丙泊酚分泌到母乳和初乳中，但含量很少，几乎可以忽略不计。

妊娠早期前 3 个月应避免使用苯二氮䓬、地西泮和咪达唑仑。如内镜检查需使用上述药物时，常优先选择使用咪达唑仑。咪达唑仑可通过胎盘屏障，孕妇口服、肌内注射或静脉注射咪达唑仑后，其胎儿血液中的咪达唑仑含量相当于孕妇的 1/3 ~ 2/3。同时，咪达唑仑可分泌至乳汁，建议若孕妇使用咪达唑仑 15 mg 以上，最好延迟 4 h 再哺乳，以减少乳汁中的咪达唑仑含量及对新生儿的不良影响。

（陈白莉　饶佩斯）

主要参考文献

[1] van der Woude C J，Kolacek S，Dotan I，et al. European evidenced-based consensus on reproduction in inflammatory bowel disease[J]. J Crohns Colitis，2010，4（5）：493–510.

[2] Dignass A，Van Assche G，Lindsay J O，et al. The second European evidence-based consensus on the diagnosis and management of Crohn's disease：current management[J]. J Crohns Colitis，2010，4（1）：28–62.

［3］Rahier J F，Magro F，Abreu C，et al. Second European evidence-based consensus on the prevention，diagnosis and management of opportunistic infections in inflammatory bowel disease[J]. J Crohns Colitis，2014，8（6）：443–468.

［4］Magro F，Langner C，Driessen A，et al. European consensus on the histopathology of inflammatory bowel disease[J]. J Crohns Colitis，2013，7（10）：827–851.

［5］Annese V，Daperno M，Rutter M D，et al. European evidence based consensus for endoscopy in inflammatory bowel disease[J]. J Crohns Colitis，2013，7（12）：982–1018.

［6］Panes J，Bouhnik Y，Reinisch W，et al. Imaging techniques for assessment of inflammatory bowel disease：joint ECCO and ESGAR evidence-based consensus guidelines[J]. J Crohns Colitis，2013，7（7）：556–585.

第十八章

癌　变

CD 可发生于消化道的任何部位，但以回盲部最常见，其次是回肠和结肠。由于慢性炎症的长期刺激，较长病程的 CD 患者可继发癌变。CD 患者发展为癌的危险性较对照人群高 10~20 倍，CD 癌变率约为 4.8%。癌变既可发生于大肠（70%），也可发生于小肠（25%）和肛门等部位（5%）。因此，对于发病早、较长程、病变范围广的 CD 患者，必须进行癌症监测。监测方案的主要内容是肠镜检查，但不只是反复的肠镜检查，还包括评估患者症状、药物使用、实验室检查和患者本人及家族疾病史。

在监测方案开始时，应行最初的筛查性结肠镜检查，以再次评估病变的范围和确认不存在发育异常的病变。随后在确定的间隔时间定期行结肠镜监测，尤其是运用内镜下的染色、放大和超声技术，监测肠道病变，争取早期发现癌前病变和癌性病变，并及时行内镜治疗或外科手术治疗。

第一节　癌变的危险因素

CD 患者继发癌症的危险因素包括：发病时间、病程长短、病变部位、病变范围、炎症持续性、继发病变、家族史。

广泛性结肠病变的 CD 癌变危险性最高，其次是左半结肠病变的 CD，但直肠病变不会增加 CD 癌变危险性。

发病时间早的患者（发病年龄 < 20 岁）癌变危险性明显增高。

有 CD 相关性 PSC 的患者癌变危险性明显增高，而且癌变时间明显提前。

肠道持续性炎症和结肠癌家族史均增加 CD 患者癌变危险性。

第二节 筛查与监测

一、概念

CD 患者癌症的监测方案以结肠镜检查为主，密切观察 CD 患者的肠道病变的转归，尤其是癌变。此外，还包括评估患者症状、药物使用、实验室检查和患者本人及家族疾病史。

在监测方案开始时，应行筛查性结肠镜检查，以再次评估病变的范围和确认不存在异型增生性病变。其后，在确定的间隔时间定期行结肠镜监测。

二、筛查与监测的目的

结肠镜筛查与监测有助于发现癌前病变和早期癌症，有利于改善预后，从而延长 CD 患者生存期。

三、初次结肠镜筛查

由于病程长短是 CD 患者继发癌症的主要危险因素之一，因此，在癌变危险增加时应行结肠镜筛查，通常是发病后 8～10 年即应进行肠镜筛查。有继发肠癌高危因素的 CD 患者宜尽早行初次筛查。

由于病变范围也是影响癌变的高危因素，首次肠镜检查的目的还在于再次评估病变范围。

四、监测时间表

由于肠道黏膜从正常到癌症形成通常需要 2 年以上的时间，因此，肠道癌症监测自 CD 患者起病 8 年进行初次筛查，其后复查间隔时间不应长于 2 年。

当 CD 患者合并 PSC 时，癌症发生的危险性不仅会特别高，而且癌症在疾病发展过程中较早发生（距 PSC 出现的中位时间为 2.9 年）。这类患者一旦明确 PSC 诊断，应立即开始监测，每年最少一次肠镜检查。

尽管病变范围对癌变危险评估至关重要，但是其定义较难界定，提示所有的 CD 患者都应行结肠镜监测。已报道的结肠镜和组织学所见病变范围，以及其随时间的范围变化存在较大差异。文献报道指出，内镜无炎症浸润的组织在显微镜下可见到癌变组织，因此病变范围的界定不仅要根据结肠镜筛查结果，还要根据既往检查结果。相反，有证据表明，根据结肠镜及钡餐下的表现定义为病变局限的患者，其癌变危险性较低。因此，一个合理的折中方法是对于肉眼上病变局限的患者推迟至下一个时间监测点。

一些欧洲国家认为普通人群都应行肠道癌症筛查，因此，对于肠道癌症的高风险人群的 CD 患者，没有理由不进行密切筛查。

第三节　结肠镜检查

一、活检数量和部位

结肠镜检查除了常规内镜下观察外，在结肠镜检查全程还必须进行活检。

目前欧美及国内的指南均建议在病变肠段应每隔 10 cm 随机取材 4 点，即随机活检，并认为随机活检能够提高癌变诊断的准确率。但是，随机活检具有盲目性、损伤大、准确性差的缺点，而且大大增加了内镜医师和病理医师的工作量。因此，越来越多的内镜医师和病理科医师建议采用更有效的靶向活检，即定点活检。定点活检是在肠镜检查过程中运用染色、放大及超声技术，识别可疑的病变部位，并对可疑的病变部位进行活检。与随机活检相比，定点活检具有以下优点：取材准确、阳性率高、损伤小、减少内镜医师和病理医师工作量。

二、染色和放大内镜检查

由于常规肠镜检查以及随机活检的局限性，在肠镜检查的同时，越来越多的内镜医师积极采用内镜下的染色、放大甚至超声内镜技术，提高对肿瘤性病变的检出率。

内镜下的染色包括化学染色和电子染色。化学染色结合放大可以突出结肠黏膜结构上的微小病变，从而提高结肠镜监测的效果，尤其是提高异型增生病变的检出率。电子染色包括 NBI 和 FICE，结合放大功能，不仅可以突出结肠黏膜结构上的微小病变，而且可以观察到黏膜层的微小血管结构，不仅可以准确识别病变部位、鉴别肿瘤性和非肿瘤性病变，并可进一步判断肿瘤性病变的浸润深度，从而实时确定是否宜行内镜下治疗或外科手术治疗。

第四节　异型增生及内镜下治疗

结肠镜监测的最终目的在于及时检出结肠黏膜是否已经发生癌前病变——异型增生，从而判断患者是否有癌变的风险或已发生癌变。

一、异型增生的分级

异型增生（dysplasia），即上皮内瘤变，可分为4个级别：阴性/再生性上皮（negative/regenerating epithelium）、可疑异型增生（indefinite for dysplasia）、低级别异型增生（low-grade dysplasia）和高级别异型增生（high-grade dysplasia）。如果由经验丰富的病理学家确认为活检组织为可疑异型增生，则推荐3~6个月内应行结肠镜检查监测，同时强化CD的治疗。

由于不同级别的异型增生病变发生癌症的风险不一样，异型增生的分级十分重要，不仅影响到癌症发生发展的敏感性和特异性，而且也直接影响下一步的治疗选择。因此，对CD患者的异型增生性病变应予高度重视。

二、扁平型异型增生性病变的治疗

扁平型高级别异型增生应视同早期癌症，宜直接切除病变肠段，并根据手术标本的病理学结果，酌情考虑是否需要进一步的化疗。

扁平型低级别异型增生病变会使癌症发生危险性增加9倍，而且常为多发，同时病变会逐步进展，进程也会加速。因此，具有扁平型低级别异型增生的患者宜从严行病变肠段切除术，或3~6月内再次活检监测，并根据活检结果确定下一步的治疗。

三、隆起型异型增生性病变的治疗

具有异型增生的隆起型病变，无论是高级别异型增生还是低级别异型增生，均应内镜下完整切除病灶，并应包括周边平坦组织，同时，完整切除的病灶应进行充分的病理学检查。

若组织学上隆起型病变完全切除，紧连着隆起型病变切除部位附近的扁平黏膜活检后未见异型增生，同时，肠道其他部位也未发现异型增生，则可暂时不行结肠切除术。但是，此类患者应进行密切随访，最好在内镜治疗后的第一年的第 3、6 和 12 个月行结肠镜检查，以后每隔 1 年行结肠镜检查一次。

若组织学上隆起型病变完全切除，紧连着隆起型病变切除部位附近的扁平黏膜活检有异型增生，则应立即追加外科手术切除病变肠段。

若因技术等原因无法行内镜下切除病灶，或内镜下见周围扁平黏膜有异型增生，宜从严直接行结直肠切除术。

第五节　化 学 预 防

由于 CD 患者肠道黏膜慢性炎症状态持续，患者发生癌变的危险明显增高。因此，合理的治疗可减轻或减少慢性炎症状态，从而减少 CD 患者癌变风险。有研究发现 SASP 和美沙拉嗪作为化学预防，可减少癌变风险。鉴于美沙拉嗪的毒性较低，同时 CD 患者的耐受性较好，在无明确药物禁忌证的情况下，应推荐所有 CD 患者以美沙拉嗪行化学性预防。

第六节　预 　　后

CD 患者继发的肠道癌变常为多发，进展较快，因此较散发的肠癌预后要差。但是，如果在及时监测的基础上，及时发现癌前病变和早期癌变，并及时行内镜治疗或外科手术，则预后多较好。

（李明松　龚伟　张强）

主要参考文献

［1］Dignass A，Van Assche G，Lindsay J O，et al. The second European evidence-based consensus on the diagnosis and management of Crohn's disease：current management[J]. J

Crohns Colitis，2010，4（1）：28-62.

[2] Magro F，Langner C，Driessen A，et al. European consensus on the histopathology of inflammatory bowel disease[J]. J Crohns Colitis，2013，7（10）：827-851.

[3] Annese V，Daperno M，Rutter M D，et al. European evidence based consensus for endoscopy in inflammatory bowel disease[J]. J Crohns Colitis，2013，7（12）：982-1018.

[4] Panes J，Bouhnik Y，Reinisch W，et al. Imaging techniques for assessment of inflammatory bowel disease：joint ECCO and ESGAR evidence-based consensus guidelines[J]. J Crohns Colitis，2013，7（7）：556-585.

[5] Van Assche G，Dignass A，Reinisch W，et al. The second European evidence-based consensus on the diagnosis and management of Crohn's disease：special situations[J]. J Crohns Colitis，2010，4（1）：63-101.

第十九章

生 活 质 量

    CD 是一种反复发作的慢性炎症性疾病。由于疾病长期存在，大部分患者最终会出现肠道结构改变和功能障碍，还有一部分病程较长的患者甚至会继发肠道肿瘤，不得不接受手术治疗。上述这些情况均不同程度地影响了 CD 患者的生长、发育、生育以及学习、工作和生活，导致 CD 患者生活质量随之不同程度地下降，部分患者甚至出现不同程度的精神及心理性疾病。因此，对 CD 的治疗不仅要治疗 CD 本身，更重要的是要改善 CD 患者的生活质量，尽可能地使 CD 患者像正常人一样生长、发育、生育以及学习、工作和生活。

第一节 日 常 饮 食

    由于 CD 的发生本身与饮食关系密切，同时，CD 又主要累及消化道，尤其是在主要累及小肠时，CD 患者饮食的摄入、消化及吸收均会受到明显的影响。此外，治疗 CD 的药物对饮食的摄入、消化及吸收也会产生不良的作用。因此，CD 患者的饮食与 CD 病情关系极其密切，正确处理两者的关系，将会产生良性循环，否则，会导致恶性循环。所以，对 CD 患者应高度重视其日常饮食。

一、适宜的饮食

（一）低脂肪、适量蛋白
由于高脂肪、高蛋白食物改变了肠道菌群、较多的抗原易于诱导免疫反应，从而参与了 CD 的发生和发展，因此，日常饮食应避免高脂肪、高蛋白食物，采用低脂肪和适量优质蛋白食物。适量的优质蛋白的摄入有利于病变组织的修复。

（二）高膳食纤维

高膳食纤维饮食有利于恢复肠道正常的菌群，保持大便通畅，减少了大便中不良成分对消化道黏膜的刺激。但是，当 CD 处于活动期，尤其是有明显的腹泻及脓血便时，应以清淡易消化食物为主，不应进食过多的膳食纤维，甚至可以暂停一段时间。

（三）高维生素

CD 的发生与维生素的缺乏，尤其是 VD 的缺乏相关，而补充维生素则有利于 CD 的缓解。因此，应根据患者的具体情况，适量补充足够的维生素。

（四）开胃、清淡、易消化

由于 CD 主要累及全消化道，同时还由于药物的影响，CD 患者的饮食摄入、消化及吸收均受到不同程度的影响。为保证 CD 患者的营养均衡，并减少饮食对消化道的不良刺激，应给予开胃、清淡及易消化的食物。

二、不宜的饮食

（一）粗糙食物

由于 CD 患者消化道存在不同程度的损伤，粗糙的饮食不利于消化及吸收，并且会因为粗糙的饮食本身及继发的腹泻加重消化道黏膜的损伤。

（二）海鲜和牛奶

海鲜和牛奶，尤其是生的海鲜和牛奶含有大量的蛋白质，这些蛋白质作为抗原可诱导变态反应，从而诱发或加重 CD 患者消化道黏膜损伤。同时，还由于中国人对海鲜和牛奶等生蛋白较西方人更不耐受，海鲜和牛奶性的饮食更容易导致 CD 的复发或病情加重。

（三）刺激性食物

辛辣等刺激性的食物会直接损伤消化道黏膜，尤其是已受伤的消化道黏膜，同时还刺激肠蠕动和黏膜分泌，诱发或加重腹泻，从而诱发或加重 CD 病情。

（四）油腻食物

由于 CD 患者消化道结构和功能有不同程度的损伤，进食油腻的食物将会导致 CD 患者消化及吸收不良。因此，CD 患者不能耐受油腻食物。

三、中国传统饮食

（一）日常饮食

改革开放前，我国 CD 的发生率非常低。其中一个重要的原因就是中国传统的日常饮食。中国传统饮食的特点是：清淡易消化、膳食纤维丰富、高蛋白和高脂肪较少。中国饮食的这些特点与中国 CD 发生率低相关，也有利于我国 CD 患者的康复，并能减少复发，同时也与现代医学所发现的 CD 的发生机理是吻合的。

（二）补品

在中国传统饮食中，有一类饮食属于补品，如人参、灵芝、鹿茸等。这类饮食通过增强机体免疫功能而达到滋补作用。由于 CD 发生的重要机理是免疫过激，因而这类饮食常诱发或加重 CD。

（三）祛湿降火的食物

在中国传统的饮食中，还有一类饮食具有祛湿降火功能，这类饮食能够缓解 CD，其可能的机理是调节 CD 患者的免疫状态，从而缓解 CD。

四、洋快餐

欧美等西方国家 CD 高发的重要原因是西方式的生活方式，尤其是高脂肪和高蛋白饮食，洋快餐则是西方饮食的典型代表，不仅具有高脂肪和高蛋白的特点，而且还含有高浓度的色素和咖啡因。此外，洋快餐还包括大量的高温油炸食物。这些西方式食物的流行和欧美国家 CD 的高发是一致的。以现代健康饮食的观点来看，这些洋快餐是典型的垃圾食品。

近 20 年来，由于其雄厚的财力和有效的营销手段，这些洋快餐大量涌入中国的每一个角落，尤其是对我国的青少年有巨大的诱惑力。这个时期正是中国 CD 发生率急剧攀升的重要时期，它们之间已有明确的相关性，必须引起我们的高度重视。合理有效地抵制洋快餐，推广中国传统饮食对于控制我国 CD 以及 UC 的发生、发展以及改善预后具有重要意义。

第二节　日 常 活 动

对于轻中度的 CD 患者，只要体力许可，日常活动并不受限制，包括适当强度的工作和学习，甚至可以参加一些适度的户外活动和体育活动。是否参加剧烈的体育活动取决于患者当时自身的体力，但是较重的 CD 患者不应进行剧烈的体育活动。

对于轻中度的 CD 患者，在做好充分准备的基础上，参加正常的社交活动没有任何问题。这些准备工作包括备齐并带足必要的药品，了解社交场所及其附近是否有卫生间并带足必要的卫生用品。适当的社交活动不仅是正常生活的一部分，而且良好的氛围和愉悦的心情对 CD 本身也是有益的。但是，社交场所的饮食必须高度警惕，千万不要因为情绪高涨或友人的劝诱而暴饮暴食，同时也不要通宵狂欢，否则会诱发或加重病情。

有节制、有规律的生活永远是所有 CD 患者应该遵循的，即使处在缓解期。

第三节　心 理 健 康

CD 的发生与精神和心理因素相关。作为一种目前尚不能治愈的反复发作的慢性疾病，长期的疾病状态也会导致 CD 患者产生精神和心理异常。因此，CD 患者常有不同程度的精神或心理障碍。

一旦 CD 的诊断成立，对任何人来说都是一个重大的打击，尤其是对儿童，这种打击更是糟糕。大部分人遭遇到 CD 的时候往往表现出一定程度的不安和消沉。多达 50% 的 CD 患儿会变得消沉，有时候各种各样的治疗方案可能使得情况更严重。比如说，一些药物如类固醇激素的副作用可能影响患者的精神和情绪。但是，对于任何一名 CD 患者，首先自己对 CD 要有一个清醒的认识，既要了解 CD 的复杂性和长期性，又要坦然的面对现实。如果不能坦然的面对现实，只会使 CD 雪上加霜。

CD 患者与家人、朋友、主管医师及其他 CD 患者的交流非常重要，尤其是家人的理解、关心和支持极其重要，不仅有助于 CD 的诊断和治疗，也有助于缓解紧张和压力，让 CD 患者有勇气、有能力去面对 CD 的挑战，去规划新的学习、工作和生活。

　　大部分 CD 患者通过与家人、朋友、主管医师及其他的 CD 患者的交流，其精神和心理上的异常都会有不同程度的缓解，因而不需要咨询心理科或精神科医师，也不需要心理或精神治疗。但是，仍有少部分 CD 患者可能出现严重的心理或精神上的异常。此时，必须及时咨询心理科或精神科医师，并按照心理科或精神科医师的建议，给予必要的心理或精神治疗。

　　虽然 CD 患者必须应对 CD 严峻的挑战，但是，大部分 CD 患者没必要抛弃自己喜欢的或是梦想要做的事情。向别人学习应对 CD 的策略，并与别人分享自己的相关知识，无论是活动期还是缓解期，严格遵照医嘱进行治疗，保持积极向上的心态，这是最基本的也是最好的处方。

　　西方文化功利思想浓厚，追求享受，纵情声色犬马，物欲横流，这可能与西方 CD 高发有一定的相关性，也不利于 CD 的康复。中国传统文化追求清心寡欲、修身养性，所谓宁静以致远、淡泊以明志，这些对 CD 无疑是有益的。因此，CD 患者在寻求积极的医学治疗的同时，应在精神上提高中国传统文化的素养，追求宁静和淡泊的思想境界，从容而坦然面对尘世中的一切，包括 CD。

　　虽然 CD 是一种严重的慢性病，但通常它并不致命。带着它生活具有挑战性，但是大部分 CD 患者仍能够拥有丰富多彩的人生。随着 CD 诊断和治疗经验的逐步积累，以及随着新一代疗效更好、不良反应更少的药物的不断出现，CD 的预后会越来越好，大部分 CD 患者可以长期处于缓解期，完全像正常人一样学习、工作和生活，也可以像正常人一样生长、发育和生育。

第四节　资　　　料

　　CD 为终身性疾病，具有反复发作的特点，CD 患者全程要经过多次甚至无数次的各种检查，会产生大量的资料。CD 患者收集、整理和保存这些资料，并在每次就诊时把所有的资料随身携带不仅有利于医师及时做出准确和客观的判断，制定更加合理的治疗方案，而且也有助于患者避免不必要的检查，能够减少患者痛苦，减轻患者及其家属的经济负担。

有能力对 CD 进行诊断和治疗的医院，尤其是 IBD 诊疗中心，同样有责任和义务建立相应的管理系统，对每一位 CD 患者所有的资料进行收集、整理，并应及时追踪、随访每一位 CD 患者。这样做的好处是便于我们开展 CD 基础和临床研究，积累经验和教训，从而更好地为以后的 CD 患者提供更优质的诊断和治疗。

IBD 诊疗中心的管理系统包括软件系统和专职人员。专业的管理系统不仅有利于提高我们的 IBD 诊疗水平，而且对改善患者生活质量以及提高 IBD 基础研究水平无疑是有益和必要的。

第五节 有 效 沟 通

CD 的病程是一个漫长的历程，CD 患者及其家属将承受巨大的精神和肉体上的痛苦。因此，CD 患者需要与家属、主管医师、患者之间进行有效沟通。

首先，CD 患者需要与其家属进行充分的沟通。这种沟通更有多一份的亲情、理解和关心，能够给患者带来更多心灵上的慰藉，能够缓解 CD 患者及其家属精神上的压力和痛苦，有利于 CD 患者病情的缓解。

其次，CD 患者及其家属需要与主管医师建立并保持密切而充分的沟通。这种沟通不仅有利于医师及时了解 CD 患者的病情，从而及时制定或调整治疗方案，更重要的是，CD 患者能够从主管医师那里得到及时充分的指导，包括对治疗方案和日常生活的指导，有利于减少 CD 的复发和恶化，避免误导。

此外，CD 患者之间的沟通也具有不可估量的作用。CD 患者之间能够进行更充分和更有效的沟通，正所谓同病相怜、感同身受。这种沟通更有感染力和说服力，能够相互鼓励、彼此扶持，面对挑战，共同走过艰难的历程。

令人欣慰的是，我国 IBD 患者已经自发地建立了大量相关的网站、微信群和 QQ 群，我国各大 IBD 治疗中心也纷纷建立了自己的网站和主页。毫无疑问，这些新型信息交流技术的应用对于我国 IBD 事业的发展具有良好的推动作用。

2012 年，南方医院消化科在国内率先建立了每年一度的 IBD 医患论坛，广邀 CD 患者和 IBD 专家共聚一堂，通过众多 CD 患者与 IBD 专家的现场直接交流，充分交换信息，形成了 CD 患者和 IBD 专家间的良性互动，不仅加深了患者对疾病的认识和理解、增强了患者应对 CD 挑战的信心、提高了患者对治疗的依从性，而且有利于 IBD 专家知道患者在想什么、在做什么，了解他们的痛苦所在、希望所在，从而制定更加合理的诊断和治疗方案，对 CD 的基础和临床研究也有良好的促进作用。

第六节 优 化 管 理

IBD 从诊断到治疗极其复杂，要兼顾规范化和个性化，同时还要根据病情的具体变化及时调整诊断和治疗方案。IBD 的治疗不仅是在医院内，而且更多的是在医院外。IBD 的病程漫长，会伴随患者终身，严重影响患者学习、工作和生活以及生长、发育和生育。因此，IBD 的诊断和治疗是一个复杂的系统工程，必须进行有效的管理，尽可能地改善患者的生活质量。

在国家层面，应对 IBD 予以高度重视。建立相关的专业机构，从公共卫生的角度制定相应的政策和规划，组织人力、物力和财力对 IBD 的基础和临床进行重点研究；建立国家级数据库，对每一位 IBD 患者进行登记和管理。基于我国 IBD 流行病学调查，制定相应的国家公共卫生政策，对于减少我国 IBD 的发生有重要意义，尤其是要关注我国饮食结构改变、药物滥用和环境恶化的影响。

在全国主要中心城市的顶级医院建立基于多学科协作的 IBD 诊疗中心，对 IBD 进行综合性的诊断和治疗，确保 IBD 患者身心健康。

作为 IBD 治疗中心，其职能应该包括以下内容：有专职的医师和护士，确保 IBD 诊断和治疗的专业性；强调多学科协作，确保 IBD 患者能够得到规范化和系统性诊断和治疗；重视早期诊断和优化治疗，尽可能维持患者胃肠道结构和功能，减少患者的残障率；及时考虑并实施手术治疗不仅是必要的，而且是改善预后的重要措施；营养治疗不只是纠正营养不良，而且是 IBD 治疗的重要内容之一；及时有效的随访和监测对于提高疗效、改善预后有重要意义；加强沟通和互动，不只是医患之间，患者之间的沟通同样重要；重视患者院外治疗和生活管理；活动期的诱导缓解治疗和缓解期的维持治疗同样重要；指导 IBD 患者有规律有节制地生活，理解日常饮食和活动对 IBD 的病程有直接影响；建立 IBD 数据库，确保 IBD 患者资料的完整性和连

续性；同步开展 IBD 的基础研究和临床研究；加强国内外有关 IBD 的合作与
交流；建立制度化的培训中心，加强 IBD 基础和临床知识的普及和提高。

　　IBD 的优化管理不仅是政府的责任和义务，同时也是医师和护士的责任
和义务。此外，还必须有 IBD 患者和家属的积极参与。只有多方面的齐心协
力，才能真正做到对 IBD 的优化管理，才能改善 IBD 患者的预后，提高患者
的生活质量。

（李明松　巩兰波　王志青）

主要参考文献

［1］Ponder A，Long M D. A clinical review of recent findings in the epidemiology of inflammatory bowel disease[J]. Clin Epidemiol，2013，5：237-247.

［2］Boeing H，Bechthold A，Bub A，et al. Critical review：vegetables and fruit in the prevention of chronic diseases[J]. Eur J Nutr，2012，51（6）：637-663.

［3］Albenberg L G，Wu G D. Diet and the intestinal microbiome：associations，functions，and implications for health and disease[J]. Gastroenterology，2014，146（6）：1564-1572.

［4］Owyang C，Wu G D. The gut microbiome in health and disease[J]. Gastroenterology，2014，146（6）：1433-1436.

［5］Ruemmele F M，Veres G，Kolho K L，et al. Consensus guidelines of ECCO/ESPGHAN on the medical management of pediatric Crohn's disease[J]. J Crohns Colitis，2014，8（10）：1179-1207.

［6］Van Assche G，Dignass A，Panes J，et al. The second European evidence-based consensus on the diagnosis and management of Crohn's disease：Definitions and diagnosis[J]. J Crohns Colitis，2010，4（1）：7-27.

［7］Ashwin N A. Environmental risk factors for inflammatory bowel disease[J]. Gastroenterology & Hepatology，2013，9（6）：366-374.

附

2014 CD 肛瘘分类、诊断及治疗的全球共识

75 年前，Penner 和 Crohn 最先描述了肛瘘为 CD 的并发症之一。据调查，20% 的 CD 患者并发肛瘘，其中 30% 的患者会反复发作。CD 诊断 1 年时，肛瘘的发生率为 12%，当诊断时间达 20 年时，其发生率翻倍。

肛瘘给患者带来巨大负担，然而，目前关于 CD 患者肛瘘的文献十分有限。为此，来自荷兰、英国、美国等多个国家的专家组成了一个工作组，搜罗了 4 680 篇相关文献，并进行总结，得出 CD 肛瘘分类、诊断及治疗的全球共识，于 2014 年 6 月 7 日在线发表在 Gut 杂志上。

分类及评分

1. 一般分类和评分

（1）一套临床实用的 CD 肛瘘分类有助于医师选择最佳治疗方案。推荐级别：1C。

（2）CD 肛瘘活动评分必须能反映病情的严重程度及对治疗的反应。推荐级别：1C。

讨论：目前已有好几套分类标准及评分系统来定量评价 CD 肛瘘的病变范围及严重程度。共识推荐最好分别制定分类标准及评分系统：制定分类标准时，应考虑解剖学因素；制定评分标准时，应评估肛瘘活动情况，并且能敏感地反映治疗效果。然而，其分类及评分都在一定程度上决定了最佳治疗方案的选择及预后。

2. 肛瘘活动

肛瘘活动的评估必须同时参考临床及影像学表现（MR）。推荐级别：2C。

讨论：肛周疾病活动评分（PDAI）是根据患者生活质量（疼痛程度、活动及性生活受限）、肛周疾病的严重程度（瘘管流出情况、肛周疾病类型及硬化程度）制定的李克特五分量表。当 PDAI > 4 分为界值来判定瘘管引流及局部炎症活动时，其准确性为 87%。

"瘘管引流评价"最初在 IFX 相关的一项 RCT 研究中用来定量评估瘘管愈合情况。瘘管闭合定义为无引流（手指轻压除外）；有反应定义为连续两次随访时引流量降低 50% 以上；缓解指连续两次随访时未发现任何瘘管。然而之后的 RCT 研究中，也发现其存在一些缺点。

MR 研究显示内瘘愈合较临床愈合迟滞 12 个月左右，为了将瘘管的解剖学位置及炎症活动情况的影像学表现相结合，van Assche 等设计了一套基于 MR 的评分。解剖学因素包括瘘管的数目及走形，活动程度则由 T2 相高信号、脓肿及直肠炎来反映。

上述评分虽然通过 PDAI 确认，但两者相关程度较低。近来，MR 中测得的瘘管的长度可能在患者对治疗的反应中起预示作用，但仍需对现有方法及量表进行改进和完善，从而更好评估肛瘘活动情况。

3. 瘘管解剖学

（1）分类时应考虑瘘管的走形及其与肛门括约肌和肛提肌之间的关系。推荐级别：2B。

（2）分类时应将经括约肌瘘管分开为高位和低位瘘管，当瘘管通过肛门外括约肌的下 1/3 时称为低位瘘管。推荐级别：2C。

讨论：Parks 等对 400 名肛瘘接受手术治疗的患者进行研究，发现瘘管的位置与术后患者尿失禁的发生率有关。第四部分将陈述瘘管位置与手术方式的关系。

4. 直肠炎

直肠炎的存在，即直肠、肛管的溃疡、炎症或狭窄，是肛瘘评估的重要组成部分。推荐级别：1C。

讨论：直肠炎的出现与瘘管的处理和预后高度相关，具体将在第三和第四部分陈述。

5. 脓肿

脓肿的形成也为分类的重要标准。推荐级别：2C。

讨论：肛瘘经常伴随着脓肿的形成，及时发现及治疗能将感染并发症发生风险降至最低。

诊断与随访

1. 内镜

通过内镜评估直肠情况对于选择最恰当的治疗方案来说是必需的。推荐级别：1C。

讨论：内镜能评估肠腔内炎症的程度及范围、内瘘开口，并发现狭窄、肿瘤等其他并发症。直肠炎是瘘管经久不愈及直肠切除术的危险因素。

2. 麻醉下检查（EUA）

麻醉下检查对于肛瘘的诊断及分类有着非常重要的作用，且其同时能实行脓肿引流、挂线等治疗。当怀疑有脓肿形成且 MR 不能马上执行时，可行麻醉下检查及脓肿引流术。如怀疑存在其他情况，则需行影像学检查。推荐级别：1C。

讨论：经验丰富的结直肠外科医师对肛瘘、窦道及脓肿进行准确分类的可能性为 90%。IFX 相关的一个研究表明，在使用 IFX 前，行麻醉下检查及脓肿引流和挂线的患者的治疗成功率更高、复发率更低。

3. MR

盆腔 MR 是肛瘘诊断及分类的一种低侵袭性检查方法，具有准确度高的特点，因此被视为肛瘘影像学检查中的金标准。MR 能提供肠腔疾病的病变部位、程度及积液等相关信息。推荐级别：1B。

讨论：MR 能准确地显示肛门括约肌、盆底肌、瘘管及脓肿的结构，其准确度在 76%～100% 之间。同时，MRI 能辨别不成熟脓肿及肠腔炎症。T2 相抑脂序列能较好观察瘘管。

增强 MR 的 T1 相有助于区分脓液和肉芽组织。相阵控线圈能较好观察肛提肌上瘘管及内瘘开口，但是它们应用并不广泛，且视野欠开阔。

4. 肛管内超声

超声内镜（EUS）同样有助于肛瘘的诊断，然而其准确性受其视野狭窄影响。推荐级别：2B。

讨论：EUS 能够清楚看见肛门括约肌复合体的细节，其分类的准确性为 86%~95%，识别内瘘的准确性为 62%~94%。三维增强 EUS 及彩色多普勒 EUS 均有助于改善视野。当回顾性比较三维增强 EUS 与 MR 作为评价手术方式的参考时，他们的一致性为 81% 和 90%。

经会阴超声发现瘘管的能力可与 EUS 相媲美，但前者发现深部脓肿的准确率较低。一项 meta 分析比较了 EUS 和 MR 发现肛瘘能力的大小，证实两者灵敏度相近，但 MR 特异度稍高。究竟选择 MR 还是 EUS 是由肛瘘的部位、复杂程度及专业知识决定。

5. 瘘管造影和 CT

瘘管造影和 CT 对肛瘘诊断及分类的准确性较低，然而瘘管造影对于异常复杂的肛瘘能提供更多信息。推荐级别：1C。

讨论：瘘管造影及 CT 在肛瘘的诊断评估中已过时，因其具有放射性且对瘘管与盆底肌群关系的显示欠佳。只有在某些特殊的情况下，瘘管造影才能对肛瘘提供更多信息、决定手术方式。

6. 检查方法的结合

为了确保诊断的准确性及提供最佳治疗方案，各种检查方法相结合是共识所推荐的。如内镜与 MR 或内镜与 EUS 等相结合。推荐级别：2C。

讨论：一项前瞻性研究表明，32 名肛瘘患者经 EUS、麻醉下检查、MR 诊断的准确度分别为 91%、91% 和 87%。麻醉下检查与 MR 或 EUS 相结合时，其准确度达 100%。

肛瘘诊断流程见附图 1。

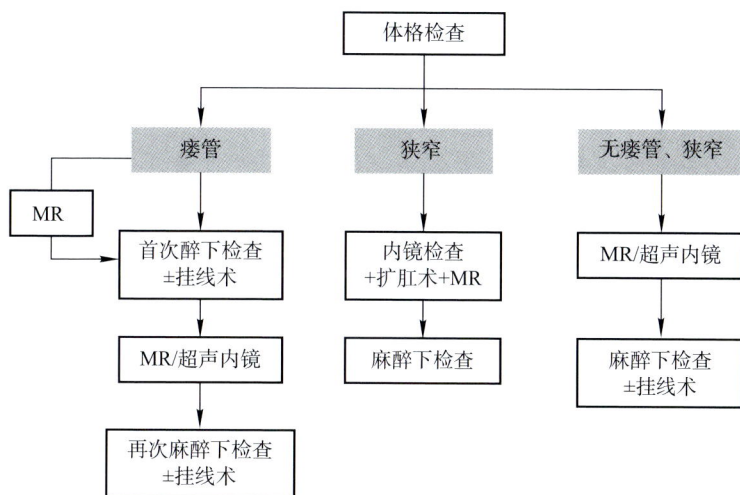

```
                    ┌──────────┐
                    │ 体格检查 │
                    └─────┬────┘
          ┌───────────────┼───────────────┐
     ┌────┴────┐    ┌────┴────┐    ┌────────────┐
     │  瘘管   │    │  狭窄   │    │ 无瘘管、狭窄 │
     └────┬────┘    └────┬────┘    └──────┬─────┘
  ┌────┐    │             │                │
  │ MR │    │             │                │
  └──┬─┘    │             │                │
┌────┴──────┴──┐   ┌──────────┐    ┌──────────────┐
│ 首次醉下检查  │   │ 内镜检查  │    │  MR/超声内镜  │
│ ±挂线术     │   │ +扩肛术+MR│    └──────┬───────┘
└──────┬───────┘   └──────┬───┘           │
┌──────┴───────┐   ┌──────┴───┐    ┌──────┴───────┐
│ MR/超声内镜   │   │ 麻醉下检查 │    │ 麻醉下检查    │
└──────┬───────┘   └──────────┘    │ ±挂线术      │
┌──────┴───────┐                   └──────────────┘
│ 再次麻醉下检查 │
│ ±挂线术      │
└──────────────┘
```

■ 附图1　肛瘘诊断的相关流程

治　疗

1. 治疗目标

肛瘘短期的治疗目标是脓肿引流及缓解症状，长期目标是瘘管愈合、提高生活质量、避免直肠切除术等。推荐级别：1C。

2. GCS 及对氨基水杨酸制剂

GCS 及对氨基水杨酸制剂对肛瘘的作用并不显著。推荐级别：1C。

讨论：对氨基水杨酸制剂对肛瘘无明显临床价值，且 GCS 治疗可能加重瘘管情况，增加手术可能性。

3. 甲硝唑、环丙沙星等抗生素有助于改善症状、促进愈合。推荐级别：2C。

讨论：早些时候，一些小样本、非随机研究证实，间断使用6~8周的抗生素能改善肛瘘患者预后，且无严重不良反应。只有一个小样本的 RCT 比较了全身性运用环丙沙星、甲硝唑及安慰剂治疗肛瘘10周后的效果，表明各组间无差异。

也有小样本量的研究提示，局部或全身使用甲硝唑都不能改善 PDAI。两项双盲的 RCT 研究比较了环丙沙星与抗 TNF 相结合治疗的效果。第一项研究表明，环丙沙星与 IFX 联合治疗18周时，73%的患者有反应，在单独

469

使用 IFX 的患者中，其反应率为 39%。

另一项研究比较了环丙沙星联合 ADA 与单独使用 ADA 治疗 12 周的效果，证实前者对于瘘管引流的效果优于后者，停用抗生素后，两组差异消失。总之，这些结果支持抗生素能改善瘘管引流但不能促进其愈合的观点。

4. 巯嘌呤类药物对肛瘘的治疗效果一般，MTX 和 CsA 的相关研究有限，FK506 对于活动性肛瘘有效，但需对药物浓度进行检测，以控制其毒性作用。推荐级别：2C。

讨论：目前尚无比较 AZA 和 6-MP 对瘘管作用作为首要研究目标的前瞻性研究。只有一些随机、双盲研究的亚组分析中得出 31% 接受 6-MP 治疗的患者肛瘘愈合，而这在安慰剂组中仅为 6%。

最近一项 meta 分析显示 AZA 对瘘管愈合无明显促进作用，而早先的一项 meta 分析提示，54% 接受巯嘌呤类药物的患者中瘘管愈合，安慰剂组为 21%。一项前瞻性、开放研究证实抗生素与 AZA 相结合治疗优于单药治疗。

目前无临床相关的研究表明 MTX 对瘘管引流的作用。

在一项单中心的随机对照研究中，将 50% 以上瘘管闭合 4 周以上作为观察终点时，43% 服用 FK506 治疗的患者能达此目标，而这在安慰剂组中仅为 8%。然而，两组的完全愈合率无明显差别。FK506 的肾毒性较大，但可以通过降低剂量解决。局部使用 FK506 无明显益处。

几项观察性试验研究了 CsA 对肛瘘的作用，证实 CsA 能快速缓解肛瘘症状，但停药后复发率高，且其相关的不良反应限制了 CsA 的应用。

5. IFX 和 ADA 对肛瘘愈合的疗效中等，表明赛妥珠单抗有效的证据更弱（1C）。抗 TNF 与 6-MP 相结合的治疗方法较单药治疗效果更佳（2C）。

讨论：两项 RCT 研究比较了 IFX 对肛瘘的效果。将 50% 以上瘘管闭合 4 周以上作为观察终点时，56%～68% 服用 FK506 治疗的患者能达此目标，而这在安慰剂组中仅为 26%。38%～55% 接受 IFX 治疗的患者肛瘘完全愈合。

在 CLASSIC-1 和 GAIN 研究中，使用 ADA 4 周对于肛瘘无明显改善。CHARM 研究表明，33% 接受 ADA 治疗的患者肛瘘完全愈合，安慰剂组为 13%。也有研究表明，23%～29% 对 IFX 无反应的患者使用 ADA 是有效的。

两项大型研究 PRECiSE 1 和 PRECiSE 2 表明，赛妥珠单抗治疗 26 周时，36% 患者肛瘘完全愈合，安慰剂组为 17%。一项 meta 分析评估了抗 TNF 对肛瘘的作用，其中证实 IFX 有效的证据更充足。

免疫抑制剂 + 抗 TNF 联合治疗对于肛瘘的效果存在争议。临床试验 ACCENT II 中的亚组分析提示，接受 IFX 治疗的患者，如同时加用免疫抑制剂治疗一年，反应率无明显变化。

然而，有研究显示，联合治疗能使合并直肠炎的患者获益。最近也有研究表明，联合治疗与瘘管闭合是相关的。

一项大型回顾性研究分析了手术治疗和手术治疗 + 生物治疗的效果（其中，手术治疗包括挂线、瘘管切开术、皮瓣移行治疗、瘘管切开术 + 挂线及其他手术方式），单纯手术组的临床反应率为 35.9%，手术 + 生物治疗组的反应率为 71.3%，说明手术 + 生物治疗效果更佳。

6. 脓肿引流

在开始药物治疗时通常推荐肛周脓肿手术引流。推荐级别：1C。

讨论：有症状的肛瘘患者通常伴有肛周脓肿，手术引流有助于减少由于使用免疫抑制剂引发感染性并发症的风险。

7. 挂线

挂线对预防脓肿形成及复发有效。推荐级别：1C。

讨论：由于瘘管是盆腔感染的潜在危险因素，保持其充分引流是必需的。松挂线能够保持窦道开放，限制脓肿反复发生，而切割挂线由于其后可能形成疤痕，有发生大便失禁的风险。挂线的一个缺点是，瘘管因挂线的存在而无法闭合，挂线移除的最佳时间目前仍不明确。

临床试验 ACCENT 2 中显示，挂线治疗 2 周后移除，新脓肿的发生率为 15%，而另一些研究则认为 2 周时间过短。总的来说，松挂线对肛瘘而言，是一种有效而安全的治疗措施，有人建议，挂线应维持至抗 TNF 完成诱导后。

8. 直肠炎

肛瘘并发直肠炎的治疗只能采用脓肿引流和非切除性挂线疗法。只有当内镜下确认直肠炎已经缓解后，才考虑促进瘘管闭合的其他手术方式。推荐级别：1C。

讨论：近端肠腔有活动性病变时会导致大便次数增加，并且直肠炎会影响瘘管愈合。直肠炎也预示着直肠切除术可能性增大，因此，肛瘘同时并发肠道活动性病变时应采取积极治疗措施。

9. 瘘管切开术

瘘管切开术对于有症状的、表浅的瘘管，或者低位括约肌间型瘘管来说，是一种防止大便失禁发生的可考虑的治疗方式。低位的经括约肌型瘘管（特别是女性位于前面的瘘管）行瘘管切开术，有较大发生大便失禁风险。推荐级别：2C。

讨论：对于有症状的、表浅的瘘管，或者低位括约肌间型瘘管来说，瘘管切开术是一种安全措施，它能促进瘘管愈合、降低复发率，且防止大便失禁发生。

而高位经括约肌型瘘管、括约肌上瘘管及括约肌外型瘘管行瘘管切开术的效果不佳。另外，女性患者肛门外括约肌的前部较短，低位的经括约肌型瘘管行瘘管切开术发生大便失禁的可能性较大。

10. 手术修复

肛瘘的手术修复包括瘘管切开术、皮瓣移行治疗、生物补片及括约肌间型瘘管结扎治疗。纤维蛋白胶及干细胞注射的应用价值尚未确定。推荐级别：2C。

讨论：皮瓣移行治疗有助于关闭内瘘开口，它能使直肠黏膜覆盖主瘘管开口，而不影响括约肌复合体。一项系统评价显示，皮瓣移行治疗的成功率为64%，大便失禁的发生率为9.4%（各研究间差异较大），50%的患者需要再次干预治疗。

生物补片，由胶原或猪肠黏膜下层组织制成，通过内瘘口塞入瘘管而不改变括约肌结构。回顾性研究提示，生物补片的成功率为24%~88%。有研究表明，22%的失败病例是由补片移位导致。生物补片治疗有可能成为一线手术治疗措施，有效防止补片移位及术前使用抗生素能提高成功率及安全性，但其费用也是一个大问题。

当括约肌间型瘘管已经形成肉芽组织纤维化的管道时，可采用结扎治疗。该操作必须在内瘘闭合、经括约肌间途径去除感染组织后进行。根据回顾性研究结果，结扎治疗的成功率为56%~94%，复发通常发生在术后

2 月内。

纤维蛋白胶由纤维蛋白原和凝血酶组成，通过诱导血管生成及成纤维细胞生长而促进愈合。不同研究由于异质性存在的原因，结果差异较大。meta分析显示，纤维蛋白胶治疗肛瘘的复发率及大便失禁发生率与传统手术相比，无统计学意义。

已有研究表明，向瘘管内或瘘管旁注射自体脂肪干细胞或者骨髓干细胞是安全而可行的。最初的研究表明，干细胞 ± 纤维蛋白胶治疗能使56% ~ 82%患者的瘘管闭合，且其 1 年和 3 年的持续缓解率分别为 53% 和30%。干细胞治疗似乎很有前景，但仍需 RCT 研究验证。

一项单中心的、小样本回顾性研究提示，股薄肌移植治疗对于 64% 的复杂性肛瘘及 50%持续不愈合的患者有效。

11. 改道造口

临时改道造口对严重、复杂、难治性肛瘘患者来说，是一种可行治疗方案。推荐级别：1C。

12. 直肠切除术

直肠切除及永久造口术是严重、复杂、难治性肛瘘的最后手段。推荐级别：1C。

讨论：回顾性研究显示，81%的复杂、难治性肛瘘患者经造口术后可获得早期缓解，然而只有 26% ~ 50%的患者可获得持续缓解。许多接受了造口术的患者最终需要接受直肠切除术治疗。

直肠切除术的主要风险包括盆腔神经损伤、骶前脓肿、会阴部切开伤口愈合延迟等。如患者并发不可控制的脓毒症及组织损伤，应避免行改道造口术。对于某些结肠及肛门没有受累的患者而言，拉出式直肠切除术可以代替永久造口术。

结　论

CD 肛瘘的治疗需要多学科共同支持，多种检查技术相结合有助于提高诊断的准确性。对感染灶进行手术引流必须先于免疫抑制剂使用。抗生素及嘌呤类药物被推荐为辅助治疗药物（附图 2）。

```
                        ┌──────┐        ┌──────┐
                        │ 肛瘘 │ ─────→ │ 脓肿 │
                        └──────┘        └──────┘
                           │               │
                           ▼               ▼
     ┌────────┐         ┌──────┐     ┌──────────────┐
     │ 肛门狭窄 │ ◄───── │ 无脓 │ ◄── │ 切开+引流+    │
     └────────┘         └──────┘     │ 抗生素+挂线手术 │
          │                          └──────────────┘
          ▼                │
   ┌──────────┐      ┌──────────┐
   │（反复）扩肛 │ ───→ │ 无肛门狭窄 │
   └──────────┘      └──────────┘
         │              │        │
         ▼              ▼        ▼
   ┌────────┐              ┌──────────┐
   │ 直肠炎 │              │ 无直肠炎 │
   └────────┘              └──────────┘
     │    │                 │        │
     ▼    ▼                 ▼        ▼
 ┌────────┐        ┌──────────┐  ┌──────────────┐
 │ 挂线手术 │ ──→   │ 浅表瘘管 │  │ 深在或复杂瘘管 │
 └────────┘        └──────────┘  └──────────────┘
                         │            │
   ┌──────────────┐      ▼      ┌──────────────┐
   │ IFX或ADA±免疫 │ ┌──────────┐│ 药物治疗±挂线手术± │
   │ 抑制剂±抗生素 │ │ 敞开手术 ││ 根治修复手术      │
   └──────────────┘ └──────────┘└──────────────┘
          │
          ▼
   ┌──────────────┐        ┌──────────────┐  ┌──────────┐
   │ ADA或IFX±免疫 │        │ 抗生素+免疫抑制剂 │  │ 推进皮瓣 │
   │ 抑制剂±抗生素 │        └──────────────┘  └──────────┘
   └──────────────┘
          │               ┌──────────────┐  ┌──────────┐
          ▼               │ IFX或ADA±免疫 │  │ 瘘道连接 │
   ┌──────────┐           │ 抑制剂±抗生素 │  └──────────┘
   │ 他克莫司 │           └──────────────┘
   └──────────┘
          │               ┌──────────────┐  ┌──────────┐
          ▼               │ ADA或IFX±免疫 │  │ 瘘道栓塞 │
   ┌──────────┐           │ 抑制剂±抗生素 │  └──────────┘
   │ 造瘘手术+ │           └──────────────┘
   │ 持续药物 │
   └──────────┘           ┌──────────┐  ┌──────────┐
          │               │ 他克莫司 │  │ 纤维蛋白 │
          ▼               └──────────┘  └──────────┘
   ┌──────────┐
   │ 直肠切除手术 │
   └──────────┘
```

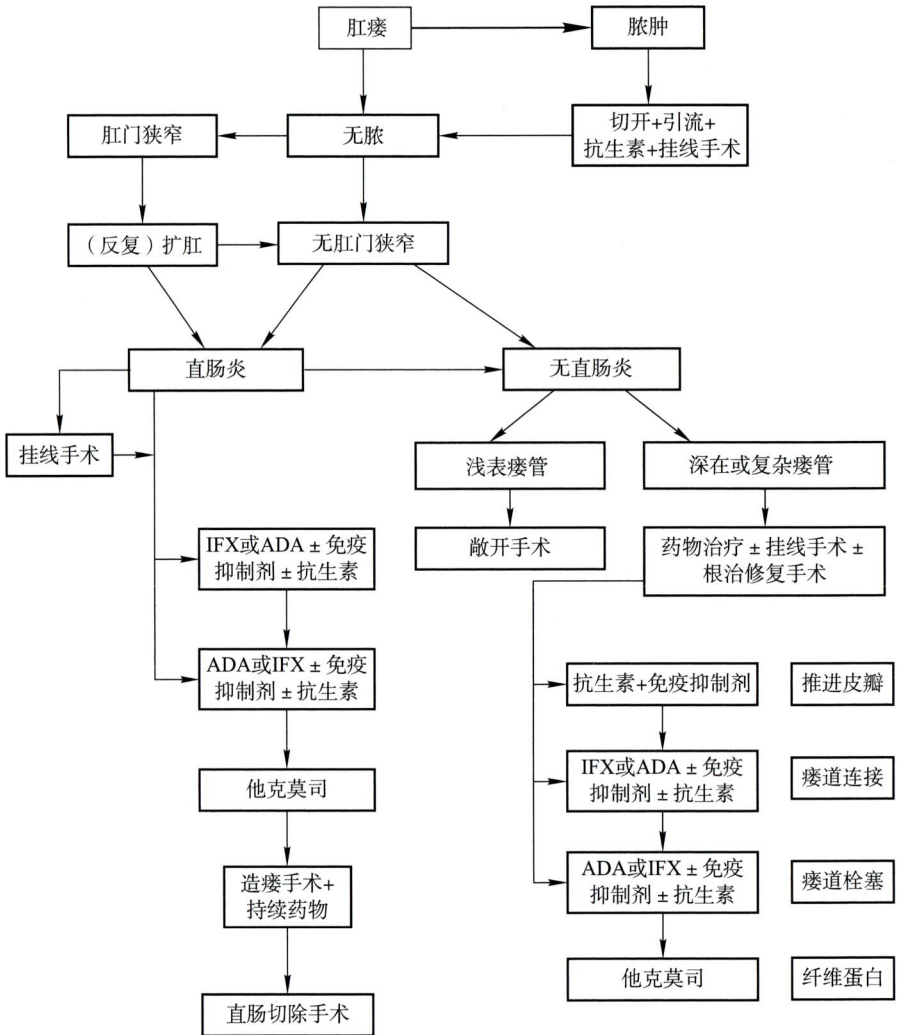

■ 附图 2 CD 肛瘘联合治疗的流程

　　所有的 IFX 类药物中，IFX 效果最佳。抗 TNF 药物联合抗生素或嘌呤类药物被视为一线治疗方案。口服 FK506 可避免难治性肛瘘患者行改道造口术。

　　肛瘘的手术修复包括瘘管切开术、皮瓣移行治疗、生物补片、括约肌间型瘘管结扎及纤维蛋白胶注射治疗等，只有当肠腔无炎症时才予以考虑。直肠切除及永久造口术是严重、复杂、难治性肛瘘治疗的最后手段。

郑重声明

高等教育出版社依法对本书享有专有出版权。任何未经许可的复制、销售行为均违反《中华人民共和国著作权法》，其行为人将承担相应的民事责任和行政责任；构成犯罪的，将被依法追究刑事责任。为了维护市场秩序，保护读者的合法权益，避免读者误用盗版书造成不良后果，我社将配合行政执法部门和司法机关对违法犯罪的单位和个人进行严厉打击。社会各界人士如发现上述侵权行为，希望及时举报，本社将奖励举报有功人员。

反盗版举报电话　(010)58581897　58582371　58581879
反盗版举报传真　(010)82086060
反盗版举报邮箱　dd@hep.com.cn
通信地址　北京市西城区德外大街4号　高等教育出版社法务部
邮政编码　100120